国家出版基金项目
NATIONAL PUBLICATION FOUNDATION

生物材料科学与工程丛书

王迎军　总主编

生物医用高分子材料（下）

丁建东 等 著

科学出版社

北 京

内 容 简 介

　　本书为"生物材料科学与工程丛书"之一。生物医用高分子材料具有十分广泛的用途和丰富的科学内涵。本书从基础层面介绍高分子以及医用高分子材料的基本概念和主要用途，并且特别结合各章作者的特长总结了医用高分子的多个方面，在介绍国际学术前沿的同时，也适当突出我国学者的相关基础研究。为响应国家从上游基础研究和下游应用的全链条研究开发的号召，本书也适当介绍了面向临床应用的实例和相关医疗器械的生物学评价原则。

　　本书集中了我国有关专家学者和高级研发人员，他们从多个方面介绍了生物医用高分子材料的基础知识、最新科研动态和趋势展望，可供相关领域的高等院校师生、科研人员、有关企事业员工和医务工作者参考，既方便初学者获得有关生物医用高分子材料的基础知识，也有助于研发人员洞悉前沿和深入思考。

图书在版编目（CIP）数据

生物医用高分子材料. 下/丁建东等著. —北京：科学出版社，2022.2
（生物材料科学与工程丛书/王迎军总主编）
国家出版基金项目
ISBN 978-7-03-070272-2

Ⅰ. 生… Ⅱ. ①丁… Ⅲ. ①生物材料—医用高分子材料 Ⅳ. ①R318.08

中国版本图书馆 CIP 数据核字（2021）第 216224 号

丛书策划：翁靖一
责任编辑：翁靖一　杨新改 / 责任校对：崔向琳
责任印制：吴兆东 / 封面设计：东方人华

科　学　出　版　社 出版
北京东黄城根北街 16 号
邮政编码：100717
http://www.sciencep.com

北京中科印刷有限公司印刷
科学出版社发行　各地新华书店经销
＊

2022 年 2 月第 一 版　　开本：B5（720×1000）
2025 年 8 月第三次印刷　　印张：23
字数：418 000

定价：198.00 元
（如有印装质量问题，我社负责调换）

生物材料科学与工程丛书

◆◆ 编 委 会 ◆◆

《生物医用高分子材料（上）》各章作者名单

第1章 医用高分子材料概论：丁建东、俞麟（复旦大学）

第2章 高分子基础知识和常见的医用合成高分子：丁建东、崔书铨（复旦大学）

第3章 天然高分子基生物医用材料：常春雨、张俐娜（武汉大学）

第4章 可注射性热致水凝胶：俞麟、丁建东（复旦大学）

第5章 高强度医用水凝胶：刘文广、徐冰、刘博、张银宇（天津大学）

第6章 药用高分子：陆伟、郑彬彬、章思航（复旦大学）

第7章 基于响应性高分子的探针和诊疗功能材料：刘世勇、胡进明（中国科学技术大学）

第8章 抗肿瘤纳米药物的设计：申有青、孙瑞、邱娜莎、孙启航（浙江大学）

第9章 RNA干扰药物的高分子递送载体：王均、沈松（华南理工大学）

第10章 高分子造影剂：艾华（四川大学），王志勇（中山大学），苏红莹（昆明理工大学），金蓉蓉（四川大学），谢丽斯、刘刚（厦门大学）

第11章 影像可视化药物和基因输送高分子载体：帅心涛（中山大学）、王勇（暨南大学）、于梦（南方医科大学）

第12章 自身具有治疗功能的聚合物材料：陈永明、梁慧怡、刘利新（中山大学）

《生物医用高分子材料（下）》各章作者名单

第 13 章　组织工程和组织再生高分子多孔支架：丁建东、高镜铭（复旦大学）

第 14 章　生物 3D 打印与高分子材料：赖毓霄、陈英奇、李龙、李彩荣（中国科学院深圳先进技术研究院），秦岭（香港中文大学、中国科学院深圳先进技术研究院）

第 15 章　软骨再生修复高分子材料：樊渝江、林海、肖芸、王启光、张兴栋（四川大学）

第 16 章　小口径人工血管材料：孔德领、王恺、闫泓雨、吴依璠、袁星宇、董显豪、王丽娜、万烨（南开大学）

第 17 章　血液净化吸附材料：贾凌云、任军（大连理工大学）

第 18 章　血液净化用膜材料：赵长生、孙树东、赵伟锋、张翔、谢毅、施振强、杨晔（四川大学）

第 19 章　可降解高分子冠脉支架：姜洪焱、罗七一、乐承筠、常兆华[上海微创医疗器械（集团）有限公司]

第 20 章　抗菌高分子材料：刘鹏、蔡开勇、沈新坤（重庆大学）

第 21 章　脱细胞基质材料：解慧琪（四川大学）、笪琳萃（四川大学、福建医科大学附属福建省妇幼保健院）

第 22 章　脂肪族聚酯高分子在可吸收医疗器械中的应用：何斌、蒲雨吉（四川大学）

第 23 章　面向产业化的医用材料生物学评价：奚廷斐、王配（北京大学），王春仁（中国食品药品检定研究院），丁建东（复旦大学）

■■ 总　　序 ■■

生物材料科学与工程是与人类大健康息息相关的学科领域，随着社会发展和人们对健康水平要求的不断提高，作为整个医疗器械行业基础的生物材料，愈来愈受到各国政府、科学界、产业界的高度关注。

生物材料及其制品在临床上的应用不仅显著降低了心血管疾病、重大创伤等的死亡率，也大大改善了人类的健康状况和生活质量。因此，以医治疾病、增进健康、提高生命质量、造福人类为宗旨的生物材料也是各国竞争的热点领域之一。我国政府高度重视生物材料发展，制定了一系列生物材料发展战略规划。2017 年科技部印发的《"十三五"医疗器械科技创新专项规划》将生物材料领域列为国家前沿和颠覆性技术重点发展方向之一，并将骨科修复与植入材料及器械、口腔种植修复材料与系统、新型心脑血管植介入器械及神经修复与再生材料列为重大产品研发重点发展方向，要求重点开展生物材料的细胞组织相互作用机制、不同尺度特别是纳米尺度与不同物理因子的生物学效应等基础研究，加快发展生物医用材料表面改性、生物医用材料基因组学、植入材料及组织工程支架的个性化 3D 打印等新技术，促进生物材料的临床应用，并从国家政策层面和各种形式的经费投入为生物材料的大力发展保驾护航。

生物材料的发展经历了从二十世纪的传统生物材料到基于细胞和分子水平的新型生物材料，以及即将突破的如生物 3D 打印、材料基因组等关键技术的新一代生物材料，其科学内容、研究范围和应用效果都发生了很大的变化。在科技快速迭代的今天，生物材料领域现有的重要专著，已经很难满足我国生物材料科学与工程领域科研工作者、教师、医生、学生和企业家的最新需求。因此，对生物材料科学与工程这一国际重点关注领域的科学基础、研究进展、最新技术、行业发展以及未来展望等进行系统而全面地梳理、总结和思考，形成完整的知识体系，对了解我国生物材料从基础到应用发展的全貌，推动我国生物材料研究与医疗器械行业发展，促进其在生命健康领域的应用，都具有重要的指导意义和社会价值。

为此，我接受科学出版社的邀请，组织活跃在科研第一线的生物材料领域刘昌胜、陈学思等院士，教育部"长江学者"特聘教授、国家杰出青年科学基金获得者等近四十位优秀科学家撰写了这套"生物材料科学与工程丛书"。各分册的内容涵盖了纳米生物材料、可降解医用高分子材料、自适应性生物材料、生物医用金属材料、生物医用高分子材料、生物材料三维打印技术及应用、生物材料表界面与表面改性、生物医用材料力学、生物医用仿生材料、生物活性玻璃、生物材料的生物相容性、基于生物材料的药物递送系统、海洋生物材料、细菌纤维素生物材料、生物医学材料评价方法与技术、生物材料的生物适配性、生物医用陶瓷、生物医用心血管材料与器械等生物材料科学与工程的主要发展方向。

本套丛书具有原创性强、涵盖面广、实用性突出等特点，希望不仅能全面、新颖地反映出该领域研究的主流和发展趋势，还能为生物科学、材料科学、医学、生物医学工程等多学科交叉领域的广大科技工作者、教育工作者、学生、企业家及政府部门提供权威、宝贵的参考资料，引领对此领域感兴趣的广大读者对生物材料发展前沿进行深入学习和研究，实现科技成果的推广与普及，也为推动学科发展、促进产学研融合发挥桥梁作用。

在本套丛书付梓之际，我衷心感谢参与撰写、编审工作的各位科学家和行业专家。感谢参与丛书组织联系的工作人员，并诚挚感谢科学出版社各级领导和编辑为这套丛书的策划和出版所做出的一切努力。

中国工程院院士

亚太材料科学院院士

华南理工大学教授

前　言

二十多年前，当我从高分子凝聚态物理研究领域主动转向生物医用高分子材料领域时，十分希望能找到一本让自己快速入门的书籍，以便一下子较为全面地了解该领域的概貌以及部分前沿方向，但却未能遂愿。

两年前，王迎军院士筹划总主编"生物材料科学与工程丛书"，丛书编委会决定《生物医用高分子材料》分册由我来撰写或者主编，这倒是可以为将来的"新手"提供一本备选书籍，我便欣然接受了这个任务。考虑到读者不仅包括化学与材料领域从事医用材料研究的人员，还可能涉及医生、医疗器械与生物制药企业员工等高分子材料的使用人员，我自己除直接参与撰写第 4 章"可注射性热致水凝胶"以及第 13 章"组织工程和组织再生高分子多孔支架"，还撰写了前两章，以介绍生物材料的基本概念及常见的医用高分子，期望任何一名有大专以上理、工、医背景的人员都不至于完全读不懂本书或者在阅读此书之前非要先去补读一下高分子或者医学教材。

我当初在复旦大学生命科学院获得学士学位、材料科学系获得硕士学位、高分子科学系获得博士学位。在复旦大学高分子科学系工作以后，又去英国剑桥大学材料科学与冶金学系访问了一年。剑桥的学习工作让我增长了多方面的见识，但是没有得到我自以为可带回国的新的研究方向。开辟新的交叉学科研究领域的愿望是如此强烈，以至于我回国后马上主动转向了将高分子科学与生命科学以及医学相结合的交叉学科研究领域——生物医用高分子材料。这是一个我从来没有触碰过的领域；这个经历也使得我对于生物医用高分子材料的艰难以及博大精深别有一番体会。虽然我本人的课题组这些年来涉猎了组织修复材料、药物缓释载体、细胞与材料相互作用等数方面的研究，并且我还承担了相关的教学工作，但是鉴于生物医用高分子材料的面很广，在短期内独自全面完成一部生物医用高分子材料的专著仍不成熟。经认真考虑，我总体设计框架后邀请了多个单位的教授结合自己的研究专长共同撰写此书，以使得此书可以反映生物医用高分子材料的多方面的国际学术前沿。因此，本书的主要读者对象绝不限于"新手"。

生物医用高分子材料在整个医用材料领域举足轻重。我所邀请的共同撰写此书的课题组各自在此领域的代表性方向上均取得过具有国际水平的学术研究成果。考虑到生物材料的临床应用有特殊的法规要求，在许多情况下生物材料研究从一开始就有必要了解这方面的规则及其背后的科学缘由，我还邀请了参与国家生物材料标准制订以及代表中国参与国际标准委员会交流的专家共同撰写了全书的最后一章。

当年我转向医用高分子材料领域的时候，这个领域并不热。令人欣喜的是，此领域这些年来蓬勃发展，尤其对于青年人有磁石般的吸引力。本书作者群当中既有医用材料领域的资深专家，也有不少青年才俊。毫不夸张地说，本书反映了中国改革开放四十余年以来在医用高分子材料领域所取得的成就。每章的撰写者在国际学术界都在自己的特定研究方向有相当的话语权，并且大部分章节的撰写结合了作者所在课题组的最新研究成果。正是出于这样的考虑，我没有要求各章之间过于统一，而是保持各个代表性团队的特色与风格，并且经过与出版社的协商，在总序的前面显著提示各章的作者和单位、在每章的章末再次附上参与写作的人员的名单。

在主编此分册的过程中还有一个小"插曲"。生物医用高分子材料分册由于参编课题组多、内容丰富，而在丛书编委会的一次会议上被部分委员提出了大幅"瘦身"的建议。凫胫虽短，续之则忧；鹤胫虽长，断之则悲。一本书的篇幅长短要根据其特点来，在此前提下统筹兼顾。后经过协商，既考虑到丛书每个分册的厚薄不宜相差过大，又考虑到生物医用高分子材料的实际情况，将此书分为上下册，这就是《生物医用高分子材料（上）》与《生物医用高分子材料（下）》的来源。由此也可以理解为何这两本书共用一个"前言"以及《生物医用高分子材料（下）》的开篇并不是从第 1 章开始，而是从第 13 章开始。当然即便如此，上下册两本书也不可能包括中国在此领域的所有代表性课题组以及国际上在此领域的所有重要方面。

今天对于中华儿女是个特别的日子——七夕节，对于我而言恰好还是从教三十周年的纪念日，因为 1991 年的 8 月 14 日，我遵从复旦大学人事处的通知按时来校报到、成为一名人民教师。在大学从事科学研究与教书育人工作多年，使我懂得了一个道理：是否受过良好高等教育的重要标识在于是否学会了"品判性思维（critical thinking）"。复旦大学校歌中唱到的"学术独立、思想自由"，真要做到很不容易；同时也是值得我们毕生追求的境界，并且既要让自己努力做到，也希望有助于别人去践行这样的理念。谨以《生物医用高分子材料（上）》和《生物医用高分子材料（下）》致谢曾经教导过我们的前辈以及曾经为各章作者团队做出过贡献的研究生、博士后等人员。同时，也特别希望此书在让读者了解生物医用高分子材料概貌和若干学术前沿的同时，也有助于启发读者去独立思考、产生"创新思想（new idea）"。你的优秀，在于你的学术境界，也在于你的与众不同。

丁建东

2021 年 8 月 14 日

于复旦大学江湾校区

目 录

（下）

第13章 >>

组织工程和组织再生高分子多孔支架

摘要：近年来，组织工程和组织再生技术发展迅速。组织工程手段采用外源细胞与多孔支架进行复合，然后在体外或者体内的条件下，生物材料降解而细胞构成同时具备外形和功能的组织；而原位组织再生则向体内缺损部位直接植入多孔支架，在材料降解的过程中，利用内源细胞再造组织。这两者都离不开生物材料。

组织工程与组织再生材料必须同时具备可降解性以及良好的细胞相容性。支架除了提供拟修复组织的外形以外，也为细胞的迁移、增殖、分化提供适当的微环境；并且多孔支架应当能够有效地进行养分的输送和代谢废物的排除，可在生物环境中降解且降解速率与组织修复生长速率相匹配。

在各种材料中，高分子材料以其材料选择的多样性和可调节性以及良好的可加工性与生物相容性得到了广泛的研究。本章首先介绍组织工程与组织再生的起源与基本概念，然后总结组织工程/组织再生支架材料的共同特点与主要分类，并从高分子多孔支架的制备方法、多孔支架的表征方法、高分子支架材料的降解调控、多孔支架材料内表面的表面改性等方面介绍组织工程/组织再生高分子多孔支架的主要进展，最后对组织工程与组织再生面临的问题进行总结，并对其发展方向进行展望。

Abstract: Tissue engineering and tissue regeneration technologies have been developed rapidly in recent years. The tissue engineering method uses the exogenous cells combined with the porous scaffold, *in vitro* or *in vivo*. And the biomaterial will be degraded while the cells will constitute tissue with both shape and function of the normal tissue. On the other hand, tissue regeneration technology implants porous scaffolds directly into the diseased region of the body, and the *in situ* induction of tissue regeneration relies on endogenous cells along with material degradation. Both of these two technologies are inseparable from biological materials.

Tissue engineering and tissue regeneration materials must be both degradable and biocompatible. In addition to providing the shape of the tissue to be repaired, the scaffold should also provide a suitable microenvironment for cell migration, proliferation, and differentiation. At the meantime, the porous scaffold must allow for nutrient transport and metabolic waste removal. The scaffold should be biodegradable, and its degradation rate under the biological environment should match that of tissue regeneration.

Among all kinds of biomaterials, polymer materials have been extensively studied for their diversity as well as good biocompatibility and processability. This chapter introduces the origin and basic concepts of tissue engineering and tissue regeneration, and then summarizes the common features and main classifications of tissue engineering or tissue regeneration scaffold materials. The main research progress of polymer porous scaffolds for tissue engineering or tissue regeneration is introduced from the preparation, characterization, and degradation regulation of polymer scaffold materials, to the surface modification of the inner surfaces of porous scaffolds. Finally, the current problems in tissue engineering and tissue regeneration are summarized, and the potential development is prospected in this fascinating field.

13.1 组织工程和组织再生材料概述

组织器官损伤后的传统修复手段面临着供体器官有限或植入人工材料的功能不全面等问题，而再生医学的发展提供了新的解决策略。组织工程和组织再生都是再生医学的重要手段，它们在使用生物材料方面具备不少共同的基本特征。

13.1.1 组织工程

组织工程的相关探索可以追溯到 20 世纪 70 年代，研究者几次独立尝试使用细胞与胶原蛋白、糖胺聚糖等创造皮肤替代物[1-3]。组织工程（tissue engineering）这一术语的真正提出是在 20 世纪 80 年代，由美国华裔科学家、国际生物力学学科奠基人冯元桢（Yuan-Cheng Fung）教授建议，1987 年首次出现在美国国家自然科学基金委的报告中（本书作者在 2003 年 Abt Associates Inc.的一个出版物中挖掘了这个信息）[4]。1993 年，美国麻省理工学院生物材料科学家 Robot Langer 教授和哈佛大学麻省总医院 Jesserf Vacanti 教授在 *Science* 上联合撰文，标志着组织工程学科的诞生；他们指出：组织工程是应用生命科学与工程学的原理和技术，在正确认识哺乳动物的正常及病理两种状态下的组织结构与功能关系的基础上，研究、开发用于修复、维护、促进人体各种组织或器官损伤后的功能和形态的生物替代物的一门新兴学科[5]。

　　人体组织和器官缺损后的修复替代以往主要通过自体移植、同种异体移植、异种异体移植以及植入人工组织或器官这四大方式（如将同种异体和异种异体移植合并为异体移植，则为三大类）。自体移植属于以伤补伤；同种异体移植面临组织器官来源不足的限制，排异反应也是一个问题；排异反应对于异种异体移植更为显著，并且异种异体移植往往不能满足要求；传统意义上的人工组织和器官代用品也有一定的免疫排斥问题，更大的问题是，植入物不是由细胞所构成、没有完备的生物学功能是该方法固有的缺陷。

　　有鉴于此，国际上在世纪之交掀起了采用干细胞技术或者组织工程技术进行组织再生的热潮。这里的干细胞技术主要指采用胚胎干细胞技术（近年来还出现了采用诱导干细胞技术）通过长出组织器官、然后摘除其中一部分的方式，这种方式不仅仅遇到技术上的挑战，在伦理上也有难以逾越的障碍。在这种情况下，综合运用生物材料技术和种子细胞技术的组织工程应运而生，得到了广泛的关注和研究[6-9]。

　　1997 年，当时还在哈佛大学医学院 Vacanti 教授课题组进行博士后研究的曹谊林，利用可降解聚合物负载软骨细胞在裸鼠背上成功再生人耳郭形态软骨，向人们展示了组织工程技术"再生"人体组织修复缺损的可能性[10]。之后又进一步研究了聚合物如聚乙醇酸、藻酸盐及 Pluronics 水凝胶在具有免疫活性动物模型（猪）中应用组织工程的潜力[11]。2018 年，上海市第九人民医院的曹谊林教授团队报道了利用 3D 打印和组织工程技术，在 5 名先天性小耳畸形患者身上成功实现耳郭重建[12]。多年来，国内外不少课题组在组织工程方面做出了贡献并进行了总结[13-20]。

　　组织工程骨的构建最早主要采用了无机非金属材料。1963 年，Smith 报道发明了一种用环氧树脂浸透的多孔铝酸盐材料，其与骨组织的物理性能匹配，可以作为骨替代材料[21]；1969 年，美国 Hench 教授研制出一种可用于人体硬组织修复的生物玻璃，这种材料可以同生物组织化学键合，具有良好的骨诱导活性，引领了 20 世纪 70 年代及以后生物活性材料的研究[22]。组织工程骨首次临床应用由 Quarto 等报道于《新英格兰医学杂志》，他们使用自体骨髓基质干细胞（bone marrow stromal cell，BMSC）和羟基磷灰石支架对三名患者进行大骨缺损修复，13 个月后 3 名患者的骨缺损部位均有良好的修复[23]。国内清华大学崔福斋团队开发的骨修复支架于 2010 年通过国家食品药品监督管理局（State Food and Drug Administration，SFDA）（现为国家市场监督管理总局）认证，已帮助了数万患者修复骨缺损[16]。四川大学华西医院杨志明团队运用组织工程技术修复了多例骨缺损、肌腱和韧带损伤[24, 25]。华东理工大学刘昌胜团队对磷酸钙骨水泥（calcium phosphate cement，CPC）进行了系统的研究，并应用于临床[26]。华南理工大学王迎军院士团队研究开发了生物医用陶瓷材料，系统研究了天然骨组织中钙磷矿物在生物大分子基质调控下的有序组装机理，提出骨组织修复生物应答新理念[27, 28]。

软骨是唯一的单一细胞类型的组织，软骨组织工程貌似简单，实则困难，并且市场巨大，需要特别予以关注。Hunter 医生在 1743 年曾提出对关节软骨损伤的结论：关节软骨一旦损伤，不能自行修复[29]。这主要是由于软骨中无血管、神经以及淋巴，自修复能力极其有限，相应地为解决软骨修复的问题，必须了解软骨的结构。其他任何组织器官的修复，也均需要结合其体内特点，进行材料的设计。在关节软骨修复技术的研发和转化中，最早由 Pridie 于 1959 年报道微骨折（microfracture）技术来刺激软骨再生[30]，其主要方法在于通过微骨折在软骨损伤处钻孔至软骨下骨，使骨髓干细胞迁移至软骨损伤处，再分化成软骨组织。到了20 世纪八九十年代，发展了以自体软骨细胞移植（autologous chondrocytes implantation，ACI）为基础的关节软骨再生技术，ACI 技术最早是由瑞典的骨科医生 Brittberg 建立的，1994 年，其在《新英格兰医学杂志》上报道了 23 例软骨细胞移植治疗关节软骨损伤，获得了不错的效果[31]。中国人民解放军总医院骨科研究所卢世璧院士牵头的组织工程再生医学团队是国内最早研究关节修复的团队之一。1972 年，卢世璧团队研制出人工髋关节，在临床上取得良好效果[32]，1991 年，其主导研发的珍珠面全髋人工关节获得国家科学技术进步奖一等奖。浙江大学的欧阳宏伟团队获批了采用自体软骨细胞进行软骨修复的人体临床应用的生物技术[33]。但是迄今为止，真正综合运用材料支架和种子细胞进行组织工程软骨修复的医疗器械产品还在路上。这当中有技术的成熟度问题，也有法规问题。

在皮肤组织工程方面，美国麻省理工学院的 Rheinwald 和 Green 最早提出了上皮细胞培养技术，解决了表皮细胞在体外传代扩增的问题，使体外培养人工表皮成为可能[34]。国内的中国人民解放军总医院付小兵团队长期从事创伤后的组织修复与再生的研究工作，曾在国际著名医学杂志 Lancet 上首次报道关于表皮细胞通过去分化途径转变为表皮干细胞的重要生物学现象[35, 36]，后同盛志勇院士一起带领团队在国际上首次利用自体干细胞成功再生了汗腺，为解决严重创烧伤患者的出汗问题提供了基础[37]。2007 年，第四军医大学（现为中国人民解放军空军军医大学）金岩团队开发的人组织工程全层活性皮肤（ActiveSkin）获得SFDA 批准，成为中国首个组织工程产品，中国成为仅次于美国的第二个拥有人造皮肤技术的国家[16, 38, 39]。

在组织工程神经研究策略上，国内南通大学顾晓松团队和伦敦皇家自由医院的 Thomas 团队在 20 世纪 90 年代提出了"神经再生过程中化学趋化性生长"假说[40]；21 世纪初，顾晓松团队发现并在国际上首次报道了壳聚糖这种生物可降解材料与神经组织的良好生物相容性[41]，之后该团队将壳聚糖人工神经移植物应用于临床研究并取得良好效果，*Science* 期刊在 2012 对其研究进行了重点报道[16]。

美国维克森林大学再生医学研究所所长 Anthony Atala 对组织工程膀胱做出了突出贡献。2006 年，他们利用自体细胞植入胶原-聚乙醇酸支架进行膀胱组织工程修复，使患有膀胱疾病者得到了很好的治疗，被称为是实验室种植膀胱的里程碑[42, 43]。

组织工程的研究和开发不断发展、方兴未艾，并且深刻地影响了生命科学、临床和基础医学、材料科学与工程科学的许多方面。Langer 和 Vacanti 教授在 *Science* 的联合撰文中虽然对于组织工程给出了宏观的定义，但过于原则，从其描述中看不出组织工程的主要技术途径的特征。因此，其后相关的研究人员各有各的表述。复旦大学丁建东教授多年来在多个场合采用这样的表述：简单地说，组织工程就是将（通常经过体外增殖、培养的）大量人体或哺乳动物细胞与生物材料（一般为可降解且无毒性和炎症反应的高分子材料）构成三维空间复合体后，植入人体、动物体或体外培养，在理想的组织培养环境中或通过人体自身的新陈代谢以及对支架材料的逐步降解吸收，而形成新的组织和器官[44, 45]。

13.1.2　组织诱导或原位组织再生

与组织工程材料并行的是所谓的原位组织再生，其特点在于，不外加细胞，直接植入生物可降解的支架材料，然后诱导内源细胞黏附、迁移、增殖和分化，而再生新的组织。

组织工程技术原则上可以通过体外培养细胞与支架的复合物，达到再造组织的目的，然后再将体外得到的组织植入人体；但是，这个完全利用体外生物反应器再造人体组织器官的梦想还远远不能实现；目前只能通过先在体外培养一段时间，然后植入体内的方法修复组织。而原位组织再生则从原理上将不可能在体外完成，必须植入体内以后才能利用周围的细胞和所植入部位的微环境，修复和再造缺损组织。组织工程/组织再生支架用于组织器官修复示意图如图 13-1 所示。

组织再生材料有时也称为组织诱导材料。在组织诱导材料方面，中国四川大学张兴栋团队是这个概念的提出者之一，他们于国内率先开展生物活性陶瓷及涂层研究，研发出系列产品；在国际上率先解释了无生命的磷酸钙陶瓷可诱导骨形成的理论雏形[46, 47]。骨诱导（osteoinduction）指植入的材料诱导未分化的间充质细胞分化为骨祖细胞、成软骨细胞或成骨细胞，进而形成骨组织的现象[48]。在较长的一段时间内，对于磷酸钙这种人工陶瓷材料是否存在骨诱导性一直存在着争议。有很多研究者报道过在大鼠、犬或猪的软组织（皮下或肌肉）植入磷酸钙材料没有观察到新骨的生成[49-51]，直到 20 世纪 90 年代初，日本的山崎

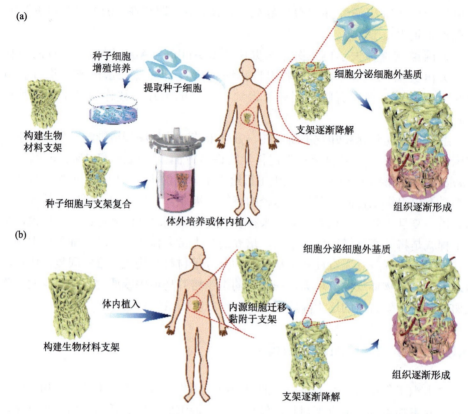

图 13-1　组织工程（a）及组织诱导再生（b）支架用于组织器官修复再生的示意图

（Yamasaki）[52, 53]发现在狗的皮下组织中植入羟基磷灰石（HAp）陶瓷诱导骨形成；南非的 Ripamonti [54, 55]报道了将珊瑚源改性 HAp 植入到兔、狗和狒狒的肌肉中观察到新骨的生成；美国的 Vagervik [56]报道了 HAp 在猴子体内的异位成骨现象；Klein 在荷兰观察到狗体内的异位成骨[57]。相关证据表明，磷酸钙不仅刺激骨骼部位的骨形成，还具有诱导软组织中骨形成的能力，但会受到材料组成和结构的影响，同时也受植入动物物种和植入时间的影响[55, 58-60]。

　　磷酸钙材料在何种条件下具有成骨诱导能力？四川大学张兴栋等[57-63]做了一系列实验工作解释了磷酸钙生物陶瓷材料诱导组织异位成骨的机理，并强烈建议通过优化材料本身赋予磷酸钙生物材料骨诱导性[59]，而不用引入骨形态发生蛋白（BMP）或成骨细胞使其成为一种负载药物的植入材料。在大量实验研究的基础上，张兴栋等对磷酸钙生物陶瓷诱导成骨的机理做出了如下解释，为以后成骨诱导材料的设计提供了指导：①存在相互连接的多孔结构且足够大而允许组织细胞长入；②多孔磷酸钙陶瓷对 BMP 及其他骨生长信号具有富集作用；③可以形成合适的骨环境，磷酸钙材料表面会形成一层类骨磷灰石，有利于蛋白质、骨组织细胞的黏附，从而提供一个优良的骨环境。

组织工程，还是组织原位诱导再生？这一度代表着不同的学术观点或者偏好。以笔者课题组的一个合作研究为例可以看出，两种策略都可以起到一定的作用，如图 13-2 所示，其中组织工程的方式更为显著，但同时由于引入外源细胞，也更为复杂[64]。该研究表明，双层 PLGA/PLGA-HAp 支架适用于骨软骨组织工程和组织再生，甚至无须植入细胞的复合支架植入后也可一定程度上诱导体内骨软骨再生。种植细胞的双层支架可能比无细胞支架具有更好的修复能力，然而由于成本和免疫原性问题，额外细胞的引入导致了许多限制，如长时间的制备、复杂的检查以及昂贵的申请监管审批等问题。

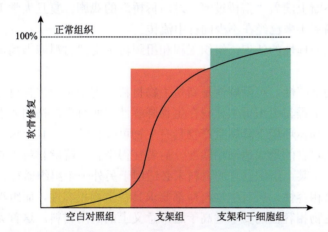

图 13-2　组织工程材料和组织诱导再生材料修复效果示意图[64]

（图片引用经 American Chemical Society 授权）

其实从材料科学的角度看，组织工程与组织诱导两者是一致的。组织工程属于"细胞+材料"，原位诱导组织再生属于单纯"材料"，但是后者并非不依赖于细胞，只是没有动用外源的种子细胞。两者都需要促进细胞响应的支架材料。组织工程、组织再生、干细胞技术等共同组成了再生医学的基石。因此，本章将"组织工程和组织再生材料"一并作为主题，并且后面不再严格对两者进行区分。

13.1.3　组织工程与原位再生材料的共性特点

组织工程和组织再生的主要共性特点在于制备合适的支架以支持细胞在三维空间的黏附、迁移、生长，并诱导、调控其功能分化从而形成所需要的组织，因而三维支架的设计和制备是组织工程及组织再生的基础。一方面，支架引导再生可以解决捐赠器官的短缺问题，同时也降低了免疫反应和外来病原体入侵的风险；另一方面，多孔支架的存在不仅为细胞的黏附、迁移、增殖和分化提供了支撑作用，同时能够有效地进行营养输送和细胞新陈代谢产生的代谢物的排出。利用生物材料支架促进组织器官的修复是再生医学领域研究的前沿。

人体组织由细胞与细胞外基质（ECM）所构成。如果我们设想将组织的细胞全部去除，则剩下的细胞外基质就是一个最好的组织工程或组织再生多孔支架，不仅具备组织的外形，还为细胞提供了极好的微环境。组织工程和组织再生材料的最本质作用就是通过间接"仿生"（仿"细胞外基质"）的途径为医学服务，它如同一个注定要被拆除的桥梁，让细胞"过河"，等到细胞分泌自己的细胞外基质以后，支架必须降解，将其所占据的空间让细胞外基质来填充。因此，组织工程研究在体内不断上演着"搭桥过河、过河拆桥"的戏剧。复旦大学丁建东教授早年的这个比喻多年来已经在不少同行中流传。

根据上述原理性的认识，组织工程和组织再生支架材料应当满足三大共性的特点。

（1）生物降解性。可降解性是新型生物材料有别于传统生物材料的基本特性之一。但组织工程与组织再生材料在生物降解性方面有更严格的要求，不仅希望材料能够在生物体环境下降解且产物具有生物可吸收性，而且要求降解速率与细胞生长和组织器官的形成速率相匹配。后者使得生物可降解材料未必都适用于组织工程，适用于某个组织器官的材料未必适用于另外一个组织器官。

（2）生物相容性。所有生物材料都要求具备生物相容性，而组织工程与组织再生材料对生物相容性的要求远高于通常意义上的医用材料。这首先在于组织工程和组织再生材料由于最终要植入体内，注定属于医疗器械标准规范中风险最高的"三类医疗器械"；其次，组织工程和组织再生材料通常属于生物活性材料而不是生物惰性材料，人们希望其能与细胞发生有益的相互作用，因此，不仅要求无毒，而且要具备很好的、很全面的生物相容性，尤其在炎症反应方面要得到良好的控制（包括降解产物）；考虑到相比于纳米药物缓释载体等医用材料的应用场合，组织工程和组织再生材料的用量大得多。因此，对组织工程和组织再生材料的生物相容性的要求是非常高的。

（3）可制备加工性。我们将除了生物降解性和生物相容性以外的多个特点合并在可制备加工性当中。考虑到其医学应用的特点，具体主要包括以下几个方面：

a. 复杂外形。组织工程材料并非只是一个原材料，而是要加工得到相应组织器官的形状。鉴于组织器官的形状往往不规则，大小的差异也较大，组织支架的加工是一个独特的工程问题。

b. 三维孔隙。孔型应为连通开孔型；孔径通常在 $50 \sim 500\ \mu m$；高孔隙率，通常在 $60\% \sim 95\%$，以保障细胞的进入以及足够的新陈代谢。

c. 力学强度。在材料降解之前，所植入的支架应当具备足够的初期的力学支撑。在满足高孔隙率的可降解性等的前提下，力学强度并不容易实现。

d. 表面亲和。多孔支架内表面与细胞亲和，有利于细胞贴附并生长。

e. 可消毒性。材料必须可以采用现有的至少一种方式进行消毒，并且易于保存。

13.2　组织工程和组织再生材料的主要类别

从不同的角度，我们可以将组织工程和组织再生材料分为不同的类别。

13.2.1　按照构建的组织分类

可以从材料所构建的组织器官的功能出发，将材料归为心血管/心脏瓣膜组织工程材料、骨组织/软骨组织工程材料、牙组织工程材料、皮肤组织工程材料、血管组织工程材料、肌腱组织工程材料、眼角膜组织工程材料等。

13.2.2　按照材料的理化特性和来源分类

从材料本身的理化特性，可将材料分为金属材料、无机非金属材料、高分子材料以及复合材料；从材料的来源来看，可分为天然材料、合成材料以及复合材料。

常见组织工程材料的分类如表 13-1 所示。

表 13-1　组织工程材料分类

化学性质	来源	种类
金属	合成	镍钛合金、钢板等
无机非金属	天然	珊瑚等
	合成	生物陶瓷、生物玻璃、骨水泥等
有机高分子	天然	蛋白质（胶原、明胶等）
		多糖（壳聚糖、藻酸盐、透明质酸等）
	合成	聚酯（PLGA、PCL 等）
		聚醚（PEG 等）
		硅橡胶、聚丙烯酸酯类、聚氨酯等
复合材料	生物衍生	脱细胞基质、脱钙骨等
	合成	有机-无机杂化、金属-高分子复合
	合成+天然	PLGA/胶原等

金属材料的特性决定了其不可降解性，但是近年来利用其腐蚀性能，金属材料也在组织再生领域得到关注。金属材料的力学强度较高，在硬组织修复等对力学支撑强度要求较高的场所应用较多。

无机非金属材料在组织工程支架中一般也用于修复硬组织工程，天然无机非金属材料如珊瑚可作为组织工程多孔支架材料用于骨修复，人工合成开发的无机非金属组织工程材料包括生物玻璃、生物陶瓷和骨水泥，如磷酸三钙（TCP）、羟基磷灰石（HAp）等，其降解速率通常前者偏快、后面明显偏慢。

天然高分子组织工程材料包括胶原、明胶等蛋白质以及壳聚糖、海藻酸盐等多糖。

用于组织工程的人工高分子材料以可降解聚酯为主，如聚乳酸或聚丙交酯（PLA）、聚乙醇酸或聚乙交酯（PGA）、聚(丙交酯-乙交酯)、聚己内酯（PCL）等，另外，美国食品药品监督管理局（FDA）和中国及其他国家的一些相应机构批准的其他高分子如聚乙二醇（PEG）在组织工程领域也有不少的应用。

下面以高分子组织工程材料为例作重点介绍。

13.2.2.1 天然高分子支架材料

天然高分子材料通常具有高度组织化的结构，与生物体组织具有良好的生物相容性，可以引导细胞的迁移、黏附、增殖并分化，但同时也有可能刺激免疫反应[65]。

胶原是一种纤维蛋白，是结缔组织的重要组成部分，也是动物体内含量最丰富的蛋白质。胶原中含有特定的氨基酸序列利于细胞黏附、增殖、分化，在组织再生尤其是软组织修复中应用广泛。Gibson 等[66]用胶原和黏多糖制得多孔支架，并证实其利于细胞的黏附生长。Di Cesare 等[67]在胶原材料中混入骨形态发生蛋白2（BMP-2）后，植入兔软骨缺损处，最终观察到缺损处有新生软骨组织生成。然而胶原纤维的机械强度较低，生物降解调控不易，使用前一般要进行纯化以降低其抗原性[68]。

明胶是胶原的变性产物，主要氨基酸成分是甘氨酸、脯氨酸和羟脯氨酸，分子中既含有氨基又含有羧基和羟基，是能溶于水的多肽。与胶原相比，明胶的生物活性相对不足，同时免疫原性更低。

壳聚糖是几丁质脱乙酰化的产物，可以从虾蟹等甲壳类动物的壳中或真菌细胞壁中提取，是自然界中含量仅次于纤维素的天然高分子，也是唯一的阳离子多糖，具有一定的抗菌性能[69]。壳聚糖外观呈半透明状态，结晶度与几丁质的去乙酰化程度（即脱乙酰度）相关。壳聚糖中的脱乙酰度通常大于50%。原则上当50%脱乙酰化时，壳聚糖的可结晶性最低、水溶性最好，也最容易被水解，同时力学强度也最低。如果以几丁质酶促水解来考虑，则壳聚糖降解速率与脱乙酰化程度负相关，即脱乙酰化程度越高的壳聚糖的降解越慢、降解速率越低。

藻酸盐是从藻类中提取的多糖，来源比较丰富，作为液体的藻酸盐可以和钙盐交联形成凝胶，也可以形成和天然透明软骨形态类似的组织。藻酸盐同样具有很好的生物相容性，但同时也存在着力学强度差、体内成分不稳定等问题。

透明质酸，又称玻尿酸，是一种阴离子多糖，在眼玻璃体、皮肤和脐带中含量较高。在生物体组织中，透明质酸的保水作用很强，被称为天然保湿因子，又由于其不具有抗原性，生物相容性良好，容易进行化学改性。

13.2.2.2 合成聚合物支架材料

合成材料的批次稳定性通常较天然材料为好。目前已有多种合成聚合物在组织工程和组织再生中得到了研究和应用。部分合成医用材料的结构式如图 13-3 所示。

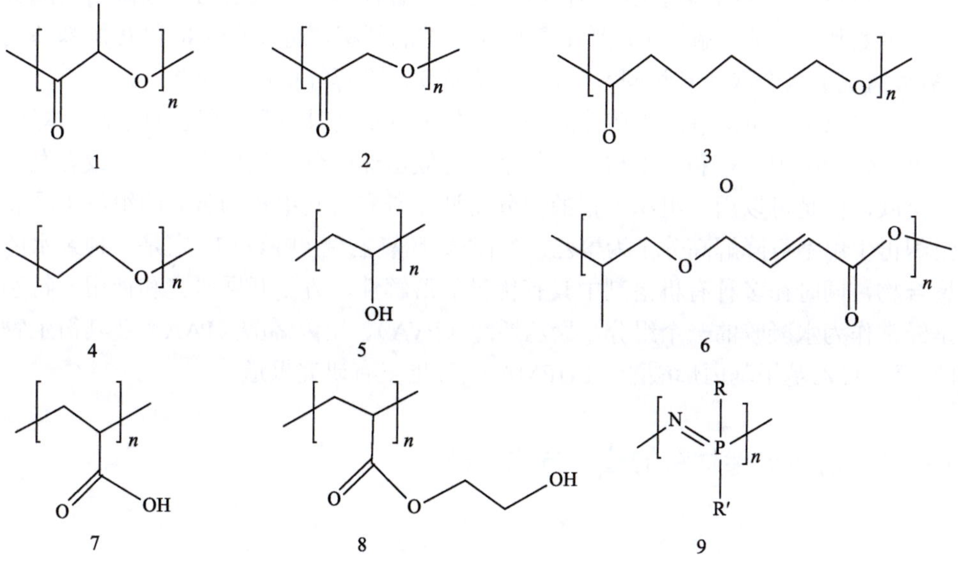

图 13-3 组织工程中常用的一些合成聚合物的结构

1. 聚乳酸（PLA）；2. 聚乙醇酸（PGA）；3. 聚己内酯（PCL）；
4. 聚乙二醇（PEG）；5. 聚乙烯醇（PVA）；6. 聚富马酸丙二醇酯（PPF）；
7. 聚丙烯酸（PAA）；8. 聚 2-羟乙基甲基丙烯酸酯（PHEMA）；9. 聚磷腈（R, R′ = 烷氧基、芳氧基或氨基）

由于聚酯材料的可降解性，聚乳酸（PLA）、聚乙醇酸（PGA）、聚己内酯（PCL）及其共聚物得到了人们的广泛研究，且已被 FDA 批准用于生物医用领域。这些聚酯材料主要通过水解而降解，最终形成低聚物或单体经由生物体代谢途径排除。

聚乳酸也称聚丙交酯，起始原料乳酸可以由小麦、玉米等农作物中的淀粉经酶分解、发酵制得，绿色环保。由于乳酸分子中存在着手性碳原子，乳酸有 D 型和 L 型之分，生物体内的乳酸以 L 型居多。同无定形的 PDLLA 相比，PLLA 和 PDLA 通常为结晶高分子，具有较高的熔融温度和力学强度以及较低的降解速率。PGA 为半结晶高分子，与 PLA 相比，PGA 具有更快的降解速率（一般 PGA 降解需要 4～12 月，而 PLA 需要一至两年）和较高的模量[65]。为了调节 PLA 及 PGA 的力学强度和降解速率，可以将二者共聚，得到 PLGA[70]。有意思的是，PLGA 的性质并不与 PLA、PGA 均聚物的力学、降解性质按两者组成比例呈线性关系[71]。PLA、PGA 及其共聚物具有很好的组织相容性，在生物体内最终代谢产物为 CO_2 和 H_2O。

聚己内酯（PCL）的玻璃化转变温度在−60℃左右（具体数值还与结晶度以及测量条件等有关），因而室温下比较柔软，具有较大的延展性，可在低温成型。PCL 在体内降解较慢，完全降解需要 24 个月[72]，为了改善其较慢的降解速率，通常与聚乳酸、聚乙醇酸等共聚。

聚磷腈由于其结构适应性和良好的生物相容性而具有吸引力。聚磷腈的降解是通过氨基酸酯的水解，生成羧酸再催化主链的裂解，通过改变 R 和 R′烷基基团（多数情况下两个取代基相同），可以对结晶度、降解等特性进行调控。

一些原本不可降解的水溶性高分子当分子量不高时，可以通过肾脏排出体外，也可以作为组织工程和再生材料；甚至有时候虽然链分子量也比较大，或者发生了交联，但是可以用于组织工程的部分模型化研究。其中较为著名的组织工程和组织再生用不可降解高分子为聚乙二醇[或聚环氧乙烷（PEO）]，它是一种亲水的聚合物，同时在多种有机溶剂中具有优异的溶解性，方便开展研究和使用，特别是经常作为水凝胶的一个组分。聚乙烯醇（PVA）、聚丙烯酸（PAA）及其衍生物[如聚 2-羟乙基甲基丙烯酸酯（PHEMA）]等也多有研究报道。

13.2.3　按照支架材料的植入方式分类

13.2.3.1　可注射性水凝胶

水凝胶是由含有亲水基团的大分子所形成的三维交联网络。水凝胶在模拟体液中会溶胀并形成类似于细胞外基质（ECM）的微环境，从而能够促进细胞的迁移、黏附、增殖和分化。在用于组织工程的支架中，可注射水凝胶由于它的高含水量、与天然细胞外基质的相似性以及其多孔骨架，在软骨和骨组织工程中显示出用作三维细胞培养支架的潜力。另外，它们可以用微创注射的方法取代传统手术的方式，并且可以形成任何期望的形状，以匹配不规则的缺陷[73]。

可注射水凝胶可以通过多种物理、化学或生物方法制造，如图 13-4 所示。物理水凝胶是由相对较弱的分子间作用力、离子键或疏水缔合等作用自发形成，而化学水凝胶通常通过共价交联形成。按照具体交联的方式，可注射水凝胶可以归类为酶促交联的水凝胶、光交联的水凝胶、席夫碱交联的水凝胶、迈克尔加成介导的水凝胶等；水凝胶往往具有多种环境相应特征，如：离子敏感水凝胶、pH 敏感水凝胶、温度敏感水凝胶、还原敏感水凝胶等。

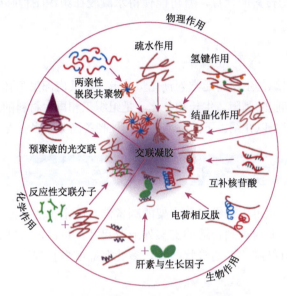

图 13-4　可多种方式交联的水凝胶[18]

（图片引用经 Royal Society of Chemistry 授权）

性能优异的生物材料和合适的制造方法在开发理想的可注射水凝胶中起着至关重要的作用。目前许多天然的和合成的生物材料已经被开发用于制备可注射水凝胶；这些材料包括壳聚糖[74]、交联的胶原或明胶[75-76]、海藻酸盐[77]、透明质酸[78]、含有聚酯可降解嵌段的聚乙二醇[79]和聚乙烯醇[80]等。

水凝胶材料是一种高度水合的材料，可以将装载细胞的凝胶前体注射到组织缺损部位，在物理/化学刺激下进行凝胶化。不过这种方法仅适用于较小的、不明显承重的组织的损伤。

水凝胶材料可能不具备足够的机械性能，如何提高水凝胶的强度是一个值得研究的问题。本书的第 5 章专门介绍了若干高强度的高分子水凝胶。为了提高水凝胶的强度，还可以将其与无机材料复合。Iviglia 等[81]将果胶/壳聚糖水凝胶复合透明质酸/磷酸三钙得到一种复合凝胶，能明显增强材料模量，成骨基因的表达也有明显的上升。考虑到羟基磷灰石是骨组织中主要的无机成分之一，Fu 等[82]制备了由三嵌段 PEG-PCL-PEG 共聚物、胶原和纳米羟基磷灰石组成的三组分可注射热敏复合水凝胶。这种水凝胶复合材料除了具有优异的热敏性外，还具有良好的互连多孔结构，在体内研究表明，PEG-PCL-PEG/胶原/纳米羟基磷灰石水凝胶具有良好的生物相容性，在引导骨再生方面比在自愈过程中表现出更好的性能。

整合多种生物材料的优点，有可能使得水凝胶在组织工程临床应用中发挥更加重要的作用。

13.2.3.2　预成型多孔支架

组织工程和组织再生材料通常为预先塑外形，而其内部呈多孔状。预塑形的多孔支架可以支持细胞的黏附、生长和分化，是组织工和再生材料的最主要方式，在后面的节中会重点予以介绍。下面具体介绍几种制备高分子多孔支架材料的方法。

13.3　相关支架材料的主要制备方法

组织工程和组织再生三维多孔支架的制备涉及两个大的方面：如何获得相互连通的多孔结构、如何控制合适的支架外形及尺寸。目前，研究制备的多孔支架的内部形态主要有纤维、连通管状结构、多孔海绵或多孔泡沫这三类，相应的制备手段也各有不同。

13.3.1　纤维无纺布的黏接

纤维无纺布支架是 Langer 组织工程支架的一个重要成果[83]。将 PGA 及其共聚物做成纤维，由纺丝技术可以得到孔隙率高达 97% 的无纺布或织物。在成型时，将棉花样的无纺布塞入一个用于塑形的阴模当中，然后通过织物热处理或者采用含有少量较高分子量聚乳酸的聚合物溶液灌注后挥发的方式可使相邻纤维间形成物理联结，从而使得纤维支架具备一定的外形。

不过另一方面，纤维无纺布支架的成本较高，孔隙率不易控制，这一定程度上限制了其应用。

13.3.2　静电纺丝技术

静电纺丝技术是一种利用静电斥力进行聚合物微加工的方法，最早由 Formhals 在他的一篇 1934 年的美国专利中提出[84]。在静电纺丝的过程中，高压电源对高聚物纺丝溶液或熔体施加几千至几万伏的高压静电，在喷丝头和接地的纤维收集器处产生强大的电场力，电场力施加于液体表面的时候在纺丝液表面产生电流。根据同种电荷相互排斥的原理，当电场力超过一个临界值，将克服液体表面张力形成射流。射流在电场中拉伸最终形成微纳米纤维。

静电纺丝技术用于组织工程支架的主要问题在于孔径偏小，细胞难以渗入，需要借助其他技术制备大孔。该技术在获得软骨等复杂外形的组织工程支架方面需要动用一些特殊的办法，有时候并不方便；而在血管等管状支架方面相对更有其特长。

13.3.3　模压-气体发泡法

气体发泡法是采用超临界 CO_2、N_2 或其混合气体作为致孔剂生产制造高孔隙率的生物可降解组织工程支架。由于采用的致孔技术为超临界气体，避免了残留有机物危害细胞的问题，即使有微量 CO_2 气体残留也不会对生物安全性产生影响。Mooney 等将气体发泡技术引入组织工程[85]。该过程分为两步：首先是将聚合物样品置于压力容器中，通入超临界 CO_2 等惰性气体，高压下聚合物样品会吸附超临界气体达到饱和状态；第二步将容器压力迅速下降至常压，气体的热力学不稳定性导致气泡成核、增长，并形成多孔支架。发泡法中影响孔隙率和孔结构的因素主要有聚合物的结晶性和分子量，结晶度越高，分子量越大越难以发泡。

气体发泡的主要问题在于其容易产生闭孔结构。Wang 等[86]探讨了利用超声波打破闭口孔壁的可能性，结果发现超声可以部分改进支架空隙的连通性。

结合支架的成型，该技术需要与模压相结合。

13.3.4　溶液浇注-模压-粒子浸出法

除了气体发泡技术进行致孔，还可以采用粒子致孔、热诱导相分离致孔和微球烧结等方法进行致孔。其中，溶液浇注/粒子浸出法具有显著的优点。该方法包含聚合物在溶剂中的溶解、聚合物溶液与致孔剂的混合、浇注、溶剂蒸发、粒子浸出等几个步骤。Mikos 等[87, 88]首次提出了经典的溶液浇注/粒子浸出的方法，制备出孔径可控、孔隙率高达 93% 的组织工程多孔支架。溶液浇注/粒子浸出方法较为简单、实用性较广，不过往往需要加入有机溶剂，粒子沥滤的过程增加了支架制备的时间，而且往往导致不能在支架形成过程中添加药物或其他试剂。

尽管如此，目前氯化钠等盐类和糖等不溶于有机溶剂的水溶性颗粒已经广泛用作组织工程支架的致孔剂，主要是因为该方法比较容易控制所形成支架的孔径和孔隙率，支架的孔隙率由所加致孔剂的量决定，孔径由可溶性致孔剂颗粒的大小控制[89]。

在制备具有特定外形支架时，在溶剂浇注和粒子浸出这两个步骤当中必然需要引入模压的方式，以控制支架的外形。通常人们采用热压的方式进行定形[90]，但是这样容易导致 PLGA 等材料在升温过程中的降解。复旦大学丁建东课题组引入聚合物-盐粒浓溶液的冷压方式，较好地解决了这个问题[91]。

13.3.5 熔融成型-模压-粒子浸出法

该方法与粒子沥滤技术的思路一致，不过不使用有机溶剂。例如将 PLGA 粉末和明胶粒子混合物放在四氟乙烯模具中，将模具加热到 PLGA 的玻璃化转变温度以上，加压使得明胶粒子与 PLGA 混合。再经冷却将复合物至于水中，可将明胶粒子溶解得到 PLGA 支架。同样，通过改变明胶粒子的含量和大小可以调控孔隙率和孔径的大小。

13.3.6 挤出成型-粒子浸出法

挤出成型是聚合物工程当中最为常见的一种加工方式，但是引入组织工程支架领域还需要一定的技巧。复旦大学丁建东课题组首次结合室温注射成型方法和粒子浸出（room-temperature injection molding/particulate leaching，RTIM/PL），制造了可生物降解聚酯组成的三维组织工程多孔支架[92]。在该方法中，使用的颗粒/聚合物/溶剂复合材料在一定的溶剂含量下可以获得适当的黏度和流动性，使得复合物能够在室温低压下注入模具中，实现在非熔融状态下进行注射，这对于避免聚酯的热降解非常有利。

以图 13-5 作为演示，管状和耳郭状多孔支架由可生物降解的 PLGA 制成。通过该技术所得的支架的孔隙率可高达 94%，仍然保持较好的机械强度，且支架外形的保真性比较好。

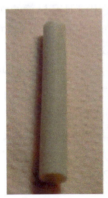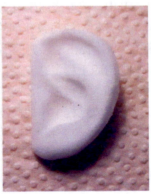

图 13-5　室温注射成型-粒子浸出法制备的管状和耳郭状组织工程支架[92]

（图片引用经 Elsevier Ltd.授权）

13.3.7　模压-冷冻干燥法

冷冻干燥是在冷冻过程中水结晶成冰,与聚合物发生相分离,经真空干燥冰晶升华从而形成孔洞,本质上是一种相分离法。Whang 等[93]首次报道提出了将聚合物/水乳液冷冻干燥制备多孔支架的方法,得到 90%～95%孔隙率的多孔支架。聚合物溶液/水的比例以及乳状液的黏度对孔隙率和孔径大小有较大的影响。冷冻干燥是胶原、明胶、海藻酸盐、壳聚糖等生物大分子制得多孔支架的比较常见手段之一。

将水溶性聚合物的水溶液植入模具模压以后,结合冷冻干燥就可以利用冰作为致孔剂,获得所需外形的多孔支架[94]。

该冷冻干燥方法的主要不足在于,必然存在温度梯度,从而孔径分布不均匀,并且这种方法得到的孔径往往稍微偏小。但是在需要制备梯度孔径的场合,也会变为优点。

13.3.8　三维快速成型法

三维快速成型技术又称 3D 打印技术、增材制造技术,是 20 世纪 80 年代后期逐渐兴起的一种新兴的制造技术,近年来在生物医用领域也逐渐开始了广泛应用。该技术是一种以数字模型 CAD 文件为基础,将聚合物等可黏合的材料,通过逐层(layer-by-layer)打印的方式来构造物体的技术,概括来讲就是“分层制造,逐层叠加”。从支架材料的精确性、孔隙的均匀性/可调性/连续性、空间结构的复杂性以及支架的个性化等角度看,3D 打印具有独特的优势,理论上 3D 打印可以个性化定制孔径和孔隙率的大小以及实现支架的复杂形状。

目前可用于组织工程高分子支架的 3D 打印技术主要有熔融沉积成型(FDM)技术、光固化/立体光刻(SLA)技术及三维印刷(3DP)技术等。与其他方法制备的支架相比,Hollister 发现三维设计打印的支架或可实现更高的骨骼和软骨再生,这可能是得益于打印设计的相互连通的孔隙,三维打印可以改进、引导细胞迁移、交流、分化的通道[17]。

3D 打印是唯一一种可同时进行致孔和塑形的技术,并且原则上可以将材料与细胞以及生长因子一起打印,具有诱人的前景,同时存在一系列挑战性的技术难题,主要在于打印支架的强度和精度问题,也涉及结构力学等方面的问题。本书第 14 章将专门介绍生物 3D 打印与高分子材料。

13.4　组织工程与再生多孔支架的表征方法

多孔支架是组织工程与组织再生的一个关键。制备的支架材料不仅需要同所修复的组织具有一致的复杂外形，而且希望其内部具有多孔的结构以承载细胞、保证体液交换。一般孔径在 50～500 μm，孔隙率 60%～95%，孔之间应当连通；支架本身应当具有足够的力学性能和合适的降解速率，并且具有生物安全性。那么，如何对孔隙结构参数和支架的生物相容性进行表征就十分重要。多孔支架的结构参数包括孔径及孔径分布、孔隙率、孔比表面积和孔形状等，生物相容性表征主要包括细胞相容性和植入试验表征等。

13.4.1　孔径及孔径分布

13.4.1.1　压汞法测孔径及分布

压汞法（mercury intrusion porosimetry，MIP）是一种测定部分中孔和大孔孔径分布的方法。压汞法的原理在于，若液体（一般用汞）对多孔材料不浸润，那么表面张力将阻止液体进入孔隙，但在对液体施加足够的压力后，外力能够克服表面张力这种阻力驱使液体润湿材料，并进入孔隙中。

通过测量将液体浸润孔隙的压力 P，则用 Washburn 方程[式（13-1）]可以计算平均孔直径：

$$D = \frac{-4\sigma\cos\theta}{P} \tag{13-1}$$

其中，D 为孔直径，σ 为汞表面张力（48 Pa），θ 是汞和材料接触角。显然汞压入的孔直径与所受外压力成反比，外压越大，汞能进入的孔直径越小。汞填充的顺序是先外部，后内部；先大孔，后中孔，再小孔。

该方法除了得到孔径率和孔径外，还可以得到孔径分布函数 $\Psi(r)$。这是根据孔隙的直径与汞浸入的压力有一一对应的关系，即只有压力达到一定水平时，才能进入一定孔径的间隙，因而根据浸入不同孔径时的压力可以得出相应孔径占总孔隙体积的比例。

Washburn 方程适用于刚性圆柱形孔，由于设备承受的压力限制，压汞法可测的孔径上、下限分别受最低填充压力（如常压）和最高填充压力限制。该方法要用到汞，而汞蒸气有毒限制了其使用，另外汞浸入了材料后也使得材料不能用于后续的实验。

13.4.1.2　成像法测孔径及分布

三维 Micro-CT（3D micro-computed tomography）技术是一种采用微焦点 X 射线成像原理进行超高分辨率三维成像的技术，可以无损获得材料高精度三维图像。通过 X 射线对样品的断层透射扫描，可获取一系列断面点阵图像，将断层扫描图像进行三维重构后可以反映样品表面及内部的结构。物质密度与三维图像中的像素值正相关、且一定范围内近似成线性关系。由此，空气区域一定较暗，分析图像中空气像素值分布范围，可以得出孔径的大小及分布。

另外，扫描电子显微镜（SEM）也可以测量孔径大小和支架厚度，不过需要选择合适的断面进行测量。SEM 为了检查支架内部，需要破坏样品进行物理切片，这将给支架结构引入不必要的压缩和边缘效应，从而损害结果，因此 SEM 成像仅供直观观测。

13.4.2　孔隙率

13.4.2.1　称重法测孔隙率

通常在多孔支架中，孔隙率指的是孔的体积百分率。孔隙率被定义为支架内孔隙所占体积与支架表观体积之比，根据孔隙的连通性又可分为绝对孔隙率和有效孔隙率（根据大部分文献的习惯，本书并不采用不同的符号予以区分）。绝对孔隙率（或称总空隙率）为多孔介质内相互连通（通孔）和不连通（闭孔）的所有微小空隙的总体积与支架材料表观体积的比值。而有效孔隙率只计算通孔所占体积占支架表观体积的比率。

称重法的基本依据在于，多孔材料的质量完全属于骨架材料。该方法测得的是绝对孔隙率，计算公示如式（13-2）：

$$\varphi_{\mathrm{V}} = \frac{V - W/\rho_{\mathrm{s}}}{V} = 1 - \frac{\rho_{\mathrm{a}}}{\rho_{\mathrm{s}}} \qquad (13\text{-}2)$$

其中，V 为支架的表观体积，W 为支架的质量，ρ_{a} 为多孔支架的表观密度，ρ_{s} 为支架梁部分的本体密度。根据式（13-2）可知，此方法测量的前提条件是已知样品对应支架骨架的密度，而支架骨架密度是否就是聚合物本体密度有待商榷；另外对于复合支架来说，可能没有相关的数据或者数据不方便测量。值得注意的是，在实际测量过程中，环境的温湿度对微孔会有所影响，主要是由于支架内可能存在的毛细孔对水分的凝聚作用，所以测量时应将温湿度控制在一定范围内。该方法操作简单，然而精度不是很高。

接下来以测定软骨层 PLGA 多孔支架和软骨下骨层 PLGA/HAp 多孔支架的孔隙率为例介绍液体置换法。简单地说，采用无水乙醇作为液体来测量支架内的孔体积。将干燥的多孔支架称量得到质量用 $m_{scaffold}$ 表示。随后将多孔支架浸泡在无水乙醇里面，经真空负压处理后无水乙醇完全充满多孔支架的孔隙中。然后快速地将填满了无水乙醇的多孔支架放进一个装满了无水乙醇的称量瓶中，记录质量为 m_1。从称量瓶中取走多孔支架后，记录装有剩余无水乙醇的称重瓶的质量为 m_2。因此，可以得到孔隙率的计算公式如下所示：

$$\varphi = \frac{(m_1 - m_2 - m_{scaffold})/\rho_{ethanol}}{(m_1 - m_2 - m_{scaffold})/\rho_{ethanol} + m_{scaffold}/\rho_{PLGA}} \times 100\% \qquad (13\text{-}3)$$

其中，$\rho_{ethanol}$ 和 ρ_{PLGA} 分别为无水乙醇和 PLGA 聚合物的密度。

上层和下层分别进行测量。对软骨下层支架（PLGA/HAp），由于无机物的存在需要对理论孔隙率的计算方程进行微小的修正。其中，HAp 表面沉积物的质量可通过热重分析检测得，从而可知无机组分的质量分数 $f_{w, HAp}$。理论孔隙率的计算公式如下所示：

$$\varphi = \frac{(m_1 - m_2 - m_{scaffold})/\rho_{ethanol}}{(m_1 - m_2 - m_{scaffold})/\rho_{ethanol} + \left(1 - f_{w, HAp}\right) m_{scaffold}/\rho_{PLGA} + f_{w, HAp}\, m_{scaffold}/\rho_{HAp}} \times 100\% \qquad (13\text{-}4)$$

其中，ρ_{HAp} 为 HAp 表面沉积物的密度。

利用比重瓶可以改进称量法。恒温条件下，比重瓶装满质量 W_1 的无水乙醇，将质量为 W_s 的样品浸于乙醇中，超声抽真空除气，待乙醇充盈于材料空隙后，再加满无水乙醇，称得总质量 W_2；取出浸满乙醇的样品，称量剩余乙醇和比重瓶质量 W_3。通过式（13-5）可以求有效孔隙率：

$$\varphi_V = \frac{V_P}{V_P + V_N} = \frac{W_2 - W_3 - W_s}{W_2 - W_3} \qquad (13\text{-}5)$$

其中，V_P 为支架内孔的体积，V_N 为支架骨架网络的体积。该方法不仅简单，而且通过第三组分乙醇避免了聚合物本体和支架表观密度的问题，另外，该方法测量的是只针对开孔的有效孔隙率。

13.4.2.2 断面测量分析孔隙率

在尽可能不破坏截面样貌的基础上，制备平整的断面，通过肉眼或显微镜观察并计算断面空隙的面积 S 和断面的表观面积 S_a，利用式（13-6）可以计算出材料的面孔隙率：

$$\varphi_N = \frac{S}{S_a} \qquad (13\text{-}6)$$

根据统计学原理，在一定体积内，当面孔隙率统计次数达到一定数量后，所有面孔隙率之和的平均值可近似为体积孔隙率，换句话说，当孔分布均匀时，面孔隙率可以近似为体积孔隙率。

13.4.2.3　Micro-CT 测孔隙率

利用不同的组分及密度对应 Micro-CT 重建图像上不同的像素值，试样中的密度值与重建图像上的像素值近似成正比关系，可以计算出试样中空气所占的比例。一般设定一个合适的阈值，图像上小于阈值的像素对应试样内部的孔洞，统计低于阈值的像素数目，则可以计算出试样孔隙率大小。

13.4.3　孔的连通性

支架内部孔隙及其多孔结构错综复杂，通过 Micro-CT 可以建立孔隙三维模型的重构以观察支架孔的形状、连通性及孔隙空间分布情况。

某些情况下，SEM 也可以对孔的连通性、各向异性等孔结构特性做出一个视觉估计。

13.4.4　支架的力学性能

组织工程和组织再生中，支架材料不仅为细胞提供黏附、迁移、生长的场所，而且为细胞群体提供结构支撑作用，维持组织的形状和支架的完整性。支架材料的力学性质是决定其合理使用的一个重要因素。

13.4.4.1　几种力学性质指标

（1）拉伸模量和强度：在规定的实验速度和实验温度、湿度下，将标准试样在轴向上施加拉伸载荷，直到试样被拉断，记录试样拉伸过程中应力应变的变化。拉伸初始阶段的应力与应变的比值为拉伸模量，也即杨氏模量。

（2）压缩模量和强度：在规定的实验条件下，向试样施加轴向的压缩载荷，记录试样压缩过程中应力应变的变化。压缩初始阶段的应力与应变的比值称为压缩模量。

（3）剪切强度：在规定的实验条件下，向试样施加剪切力，直到试样的切向畸变达到最大值，剪切过程中，施加的最大载荷与试样起始截面积的比值为剪切强度。

（4）弯曲强度：在规定的实验条件下，对试样施加静弯曲力矩，直到试样折断，记录实验过程中的最大载荷，计算弯曲强度和弯曲模量。

材料弯曲正应力强度公式为

$$\sigma = \frac{M \times y}{I_z} \tag{13-7}$$

其中，M 为横截面的弯矩，y 是测量点至中性轴的距离，I_z 是横截面对中性轴的惯性矩。

（5）冲击强度：指材料受冲击而折断时单位截面积所吸收的能量，这是衡量材料韧性的一种指标，表征材料抵抗冲击载荷破坏的能力。

（6）蠕变和应力松弛：蠕变是指在一定条件和较小的恒外力作用下，材料的变形随时间的增加而逐渐增大的现象。应力松弛是指在一定条件和形变保持不变的情况下，材料内部的应力随时间变化而逐渐衰减的过程。

（7）滞后现象和力学损耗：聚合物材料在交变应力作用下，形变落后于应力变化的现象称为滞后现象。滞后现象中，每一循环消耗的能量称为力学损耗，也称为内耗。

13.4.4.2　力学性能检测

对于材料的强度（如拉伸强度、压缩强度、弯曲强度、抗冲击强度和剪切强度等）和模量（如拉伸模量、压缩模量及剪切模量等），测试仪器主要包括万能力学试验机、落球式冲击试验机和摆锤式冲击试验机等。

材料的黏弹性力学测试分为静态和动态两种。静态力学测试测定材料的蠕变以及应力松弛行为，使用仪器包括蠕变仪和应力松弛仪；动态力学测试的是材料的滞后现象和力学损耗，主要仪器包括动态热机械分析仪（DMA）和弹簧仪等。

13.4.4.3　聚合物支架力学性能的影响因素

1）孔隙率

对于任何多孔材料，孔隙率都是影响其力学性能的关键因素之一。在组织工程与组织再生多孔支架方面，复旦大学丁建东课题组对弹塑性 PLGA 多孔支架的力学性能作了系统性研究，发现当孔隙率较低时，PLGA 多孔支架存在明显的屈服现象，而当孔隙率大于 80% 时，支架的屈服现象会消失[95]；并且孔隙率的升高会导致压缩模量的下降，当孔隙率高于 95% 时，支架的力学性能已经下降得特别明显，如图 13-6（a）所示。

图 13-6（b）的纵坐标和横坐标均采用了对数坐标的显示方式，而图中近似线性的关系揭示了组织工程多孔支架的模量与孔隙率支架存在标度关系，即

$$E \propto (1 - \varphi_V)^m \tag{13-8}$$

其中，m 为标度指数。

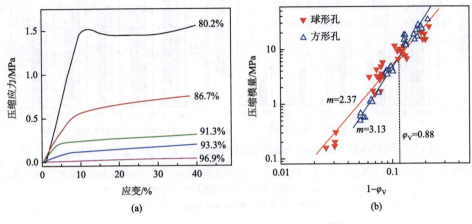

图 13-6　PLGA 多孔支架的力学行为[95]

（a）不同孔隙率 PLGA85/15 多孔支架的应力应变曲线；（b）不同孔结构（方形孔和球形孔）PLGA85/15 多孔支架的压缩模量随孔隙率变化示意图

（图片引用经 Elsevier Ltd.授权）

通常为了兼顾支架的良好连通性和较优的力学性能，支架的孔隙率一般在90%左右。不过这也不是绝对的，实际应用中应考虑支架的力学性能与修复部位性能相匹配。

2）支架孔的形状

作者课题组研究发现，不同孔形状对支架的力学性能也有影响，如图 13-6（b）所示。较低孔隙率（<88%）时，方形支架孔相比球形支架孔具有较优的力学性能，高孔隙率下则相反[95]。

3）支架的干湿状态

由于多孔支架最终在体内使用，因此在体外生理环境下评估支架湿态的力学性能就很有意义。作者课题组研究发现，即使 PLGA 是疏水性的，与通常的"干燥/25℃"条件相比，PLGA 支架在"湿"环境下力学性能会下降，这被认为是湿润状态下 PLGA 的塑化降低了玻璃化转变温度，最终导致力学性能下降[96]，如图 13-7 所示。

4）结晶度

结晶度的大小对同种聚合物材料的机械性能有很大的影响。Farah 等[97]整理了无定形聚乳酸和结晶聚乳酸物理和机械性质的差异，发现结晶型聚乳酸的强度明显高于无定形聚乳酸。

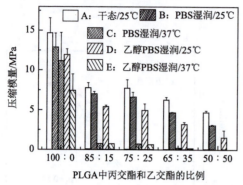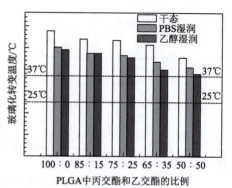

图 13-7　不同组分 PLGA 在干燥和潮湿状态下的压缩模量和玻璃化转变温度[96]

除"干态"组以外，均为从液体中取出支架后、潮湿状态下测量，其中，部分采用了磷酸盐缓冲液（PBS）或乙醇浸润，而乙醇 PBS 组则先采用乙醇浸润后再使用 PBS 置换乙醇

（图片引用经 John Wiley and Sons 授权）

13.4.5　支架的生物相容性评价

13.4.5.1　细胞相容性评价

由于组织工程与再生支架材料最终会直接与细胞相互作用，所以需要用细胞培养的方法进行毒理学风险评价。国际标准化组织制定的 ISO 10993 标准中规定可以通过三种方法进行细胞相容性评价：浸提液试验、间接接触试验和直接接触试验。

浸提液试验：将支架材料浸入浸提介质中（一般为细胞培养液），于 37℃恒温箱中放置不少于 24 h，常用的评价方法为细胞生长抑制法（如 MTT 比色法）。MTT 是四甲基偶氮唑的简称；MTT 法是一种快速评定细胞毒性和增殖的比色分析法，常用于细胞代谢和功能的测定。其基本原理在于，活细胞中琥珀酸脱氢酶能够与 MTT 反应而形成蓝紫色结晶物并沉积于细胞中，死细胞没有这种功能。二甲亚砜（DMSO）能使结晶溶解并显色，通过酶标仪可以测定相应吸光度的数值，吸光度的高低与活细胞的数目和功能状态呈正相关。

间接接触试验：为了评价生物组织工程材料可滤出成分的细胞毒性，常用琼脂覆盖法表征。该方法是将含有培养液的琼脂层铺在培养有单层细胞的培养皿中，再在固化的琼脂层上放上试样进行细胞培养。该方法适用于多种类型的材料，但是测量敏感性受到试样溶出物在琼脂层上扩散程度的影响，关键是掌握好琼脂培养基的温度和正确使用中性染料。

直接接触试验：将一定量、密度均匀的细胞悬液均匀地分散到器皿表面，在含培养基和生理培养条件下同试样材料共培养。24 h、48 h、72 h 后进行对细胞死亡、细胞生长抑制、蛋白质总量和酶释放的测定。

13.4.5.2　植入试验

组织再生支架和一部分组织工程支架最终会植入到生物体内，采用植入试验可以从宏观和微观水平来评价组织工程支架材料对组织的局部反应，评价指标主要包括炎性细胞反应等级和纤维囊的形成。

一般而言，植入试验包括皮下植入和骨内植入，通过将支架材料植入动物的合适部位（如皮下、骨或软骨等组织缺损部位），在一定时期内通过切片染色观察组织的变化。植入试验的周期较长，需先通过动物试验伦理。植入试验前应先进行细胞试验等预试验。

13.5　高分子支架材料的降解调控

生物体具有非常复杂的环境，植入体内的材料长期受到物理、化学、生物、电信号以及应力载荷等因素的作用。在这样长期的、复杂综合的作用下，高分子支架材料就很可能发生较为复杂的结构破坏或分子的断裂。组织工程和组织再生支架的降解性能对细胞生长和组织修复有非常重要的影响。

支架的降解速率应能和组织生长修复的速率相匹配。固然，人们会希望组织工程和组织再生支架具有一定的寿命并保持一定的强度，不过对于组织工程和组织再生材料，人们更希望的是支架材料在实现其功能、完成其使命（诱导组织再生）后，能够"退居二线"，可控地被人体组织所分解、吸收，并最终排出或代谢掉。当然，降解过程中不应该产生有毒有害物质。

材料的降解可分为一般化学降解（氧化降解、水解反应等）、物理化学降解（热降解、光降解等）和纯生物降解（酶解、微生物降解等）三类。生物材料领域的"生物可降解"一词并非特指纯生物降解，而是指在生理或仿生理条件下可以降解，包含水解等。聚合物在体内的降解主要是水解、酶促反应以及体液内的氧化作用。材料的降解行为主要与材料的化学性能、物理性能相关。聚合物本身的化学结构、极性、分子量及其分布、分子构象和结晶是影响其降解的主要因素。

13.5.1　高分子材料的溶胀

由于高分子的分子量大且具有多分散性，分子的构造有线型、支化和交联等不同类型，聚集态结构有结晶态和非结晶态等类型，因此，高分子的溶解现象比小分子化合物复杂得多。溶胀是指溶剂分子扩散进入高分子内部，使其体积膨胀的现象。溶胀是高分子材料特有的现象，是高分子材料发生物化、生化反应的起点。其原因在于溶剂分子与高分子尺寸相差悬殊，分子运动速度相差很大，溶剂分子扩散速度较快，而高分子向溶剂中的扩散缓慢。因此，高分子溶解时首先是溶剂分子渗透进入高分子材料内部，使其体积增大。

体内环境是一个含水的性能优异的缓冲体系，对于高分子材料而言具有一定的侵蚀性。聚合物材料对水的吸收特性和反应特性在很大程度上决定了其在体内降解的敏感度。对于线型水溶性高分子材料，随着水、盐、脂质等生物体内小分子向其内部不断扩散，最终有可能形成完全溶解的均相体系。而对于交联高分子材料，小分子及溶剂的渗透不能使交联的大分子分散开，导致交联高分子只能溶胀不能溶解。对于非晶态高分子材料来说，材料堆砌比较松散，分子间作用力较弱，小分子容易渗透使得材料溶胀或者溶解；而对于晶态高分子材料，分子间排列紧密，堆砌密集，其他游离的小分子不容易渗入材料内部，因而晶态高分子的溶胀及溶解就比较困难。另一方面，外界因素对材料的溶胀及溶解有很大的影响，力学载荷、温度等对材料的溶胀和溶解也有很大的影响。溶胀的结果不仅包括材料体积的增大，而且伴随着材料力学性能的变化、表面形貌的变化以及综合性能的变化。

13.5.2 本体降解和表面溶蚀

固体材料的降解有本体降解和表面溶蚀之分。表面溶蚀指材料的降解从表面开始，一层一层地被剥离，而本体降解指材料的内外同时降解。本体降解和表面溶蚀可以通过一些方法来鉴定。比如，测量残余组成的分子量和尺寸。对于本体降解的材料，残余部分的尺寸一开始相对稳定，但分子量持续下降；对于表面溶蚀的材料，尺寸会随着降解的进行持续下降，而分子量则不会有明显的变化，如图 13-8 所示。

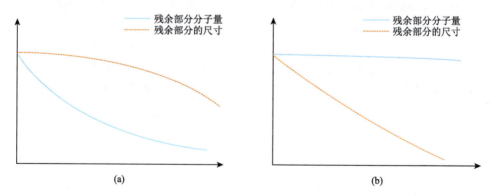

图 13-8 理想本体降解型和表面溶蚀型可降解线型高分子材料的降解动力学示意图

（a）本体降解型；（b）表面溶蚀型

需要注意的是，聚乳酸（PLA）等疏水性材料在磷酸盐缓冲液（PBS）中的降解并非表面溶蚀而是本体降解,这是由于 PLA 等聚酯的疏水性还不够强,不足以阻挡水分子渗透到其内部,进而材料内部的水解速率不比表面水解速率更低。而像聚酸酐等疏水性极强的材料,水扩散到内部的速率远小于表面降解的速率,因而其降解过程表现为表面溶蚀。此外,生物酶催化的降解往往表现为表面溶蚀[44]。

13.5.3　聚酯材料的降解机理

组织工程和组织再生支架一般处于体液环境中。鉴于聚酯材料是最常见的高分子支架材料,此节重点讨论聚酯材料在模拟体液体系下的降解机理。聚酯材料的水解源于链段中酯键的随机断键,降解过程属于一级动力学反应[44,98],并且聚酯材料的降解可以被降解产物的酸自催化[99]。聚酯的酸催化水解如图 13-9 所示。

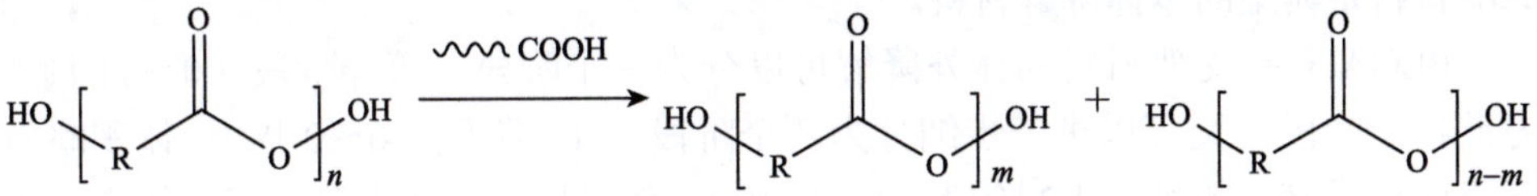

图 13-9　聚酯的酸催化水解示意图

降解过程中,端羧基的变化率满足:

$$\frac{d[COOH]}{dt} = k[ester][H_2O][H^+] \tag{13-9}$$

其中,[COOH]、[ester]、[H$_2$O]、[H$^+$]分别表示端羧基、酯键、水和氢离子的浓度。由于水和酯键的浓度远高于端羧基浓度,可认为它们是一常数;又,氢离子浓度可认为与端羧基浓度成正比,于是有

$$\frac{d[COOH]}{dt} = k'[COOH] \tag{13-10}$$

因为每个聚酯分子只有一个端羧基,对于一定质量的聚酯材料,端羧基浓度与聚酯分子数量成正比,与数均分子量 M_n 成反比,故有

$$-\frac{dM_n}{dt} = kM_n \tag{13-11}$$

进一步可得

$$M_n = M_{n,0}e^{-kt} \tag{13-12}$$

$$\ln M_n = -kt + C \tag{13-13}$$

也就是说,聚酯材料数均分子量的对数值与降解时间呈线性关系。聚酯材料降解过程的半衰期可表示为

$$t_{1/2} = \frac{\ln 2}{k} \tag{13-14}$$

实际降解过程中，材料表面的降解动力学与此公式可能有一定偏离。这是因为聚酯材料的酸性降解产物有可能离开体系，而且在一定阶段还存在着材料的重量损失。对于较大体积的聚酯材料，降解后期内部材料的降解会明显快于材料表面降解，甚至于在聚酯材料的内部出现"孔洞"[100]。

13.5.4　聚合物多孔支架的降解动力学

对聚乳酸等聚酯的实心材料的生物降解研究相对较早，而对多孔支架在仿生理的液体环境中的降解研究则发生在组织工程技术兴起之后。复旦大学丁建东课题组对无定形 PLGA 多孔支架材料在体外的降解进行了系统的研究。他们发现，在 37℃,PBS 的缓冲体系中,PLGA 的重均分子量随时间指数级下降,这表明 PLGA 聚酯材料是典型的本体降解材料。

PLGA 多孔支架材料的体外降解可以分为三个阶段。第一阶段（0～11 周）为准稳定阶段，又可以进一步细分为两个阶段：I-1 阶段（0～2 周），体积略有下降而质量基本不变；I-2 阶段（2～11 周），分子量进一步下降，而其他变化不明显。第二阶段（11～16 周）为力学丧失阶段，这个阶段模量显著下降，分子量变宽。第三阶段（16～24 周）为支架瓦解阶段，这个阶段重量体积均显著降低，支架瓦解，如图 13-10 所示[91]。需要注意的是，在实验过程中要及时更换降解液。如若更换不及时会引起体系中 pH 值的显著降低，对降解行为的模拟产生较大偏差。

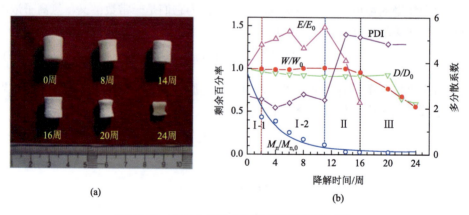

(a)　(b)

图 13-10　PLGA 多孔支架的降解行为研究[91]

（a）圆柱状 PLGA 多孔支架在 37℃ 的 PBS 中体外降解到不同时间取出后的大体照片；（b）相比于零时刻的残余支架的质量 W、直径 D、压缩模量 E、聚合物的数均分子量 M_n 以及多分散系数（PDI）随降解时间的演化
（图片引用经 Elsevier Ltd.授权）

13.5.5　聚酯支架降解的影响因素

聚合物的降解是多种因素共同作用的结果，表 13-2 列举了影响支架降解的多种因素。

表 13-2　影响聚合物支架降解的可能因素

影响因素分类	具体方面
材料因素	材料化学组成
	分子量
	结晶度
	支架的孔径与孔隙率
环境因素	温度和 pH
	酶解和生理环境影响
其他因素	力学刺激、消毒方式等

13.5.5.1　材料的化学组成

聚合物主链的结构和亲疏水性是影响支架降解的最主要因素。聚合物的亲疏水性是由单体的化学结构和性能决定的，例如聚酯材料 PLGA，若 GA 的含量高则利于水的吸收和扩散，将导致 PLGA 的降解变快，PLGA75/25 的降解速率就要快于 PLGA85/15。对于均为无定形材料的三种常见均聚酯，聚己内酯、聚乳酸和聚乙醇酸的降解速率排序为

$$PCL<PLA<PGA$$

上述降解速率与其疏水性呈负相关，或者说，降解时间与其疏水性呈正相关。而消旋聚酯的共聚酯的降解速率则介于其中。

13.5.5.2　聚合物分子量

聚合物的分子量大小虽然不影响降解速率，但是，分子量越大，到达失重极限的时间就越长，所以对于同一种聚合物，分子量越大，表观降解得就慢，有效寿命越长。

13.5.5.3　结晶度

聚酯材料的结晶度能显著影响材料的降解速率，这是因为结晶度的大小直接

影响了材料对水的渗透性。结晶度越高，对水的阻隔性能越好，降解速度越慢。据 Kofron 等[101]报道，与半结晶 PLGA 支架相比，无定形 PLGA 的降解行为更适合于骨组织工程，因为无定形 PLGA 支架在基质内部形成更多的矿化组织。当然在组织修复效果方面，尚未形成定论。

13.5.5.4 支架的尺寸、孔径和孔隙率

材料的孔径和孔隙率对支架的降解行为也有影响。复旦大学丁建东课题组[102]制备了不同孔隙率（80%～95%）和不同孔径（50～450 μm）的 PLGA 支架，系统研究了其在 PBS 缓冲液内的体外降解行为。结果发现较高的孔隙率和较小的孔尺寸会减缓降解速率，如图 13-11 所示。这个观点已经为包括 *Biomaterials* 杂志前主编 Williams 教授等在内的很多研究者所接受[103]。

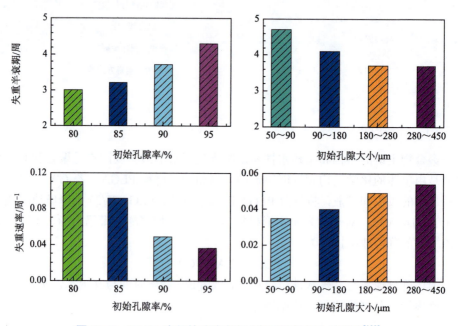

图 13-11　PLGA 支架的孔隙率和孔径对降解行为的影响[102]

失重半衰期为支架质量减半所需的时间；这里的失重速率是指同一支架在降解过程中失重速率的最大值

（图片引用经 John Wiley and Sons 授权）

13.5.5.5 温度和 pH

与绝大部分化学反应一样，PLA 多孔支架在不同温度下的降解过程中，其重均分子量的半衰期符合阿伦尼乌斯（Arrhenius）方程[104]。另外过高或过低的 pH 对酯键的水解会有催化作用。

13.5.5.6　酶解与生理环境影响

高分子材料植入体内后，与体液长期接触，其结构与性能会发生变化，材料处在不同的组织部位时，会受到不同生理环境的影响。酶作为生化反应的催化剂，会参与聚合物在体内的降解反应，能加速易降解的聚酯、聚酰胺、聚氨基酸等高分子的降解。值得注意的是，酶催化主要是通过加速水解过程来进行，酶解反应本身并不是基于新的降解机制[105]。另外在体内植入支架材料的周围，不可避免地会有大量细胞的存在，在宿主反应的早期，细胞会产生、释放大量的自由基，自由基很可能会参与引发聚合物的降解过程。

13.5.5.7　其他因素

据报道，力学刺激对 PLGA 支架降解行为会有影响。天津大学袁晓燕和北京航空航天大学樊瑜波等发现在动态循环力学条件下可以加速 PLGA 支架的降解[106]。因此在研究支架材料的降解时，可以适当地考虑力学刺激。

另外材料的消毒方式和保存历史等对于材料的降解性和稳定性也有一定影响。

13.6　组织工程与再生材料的表面改性

多孔支架的表面性质对细胞的黏附、迁移、增殖和分化具有重要影响。组织工程与组织再生材料常用的表面改性方法有浸泡法、物理截留法、表面涂层法、表面接枝法和等离子体处理法等。

13.6.1　浸泡法

为了提高细胞在材料表面的黏附能力或者赋予材料的某些性能，可以将支架浸泡在表面改性液中。通过在乙醇中浸泡的方法可以增强细胞黏附的效果[107]；为了增强材料的诱导成骨分化能力，可以将支架材料泡在配制的羟基磷灰石溶液中；也可将聚酯材料放入适当的碱液中，碱液的侵蚀与水解能在材料表面生成羟基和羧基，以提高材料的亲水性。

13.6.2　物理截留法

物理截留法是由 Jeffrey Hubbell 组提出的一种将水溶性物质修饰到聚合物材料表面的一种技术[108]。利用聚合物特有的溶胀现象，通过合理调控溶剂相和非溶剂相（例如水）的比例，可以使聚合物材料表面溶胀而不溶解；加入亲水的改性组分，通过分子运动进入聚合物表面链段之间；然后加入不良溶剂使得聚合物收缩，从而固定住了改性组分、达到表面修饰的目的。

物理截留法可以不依据化学反应而将高分子截留在固体材料表面，具有一定的通用性。但是，该方法往往造成材料表面形貌发生重大的不可控的改变，因此，在形貌控制方面有待改进。

13.6.3　表面涂层法

表面涂层法通过物理吸附（如静电作用、亲疏水相互作用、范德瓦耳斯力等）可以将溶液中的化学成分引入到支架材料的表面。该方法简单易行，但吸附不够牢固。在吸附要求不高的领域，该法仍具有一定的应用价值。例如将胶原涂覆到支架表面,提高细胞黏附性；Quirk 等将聚赖氨酸[poly(L-lysine),PLL]吸附到聚乳酸表面进行修饰[109]，后将精氨酸-甘氨酸-天冬氨酸（RGD）偶联到聚赖氨酸（PLL）分子上再与聚乳酸进行物理吸附，由此在材料表面引入了 RGD 多肽序列[110]。

13.6.4　表面接枝法

表面接枝法是通过化学反应将改性物接枝到材料的表面，研究较多的是类RGD 的多肽分子，由于 RGD 与细胞整合素的特异性结合，使其在材料表面改性中有良好的应用前景。"PEG+生物活性分子"也是接枝改性的常用模式。PEG 的一端接枝改性到材料的表面，另一端可以引入生物活性物质，形成一种以 PEG 为间隔臂的生物活性表面层[111]。

13.6.5　等离子处理法

等离子体的英文为 plasma，我国台湾地区常翻译为电浆，也有人称其为离子浆。它是由部分电子被剥夺后的原子及原子团被电离后产生的正负离子组成的离子化气体状物质，尺度大于德拜长度的宏观电中性电离气体，其运动主要受电磁力支配，并表现出显著的集体行为。它广泛存在于宇宙中，常被视为是除固态、液态、气态外，物质存在的第四态。

等离子体处理是通过亚稳态和激发态的离子、自由基等与材料表面发生反应来实现各种材料的表面改性。等离子体处理后，材料表面可以引入氨基、羟基等活性基团。

13.7　组织工程与再生面临的问题、发展与未来

　　过去的二十年来，组织工程和组织再生技术已经有了显著的发展。再生医学领域对干细胞的研究也有了较大进展，例如：间充质干细胞（MSC）的归巢能力已被确定为诱导组织再生的有力方法[112]；新的成体干细胞来源，如脂肪来源的基质细胞和羊水来源的干细胞已被确立为其他可再生成人干细胞来源；这些细胞可被工程化以产生期望的生长因子和细胞因子来促进局部伤口愈合或疾病治疗。对细胞与材料的相互作用的研究丰富了对材料的设计和改进，也有研究者提出利用生物活性因子的策略来改善生物材料的相容性和活性。在组织工程和再生支架的设计制造方面，模块化的自组装和生物 3D 打印提供了前所未有的灵活性和潜在价值。另外，除了合成材料以外，一些天然支架材料也得到了开发，例如使用脱细胞基质作为组织工程与组织再生的支架[113]。

　　当然，组织工程与组织再生也面临不少问题，有待进一步发展。

　　（1）细胞与材料相互作用研究有待深化，细胞的材料微环境的调控规律有待揭示。不论是"细胞+材料"的组织工程，还是直接植入支架以调动内源细胞的原位组织再生，其共同的核心科学问题之一就是细胞与材料的相互作用。这涉及细胞在材料表面或内部的黏附、迁移、分化、增殖和通信。而各种化学因素[114, 115]（元素与分子组成、官能团、高级结构、氧浓度等）、物理因素[116, 117]（拓扑形貌、孔径、孔隙率、总体的孔洞分布等）、生物因素[118, 119]（RGD 多肽序列、附载生长因子或基因）甚至力学因素[120, 121]（软硬度、力学刺激）等都可能影响细胞的行为。这些因素之间呈现何种关系，如何共同决定了细胞的材料微环境，如何加以调控，如何在生物大分子和基因层面得到体现，相应的细胞内信号通路是什么？这些都是组织工程与组织再生领域内的十分诱人、还远未挖掘完全的基础研究领域。细胞与材料相互作为的一个特别重要的方面是材料植入哺乳动物体内后的免疫反应[122]，包括无菌性炎症等问题，需要有更为深入的定量化或者半定量化的研究。有关植入材料的生物学效应近年来引起了高度关注，甚至出现了"材料生物学"（materiobiology）这个术语[123]。

　　（2）生物材料降解规律的调控有待系统化，动态微环境的研究有待深化。材料的降解对于组织工程与组织再生是一个大问题，并且由于研究该类问题花费的时间相对较长，这方面虽然多年来不断有人开展，但远未达到要求。不同材料的降解规律如何，材料的体内降解与体外降解的相关性如何得到半定量的表达，材料不同受力部位的降解速率差异如何，除了降解速率以外、材料的降解路径如何得到调控？除此以外，材料降解的过程必然伴随着材料与细胞相互作用的变化，

这样造成了细胞的一个动态的材料微环境。这种动态微环境的变化规律和调控手段，也是组织工程与组织再生的重要的基础问题[124, 125]。

（3）支架材料的制备和检测有待标准化。虽然这些年来在多孔支架等组织工程与组织再生材料的制备加工方面取得了长足进步，但是，一些关键的制备技术（如 3D 打印）在精度和可靠性方面仍然有待大幅改进，可包裹细胞的材料，即所谓生物墨水（bioink）的可选择面目前还比较窄；更为重要的是，随着产业化需求的上升，批量制备和检测的标准化问题变得十分突出。而建立相关标准，一方面需要关于不同制备方案控制特点的十分系统的基础研究，另一方面，需要集合大量人力，在政府或者学术共同体的组织下，开展具备可比较性、可操作性的系列标准订立的繁重工作。

（4）种子细胞依然是组织工程的瓶颈之一。组织工程与组织再生各自面临不同的产品管理方式。组织工程涉及种子细胞，而这方面的管理十分严格。一旦细胞在体外经过了培养或者明显的操作，则很难作为医疗器械产品得到美国国家食品药品监督管理局或者各国相应机构的批准，但是可以作为生物技术来开展研究和临床使用。相比而言，原位组织再生由于不依赖外源细胞而直接植入多孔支架，可以作为三类医疗器械进行报批；但同样涉及需要研究体内细胞如何与材料作用并且最终替代材料支架的问题。这些问题需要研究透彻，否则会严重影响组织工程与组织再生的产业化进程。

（5）组织工程化组织与再生组织的长期转归仍没有定论。一个所谓的"成功"的组织工程或者组织再生后的组织，如长期观察（例如：3～6 年），是否可能退化？组织工程中原来植入的外源细胞最终哪里去了？原位组织再生当中早期迁移过来的细胞起到了哪些作用、最终的命运如何？这些研究都有待进行体内的长期研究，费时费力，尤其需要有实力的大课题组和基地开展扎实的研究。

（6）组织工程相关的体外生物反应器技术尚未成熟。组织工程技术往往需要体外大量扩增细胞或者将细胞材料复合体在体外较长时间和较大规模地进行培养，这种实验还经常需要添加较多的贵重的生长因子，并且生物反应器往往还伴随较为明显的生物力学刺激，这些工作同样远未完善，有待开展研究和反应器的开发。同样的道理，可以推演原位组织再生过程中多孔支架植入处发生的若干传质事件以及如何在时空尺度上合理调控细胞因子的释放或者分泌。这些都是十分重要、有待研究和发展的方向。组织工程的冷链及快速运输也是需要关注的方向。

（7）器官芯片等微组织工程技术需要大力发展。除了直接植入人体组织以外，近年来用于药物筛选等方面的器官芯片（organ-on-a-chip）技术进展显著。这是结合微流控等技术，将细胞与材料复合体做成微小的阵列，以不同组织来源细胞的三维自组装结构的多细胞体系来模拟人体组织，实现高通路筛选。这种"微组织工程"的技术独树一帜。此外，利用水凝胶等材料辅助细胞构成有序的细胞团的类组织（organoid），也代表了微组织工程的一个发展方向[126, 127]。

（8）一些新的非主流用途值得关注。生物机器人[128, 129]、人机交互[130]、仿生可穿戴设备[131]等方面的发展也给组织工程与组织再生提供了新的、更为广阔的用武之地。此外，组织工程的手段或许可以给我们提供人造的仿生皮革以及可食用肉类，这对改善大气环境，缓解温室效应具有积极意义[132]。

随着多学科的发展与交叉，组织工程与组织再生已经有了长足进步，希望进一步通过跨学科的合作探索与深度融合，去推动这一激动人心的领域更多的发展，以造福于人类。

参 考 文 献

[1] Rheinwald J G, Green H. Formation of a keratinizing epithelium in culture by a cloned cell line derived from a teratoma. Cell, 1975, 6: 317-330.

[2] Yannas I V, Burke J F, Gordon P L, Huang C. Multilayer membrane useful as synthetic skin: US Patent, 4060081. 1977.

[3] Bell E, Ivarsson B, Merrill C. Production of a tissue-like structure by contraction of collagen lattices by human fibroblasts of different proliferative potential *in vitro*. Proceedings of the National Academy of Sciences of the United States of America, 1979, 76(3): 1274-1278.

[4] Fung Y C. A proposal to the national science foundation for an engineering research centre at USCD, center for the Engineering of Living Tissues. NSF Report, Abt Associates, Cambridge, MA, 2003.

[5] Langer R, Vacanti J P. Tissue engineering. Science, 1993, 260(5110): 920-926.

[6] 曹谊林. 组织工程学理论与实践. 上海: 上海科学技术出版社, 2004.

[7] 曹谊林. 组织工程学. 北京: 科学出版社, 2008.

[8] 庞希宁, 徐国彤, 付小兵. 现代干细胞与再生医学. 北京: 人民卫生出版社, 2017.

[9] 丁斐, 刘伟, 顾晓松. 再生医学. 北京: 人民卫生出版社, 2017.

[10] Cao Y L, Vacanti J P, Paige K T, Upton J, Vacanti C A. Transplantation of chondrocytes utilizing a polymer-cell construct to produce tissue-engineered cartilage in the shape of a human ear. Plastic and Reconstructive Surgery, 1997, 100(2): 297-302.

[11] Cao Y L, Rodriguez A, Vacanti M, Ibarra C, Arevalo C, Vacanti C A. Comparative study of the use of poly(glycolic acid), calcium alginate and pluronics in the engineering of autologous porcine cartilage. Journal of Biomaterials Science-Polymer Edition, 1998, 9(5): 475-487.

[12] Zhou G D, Jiang H Y, Yin Z, Liu Y, Zhang Q, Zhang C, Pan B, Zhou J, Zhou X, Sun H, Li D, He A, Zhang Z, Zhang W, Liu W, Cao Y L. *In vitro* regeneration of patient-specific ear-shaped cartilage and its first clinical application for auricular reconstruction. EBioMedicine, 2018, 28: 287-302.

[13] Zhang J W, Zhao X, Liang L, Li J, Demirci U, Wang S Q. A decade of progress in liver regenerative medicine. Biomaterials, 2018, 157: 161-176.

[14] Tang X, Qin H, Gu X S, Fu X B. China's landscape in regenerative medicine. Biomaterials, 2017, 124: 78-94.

[15] Hutmacher D W. Scaffolds in tissue engineering bone and cartilage. Biomaterials, 2000, 21(24SI): 2529-2543.

[16] Hvistendahl M. China's push in tissue engineering. Science, 2012, 338(6109): 900-902.

[17]　Hollister S J. Porous scaffold design for tissue engineering. Nature Materials, 2005, 4(7): 518-524.

[18]　Place E S, George J H, Williams C K, Stevens M M. Synthetic polymer scaffolds for tissue engineering. Chemical Society Reviews, 2009, 38(4): 1139-1151.

[19]　Murphy S V, Atala A. 3D bioprinting of tissues and organs. Nature Biotechnology, 2014, 32(8): 773-785.

[20]　Jones J R. Review of bioactive glass: From hench to hybrids. Acta Biomaterialia, 2013, 9(1): 4457-4486.

[21]　Smith L. Ceramic-plastic material as a bone substitute. Archives of Surgery, 1963, 87(4): 653-661.

[22]　Hench L L. The story of bioglass. Journal of Materials Science: Materials in Medicine, 2006, 17(11): 967-978.

[23]　Quarto R, Mastrogiacomo M, Cancedda R, Kutepov S M, Mukhachev V, Lavroukov A, Kon E, Marcacci M. Repair of large bone defects with the use of autologous bone marrow stromal cells. New England Journal of Medicine, 2001, 344(5): 385-386.

[24]　杨志明. 组织工程. 北京: 化学工业出版社, 2002.

[25]　杨志明. 修复重建外科总论. 上海: 第二军医大学出版社, 2005.

[26]　刘昌胜. 生物医学工程. 上海: 华东理工大学出版社, 2012.

[27]　王迎军. 生物医用陶瓷材料. 广州: 华南理工大学出版社, 2010.

[28]　Li N, Song J, Zhu G, Li X, Liu L, Shi X, Wang Y. Periosteum tissue engineering: A review. Biomaterials Science, 2016, 4(11): 1554-1561.

[29]　Hunter W. Of the structure and disease of articulating cartilages (reprinted from Philos Trans R Soc Lond, vol 42, pg 514-521, 1743). Clinical Orthopaedics and Related Research, 1995, (317): 3-6.

[30]　Pridie K H, Gordon G. A method of resurfacing osteoarthritic knee joints. Journal of Bone and Joint Surgery-British Volume, 1959, 41(3): 618-619.

[31]　Brittberg M, Lindahl A, Nilsson A, Ohlsson C, Isaksson O, Peterson L. Treatment of deep cartilage defects in the knee with autologous chondrocyte transplantation. New England Journal of Medicine, 1994, 331(14): 889-895.

[32]　杨述华, 邱贵兴. 关节置换外科学. 北京: 清华大学出版社, 2005.

[33]　国家自然科学基金委员会. 我国科学家在"骨关节软骨修复与再生"领域的基础与转化研究取得突出进展. http://www.nsfc.gov.cn/publish/portal0/tab458/info69305.htm. 2016.

[34]　Rheinwald J G, Green H. Serial cultivation of strains of human epidermal keratinocytes - formation of keratinizing colonies from single cells. Cell, 1975, 6(3): 331-344.

[35]　Fu X B, Sun X Q, Li X K, Sheng Z Y. Dedifferentiation of epidermal cells to stem cells *in vivo*. Lancet, 2001, 358(9287): 1067-1068.

[36]　付小兵, 王正国, 吴祖泽. 再生医学. 北京: 人民卫生出版社, 2016.

[37]　Sheng Z, Fu X, Cai S, Lei Y, Sun T, Bai X, Chen M. Regeneration of functional sweat gland-like structures by transplanted differentiated bone marrow mesenchymal stem cells. Wound Repair and Regeneration, 2009, 17(3): 427-435.

[38]　金岩. 组织工程学原理与技术. 西安: 第四军医大学出版社, 2004.

[39]　金岩. 口腔颌面发育生物学与再生医学. 北京: 人民卫生出版社, 2011.

[40]　Gu X S, Thomas P K, King R. Chemotropism in nerve regeneration studied in tissue-culture. Journal of Anatomy, 1995, 186(1): 153-163.

[41]　Yuan Y, Zhang P Y, Yang Y M, Wang X, Gu X S. The interaction of schwann cells with chitosan membranes and fibers *in vitro*. Biomaterials, 2004, 25(18): 4273-4278.

[42]　Atala A, Bauer S B, Soker S, Yoo J J, Retik A B. Tissue-engineered autologous bladders for patients needing

cystoplasty. Lancet, 2006, 367(9518): 1241-1246.

[43] Chung S Y. Bladder tissue-engineering: A new practical solution? Lancet, 2006, 367(9518): 1215-1216.

[44] 丁建东. 有机高分子材料//顾其胜, 侯春林, 徐政. 实用生物医用材料学. 上海: 上海科学技术出版社, 2005.

[45] 丁建东. 组织工程用聚合物//董建华. 高分子科学前沿与进展. 北京: 科学出版社, 2006.

[46] Yang Z J, Yuan H P, Tong W D, Zou P, Chen W Q, Zhang X D. Osteogenesis in extraskeletally implanted porous calcium phosphate ceramics: Variability among different kinds of animals. Biomaterials, 1996, 17(22): 2131-2137.

[47] Yuan H P, Yang Z J, de Bruijn J D, Groot K, Zhang X D. Material-dependent bone induction by calcium phosphate ceramics: A 2.5-year study in dog. Biomaterials, 2001, 22(19): 2617-2623.

[48] Albrektsson T, Johansson C. Osteoinduction, osteoconduction and osseointegration. European Spine Journal, 2001, 102: S96-S101.

[49] Piecuch J F. Extraskeletal implantation of a porous hydroxyapatite ceramic. Journal of Dental Research, 1982, 61(12): 1458-1460.

[50] Pettis G Y, Kaban L B, Glowacki J. Tissue-response to composite ceramic hydroxyapatite demineralized bone implants. Journal of Oral and Maxillofacial Surgery, 1990, 48(10): 1068-1074.

[51] Bouabboud N N, Patat J L, Guillemin G, Issahakian S, Forest N, Ouhayoun J P. Evaluation of the osteogenic potential of biomaterials implanted in the palatal connective-tissue of miniature pigs using undecalcified sections. Biomaterials, 1994, 15(3): 201-207.

[52] Yamasaki H. Heterotopic bone formation around porous hydroxyapatite ceramics in the subcutis of dogs. Japanese Journal of Oral Biology, 1990, 32(2): 190-192.

[53] Yamasaki H, Sakai H. Osteogenic response to porous hydroxyapatite ceramics under the skin of dogs. Biomaterials, 1992, 13(5): 308-312.

[54] Ripamonti U. The morphogenesis of bone in replicas of porous hydroxyapatite obtained from conversion of calcium-carbonate exoskeletons of coral. Journal of Bone and Joint Surgery: American Volume, 1991, 73A(5): 692-703.

[55] Ripamonti U. Osteoinduction in porous hydroxyapatite implanted in heterotopic sites of different animal models. Biomaterials, 1996, 17(1): 31-35.

[56] Vargervik K. Critical sites for new bone formation //Habal M B, Reddi A H, eds. Bone Grafts & Bone Substitutes. Philadelphia: Saunders, 1992: 112-123.

[57] Klein C, Degroot K, Chen W Q, Li Y B, Zhang X D. Osseous substance formation induced in porous calcium-phosphate ceramics in soft-tissues. Biomaterials, 1994, 15(1): 31-34.

[58] Yuan H P, Yang Z J, Li Y B, Zhang X D, Bruijn J D, Groot K. Osteoinduction by calcium phosphate biomaterials. Journal of Materials Science: Materials in Medicine, 1998, 9(12): 723-726.

[59] Yuan H P, Kurashina K, de Bruijn J D, Li Y B, Groot K, Zhang X D. A preliminary study on osteoinduction of two kinds of calcium phosphate ceramics. Biomaterials, 1999, 20(19): 1799-1806.

[60] Yuan H P, De Bruijn J D, Li Y B, Feng J Q, Yang Z J, De Groot K, Zhang X D. Bone formation induced by calcium phosphate ceramics in soft tissue of dogs: A comparative study between porous α-TCP and β-TCP. Journal of Materials Science: Materials in Medicine, 2001, 12(1): 7-13.

[61] Zhang X D. A study of porous block ha ceramics, its osteogenesis //Ravaglioli A A, Krajewski A, eds. Bioceramics and the human body. Amsterdam: Elsevier Science, 1991: 408-415.

[62] Yuan H P, Zou P, Yang Z, Zhang X D, De Bruijn J D, De Groot K. Bone morphogenetic protein and

ceramic-induced osteogenesis. Journal of Materials Science-Materials, 1998, 9:717-721.

[63] Yang Z J, Yuan H P, Zou P, Tong W D, Qu S X, Zhang X D. Osteogenic responses to extraskeletally implanted synthetic porous calcium phosphate ceramics: An early stage histomorphological study in dogs. Journal of Materials Science: Materials in Medicine, 1997, 8(11): 697-701.

[64] Liang X Y, Duan P G, Gao J M, Guo R S, Qu Z H, Li X F, He Y, Yao H Q, Ding J D. Bilayered PLGA/PLGA-HAP composite scaffold for osteochondral tissue engineering and tissue regeneration. ACS Biomaterials Science & Engineering, 2018, 4(10): 3506-3521.

[65] Cheung H, Lau K, Lu T, Hui D. A critical review on polymer-based bio-engineered materials for scaffold development. Composites Part B: Engineering, 2007, 38(3): 291-300.

[66] O'Brien F J, Harley B A, Yannas I V, Gibson L J. The effect of pore size on cell adhesion in collagen-gag scaffolds. Biomaterials, 2005, 26(4): 433-441.

[67] Di Cesare P E, Frenkel S R, Carlson C S, Fang C, Liu C J. Regional gene therapy for full-thickness articular cartilage lesions using naked dna with a collagen matrix. Journal of Orthopaedic Research, 2006, 24(5): 1118-1127.

[68] Zimmermann J, Bittner K, Stark B, Mulhaupt R. Novel hydrogels as supports for *in vitro* cell growth: Poly(ethylene glycol)- and gelatine-based (meth)acrylamidopeptide macromonomers. Biomaterials, 2002, 23: 2127-2134.

[69] Fujimoto T, Tsuchiya Y, Terao M, Nakamura K, Yamamoto M. Antibacterial effects of Chitosan solution® against *Legionella pneumophila*, *Escherichia coli*, and *Staphylococcus aureus*. International Journal of Food Microbiology, 2006, 112(2): 96-101.

[70] Pan Z, Ding J D. Poly(lactide-*co*-glycolide) porous scaffolds for tissue engineering and regenerative medicine. Interface Focus, 2012, 2(3): 366-377.

[71] Middleton J C, Tipton A J. Synthetic biodegradable polymers as orthopedic devices. Biomaterials, 2000, 21(23SI): 2335-2346.

[72] Wiria F E, Leong K F, Chua C K, Liu Y. Poly-epsilon-caprolactone/hydroxyapatite for tissue engineering scaffold fabrication via selective laser sintering. Acta Biomaterialia, 2007, 3(1): 1-12.

[73] 丁建东, 张先正, 陈学思. 医用高分子//董建华, 张希, 王利祥. 高分子科学学科前沿与展望. 北京: 科学出版社, 2011.

[74] Jin R, Teixeira L S M, Dijkstra P J, Karperien M, van Blitterswijk C A, Zhong Z Y, Feijen J. Injectable chitosan-based hydrogels for cartilage tissue engineering. Biomaterials, 2009, 30(13): 2544-2551.

[75] Hong Y, Gong Y, Gao C, Shen J. Collagen-coated polylactide microcarriers/chitosan hydrogel composite: Injectable scaffold for cartilage regeneration. Journal of Biomedical Materials Research Part A, 2008, 85A(3): 628-637.

[76] Shen Z, Cui X, Hou R, Li Q, Deng H, Fu J. Tough biodegradable chitosan-gelatin hydrogels via *in situ* precipitation for potential cartilage tissue engineering. RSC Advances, 2015, 5(69): 55640-55647.

[77] Bidarra S J, Barrias C C, Granja P L. Injectable alginate hydrogels for cell delivery in tissue engineering. Acta Biomaterialia, 2014, 10(4): 1646-1662.

[78] Dorsey S M, Mcgarvey J R, Wang H, Nikou A, Arama L, Koomalsingh K J, Kondo N, Gorman J H I, Pilla J J, Gorman R C, Wenk J F, Burdick J A. MRI evaluation of injectable hyaluronic acid-based hydrogel therapy to limit ventricular remodeling after myocardial infarction. Biomaterials, 2015, 69: 65-75.

[79]　Alexander A, Ajazuddin, Khan J, Saraf S, Saraf S. Poly(ethylene glycol)-poly(lactic-*co*-glycolic acid) based thermosensitive injectable hydrogels for biomedical applications. Journal of Controlled Release, 2013, 172(3): 715-729.

[80]　Ossipov D A, Piskounova S, Hilborn J. Poly(vinyl alcohol) cross-linkers for *in vivo* injectable hydrogels. Macromolecules, 2008, 41(11): 3971-3982.

[81]　Iviglia G, Cassinelli C, Torre E, Baino F, Morra M, Vitale-Brovarone C. Novel bioceramic-reinforced hydrogel for alveolar bone regeneration. Acta Biomaterialia, 2016, 44: 97-109.

[82]　Fu S, Ni P, Wang B, Chu B, Zheng L, Luo F, Luo J, Qian Z. Injectable and thermo-sensitive PEG-PCL-PEG copolymer/collagen/*n*-HA hydrogel composite for guided bone regeneration. Biomaterials, 2012, 33(19): 4801-4809.

[83]　Ma P X, Schloo B, Mooney D, Langer R. Development of biomechanical properties and morphogenesis of *in-vitro* tissue engineered cartilage. Journal of Biomedical Materials Research, 1995, 29(12): 1587-1595.

[84]　Formhals A. Process and apparatus for preparing artificial threads: US Patent, 1975504. 1934.

[85]　Mooney D J, Baldwin D F, Suh N P, Vacanti L P, Langer R. Novel approach to fabricate porous sponges of poly(D, L-lactic-*co*-glycolic acid) without the use of organic solvents. Biomaterials, 1996, 17(14): 1417-1422.

[86]　Wang X X, Li W, Kumar V. A method for solvent-free fabrication of porous polymer using solid-state foaming and ultrasound for tissue engineering applications. Biomaterials, 2006, 27(9): 1924-1929.

[87]　Mikos A G, Thorsen A J, Czerwonka L A, Bao Y, Langer R, Winslow D N, Vacanti J P. Preparation and characterization of poly(L-lactic acid) foams. Polymer, 1994, 35(5): 1068-1077.

[88]　Mikos A G, Sarakinos G, Leite S M, Vacanti J P, Langer R. Laminated 3-dimensional biodegradable foams for use in tissue engineering. Biomaterials, 1993, 14(5): 323-330.

[89]　Liang X Y, Qi Y L, Pan Z, He Y, Liu X N, Cui S Q, Ding J D. Design and preparation of quasi-spherical salt particles as water-soluble porogens to fabricate hydrophobic porous scaffolds for tissue engineering and tissue regeneration. Materials Chemistry Frontiers, 2018, 2(8): 1539-1553.

[90]　Wu L B, Zhang H, Zhang J C, Ding J D. Fabrication of three-dimensional porous scaffolds of complicated shape for tissue engineering. I. Compression molding based on flexible-rigid combined mold. Tissue Engineering, 2005, 11(7-8): 1105-1114.

[91]　Wu L B, Ding J D. *In vitro* degradation of three-dimensional porous poly(D, L-lactide-*co*-glycolide) scaffolds for tissue engineering. Biomaterials, 2004, 25(27): 5821-5830.

[92]　Wu L B, Jing D Y, Ding J D. A "room-temperature" injection molding/particulate leaching approach for fabrication of biodegradable three-dimensional porous scaffolds. Biomaterials, 2006, 27(2): 185-191.

[93]　Whang K, Thomas C H, Healy K E, Nuber G. A novel method to fabricate bioabsorbable scaffolds. Polymer, 1995, 36(4): 837-842.

[94]　Chen G P, Ushida T, Tateishi T. Preparation of poly(L-lactic acid) and poly(DL-lactic-*co*-glycolic acid) foams by use of ice microparticulates. Biomaterials, 2001, 22(18): 2563-2567.

[95]　Zhang J C, Wu L B, Jing D Y, Ding J D. A comparative study of porous scaffolds with cubic and spherical macropores. Polymer, 2005, 46(13): 4979-4985.

[96]　Wu L B, Zhang J C, Jing D Y, Ding J D. "Wet-state" mechanical properties of three-dimensional polyester porous scaffolds. Journal of Biomedical Materials Research Part A, 2006, 76A(2): 264-271.

[97]　Farah S, Anderson D G, Langer R. Physical and mechanical properties of PLA, and their functions in widespread

applications: A comprehensive review. Advanced Drug Delivery Reviews, 2016, 107(SI): 367-392.

[98] Antheunis H, van der Meer J, de Geus M, Kingma W, Koning C E. Improved mathematical model for the hydrolytic degradation of aliphatic polyesters. Macromolecules, 2009, 42(7): 2462-2471.

[99] Li S M, Vert M. Morphological-changes resulting from the hydrolytic degradation of stereocopolymers derived from L-lactides and DL-lactides. Macromolecules, 1994, 27(11): 3107-3110.

[100] Li S M, Garreau H, Vert M. Structure-property relationships in the case of the degradation of massive poly(α-hydroxy acids) in aqueous-media. Journal of Materials Science: Materials in Medicine, 1990, 1(4): 198-206.

[101] Kofron M D, Griswold A, Kumbar S G, Martin K, Wen X, Laurencin C T. The implications of polymer selection in regenerative medicine: A comparison of amorphous and semi-crystalline polymer for tissue regeneration. Advanced Functional Materials, 2009, 19(9): 1351-1359.

[102] Wu L B, Ding J D. Effects of porosity and pore size on *in vitro* degradation of three-dimensional porous poly(D, L-lactide-*co*-glycolide) scaffolds for tissue engineering. Journal of Biomedical Materials Research Part A, 2005, 75A(4): 767-777.

[103] Williams D F. On the mechanisms of biocompatibility. Biomaterials, 2008, 29(20): 2941-2953.

[104] 景殿英, 张俊川, 吴林波, 丁建东. 聚乳酸多孔支架的变温降解研究. 高分子材料科学与工程, 2005, (6): 162-164.

[105] 王静. 多孔生物材料. 北京: 机械工业出版社, 2012.

[106] Yang Y F, Zhao Y H, Tang G W, Li H, Yuan X Y, Fan Y B. *In vitro* degradation of porous poly(L-lactide-*co*-glycolide)/β-tricalcium phosphate (PLGA/β-TCP) scaffolds under dynamic and static conditions. Polymer Degradation and Stability, 2008, 93(10): 1838-1845.

[107] Nam Y S, Yoon J J, Park T G. A novel fabrication method of macroporous biodegradable polymer scaffolds using gas foaming salt as a porogen additive. Journal of Biomedical Materials Research, 2000, 53(1): 1-7.

[108] Desai N P, Hubbell J A. Solution technique to incorporate polyethylene oxide and other water-soluble polymers into surfaces of polymeric biomaterials. Biomaterials, 1991, 12(2): 144-153.

[109] Quirk R A, Davies M C, Tendler S, Shakesheff K M. Surface engineering of poly(lactic acid) by entrapment of modifying species. Macromolecules, 2000, 33(2): 258-260.

[110] Quirk R A, Chan W C, Davies M C, Tendler S, Shakesheff K M. Poly(L-lysine)-GRGDS as a biomimetic surface modifier for poly(lactic acid). Biomaterials, 2001, 22(8): 865-872.

[111] Menzies D J, Nelson A, Shen H, McLean K M, Forsythe J S, Gengenbach T, Fong C, Muir B W. An X-ray and neutron reflectometry study of 'PEG-like' plasma polymer films. Journal of the Royal Society Interface, 2012, 9(70): 1008-1019.

[112] Karp J M, Teol G S L. Mesenchymal stem cell homing: The devil is in the details. Cell Stem Cell, 2009, 4(3): 206-216.

[113] Badylak S E. The extracellular matrix as a scaffold for tissue reconstruction. Seminars in Cell & Developmental Biology, 2002, 13(5): 377-383.

[114] Cao B, Peng Y M, Liu X N, Ding J D. Effects of functional groups of materials on nonspecific adhesion and chondrogenic induction of mesenchymal stem cells on free and micropatterned surfaces. ACS Applied Materials & Interfaces, 2017, 9(28): 23574-23585.

[115] Cao B, Li Z H, Peng R, Ding J D. Effects of cell-cell contact and oxygen tension on chondrogenic differentiation

of stem cells. Biomaterials, 2015, 64: 21-32.

[116]　Liu X N, Liu R L, Cao B, Ye K, Li S Y, Gu Y X, Pan Z, Ding J D. Subcellular cell geometry on micropillars regulates stem cell differentiation. Biomaterials, 2016, 111: 27-39.

[117]　Yao X, Peng R, Ding J D. Cell-material interactions revealed via material techniques of surface patterning. Advanced Materials, 2013, 25(37SI): 5257-5286.

[118]　Li S Y, Wang X, Cao B, Ye K, Li Z H, Ding J D. Effects of nanoscale spatial arrangement of arginine-glycine-aspartate peptides on dedifferentiation of chondrocytes. Nano Letters, 2015, 15(11): 7755-7765.

[119]　Wang X, Li S Y, Yan C, Liu P, Ding J　D. Fabrication of RGD micro/nanopattern and corresponding study of stem cell differentiation. Nano Letters, 2015, 15(3): 1457-1467.

[120]　Ye K, Wang X, Cao L P, Li S Y, Li Z H, Yu L, Ding J D. Matrix stiffness and nanoscale spatial organization of cell-adhesive ligands direct stem cell fate. Nano Letters, 2015, 15(7): 4720-4729.

[121]　Yang C, Tibbitt M W, Basta L, Anseth K S. Mechanical memory and dosing influence stem cell fate. Nature Materials, 2014, 13(6): 645-652.

[122]　Anderson J M, Rodriguez A, Chang D T. Foreign body reaction to biomaterials. Seminars in Immunology, 2008, 20(2): 86-100.

[123]　Li Y L, Xiao Y, Liu C S. The horizon of materiobiology: A perspective on material-guided cell behaviors and tissue engineering. Chemical Reviews, 2017, 117(5): 4376-4421.

[124]　Peng Y M, Liu Q J, He T L, Ye K, Yao X, Ding J D. Degradation rate affords a dynamic cue to regulate stem cells beyond varied matrix stiffness. Biomaterials, 2018, 178: 467-480.

[125]　Qi Y L, Qi H P, He Y, Lin W J, Li P, Qin L, Hu Y, Chen L, Liu Q, Sun H, Liu Q, Zhang G, Cui S Q, Hu J, Yu L, Zhang D Y, Ding J D. Strategy of metal-polymer composite stent to accelerate biodegradation of iron-based biomaterials. ACS Applied Materials & Interfaces, 2018, 10(1): 182-192.

[126]　Huh D, Hamilton G A, Ingber D E. From 3D cell culture to organs-on-chips. Trends in Cell Biology, 2011, 21(12SI): 745-754.

[127]　Bhatia S N, Ingber D E. Microfluidic organs-on-chips. Nature Biotechnology, 2014, 32(8): 760-772.

[128]　Nawroth J C, Lee H, Feinberg A W, Ripplinger C M, McCain M L, Grosberg A, Dabiri J O, Parker K K. A tissue-engineered jellyfish with biomimetic propulsion. Nature Biotechnology, 2012, 30(8): 792-797.

[129]　Raman R, Cvetkovic C, Uzel S G M, Platt R J, Sengupta P, Kamm R D, Bashir R. Optogenetic skeletal muscle-powered adaptive biological machines. Proceedings of the National Academy of Sciences of the United States of America, 2016, 113(13): 3497-3502.

[130]　Mishra S, Norton J J S, Lee Y, Lee D S, Agee N, Chen Y, Chun Y, Yeo W. Soft, conformal bioelectronics for a wireless human-wheelchair interface. Biosensors & Bioelectronics, 2017, 91: 796-803.

[131]　Kong Y L, Gupta M K, Johnson B N, McAlpine M C. 3D printed bionic nanodevices. Nano Today, 2016, 11(3): 330-350.

[132]　Bonny S P F, Gardner G E, Pethick D W, Hocquette J. What is artificial meat and what does it mean for the future of the meat industry? Journal of Integrative Agriculture, 2015, 14(2): 255-263.

（丁建东　高镜铭）

第14章

>>

生物 3D 打印与高分子材料

摘要：大面积缺损的组织修复与再生是医学中常见的棘手问题。自体移植术和异体移植术是临床上较传统的治疗这类组织缺损的方法，但这两种方法存在供体不足、导致供体部位组织缺损、异体免疫排异反应等一系列问题。近年来，"精准医学"概念和生物 3D 打印技术的出现和发展，为制备治疗效果优异的大面积组织缺损用多级精细仿生类组织新材料提供了理论和技术支持。本章从以下三个方面重点讲述：生物 3D 打印技术、生物 3D 打印用高分子材料和生物 3D 打印高分子材料的局限及发展方向。生物 3D 打印主要涉及生物 3D 打印技术原理及生物 3D 打印分类。生物 3D 打印高分子材料中包括生物 3D 打印高分子分类，生物 3D 打印高分子在骨组织再生、软骨再生、器官（心脏、肝脏、肾等）组织再生、神经再生等应用中最新研究现状，特别对近年来人们广泛关注的前沿性生物 3D 打印器官芯片做了综述，此外，列举了生物 3D 打印高分子发展的要点。最后，提出生物 3D 打印高分子面临的问题并展望生物 3D 打印高分子的发展方向。

Abstract: Large sized tissue defects are common yet tough problems in clinics. Traditional methods used to treat the large sized tissue defects include autograft and allograft. These methods have shown efficacy on repair of large sized tissue defects, but they are limited in availability, donor site morbidity, and immunoreactivity. Alternatively, tissue regenerative approaches based on biomimetic scaffolds have shown great promising in the repair of large sized tissue defects. More recently, promotion of precision medicine concept and development of three dimensional (3D) bioprinting technology have provided theoretical and technical supports in construction of hierarchically refined biomimetic scaffolds that showed promising results in treating large sized tissue defects. This chapter includes three parts, 3D bioprinting technology, 3D bioprinting polymers, and limitation and perspective for 3D bioprinting polymers. To be specific, 3D bioprinting technology part involves 3D bioprinting technical principle and 3D bioprinting classification. 3D bioprinting polymer section includes classification of 3D bioprinting polymers, potential applications of 3D bioprinting polymer in the field of skeletal tissue, cartilage, nerve regeneration, summary of recently extensive attractive 3D bioprinting organs-on-a-chip, and the list of the key issues of 3D bioprinting polymers. Finally, the challenges and potential direction of 3D bioprinting polymers are also elaborated.

14.1　生物 3D 打印概述

14.1.1　3D 打印及其发展历程

三维打印（即 3D 打印，又称增材制造）是依托于信息技术、精密机械以及材料科学等多学科交叉融合的新兴技术。美国材料与试验协会（American Society for Testing and Materials，ASTM）将该技术定义为，3D 打印是借助三维数字模型设计，通过软件分层离散和数控成型系统，利用激光束、电子束等方法将金属粉末、陶瓷粉末、塑料、细胞组织等特殊材料进行逐层堆积黏结，最终叠加成型的技术。该概念提出于 20 世纪 80 年代后期，经过近 40 年的发展取得了重大突破，使其在航空航天、生物医学工程等领域的应用取得重大进展[1]。

生物 3D 打印技术是一种平台性的关键共性技术，在构建多细胞、多材料、多结构等异质异构性组织方面具有显著优势，该技术涉及医学、工程学、生物学等多个学科，以制造用于组织修复、器官移植等准临床或临床产品为目的。生物 3D 打印以 3D 打印技术为基础，在打印过程中引入生物活性物质或活体细胞或组织，制备具有生物活性或"活"的组织或器官。生物 3D 打印以传统 3D 打印为核心理念，但与生物学或医学相结合后，技术层面远超于传统 3D 打印模型制造的范畴。生物 3D 打印以"降维制造"为方法，将复杂结构的立体组织、器官等离散成系列二维层片结构，通过模型处理技术手段将模型特征转换为二维数字信息，数字化精确控制用于组织、器官构建的材料/细胞/活性因子等分布，大大降低了器官、组织构建难度。另一方面，较传统的组织工程支架方法，生物 3D 打印可实现复杂组织结构、不同类型细胞、细胞梯度环境等多层次构建。目前，生物 3D 打印技术还处在初级发展阶段，世界各国学者和研究机构争相开展了生物 3D 打印的设备制造、技术研究、产品开发、技术转化等工作，在个性化医疗模型、仿生支架、人体植入物、可控缓释药物等方面得到一定应用[2-4]。现阶段，生物 3D 打印在工艺方法、设备制造、产品应用等方面还未有统一标准，随着该项技术的发展和突破，对医疗器械行业个性化医疗器械开发生产、医疗新技术的研发转化等均具有重要的应用价值，有望通过 3D 构建制造组织器官缓解全球性的器官供体短缺难题，为临床治疗相关病患提供有效手段。

生物 3D 打印技术（又称细胞打印或器官打印）将传统 3D 打印与细胞、生长因子或生物材料相结合，制备结构及成分仿生的类组织或器官。该技术利用 3D 打印技术的特点和优势，实现细胞或生长因子在三维结构上的有序排列，以制备具有真实的器官结构和功能的类组织或器官三维结构。与传统 3D 打印技术不同，生物 3D 打印技术所处理的材料主要是细胞、生物材料、生长因子等。利用计算机辅助设计完成组织器官的三维逆向重建，精确控制沉积细胞或生物材料的速度和位置，实现仿生生物体结构的制造。在组织工程方面，生物 3D 打印技术可精确控制材料形态和细胞的分布，构建与人体组织结构高度类似的人工组织，解决结构精确性和细胞复合准确性两大难题，尤其对于多细胞/多材料的异质性组织构建，生物 3D 打印技术具有独特的优越性。生物 3D 打印已有 30 多年的历史（如图 14-1 所示）[5]。1986 年，科学家发明了立体光刻技术，该技术基于液体光聚合，是生物 3D 打印技术的雏形。根据 Hutmacher 等 2012 年的总结[6]，2003 年开始，3D 打印技术被设想运用于组织制造，即将细胞与基质共同打印形成三维细胞体系并自行融合形成组织器官[7, 8]。生物 3D 打印的关键性技术问题有：①可实现目标功能的材料/细胞复合打印体系；②打印成型和体外培养的营养、氧气等输送；③体外培养过程中，独立细胞个体到具有特定功能组织的诱导融合[9]。2015～2021 年，3D 打印技术在多个国家的多个领域得到全面推广。目前蓬勃发展，方兴未艾。

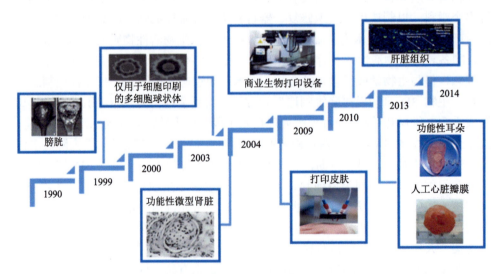

图 14-1　生物打印技术中有影响力里程碑式事件时间表[5]

（图片引用经 American Chemical Society 授权）

14.1.2　生物 3D 打印技术原理

生物 3D 打印的技术过程主要分为数据获取、生物墨水制备、打印、体外培养四个部分[9, 10]。数据获取和制备生物墨水的过程被认为是打印前的准备。数据获取的常用技术手段是计算机断层扫描（CT）和磁共振成像（MRI），以及对组织微观生理解剖结构的图像获取，对图像进行层析重建，通过特定软件将二维图像转换为打印机可以识别控制的二维数字代码（称数字模型），数字化精确控制用于组织、器官构建的材料/细胞/活性因子等的分布。生物墨水的研制和选择方面，需将特定细胞与相应的液化物质混合，具备可供细胞存活和生长的氧气、营养物质等，制备适宜打印和打印后具有生物学功能的生物墨水。生物打印过程通过 3D 打印设备读取数字模型信息，同时精确调用生物墨水，数字化精确控制材料/细胞/活性因子等的分布完成组织、器官构建。在不同生物 3D 打印技术中，生物墨水可当成不同的成型模块，譬如，激光直写、喷墨打印技术中常以微小液滴为模块沉积成型；挤出打印技术中以丝状模块成型；光固化打印技术以叠层模块组装成型。虽模块不同，但模块间的相互锚定和融合是成型的基础。打印完成后转移到培养箱，诱导培养为具有一定功能的成熟组织。通过生物打印后处理强化材料/细胞/活性因子的机械完整性和功能活性[9]。

14.1.3　生物 3D 打印分类

根据生物打印成型原理和打印基体材料的不同，生物 3D 打印主要有喷墨式生物打印（inkjet-based bioprinting）、激光式生物打印（laser-assisted bioprinting）、微挤出式生物打印（microextrusion-based bioprinting）、光固化生物打印（photocuring-based bioprinting）、叠层组装式生物打印（laminated assembling bioprinting）等。不同的打印方式各有优缺点和特定功能，对硬件技术的需求、成型特点、适用范围也各不相同（表 14-1）。根据制造组织器官差异，合理地选择成型方式以发挥最大功效，并保持细胞生物活性和生物材料物理特性，是生物 3D 打印成功的关键。

表 14-1　生物打印技术特点总结

	喷墨式	微挤出式	激光式
材料黏度	3.5～12 mPa·s	30～6×10^7 mPa·s	1～300 mPa·s
成形方式	化学交联、光交联	化学交联、光交联、温敏交联	化学交联、光交联
制造周期	短	较短	长
打印速度	1～10000 droplets/s	10～50 μm/s	200～1600 mm/s

续表

	喷墨式	微挤出式	激光式
细胞存活率	>85%	40%~80%	>95%
细胞密度	低，<10^6 cells/mL	高	中，10^8 cells/mL
打印费用	低	中等	高
打印材料	液体、水凝胶	水凝胶、细胞团	细胞液

1）喷墨式生物打印

喷墨打印是最早的生物打印技术之一[11]。喷墨生物打印技术自20世纪初被开发以来得到了快速发展，它借助2D喷墨成型理念，通过多种方式驱动喷头将生物墨水以微小液滴形式实现逐层打印。喷墨式打印机可设计多喷头，在各喷头上负载含不同细胞的生物墨水实现类器官的仿生制备。该技术中生物墨水从液体到微滴的变形过程以及复杂的三维结构成型都会影响墨水中细胞活性[12-17]，因此，学者们在这些方面做了较深入的研究。

喷墨生物打印技术主要分为压电式和热泡式。其中，压电式以压电形变为原理，首先施加电压使压电器件发生形变将喷嘴处液滴挤压到成型平台，随后释放电压恢复形变，即完成一个滴液过程，并通过反复"施加-释放"电压脉冲连续挤出液滴实现沉积打印；热泡喷式技术将"墨水"加热气化产生热气压将液滴挤出喷嘴[12, 13, 18]。

喷墨打印由于具有多种优点，因此被广泛研究，主要优点有：可集成多喷头实现多种"墨水"同步打印，以制备类器官或组织；打印速度快、效率高；液滴体积小，可实现单细胞精细操作。但该技术也存在不足，如适用生物墨水范围小；只可打印黏度较低的墨水；打印过程有可能对细胞造成不同程度的机械/热损伤；喷头直径过小，易引起细胞的沉淀和聚集，使液滴形态难以被精确控制。这些不足影响了该技术的广泛使用。

2）激光式生物打印

激光技术早期用于电子元器件的金属模板加工[19]。进入21世纪，该技术被用于生物打印[20]，在实际打印中先将激光吸收材料涂覆于玻璃基底上，之后将生物墨水均匀涂覆在该激光吸收材料表面，激光照射在玻璃基体上利用激光的光镊和热冲击效应使吸光材料产生气泡膨胀以驱动生物墨水脱离基底沉积到成型平台[10]，最后通过控制成型平台的运动实现逐层堆积成型。在该技术中，激光可被吸光材料膨胀产生的微气泡吸收，因此可避免细胞直接接触高能量激光而造成细胞损伤。目前，该技术在生物打印中仍处于科研阶段。

激光式生物打印是一种无喷头的喷墨打印方式，可避免生物墨水与喷头直接接触，因此，对细胞损伤较小。此外，该技术还具备可打印生物墨水黏度广、打印分辨率高、可实现细胞精确排布等优点，但存在打印机成本高、打印工艺复杂、微滴产生重复性差等不足，因此，在这些方面还有待进一步研究。

3）微挤出式生物打印

微挤出式生物打印目前应用较广[18]，该技术由喷墨打印工艺演变而来。微挤出式生物打印技术通过压力辅助装置将生物墨水连续挤出打印，可实现线条状连续精确沉积以形成三维结构。根据挤出原理的不同，微挤出式生物打印可分为电机-丝杠（活塞）直驱式、螺杆挤出式、气动（气压）挤出式三类。该技术原理简单，可操作性强，可通过商业化的桌面型 3D 打印机改制，适合低成本的定制化服务，使用一定黏度范围的生物墨水和一定浓度的细胞，可打印出结构完整、强度较好的组织结构，生物兼容性较好，因此，该技术受到国内外学者广泛关注。但该技术存在剪切应力诱导细胞变形和有限打印材料选择等问题，当细胞密度过大时，剪切应力会对细胞造成较大损伤，而通过优化生物墨水浓度、喷嘴压差、喷嘴直径及细胞密度可缓解。

4）光固化生物打印

光固化打印技术早期只可实现支架打印[21-23]，但随着技术的革新，该技术可实现含细胞的生物墨水打印。该技术与激光式生物打印技术相似，通过光选择性交联生物墨水及成型平台运动，实现逐层打印层层固化以形成三维结构。在该技术中投射光通过数字光投射器实现，因此具有打印效率高、打印精度高及易于控制等优点。

5）叠层组装式生物打印

叠层组装式生物打印是由叠层制造发展而来，首先制备单层凝胶，随后将相邻凝胶堆叠锚定以制备三维结构，其中层与层之间的锚定和融合是该打印技术的关键[24, 25]。

人体组织和器官是由不同功能的细胞在不同空间尺寸上有序排列而成，而生物打印在制造特定形状结构的同时也可为细胞提供适宜生长的三维微环境，因此，有关生物打印在类组织或器官制造中的研究不断深入。生物打印研究比较成熟的有软骨打印、皮肤打印、复杂组织器官打印等。软骨中细胞组成简单，无淋巴及复杂的毛细血管，因此，生物打印被广泛用于类软骨组织研究[26]。皮肤是人体重要组织，能对人体起到重要的屏障作用，皮肤组织在垂直方向上具有不同分层结构，而生物打印为制造分层结构提供了较大优势，因此被广泛用于类皮肤组织制造[27]。此外，利用生物打印还可构建多种类肿瘤模型，用于药物筛选研究。但目前通过生物打印的类器官还只能在结构或功能上实现单一或较少的功能，而全功能的复杂器官打印还需要更为广泛且深入的研究。

近年来，器官用 3D 打印技术的发展取得了重大进展，其中 3D 打印技术的持续更新是取得重大进展的关键。许多科研人员致力于 3D 打印技术的研发，可根据实际应用需求制定不同的 3D 打印技术，如将常用 3D 打印机改造后，可将细胞打印出

3D 分布结构。2016 年 2 月，一种新的打印机——组织器官整合打印机（integrated tissue-organ printer，ITOP 生物打印机）问世[28]，该打印机可打印布满小通道的骨骼、肌肉和软骨组织，这种组织在植入小鼠和兔体内之后，小通道可长出血管，给打印的器官提供养分，维持器官的功能。该 3D 打印机可打印活体组织结构，当打印出的耳朵、骨骼和肌肉组织植入动物体内时，这些结构会成熟为功能性的组织，并形成血管系统。一系列的实验均证明了打印活体组织结构来替代患者病变组织和器官的可能性。此外，一些小型的 3D 打印机和便捷应用也被尝试，如外形似一支笔的手持打印机 Biopen，可以直接将细胞"画"在受伤的骨头或者软骨上，以此来快速而精准地完成修复手术[29]。如该技术的临床试验获得成功，无疑将是骨科修复新技术应用的一个里程碑，也对 3D 打印用于其他器官的修复有重要的启迪。

总之，生物 3D 打印从简单的实现复杂的植入物个性化结构逐渐向打印功能化活体组织发展，具有巨大的发展潜力。

14.2　生物 3D 打印高分子材料

14.2.1　生物 3D 打印高分子材料分类

生物 3D 打印材料一般为医用高分子。根据来源，可将生物医用高分子分为天然高分子材料、半合成高分子材料及合成高分子材料（表 14-2）。

表 14-2　高分子类别和主要来源以及常见高分子及其优劣势

高分子类别（按来源）	主要来源	常见高分子	优劣势
天然高分子	主要从天然材料中提取出来，如蚕丝、纤维素、细胞外基质等	蛋白质、胶原、壳聚糖、海藻酸、明胶、透明质酸、硫酸软骨素等	优势：较好的细胞相容性及组织相容性[30]，具备与天然组织极其相似的化学组成或结构 劣势：力学强度不足
半合成高分子	对天然高分子进行简单修饰，可一定程度提高天然高分子某些物化性能	醋酸纤维素、硝酸纤维素	具备天然高分子材料接近的生物相容性，可一定程度提高物化性能，但提高程度有限
合成高分子	主要是由小分子单体通过缩聚、开环聚合等方式合成而来	聚己内酯（PCL）、聚氨酯（PU）、聚乙二醇（PEG）、聚二氧六环酮、聚甲基丙烯酸甲酯（PMMA）、聚乙醇酸（PGA）、聚乳酸（PLA）、聚(乳酸-乙醇酸)共聚物（PLGA）、聚羟基丁酯（PHB）、聚乙烯吡咯烷酮（PVP）等	优势：理化性能或生物功能性可调节性强[31,32]，即可根据应用需求将具备不同性能的单体、小分子或低分子量高分子嵌入高分子长链中 劣势：生物安全性较天然高分子低，某些生物可降解型高分子的降解产物刺激组织产生副反应，难以制备多功能兼顾型高分子

　　此外，还可根据生物可降解性将高分子材料分为可降解高分子材料和非可降解高分子材料。通常，绝大部分天然高分子材料及部分合成高分子材料为生物可降解高分子材料。

　　生物 3D 打印材料应具备生物相容性，通常应有可降解性，植入人体后可为组织修复提供三维支撑，如表 14-2 中列举的绝大部分高分子；严格意义来说，生物 3D 打印是以活细胞、蛋白质、生物活性物质或其他细胞外基质作为原料，体外打印具备一定功能的仿生组织或器官，其中表 14-2 中列出了可形成水凝胶的天然高分子及部分合成高分子为主要原材料，以下部分将重点阐述。

14.2.2　生物 3D 打印高分子材料应用及研究现状

14.2.2.1　生物 3D 打印高分子材料在骨组织再生中的应用

　　骨缺损修复是人类长久以来急需解决并不断深入研究的重要课题。人体自然骨有非常复杂的多级结构，以长骨为例，从宏观上由外到内有：关节软骨、骨膜、皮质骨、骨内膜、髓腔等，各个部分在更微观尺度上具备不同结构且不同细胞、蛋白质或因子等穿插其中。在骨组织再生工程中，制备精确仿生多级骨组织支架有利于骨缺损再生。传统的骨组织工程用支架构建方法有：颗粒浸除法、静电纺丝法、相分离法、发泡法、溶胶-凝胶法等，这些方法被广泛地研究，但在制备精确多级仿生支架中依然存在不足[33]。近年来，3D 打印技术在制备多级仿生复杂结构支架中表现出传统支架制备技术无法比拟的优势，而被广泛研究及应用。在骨组织工程应用中，生物活性多孔支架、活体组织器官的 3D 个性化精准打印与传统的制造方法表现出显著优势。生物 3D 打印技术由于可将不同的材料按一定的空间结构堆积，并将不同类型的细胞和其他辅助生长因子按一定的次序引入到不同的空间结构中，实现制备多级结构仿生支架。

　　生物 3D 打印中要求将活体细胞或组织引入到所打印的支架中，因此要求 3D 打印过程中成型条件温和、成型后支架中富含大量水分以最大限度保证细胞或组织的存活，其中水凝胶类材料可同时满足上述要求。在实际生物 3D 打印组织或器官应用中，材料选择、细胞类型、生长及分化因子及与细胞或组织存活相关的技术问题都是急需考虑的关键因素[47]。

　　生物 3D 打印用材料应具有若干重要的特征，包括但不限于生物相容性、可打印性、机械和结构完整性、生物降解性[34, 35]。在材料选择上，生物 3D 打印以各种高分子材料为主，如天然、合成或半合成聚合物等。天然高分子材料，如明胶、海藻酸盐、壳聚糖、透明质酸、胶原等；以改性天然高分子为例，如壳聚糖、明胶、海藻酸钠、透明质酸等[48]，这是由于这些天然高分子通常具备较好的细胞相容性和组织相容性，同时对这类材料进行双键化及引入其他功能性官能团改性以利于 3D 打印过程中成型及成胶。但它们也存在力学性能与成型性能不足等劣势。合成高分子，如 PLGA、PLA、PEG、PCL 等，具有良好的机械性能及可打印性能，但生物相容性特别是组织诱导性不足，且在生物 3D 打印中，不能直接将活性细胞包裹其中。因此在实际研究或潜在应用中，有时将天然高分子与合成高分子复合以制备力学增强兼顾包裹细胞或生物活性分子的支架。

在过去的 20 年里，许多研究致力于将生物材料、细胞和生物活性因子组合用于体外和体内骨骼重建。但是如何使受损或者坏死的骨组织实现再生而不是简单地替代填充依然面临着一系列重大挑战。例如，大段骨缺损修复中的血管化、关节部位骨与软骨组织的界面再生以及成人组织中层状结构的构建。在组织工程中，实现多种类细胞以及组织的空间构建尤为重要，生物 3D 打印的研究为解决这些问题提供了良好的策略[36]，有望通过层层打印技术实现组织的空间结构以及再生功能。基于此，许多研究小组开始开发微挤压成型以及喷墨打印负载细胞的水凝胶用于骨和软骨组织工程。大量高分子材料可适用于这两种打印方法，例如，海藻酸钠[37]、明胶-聚丙烯酰胺[38]、琼脂多糖[39]、胶原[40]、纤维蛋白[28]、蚕丝[41]、聚乙二醇[42]以及透明质酸[43]等。这些生物墨水需要满足一定的条件：首先，需要具有流变性能和可打印性能（与聚合物的浓度以及交联密度有关）；其次，能够促进细胞增长以及打印后组织培养。

常用于骨组织 3D 生物打印的天然高分子材料为海藻酸钠，但是为了满足骨组织的力学性能，此时所用的高分子量的海藻酸钠的降解问题一直难以解决。研究表明，将海藻酸钠打印的组织植入动物骨缺损部位，只在植入物周围会形成血管和组织而难以在其内部长入。由此可见，单独的天然水凝胶在骨组织再生中难以同时满足力学性能和良好的骨传导性能。因此开发一系列既具有良好的力学性能又具有良好的骨传导性能的复合生物墨水成为研究热点。例如，将明胶和海藻酸钠以及人脂肪干细胞混合打印植入裸鼠皮下可促进骨基质形成[44]；将明胶-聚丙烯酰胺与胶原复合负载骨髓间充质干细胞与生长因子 BMP-2，在体外培养中表现出良好的成骨性能[45]；将温敏琼脂糖水凝胶与 I 型胶原复合可明显提高胶原的力学性能[46]；也有研究在天然水凝胶中复合生物玻璃颗粒或者聚合物（PLA，PEG），以提高生物墨水的力学性能从而用于生物打印骨组织工程支架，可是以天然高分子水凝胶为基体的复合生物墨水的力学性能虽得到提高，但仍然无法达到骨组织所需要的强度[47]。因此开发高品质的合成高分子生物墨水用于骨修复得到广泛关注，例如，在明胶聚丙烯酰胺中加入聚乙二醇（PEG）发现，打印支架的模量可达到 3.6～4 MPa[48]；为了进一步提高支架的硬度与模量，应用合成高分子基体（PLGA-PEG- PLGA[49]、PLGA[50]、PLA[51]、PCL[52]、PLGA-PCL-TCP[53]等），利用快速熔融沉积的方法打印骨组织支架，其模量可达到皮质骨的模量（57.4～244 MPa），另一方面在合成高分子中加入天然高分子、生物活性因子以及负载细胞，应用熔融沉积的方法打印骨组织工程支架。

1）3D 打印骨组织修复支架

骨组织修复用支架应具备仿骨的三维结构和几何尺寸，如多孔性及连通性，且保证一定的孔隙率，以利于营养物质及细胞代谢物的运输，以及促进血管生成等。据仿生学原理，一种材料具备与植入组织更加相似的结构将更容易被接受且更有利于缺损部位组织再生[54-56]。3D 打印的一个关键优势是可以对骨组织修复用支架的结构和尺寸进行精细的调控，可使用合成高分子、天然聚合物、陶瓷及复合材料满足结构尺寸要求的同时满足力学及生物学性能的要求[57, 58]。目前，高分子聚合物与多种陶瓷，如羟基磷灰石（HAp）[59]、磷酸三钙（TCP）[60, 61]、金属[62]可制备复合支架（TCP/HAp/胶原蛋白，HAp/PLLA）[63, 64]，并已经被广泛研究。利用 3D 打印技术，可将生物陶瓷（akermanite，如 Al_2O_3，ZrO_2）、金属 Fe 和高分子海藻酸钠等多种材料复合制备出仿生莲藕支架，利用该技术可轻易调控支架形状、孔道数目、孔道直径等结构尺寸。可通过调控 3D 支架宏观及微观结构实现对仿生莲藕孔隙率及力学强度的调控，使其在较高孔隙率（80%）下还具备较高抗压强度（40 MPa 以上），以满足骨缺损修复需求[65]。

赖毓霄等利用低温 3D 打印技术，将具有促成骨活性的天然植物活性小分子淫羊藿苷（icariin）均匀复合入 PLGA/TCP[聚(乳酸-乙醇酸)共聚物/磷酸三钙]多孔支架中，低温环境保证生物活性分子活性，可制备促成骨仿生结构支架（孔径300～500 μm，如图 14-2 所示）。该孔径下利于成骨及成血管。通过支架的微观结构仿生设计及促成骨药物装载及释放，实现了难治愈性骨缺损的骨修复治疗[66]（如图 14-3 所示）。

通过生物 3D 打印优化设计及骨诱导型生物墨水的研发，可构筑成骨细胞精确排布的"活"人工骨组织。其中较高强度的水凝胶/纳米硅镁盐复合物构建稳固

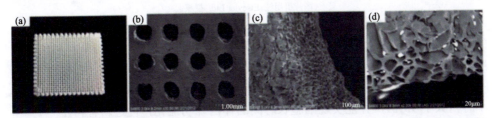

图 14-2　利用低温 3D 打印技术制备的负载生物活性分子淫羊藿苷的 PLGA 多孔支架形貌图[66]

（a）宏观照片图；（b）～（d）扫描电镜图，从左到右放大倍数依次增加。该支架孔径大小为 300～500 μm（b），且支架筋表面具有仿生微纳结构

（图片引用经 Elsevier Ltd. 授权）

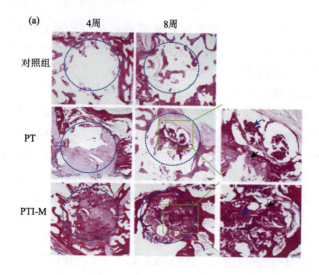

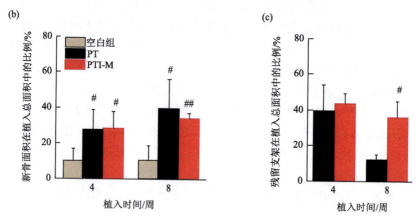

图 14-3　3D 打印多孔支架植入后修复骨组织的示例[66]

装载淫羊藿苷支架植入兔子股骨缺损部位 4 周和 8 周后组织形态图（a）及定量新骨长入面积（b）及支架残留面积（c）。结果表明，植入 4 周和 8 周后，装载淫羊藿苷支架组的新骨长入量明显高于空白对照组（#$p < 0.05$）

（图片引用经 Elsevier Ltd. 授权）

的骨修复支架支撑体系（第一通道）和以生物相容性优异的透明质酸包裹均匀分散的成骨细胞为维持细胞存活体系（第二通道），两通道交替打印，实现含细胞的"活"人工骨组织。制备的"活"骨支架，不仅维持细胞短时间的高存活率（24 小时内大于 95%），并能实现细胞长时间的体内外功能化，促进新骨再生[67]。

　　总之，作为骨修复植入填充物，在 3D 打印骨生物活性组织工程支架方面国内外均已取得显著的成果，不仅可以实现填充物的力学性能，同时支架中活性因子的加入也可促进骨缺损部位的修复。

2）3D 打印人工骨

近年来，3D 打印器官在骨修复领域的应用日益增加，各种 3D 打印器官被研究，其可靠性和有效性也极大程度得到验证。3D 打印植入物可以作为治疗组织损伤很好的治疗手段，并且特别适用于整形手术，例如由先天性、创伤性或外科手段引起的人体畸形和部分组织损伤。使用 3D 个性化精准打印假体器官改善缺损的患者康复治疗具有广阔应用前景。3D 打印器官在过去几年取得了长足进步，在整形外科领域，非降解性手术填充剂对于改造面部颇有价值[68, 69]。现如今关于可降解生物活性植入物的研究与开发受到了越来越多的关注。由于 3D 打印执行简单、可实现精准化与个性化，因此在器官植入领域日益受到外科医生的青睐。3D 打印技术被认为是制备生物可降解外科植入物的新选择。

利用激光烧结法，可将机械性能优良及成型性能较好的聚乳酸（PLA）制备出内外部骨骼结构复杂的下颌骨[70]，利用 3D 打印技术可进一步降低成本并实现结构及尺寸的精确调控。以生物级聚醚醚酮（PEEK）材料作为原料，一种以可控性冷沉积为核心技术的 3D 打印方法以及智能工艺被研发，利用 3D 打印技术，可依据应用需求进行力学性能（如韧性、模量）的调控，从而实现高性能聚醚醚酮骨科植入物低成本、高精度的控形控性快速制造。相关技术已经完成了世界首例 PEEK 肋骨临床应用。

14.2.2.2　生物 3D 打印高分子材料在软骨组织再生中的应用

3D 打印在制备软骨组织工程支架方面也很有用。利用 3D 打印技术可实现自体肋软骨的耳郭部分重建和/或完全重建。在组织工程领域，已经开发了使用分离的软骨细胞产生软骨组织的不同技术。这些组织工程技术的基础是可生物吸收的或不可生物吸收的生物材料作为三维细胞载体。利用 3D 打印技术，可制备生物可降解类耳郭外形支架[71]（图 14-4）。透明质酸衍生物，可用于三维细胞载体，以分离人鼻旁软骨细胞[72]。软骨细胞体外扩增后，将细胞接种在透明质酸无纺布上，以实现耳郭外形的重建，但听力功能仍不能实现。

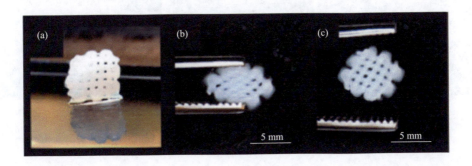

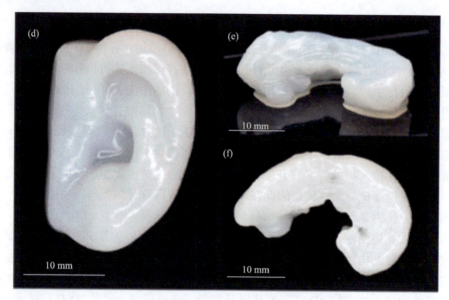

图 14-4　利用 3D 打印技术制备的生物可降解类耳郭外形支架[71]

（图片引用经 American Chemical Society 授权）

　　利用 3D 打印技术，可制备仿生耳。该研究中将小牛细胞混合物、水凝胶以及由银纳米粒子做成的盘曲型入耳天线有序打印成特定结构，并在特定结构上实现细胞、水凝胶及银纳米粒子的有序分布，以实现超强的听觉[58]。该技术允许体外培养软骨组织，随后能够从耳蜗形电极读出感应耦合信号（图 14-5）。这种 3D 打印的仿生耳可以增强听觉感知。

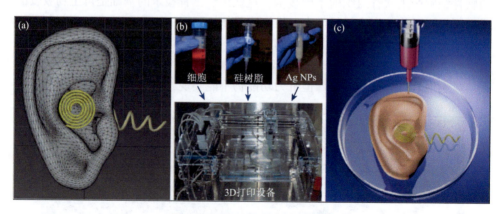

图 14-5　3D 打印仿生耳过程[58]

（图片引用经 American Chemical Society 授权）

　　实现软骨、骨以及软骨与骨之间的骨关节植入与修复面临巨大挑战。首先植入物结构应精准化且力学性能应与植入部位相匹配；其次，用于替代或者修复骨缺损部位的植入物需要具有生物活性以及一定程度的组织再生能力。用于3D 生物打印软骨组织的生物墨水的种类日益增加，应用最广泛的是天然高分子材料、少量合成高分子以及它们的复合材料。例如，从海藻酸钠包裹软骨细胞形成生物墨水[73]；在胶原水凝胶中包裹半月板纤维软骨细胞，以打印绵羊半月板，图 14-6 为绵羊半月板 3D 打印过程[74]；将软骨基质的组成成分硫酸软骨素及透明质酸与海藻酸钠形成利于软骨组织再生的生物墨水[75]；明胶聚丙烯酰胺与软骨细胞和间充质干细胞混合而成的生物墨水可打印成软骨组织[76]。总之，将可注射性良好和促进组织再生两个方面结合是设计复合生物墨水的基本思路。除了天然高分子之间的复合，将天然高分子与合成高分子复合也可以实现软骨组织的生物打印，例如将温敏型合成嵌段高分子与硫酸软骨素或者透明质酸等天然高分子通过化学交联进行生物打印[77]。近年来，关于细胞外基质用生物打印的研究日益增加，研究人员认为细胞外基质的加入形成有利于组织再生的微环境并且已经成功制备了可打印的温敏型生物墨水。尽管 3D 打印在骨组织工程中的研究成果仍未取得理想的成果，但它被广泛认为是实现精准化、个性化、功能化植入物制备从而有效治疗骨缺损、骨关节炎、骨肿瘤等骨科疾病的有效手段。

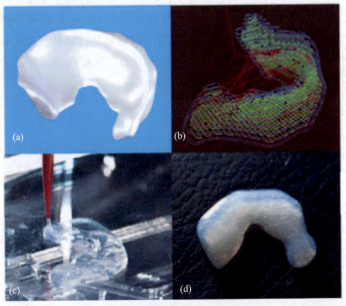

图 14-6　绵羊半月板 3D 打印过程[74]

（a）半月板 3D 扫描图；（b）半月板打印路径；（c）打印过程中水凝胶的形成；（d）3D 打印的半月板
（图片引用经 American Chemical Society 授权）

14.2.2.3 生物 3D 打印高分子材料在肝组织工程的应用

肝脏是人体内重要的器官，主要具备解毒、存储糖原、分泌胆汁等功能。新型植入材料及新药物在其临床应用前实验中必须进行毒性检测，药物代谢过程中对器官的影响至关重要，其中与肝脏的相互作用尤为重要。临床前阶段，考虑到动物实验成本等问题，直接将材料或药物进行动物实验将极大提升研究成本。近年来，随着生物 3D 打印技术的发展，将肝脏内的多种细胞集成于小芯片上，使该芯片具备与肝脏同等功能，而药物与该芯片作用后细胞的行为可反映该药物的毒性，这将极大降低临床前的研究成本。

在实际生物 3D 打印过程中，工艺参数，如成胶引发剂、成胶条件、溶液黏度、喷嘴压力、3D 打印速度等对水凝胶成胶速度、成胶后水凝胶性能、参数及成胶后细胞活性影响至关重要。Billiet 等[78]利用氨基化明胶和甲基丙烯酸酐反应合成了明胶甲基丙烯酰胺，具体合成细节可参考文献[79]。作者研究了该明胶甲基丙烯酰胺在两种不同的光引发剂[2-苯基-2-二甲基氨基-4'-吗啉代（I2959）及偶氮二甲基 N-2-羟丁基丙酰胺（VA-086）]中的紫外光下成胶效果，其结果显示 I2959 具有更好的成胶效率及所形成的水凝胶强度更高。近期报道了一种利用生物 3D 打印技术结合原位两步交联方式制备装载骨髓干细胞的甲基丙烯酰化明胶水凝胶，该支架的制备原理图如图 14-7 所示[80]。其中通过调控温度变化，如喷嘴处的温度较高、接收板处的温度较低实现了第一次的明胶成胶，同时在打印过程中 UV 照射实现了第二次的原位交联。这种两步交联方法可以减小明胶浓度，以增加其打印性及增加细胞存活率，另外，可降低紫外照射强度，以降低紫外对细胞的伤害提高细胞存活率。利用该方法制备的含细胞支架，其细胞存活率可达到 90%。

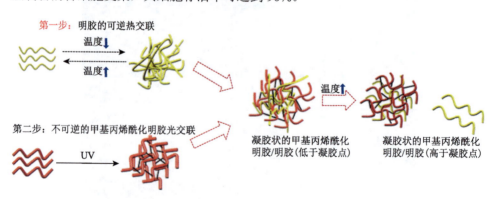

图 14-7　甲基丙烯酰化明胶水凝胶多孔支架 3D 打印原理示意图[80]

控制喷嘴处的温度以调节甲基丙烯酰化明胶/明胶生物墨水的黏度，接收板上的冷却系统可暂时实现明胶变温交联，此外打印过程的 UV 照射可实现生物墨水的光交联

（图片引用经 American Chemical Society 授权）

两步法实现该生物墨水交联原理图如图 14-8 所示。

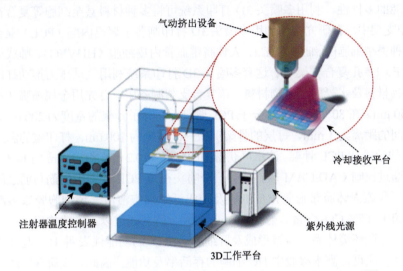

图 14-8　两步法实现甲基丙烯酰化明胶/明胶生物墨水交联原理图[80]

（图片引用经 American Chemical Society 授权）

支架的结构对整个支架的强度及营养物质/代谢产物流通有很大影响，其中支架筋的直径大小对支架孔隙率、强度及层厚有较大影响。溶液黏度、喷嘴处压力、3D 打印速度、喷嘴类型及直径、细胞密度及喷出液滴温度等控制着支架筋的直径大小。基于此，利用生物 3D 打印技术制备了明胶甲基丙烯酰胺水凝胶装载肝细胞（HepG2）多孔支架，并研究了生物 3D 打印成型过程中的工艺参数，如打印速率、喷嘴内管直径、打印过程中温度及打印过程中喷嘴压力等，对明胶甲基丙烯酰胺成胶过程、混入凝胶前驱液中 HepG2 成活率及成型后支架理化性能的影响进行了考察及优化其成型工艺参数。其中，喷嘴类型、喷嘴内管直径及喷嘴压力对肝细胞存活率有较大影响。较高的喷嘴压力降低了肝细胞存活率。在圆柱体形喷嘴中，相比于较小的喷嘴直径，较大的喷嘴直径具有较高的细胞存活率。最高的肝细胞存活率（>97%）出现在低的喷嘴压力（<1 bar）及使用圆锥形喷嘴（直径为 200 μm）情况下，但当喷嘴压力升高时，肝细胞的存活率降低速率大于圆柱体形喷嘴。最后，以肝细胞存活率为指标，在 VA-086 为光引发剂，UV-A 照射的功率为 1800 mJ/cm^2，肝细胞表现出高达 98%的存活率，随后对支架中肝细胞的生物学特性进行了一系列表征。该工作对生物 3D 打印过程中工艺参数对含细胞水凝胶支架性能影响做了比较深入的研究及对比，为后续新型生物 3D 打印技术提供了较好的优化途径。

以上生物 3D 打印高分子支架中 3D 打印机为单喷头，在同一支架中局限于打印单一均匀材料。而多喷头则可在同一支架中打印不同材料以实现支架结构的多样性及功能的多样性。利用多喷头 3D 打印系统可将多种材料甚至细胞等复合在生物3D 打印支架中。有研究工作利用多喷头 3D 打印制备了聚己内酯（PCL）混合胶原装载三种类型细胞[肝细胞（HC）、人体脐带血管内皮细胞（HUVEC）、肺成纤维细胞（HLF）]多孔复合支架[81]。这套多喷头 3D 打印系统利用气动压力推动打印多种固体生物材料及水凝胶类生物材料。该复合支架制备中，首先用金属喷嘴（喷嘴直径为 250 μm）在 80℃下打印高分子 PCL 骨架，高分子骨架的宽度为 200 μm，高分子筋之间的距离为 1 mm，每层的骨架沉积三次高度为 100 μm，打印室的温度维持在 18℃快速冷却 PCL 骨架。该步可获得 10.2 mm×10.2 mm×0.3 mm 的 PCL 骨架。随后，通过控制 CAD/CAM 软件将另一个喷头在该 PCL 骨架中的筋与筋之间打印去端胶原包裹人体脐带血管内皮细胞及肺成纤维细胞溶液。该细胞胶原溶液可在37℃孵箱中（5% CO$_2$ 含量）孵化 30 min 成胶。研究通过以上方式构建了三种细胞三维共培养微环境体系。血管形成及肝细胞（HC）的功能性表明 HC 与非实质细胞特异性反应可提高水凝胶中 HC 细胞的存活率及功能。因此，该研究展现了多细胞相互作用支架在肝脏组织工程中的应用。

近期，报道了一种肝上的单芯片平台用于长期培养三维人体 HepG2/C3A 球状体以评价药物毒性[82]。该生物反应器由多层聚二甲基硅氧烷（PDMS）、聚甲基丙烯酸甲酯（PMMA）及三个连接流体通道的液体腔组成。涂覆了甲基丙烯酸的玻璃片作为底层，水凝胶直接打印在该层上。PDMS 层和玻璃片夹在两层涂覆 PMMA的 PDMS 薄片中，最后用螺钉固定上防止水凝胶等泄漏。通过以上方式制备了肝脏单芯片化平台，该平台可通过生物打印方式将负载肝细胞球状体水凝胶结构直接引入到生物反应器的培养腔体中。在长时间培养中，生物反应器可轻易打开，从而进行细胞生物学评价。15 mmol/L 醋氨酚诱导的肝结构毒性反应显示，其毒性结果与发表的动物实验及其他体外模型结果相似，因此，这种方法为肝上单芯片评价细胞毒性提供了可能。该研究中所提到的生物反应器与生物打印相互配合拓宽了芯片化器官的应用领域，同时该方法为制备高通量药物筛选自动化系统提供了可能。

14.2.2.4 生物 3D 打印高分子材料在心脏组织工程中的应用

类似于芯片化肝脏组织工程，生物 3D 打印在芯片化心脏组织工程中表现出较好的应用前景，例如：以构建类心脏功能组织，用于评价药物的心血管毒性等。利用生物 3D 打印技术可制备具有内皮心肌层的类心脏组织[83]。该研究演示了一种基于生物 3D 打印制备新型杂化支架的策略。基于其前期构建的微流体技术[84]，该微流体技术可将包裹内皮细胞的生物墨水生物打印在微纤维格子中使这些细胞增殖至微纤维的周围以形成连续的内皮层。在当前的研究中，3D 打印内皮化微纤维支架结合精确控制的大尺度各向异性的微纤维结构，将心肌细胞种植在外层使得该结构具备自发的及同步的收缩功能。随后，进一步将其与微流灌注的生物反应器结合以构建芯片化心脏，使该芯片化心脏具备筛选心血管毒性的药物成分功能，最后，作者进一步演示了将芯片化人体内皮化心肌层及该芯片对药物的反应。生物打印墨水由海藻酸盐、明胶甲基丙烯酰胺（GelMA）及光引发剂 I2959 溶解在含 10%胎牛血清（FBS）的 25 mmol/L 4-羟乙基哌嗪乙磺酸（HEPES）溶液中构成。这个组分的生物墨水具备两步交联。在生物打印过程中，海藻酸盐可与 HEPES 缓冲溶液中的 0.3 mol/L 氯化钙发生离子交联，当支架打印后，通过 UV 使得 GelMA 发生进一步更稳定的交联。生物打印过程中，为了避免堵塞，优化了各个组分的比例，其中海藻酸盐的浓度维持在 40 g/L。将内皮细胞直接地打印在微纤维水凝胶支架里，通过内皮细胞在 3D 打印纤维周围迁移以形成一层汇合的内皮层。结合 3D 打印可控的各向异性特点，将心肌细胞种植在 3D 打印含内皮细胞支架中以形成整齐的心肌层，使这种类器官具备自发的及同步的收缩功能。进一步，将该类器官结构嵌入特制的微流控灌注的生物反应器中以实现内皮化心肌层的芯片化以用于心血管毒性评价。最后，该技术能将可诱导性的多功能干细胞转化为心肌细胞以制备内皮化心肌层。

14.2.2.5   生物 3D 打印高分子材料在神经再生工程的应用

利用生物 3D 打印技术打印包含不同器官细胞的生物墨水，可构建不同器官组织工程的支架。两种不同配方的热响应型生物可降解聚亚胺酯高分子（PU1 和 PU2），在不需要任何交联剂的情况下可在 37℃左右成胶，PU 胶的模量可通过合成过程中固体部分的含量来调节使其达到与神经组织相匹配的力学强度。将鼠科神经干细胞包裹在上述热响应型高分子中，利用生物 3D 打印技术构建神经修复型生物 3D 打印支架[85]。

该研究对生物 3D 打印的支架进行了一系列生物学表征，如神经干细胞迁移、在水凝胶中的基因表达及动物体内实验评价。其结果显示，神经干细胞在 25%～30% PU2 水凝胶（约 680～2400 Pa）中具有较好的迁移及分化功能，但在 25%～30% PU1 的水凝胶中则不具备。同时，动物实验结果显示，25%～30% PU2 装载神经干细胞水凝胶可促进斑马鱼胚胎神经损伤的愈合。因此，这种基于新型生物 3D 打印技术的热响应型高分子装载神经干细胞表现出在神经组织工程中的良好应用前景。

生物 3D 打印成为近年来研究的热点，其中水凝胶为生物 3D 打印中最重要的材料之一。水凝胶是组织工程、再生医学及药物递送应用中非常重要的生物材料。水凝胶的应用优势主要得益于水凝胶中大量的水分、有效的传质效率、与自然组织的相似性及可形成不同的形状，但存在力学强度不足等劣势。虽然水凝胶在生物 3D 打印中存在极好的应用前景，但在水凝胶支架中精确调控细胞及信号分子分布依然存在不足，这使得细胞与细胞、细胞与细胞外基质之间的相互作用存在不足。如何充分将工程、材料科学、生物学及生物打印有机结合，并充分利用多学科交叉的综合优势以用于组织工程，有待进一步研究。

生物 3D 打印在实际应用中存在一些技术问题，如很多细胞对周围环境很敏感，如打印过程中的剪切应力的变化会显著影响细胞活性[86]。而且应力的变化主要是由打印过程中打印压力、喷嘴处直径及材料黏度等引起的。生物 3D 打印支架的一个非常重大的挑战是支架的血管化问题，成血管能力直接影响到能否形成正常的再生组织，而如何提高支架的成血管能力也成为其实际应用急需考虑的问题。

14.2.3　生物 3D 打印设备及打印高分子关键问题

生物 3D 打印设备的发展极大地推动了生物 3D 打印技术在类器官及相关领域的应用。图 14-9 为一部分目前常见的 3D 打印设备的实物图。第一款为德国 Envision TEC 的 3D Bioplotter system，该设备为挤压成型，其最大特点为：除了与其他 3D 打印设备类似的将 CAD 模型数据转换为物理对象外，还可将电脑辅助得到的组织工程数据从 3D 模型和患者 CT 数据转换为实体 3D 支架，该设备主要应用于骨组织工程、软组织生物制造、药物释放及器官打印等方面。第二款为 Organovo 的 NovoGen MMX 生物 3D 打印设备，主要打印生物组织，目前该设备主要向大型的药物生产商出售，以用于新药的效能测试。第三款为 RegenHU 的 3D Discovery + Biofactory 设备，该设备由 Switzerland-based RegenHU 公司生产，主要用于商业，该设备可打印两种以上的生物墨水溶液。第四款为俄罗斯 Skolkovo 公司生产的 FABION 3D 打印设备，该设备可打印水凝胶及类器官组织。此外，还有

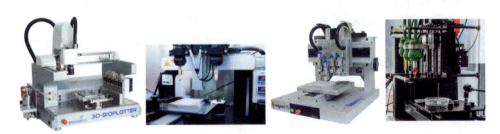

图 14-9　常见的 3D 打印设备

从左至右依次为第一款至第四款［图片来源于：3D Printing Industry （3DPI）］

比较小型的主要打印天然高分子水凝胶的生物 3D 打印设备，如 BioBots BioBot1、CELLINK Inkredible、Advanced Solutions 的 BioAssemblyBot 等，其中前两种以注射器挤出方式打印，后一种为六轴注射器挤出打印。中国也有捷诺飞以及上普等公司推出了不少 3D 打印设备。此外，许多提供小型 3D 打印设备和服务的"大众创业、万众创新"的小微企业推动了增材制造的普及和发展。

生物 3D 打印技术由于具有个性化及可控造等特点，使其成为制备多级仿生组织或器官芯片的有效、经济及常用方法，近年来该技术被广泛关注及研究。生物 3D 打印过程需引入活体细胞、组织或生长因子，因此对生物 3D 打印材料有特殊要求，如应同时满足成型性能要求及为细胞等活性添加物提供存活的温和环境等，这使得只有极少数高分子材料可用于生物 3D 打印，因此新型可生物 3D 打印高分子材料的研发也获得极大关注。由于生物 3D 打印过程中要求被打印液体快速实现向固体的转变且成型环境应较温和，因此在打印过程中液体的液固转变通常以物理交联方式实现，但物理交联通常力学性能较弱。因此，研发一类在较温和环境下实现高分子由液态向固体快速转变型且具备一定力学强度的高分子材料是生物 3D 打印高分子所面临的关键问题。

14.3 生物 3D 打印的局限与发展方向

生物 3D 打印过程中，打印工艺、成胶条件等对生物墨水中细胞的活性影响较大，如何平衡并协同增强 3D 打印可打印性与细胞活性是该领域亟待解决的关键问题之一。如在含细胞的大多数生物 3D 打印方法中，生物墨水打印后需要快速稳定以保持所打印的三维结构，这要求包裹细胞的生物墨水具备较高的黏性或打印后通过外界刺激（如紫外、离子、温度变化等）[84]使生物墨水快速成胶。其中较高黏性的生物墨水在打印过程中会产生较大的剪切应力，从而对所负载细胞的活性造成较大影响。因此在实际过程中，如何平衡生物墨水可打印性与生物墨水中包裹细胞的活性是这类生物 3D 打印面临的亟待解决的问题。另外，生物 3D 打印后的外界刺激通常不能形成规整 3D 打印结构及某些刺激会对细胞活性造成不利影响。而据最新报道，在打印过程中使生物墨水实现原位成胶、在可见光下成胶或在其他比较温和的条件下成胶成为解决该问题较好的选择[87]。图 14-10 为在可见光结合平板印刷术的 3D 打印系统，由于该系统水凝胶在可见光下成型，可极大提高水凝胶前驱体溶液的可打印性及细胞的存活率[88]。

生物 3D 打印旨在打印类组织或类器官三维仿生结构支架，但人体中自然组织或器官具备极其精细的微观结构，而目前所报道的较高效的生物 3D 打印可达

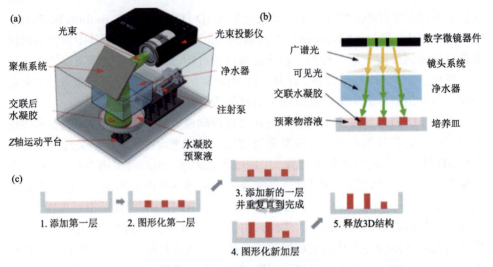

图 14-10 基于可见光立体平板印刷术的生物 3D 打印过程[88]

（a）生物 3D 打印设备的组成；（b）每层打印的成型过程；（c）多层打印过程
（图片引用经 American Chemical Society 授权）

到的最大精度为 20～50 μm 左右，难以达到低于该精度的仿生。如要制备在更微观尺度上的仿生结构，这对生物 3D 打印设备的精度提出了更高要求。

生物 3D 打印后支架通常为水凝胶类材料，虽大多数主要应用于软组织工程，但可生物 3D 打印的生物墨水通常需要快速成型，打印过程中生物墨水的成胶以非共价交联为主，从而使得所打印的水凝胶力学性能偏弱。而如何提高可生物 3D 打印水凝胶的力学强度也是应考虑的问题。

本章简要介绍了生物 3D 打印与生物 3D 打印医用高分子材料。生物 3D 打印中主要介绍了生物 3D 打印技术原理及分类。生物 3D 打印原理与传统 3D 打印原理类似，并在 3D 打印基础上引入活体细胞、组织或生长因子等活性成分。为保证引入物质的功能性，生物 3D 打印过程应在温和环境下进行，这对生物 3D 打印设备及所打印物料提出了全新更高的要求。生物 3D 打印高分子材料中，列出了常用天然高分子、半合成高分子及合成高分子，并根据最新研究进展综述了生物 3D 打印高分子在骨、软骨及其他脏器芯片，如肝脏、心脏及神经等器官或组织中的应用。由于生物 3D 打印的特殊性，成型的材料在温和条件下应具备可 3D 打印性且为活体细胞、组织或生长因子提供温和的环境，因此常用高分子中只有极少数可用于生物 3D 打印，在此基础上还需提供一定的力学强度，这些要求对可生物 3D 打印材料提出了更高要求，也促使着相应新材料的研发。

参 考 文 献

[1]　Mueller B. Additive manufacturing technologies: Rapid prototyping to direct digital manufacturing. Assembly Automation, 2012.

[2]　王小龙, 郁凯, 张殿英. 快速成型技术在骨科中的应用. 中华肩肘外科电子杂志, 2014, (4): 260-262.

[3]　张路, 马晓荣, 詹明坤, 周广东, 韦敏, 祁佐良, 刘伟, 曹谊林. 个性化外鼻形态组织工程支架材料的制作. 中国美容整形外科杂志, 2007, 18(4): 259-261.

[4]　贺超良, 汤朝晖, 田华雨, 陈学思. 3D 打印技术制备生物医用高分子材料的研究进展. 高分子学报, 2013, 52(6): 722-732.

[5]　Jose R R, Rodriquez M J, Dixon T A, Omenetto F G , Kaplan D L. Evolution of bioinks and additive manufacturing technologies for 3D bioprinting. ACS Biomaterials Science & Engineering, 2016, 2(10): 1662-1678.

[6]　Melchels F P W, Domingos M A N, Klein T J, Malda J, Bartolo P J, Hutmacher D W. Additive manufacturing of tissues and organs. Progress in Polymer Science, 2012, 37(8): 1079-1104.

[7]　蔡仁烨. 细胞打印过程中的细胞受损分析. 西安: 西安电子科技大学, 2013.

[8]　周丽宏, 陈自强, 黄国友, 翟晓, 陈咏梅, 徐峰, 卢天健. 细胞打印技术及应用. 中国生物工程杂志, 2010, 30(12): 95-104.

[9]　Murphy S V, Atala A. 3D bioprinting of tissues and organs. Nature Biotechnology, 2014, 32(8): 773-785.

[10]　Ozbolat I T. Bioprinting scale-up tissue and organ constructs for transplantation. Trends in Biotechnology, 2015, 33(7): 395-400.

[11]　Dababneh A B, Ozbolat I T. Bioprinting technology: A current state-of-the-art review. Journal of Manufacturing Science Engineering, 2014, 136(6): 061016.

[12]　Xu T, Gregory C A, Molnar P, Cui X, Jalota S, Bhaduri S B, Boland T. Viability and electrophysiology of neural cell structures generated by the inkjet printing method. Biomaterials, 2006, 27(19): 3580-3588.

[13]　Xu C, Zhang M, Huang Y, Ogale A, Fu J, Markwald R R. Study of droplet formation process during drop-on-demand inkjetting of living cell-laden bioink. Langmuir, 2014, 30(30): 9130-9138.

[14]　Xu C, Chai W, Huang Y, Markwald R R. Scaffold-free inkjet printing of three-dimensional zigzag cellular tubes. Biotechnology and Bioengineering, 2015, 109(12): 3152-3160.

[15]　Christensen K, Xu C, Chai W, Zhang Z, Fu J, Huang Y. Freeform inkjet printing of cellular structures with bifurcations. Biotechnology and Bioengineering, 2015, 112(5): 1047-1055.

[16]　Cui X, Boland T. Human microvasculature fabrication using thermal inkjet printing technology. Biomaterials, 2009, 30(31): 6221-6227.

[17]　Kim J D, Ji S C, Kim B S, Choi Y C, Yong W C. Piezoelectric inkjet printing of polymers: Stem cell patterning on polymer substrates. Polymer, 2010, 51(10): 2147-2154.

[18]　Ozbolat I T, Moncal K K, Gudapati H. Evaluation of bioprinter technologies. Additive Manufacturing, 2016, 12: 179-200.

[19]　Piqué A, Chrisey D B, Auyeung R C Y, Fitz-Gerald J, Wu H D, Mcgill R A, Lakeou S, Wu P K, Nguyen V, Duignan M. A novel laser transfer process for direct writing of electronic and sensor materials. Applied Physics A, 1999, 69(1): S279-S284.

[20] Odde D J, Renn M J. Laser-guided direct writing of living cells. Biotechnology and Bioengineering, 2015, 67(3): 312-318.

[21] Gauvin R, Chen Y C, Jin W L, Soman P, Zorlutuna P, Nichol J W, Bae H, Chen S, Khademhosseini A. Microfabrication of complex porous tissue engineering scaffolds using 3D projection stereolithography. Biomaterials, 2012, 33(15): 3824-3834.

[22] Wang Z, Abdulla R, Parker B, Samanipour R, Ghosh S, Kim K. A simple and high-resolution stereolithography-based 3D bioprinting system using visible light crosslinkable bioinks. Biofabrication, 2015, 7(4): 045009.

[23] Soman P, Jin W L, Phadke A, Varghese S, Chen S. Spatial tuning of negative and positive Poisson's ratio in a multi-layer scaffold. Acta Biomaterialia, 2012, 8(7): 2587-2594.

[24] Vaupoti B, Brezocnik M, Balic J. Use of polyjet technology in manufacture of new product. Journal of Achievement Materials Manufacturing Engineering, 2006, 18(1-2): 319-322.

[25] Wong K V, Hernandez A. A review of additive manufacturing. ISRN Mechanical Engeneering, 2012, (2): 30-38.

[26] Cui X, Breitenkamp K, Finn M G, Lotz M, D'Lima D D. Direct human cartilage repair using three-dimensional bioprinting technology. Tissue Engineering Part A, 2012, 18(11-12): 1304-1312.

[27] Pourchet L J, Thepot A, Albouy M, Courtial E J, Boher A, Blum L J, Marquette C A. Human skin 3D bioprinting using scaffold‐free approach. Advanced Healthcare Materials, 2016, 6(4): 1601101.

[28] Kang H W, Sang J L, Ko I K, Kengla C, Yoo J J, Atala A. A 3D bioprinting system to produce human-scale tissue constructs with structural integrity. Nature Biotechnology, 2016, 34(3): 312-319.

[29] O'Connell C D, Bella C D, Thompson F, Augustine C, Beirne S, Cornock R, Richards C J, Chung J, Gambhir S, Yue Z L, Bourke J, Zhang B B, Taylor A, Quigley A, Kapsa R, Choong P, Wallace G G. Development of the Biopen: A handheld device for surgical printing of adipose stem cells at a chondral wound site. Biofabrication, 2016, 8(1): 015019.

[30] Badylak S F. Decellularized allogeneic and xenogeneic tissue as a bioscaffold for regenerative medicine: Factors that influence the host response. Annals of Biomedical Engineering, 2014, 42(7): 1517-1527.

[31] Fang J, Ye S H, Shankarraman V, Huang Y, Mo X, Wagner W R. Biodegradable poly(ester urethane) urea elastomers with variable amino content for subsequent functionalization with phosphorylcholine. Acta Biomaterialia, 2014, 10(11): 4639-4649.

[32] Farah S, Anderson D G, Langer R. Physical and mechanical properties of PLA, and their functions in widespread applications: A comprehensive review. Advanced Drug Delivery Reviews, 2016, 107: 367-392.

[33] Bracaglia L G, Smith B T, Watson E, Arumugasaamy N, Mikos A G, Fisher J P. 3D printing for the design and fabrication of polymer-based gradient scaffolds. Acta Biomaterialia, 2017, 56: 3-13.

[34] Stanton M M, Samitier J, Sánchez S. Bioprinting of 3D hydrogels. Lab Chip, 2015, 15(15): 3111-3115.

[35] Zorlutuna P, Annabi N, Camci‐Unal G, Nikkhah M, Cha J M, Nichol J W, Manbachi A, Bae H, Chen S, Khademhosseini A. Microfabricated biomaterials for engineering 3D tissues. Advanced Materials, 2012, 24(14): 1782-1804.

[36] Daly A C, Freeman F E, Gonzalezfernandez T, Critchley S E, Nulty J, Kelly D J. 3D bioprinting for cartilage and osteochondral tissue engineering. Advanced Healthcare Materials, 2017, 6(22): 1700298.

[37] Jia J, Richards D J, Yu T, Rodriguez J, Visconti R P, Trusk T C, Yost M J, Yao H, Markwald R R. Engineering alginate as bioink for bioprinting. Acta Biomaterialia, 2014, 10(10): 4323-4331.

[38] Luo C, Xie R, Zhang J, Liu Y, Li Z, Zhang Y, Zhang X, Yuan T, Chen Y, Fan W. Low-temperature threedimensional printing of tissue cartilage engineered with gelatin methacrylamide[J]. Tissue Engineering Part C: Methods, 2020, 26(6): 306-316.

[39] Andreas B, Duarte C D F, Michael W, Sabine N, Benjamin T, Horst F, Willi J D. Biofabrication under fluorocarbon: A novel freeform fabrication technique to generate high aspect ratio tissue-engineered constructs. Bioresearch Open Access, 2013, 2(5): 374-384.

[40] Yeo M G, Lee J S, Chun W, Kim G H. An innovative collagen-based cell-printing method for obtaining human adipose stem cell-laden structures consisting of core-sheath structures for tissue engineering. Biomacromolecules, 2016, 17(4): 1365-1375.

[41] Rodriguez M J, Brown J, Giordano J, Lin S J, Omenetto F G, Kaplan D L. Silk based bioinks for soft tissue reconstruction using 3-dimensional (3D) printing with in vitro and in vivo assessments. Biomaterials, 2017, 117: 105-115.

[42] Jia W, Gungorozkerim P S, Zhang Y S, Yue K, Zhu K, Liu W, Pi Q, Byambaa B, Dokmeci M R, Shin S R. Direct 3D bioprinting of perfusable vascular constructs using a blend bioink. Biomaterials, 2016, 106: 58-68.

[43] Petta D, D'Amora U, Ambrosio L, Grijpma D W, Eglin D, D'Este M. Hyaluronic acid as a bioink for extrusionbased 3D printing. Biofabrication, 2020, 12(3): 032001.

[44] Wang X F, Song Y, Liu Y S, Sun Y C, Wang Y G, Wang Y, Lyu P J. Osteogenic differentiation of three-dimensional bioprinted constructs consisting of human adipose-derived stem cells in vitro and in vivo. PloS One, 2016, 11(6): e0157214.

[45] Du M, Chen B, Meng Q, Liu S, Zheng X, Zhang C, Wang H, Li H, Wang N, Dai J. 3D bioprinting of BMSC-laden methacrylamide gelatin scaffolds with CBD-BMP2-collagen microfibers. Biofabrication, 2015, 7(4): 044104.

[46] Wang X, Tolba E, Schröder H C, Neufurth M, Feng Q, Diehlseifert B, Müller W E G. Effect of bioglass on growth and biomineralization of SaOS-2 cells in hydrogel after 3D cell bioprinting. Plos One, 2014, 9(11): e112497.

[47] Sart S, Agathos S N, Li Y. Engineering stem cell fate with biochemical and biomechanical properties of microcarriers. Biotechnology Progress, 2013, 29(6): 1354-1366.

[48] Martínez-Vázquez F J, Cabañas M V, Paris J L, Lozano D, Vallet-Regí M. Fabrication of novel Si-doped hydroxyapatite/gelatine scaffolds by rapid prototyping for drug delivery and bone regeneration. Acta Biomaterialia, 2015, 15: 200-209.

[49] Sawkins M J, Mistry P, Brown B N, Shakesheff K M, Bonassar L J, Yang J. Cell and protein compatible 3D bioprinting of mechanically strong constructs for bone repair. Biofabrication, 2015, 7(3): 035004.

[50] Ge Z, Wang L, Heng B C, Tian X F, Lu K, Tai W F V, Jin F Y, Cao T, Tan E. Proliferation and differentiation of human osteoblasts within 3D printed poly-lactic-co-glycolic acid scaffolds. Journal of Biomaterials Applications, 2009, 23(6): 533-547.

[51] Holmes B, Bulusu K, Plesniak M, Zhang L G. A synergistic approach to the design, fabrication and evaluation of 3D printed micro and nano featured scaffolds for vascularized bone tissue repair. Nanotechnology, 2016, 27(6): 064001.

[52] Lee S J, Lee D, Yoon T R, Kim H K, Jo H H, Park J S, Lee J H, Kim W D, Kwon I K, Park S A. Surface modification of 3D-printed porous scaffolds via mussel-inspired polydopamine and effective immobilization of rhBMP-2 to promote osteogenic differentiation for bone tissue engineering. Acta Biomaterialia, 2016, 40: 182-191.

[53] Shim J H, Yoon M C, Jeong C M, Jang J, Jeong S I, Cho D W, Huh J B. Efficacy of rhBMP-2 loaded PCL/PLGA/β-TCP guided bone regeneration membrane fabricated by 3D printing technology for reconstruction of calvaria defects in rabbit. Biomedical Materials, 2014, 9(6): 065006.

[54] Bose S, Vahabzadeh S, Bandyopadhyay A. Bone tissue engineering using 3D printing. Materials Today, 2013, 16(12): 496-504.

[55] Crane G M, Ishaug S L, Mikos A G. Bone tissue engineering. Nature Medicine, 1995, 1(12): 1322.

[56] Butscher A, Bohner M, Hofmann S, Gauckler L, Müller R. Structural and material approaches to bone tissue engineering in powder-based three-dimensional printing. Acta Biomaterialia, 2011, 7(3): 907-920.

[57] Kruth J P, Leu M C, Nakagawa T. Progress in additive manufacturing and rapid prototyping. CIRP Annals, 1998, 47(2): 525-540.

[58] Mannoor M S, Jiang Z, James T, Kong Y L, Malatesta K A, Soboyejo W O, Verma N, Gracias D H, Mcalpine M C. 3D Printed bionic ears. Nano Letters, 2013, 13(6): 2634-2639.

[59] Moussa S, Carrel J M, Scherrer S, Cattani-Lorente M, Wiskott A, Durual S. Medium-term function of a 3D printed TCP/HA structure as a new osteoconductive scaffold for vertical bone augmentation: A simulation by BMP-2 activation. Materials, 2015, 8(5): 2174-2190.

[60] Gao L, Li C, Chen F, Liu C. Fabrication and characterization of toughness-enhanced scaffolds comprising β-TCP/POC using the freeform fabrication system with micro-droplet jetting. Biomedical Materials, 2015, 10(3): 035009.

[61] Ma R, Lai Y X, Li L, Tan H L, Wang J L, Li Y, Tang T T, Qin L. Bacterial inhibition potential of 3D rapid-prototyped magnesium-based porous composite scaffolds: An in vitro efficacy study. Scientific Reports, 2015, 5: 13775.

[62] Nune K C, Misra R, Gai X, Li S J, Hao Y L. Surface nanotopography-induced favorable modulation of bioactivity and osteoconductive potential of anodized 3D printed Ti-6Al-4V alloy mesh structure. Journal of Biomaterials Applications, 2017, 32(8): 1032-1048.

[63] Inzana J A, Olvera D, Fuller S M, Kelly J P, Graeve O A, Schwarz E M, Kates S L, Awad H A. 3D printing of composite calcium phosphate and collagen scaffolds for bone regeneration. Biomaterials, 2014, 35(13): 4026-4034.

[64] Serra T, Ortiz-Hernandez M, Engel E, Planell J A, Navarro M. Relevance of PEG in PLA-based blends for tissue engineering 3D-printed scaffolds. Materials Science & Engineering C: Materials for Biological Applications, 2014, 38(1): 55-62.

[65] Feng C, Zhang W, Deng C, Li G, Chang J, Zhang Z, Jiang X, Wu C. 3D printing of lotus root-like biomimetic materials for cell delivery and tissue regeneration. Advanced Sciences, 2017, 4(12): 1700401.

[66] Lai Y, Cao H, Wang X, Chen S, Zhang M, Wang N, Yao Z, Dai Y, Xie X, Zhang P. Porous composite scaffold incorporating osteogenic phytomolecule icariin for promoting skeletal regeneration in challenging osteonecrotic bone in rabbits. Biomaterials, 2018, 153: 1-13.

[67] Zhai X, Ruan C, Ma Y, Cheng D, Wu M, Liu W, Zhao X, Pan H, Lu W W. 3D‐bioprinted osteoblast-laden nanocomposite hydrogel constructs with induced microenvironments promote cell viability, differentiation, and osteogenesis both in vitro and in vivo. Advanced Sciences, 2017, 5(3): 1700550.

[68] Jin Z, Li Y, Yu K, Liu L, Fu J, Yao X, Zhang A, He Y. 3D printing of physical organ models: Recent developments and challenges. Advanced Science, 2021, 8(17): 2101394.

[69]　Goyanes A, Det-Amornrat U, Wang J, Basit A W, Gaisford S. 3D Scanning and 3D printing as innovative technologies for fabricating personalized topical drug delivery systems. Journal of Controlled Release, 2016, 234: 41-48.

[70]　Thomas D J, Azmi M, Tehrani Z. 3D additive manufacture of oral and maxillofacial surgical models for preoperative planning. International Journal of Advanced Manufacturing Technology, 2014, 71(9-12): 1643-1651.

[71]　Markstedt K, Mantas A, Tournier I, Ávila H M, Hägg D, Gatenholm P. 3D Bioprinting human chondrocytes with nanocellulose-alginate bioink for cartilage tissue engineering applications. Biomacromolecules, 2015, 16(5): 1489-1496.

[72]　Naumann A, Aigner J, Staudenmaier R, Seemann M, Bruening R, Englmeier K H, Kadegge G, Pavesio A, Kastenbauer E, Berghaus A. Clinical aspects and strategy for biomaterial engineering of an auricle based on three-dimensional stereolithography. European Archives of Oto-rhino-Laryngology, 2003, 260(10): 568-575.

[73]　Fedorovich N E, Schuurman W, Wijnberg H M, Prins H J, Weeren P R, Malda J, Alblas J, Dhert W J. Biofabrication of osteochondral tissue equivalents by printing topologically defined, cell-laden hydrogel scaffolds. Tissue Engineering Part C: Methods, 2012, 18(1): 33-44.

[74]　Rhee S, Puetzer J L, Mason B N, Reinhartking C A, Bonassar L J. 3D bioprinting of spatially heterogeneous collagen constructs for cartilage tissue engineering. ACS Biomaterials Science & Engineering, 2016, 2(10): 1800-1805.

[75]　Costantini M, Idaszek J, Szöke K, Jaroszewicz J, Dentini M, Barbetta A, Brinchmann J E, Święszkowski W. 3D Bioprinting of BM-MSCs-loaded ECM biomimetic hydrogels for *in vitro* neocartilage formation. Biofabrication, 2016, 8(3): 035002.

[76]　Schuurman W, Levett P A, Pot M W, Van P W, Dhert W J, Hutmacher D W, Melchels F P, Klein T J, Malda J. Gelatin-methacrylamide hydrogels as potential biomaterials for fabrication of tissue-engineered cartilage constructs. Macromolecular Bioscience, 2013, 13(5): 551-561.

[77]　Abbadessa A, Mouser V H M, Blokzijl M M, Gawlitta D, Dhert W J A, Hennink W E, Malda J, Vermonden T. A synthetic thermosensitive hydrogel for cartilage bioprinting and its biofunctionalization with polysaccharides. Biomacromolecules, 2016, 17(6): 2137-2147.

[78]　Billiet T, Gevaert T, Schryver D T, Cornelissen M, Dubruel P. The 3D printing of gelatin methacrylamide cell-laden tissue-engineered constructs with high cell viability. Biomaterials, 2014, 35: 49-62.

[79]　Bulcke A I V, Bogdanov B, Rooze N D, Schacht E H, Cornelissen M, Berghmans H. Structural and rheological properties of methacrylamide modified gelatin hydrogels. Biomacromolecules, 2000, 1(1): 31-38.

[80]　Yin J, Yan M, Wang Y, Fu J, Suo H. 3D bioprinting of low concentration cell-laden gelatin methacrylate (GelMA) bioinks with two-step crosslinking strategy. ACS Applied Materials & Interfaces, 2018, 10(8): 6849-6857.

[81]　Lee J W, Choi Y J, Yong W J, Pati F, Shim J H, Kang K S, Kang I H, Park J, Cho D W. Development of a 3D cell printed construct considering angiogenesis for liver tissue engineering. Biofabrication, 2016, 8(1): 015007.

[82]　Nupura S B, Vijayan M, Solange M, Ali T, Masoumeh G, Mario M, Qi L, Zhang Y S, Ryon S S, Giovanni C, Nasim A, Thomas D S, Colin E B, Anthony A, Mehmet R D, Khademhosseini A. A liver-on-a-chip platform with bioprinted hepatic spheroids. Biofabrication, 2016, 8(1): 014101.

[83]　Zhang Y S, Arneri A, Bersini S, Shin S R, Zhu K, Goli-Malekabadi Z, Aleman J, Colosi C, Busignani F, Dell'Erba V, Bishop C, Shupe T, Demarchi D, Moretti M, Rasponi M, Dokmeci M R, Atala A, Khademhosseini A. Bioprinting 3D microfibrous scaffolds for engineering endothelialized myocardium and heart-on-a-chip,

Biomaterials, 2016, 110: 45-59.

[84] Colosi C, Shin S R, Manoharan V, Massa S, Costantini M, Barbetta A, Dokmeci M R, Dentini M, Khademhosseini A. Microfluidic bioprinting of heterogeneous 3D tissue constructs using low-viscosity bioink. Advanced Materials, 2016, 28(4): 677-684.

[85] Hsieh F Y, Lin H H, Hsu S H. 3D bioprinting of neural stem cell-laden thermoresponsive biodegradable polyurethane hydrogel and potential in central nervous system repair. Biomaterials, 2015, 71: 48-57.

[86] Blaeser A, Duarte C D F, Puster U, Richtering W, Stevens M M, Fischer H. Controlling shear stress in 3D bioprinting is a key factor to balance printing resolution and stem cell integrity. Advanced Healthcare Materials, 2016, 5(3): 326-333.

[87] Ouyang L, Highley C B, Sun W, Burdick J A. A generalizable strategy for the 3D bioprinting of hydrogels from nonviscous photo-crosslinkable inks. Advanced Materials, 2017, 29(8): 1604983.

[88] Wang Z, Kumar H, Tian Z, Jin X, Holzman J F, Menard F, Kim K. Visible light photoinitiation of cell adhesive gelatin methacryloyl hydrogels for stereolithography 3D bioprinting. ACS Applied Materials & Interfaces, 2018, 10(32): 26859-26869.

（赖毓霄　陈英奇　李　龙　李彩荣　秦　岭）

第15章

软骨再生修复高分子材料

摘要： 关节软骨缺损是临床常见的疾病。由于关节软骨无血管、细胞数量少等特点，受损的软骨组织自我修复能力十分有限，关节软骨损伤的修复长期以来一直是临床面临的难题，至今仍然没有理想的再生修复治疗手段，往往导致关节功能障碍，严重影响患者生活质量，并给社会带来沉重负担。近年来，随着组织工程和再生医疗技术的发展，具有优良生物活性和适宜力学性能、孔隙结构可控的软骨修复材料为软骨缺损的再生修复带来了新的希望。本章分析了关节软骨缺损及其治疗的特点及现状，总结了近年来用于软骨缺损修复的天然高分子材料和合成高分子材料的主要类型及其合成制备、加工工艺的发展，介绍了可控制材料微纳结构和梯度结构的新型制备工艺，分析了材料微环境中影响软骨缺损细胞行为及组织再生的关键因素，并在此基础上探讨了软骨-骨复合缺损的修复难点和再生修复支架设计思路，通过对现阶段产品特点和临床效果的总结和分析，对软骨再生修复材料未来的发展进行了展望。

Abstract: Articular cartilage defects are common joint diseases. Due to the lack of blood supply and only a few cell amount, the articular cartilage has, once damaged, very limited self-regeneration ability. Therefore, it has been a clinical challenge to repair the articular cartilage defects, which eventually leads to joint dysfunction, impairs the life quality of patients, and brings heavy burdens to society. Recently, with the development of tissue engineering and regenerative medicine, biomaterials with proper bioactivity, tailored mechanical properties, and well-controlled porous structures have emerged and brought potential therapies for articular cartilage regeneration. In this chapter, we summarize the characteristics and current status of articular cartilage defects and clinic treatment approaches, introduce the recent development in design, synthesis, and fabrication of biomaterials with complex gradient and micro-nano structures for articular cartilage regeneration. Critical properties in the material microenvironment that modulate cell behavior and tissue regeneration in cartilage defects are elaborated. Moreover, the difficulties in osteochondral defects regeneration, and the design concept of scaffolds for osteochondral regeneration are discussed. Based on the summary and analysis of current products and therapies, future development of cartilage regenerating and reparative biomaterials is prospected.

15.1 关节软骨缺损及其治疗

关节软骨是位于关节表面的致密结缔组织，其底端附着在关节端的骨质上，上端朝向关节面，依据人体不同部位的关节，其厚度大约为 1～7 mm，是关节的重要组成部分，在关节活动时具有十分重要的作用。它的表面光滑，摩擦性能优良，可缓冲运动时的震动，具有非常精细和科学的结构，以适应复杂而严苛的关节功能需要（图 15-1）。

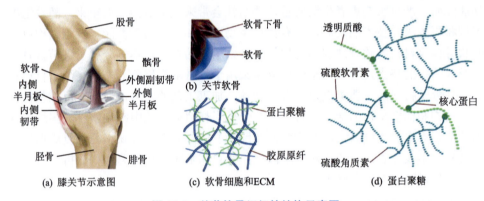

图 15-1　关节软骨组织的结构示意图

15.1.1　关节软骨的生理功能及结构特点

关节是与人的活动相关的最重要生理结构[1]，而关节正常功能离不开关节软骨的作用，其主要的生理功能体现在以下几个方面：①力学承载作用。软骨将关节承载的应力均匀分布到整个关节面，使关节能最大限度地承受力学负荷，保护关节不易损伤。②力学缓冲作用。关节软骨具有较好的弹性，在运动时能够产生一定的变形，吸收和缓冲关节受到冲击。③润滑作用。关节软骨表面非常光滑，以保证运动灵活，而且使关节面不易磨损[图 15-1（a）]。

软骨组织分为透明软骨、弹性软骨和纤维软骨几种不同类型。关节软骨为透明软骨组织，表面光滑，有光泽，具有精密的特殊组成和结构，以适应承载、缓冲和润滑等生理功能的需要[图 15-1（b）]。成熟的软骨由大量比较致密的细胞外基质（extracellular matrix，ECM）和少量的软骨细胞构成[图 15-1（c）]，形成具有较好弹性、可承受一定负荷的结缔组织[2-3]。透明软骨的细胞外基质呈透明状，其主要化学成分是以长链透明质酸分子与蛋白多糖侧链构成的蛋白聚糖，由核心蛋白结合硫酸软骨素、硫酸角质素侧链，形成刷子状的大分子网络结构，在其中包含大量的结合水和电解质，并与Ⅱ型胶原形成的胶原原纤缠绕结合，形成富有弹性的软骨基质[图 15-1（d）]。ECM 是构成软骨的主要部分，同时也为软骨细胞的连接、支持和保护等提供物理空间，全面地影响细胞的基本生命活动及生物功能[4]。具体来说，ECM 对细胞的影响主要体现在以下几个方面：①不同的 ECM 对细胞的存活、增殖、生长和死亡有着不同的影响；②ECM 在细胞之间形成网络，通过细胞与基质之间的黏附和信号传递及力学作用，维持软骨细胞的特有形态，并保持软骨的分化表型稳定；③通过 ECM 中透明质酸成分与细胞的结合，控制细胞的迁移和增殖行为。总之，ECM 通过与细胞间的信号转导对细胞的形貌，以及代谢、迁移、增殖和分化等功能进行调控，使软骨组织中的细胞维持特殊表型的表达。其中软骨特殊的 ECM 成分，如Ⅱ型胶原和糖胺多糖具有重要的作用[2]。

软骨细胞具有分泌基质和Ⅱ型胶原纤维的功能，并维持关节软骨的正常代谢。在关节软骨中，软骨细胞被富含Ⅵ型胶原和硫酸软骨素的细胞周基质（paracellular matrix，PCM）所包裹，形成称为"软骨陷窝"的小腔，分散在 ECM 中。从关节面到关节骨质方向，软骨细胞逐渐由扁平状过渡到椭球或球形，构成浅表层、中层、深层和钙化层的不同层次，以适应不同的力学环境，但各层之间并无清晰的界面，而是连续性地过渡[1]。浅表层承载表面的剪切应力和表面摩擦，中层和深层逐渐形成放射状纤维排列，适应承受压缩负荷。钙化层是关节软骨和软骨下骨质结合的部分，通过凹凸不平上下表面形成关节软骨和软骨下骨的紧密接合。

关节软骨内没有血管，其营养成分的代谢主要通过关节运动中软骨所受到的挤压作用而与关节液产生交换。由于 ECM 含有丰富的水分，易于营养物质和代谢产物的渗透，因此深层的软骨细胞也能获得良好的生长环境。由于关节软骨的这种代谢必须在循环荷载的压力刺激下进行，因此外界力学环境对于关节软骨正常结构和软骨细胞表型等起着重要的作用。而且研究发现，力学刺激对于软骨细胞的表型维持和分泌功能也起有很大影响。

15.1.2　关节软骨的缺损及其临床治疗

如果关节软骨损伤没有得到及时的治疗，将导致如关节或周围组织积液在内的关节炎症状，严重影响到患者的运动能力和生活质量，并可能进一步导致肢体残障。然而，关节软骨损伤的修复长期以来一直是临床面临的难题。尽管基础和临床医学专家们开发了各种不同的手段来治疗关节软骨的病变，但仍然没有理想的再生修复治疗手段。事实上，关节软骨自我修复能力低下的特性是与其结构特点密切相关的。如前所述，关节软骨没有血管和淋巴等脉管系统，而且软骨细胞包裹在较为致密的 ECM 中，其分裂和增殖能力低，迁移能力很弱。因此，一旦出现损伤，致密的 ECM 限制了周围细胞向损伤部位的迁移，导致损伤部位缺乏能够特异性分泌软骨 ECM 的细胞来源和充分的营养供给，使得局部的细胞外基质降解速度大于其合成速度，因此即使是很小的软骨缺损，也很难形成再生修复组织，其进行性损伤破坏不可避免，并进而引起关节骨化，导致骨关节炎[5-6]。

目前临床对关节软骨的缺损，早期一般采用保守治疗措施。随着关节镜手术技术的发展，关节腔内清理和灌洗术、关节削磨成形术等对于部分缓解症状、减轻疼痛取得了一定短期疗效。软骨下骨钻孔、微骨折手术技术使软骨下骨髓迁移到软骨层的缺损部位，并形成缺损部位的修复，但由于形成的新生软骨是纤维软骨组织，其机械性能和耐磨性均远逊于正常的透明软骨组织，因此通常会在术后 18～24 个月发生退化，不能长期维持关节功能，而且还可能导致受损区域组织的退行性病变加速，远期临床效果不理想。自体或异体软骨组织移植技术在修复效果方面有比较满意的报道，但由于移植组织的来源、供区二次损伤以及手术技术的复杂性，导致临床推广的困难。因此，关节软骨缺损的修复长期以来一直受全世界医学工作者的关注。

近年来，基于再生医疗原理的关节软骨再生技术得到快速发展。早期的软骨组织再生修复技术，如自体软骨细胞移植（autologous chondrocyte implantation，ACI），是基于软骨细胞的软骨修复技术，首先通过一次手术获取自体软骨细胞，并在体外经扩增培养到足够数量。二次手术时用自体骨膜覆盖软骨缺损部位，将软骨细胞悬液注入封闭的缺损区域[7]。但是体外二维培养的软骨细胞易于去分化为成纤维细胞，而且软骨细胞悬液注射无法保证软骨三维结构的完整填充和构建。而基质诱导的自体软骨细胞移植（matrix-induced autologous chondrocyte implantation，MACI）是将软骨细胞播种在生物材料制成的膜上进行培养，一定程度上避免了ACI 的各种不足，使治疗效果得以提升[7-9]。

Wakitani 等在 20 世纪 80 年代，用胶原水凝胶对软骨细胞进行包埋，通过三维培养，获得了形态和功能更为良好的体外培养软骨[10]。2002 年，日本岛根医科大学的 Ochi 等开展了胶原凝胶包埋自体软骨细胞体外培养组织修复股骨髁或髌骨关节面软骨损伤的临床研究。Pavesi 等用透明质酸三维支架负载自体软骨细胞，并对 600 例关节软骨缺损患者进行治疗，获得良好的效果，缺损区域的修复组织主要呈透明样软骨组织。这些研究提示，生物材料构成的三维微环境对于保持软骨细胞的表型、抑制其纤维化和骨化等具有重要作用。

干细胞是最近备受关注的软骨再生细胞来源。研究表明骨髓、肌肉、脂肪、骨膜及软骨膜等来源的一类组织干细胞——间充质干细胞（MSC），均具有在一定条件下分化为软骨细胞的潜能[11, 12]。其中，骨髓来源的间充质干细胞，又称骨髓基质干细胞（bone marrow-derived stromal cell，BMSC），在一定条件下可分化形成骨、软骨、肌肉、肌腱、脂肪及骨髓基质等多种结缔组织，在机体受到损伤时，是体内主要的修复细胞。由于其易于分离、纯化和扩增，具有较强的增殖能力，便于自体移植等优点，已经成为目前关节软骨再生研究中的重要部分[7, 13]。BMSC 的软骨分化可采用转化生长因子 β（transforming growth factor beta，TGF-β）、骨形态发生蛋白（bone morphogenetic protein，BMP）等生物大分子激活和调控细胞内成软骨相关因子表达，也可采用生物因子基因转染方法诱导 BMSC 的软骨分化，也有研究报道表明，未添加生长因子、未修饰过的 BMSC 与支架材料复合后，在关节软骨缺损部位分化为软骨细胞，并修复缺损组织[14-16]。无论是哪种方式诱导的 BMSC 软骨分化，都需要由生物材料构成的可诱导软骨形成的微环境[17, 18]。

15.1.3　关节软骨再生修复高分子材料

由于关节软骨组织几乎不含无机成分，用于软骨再生修复生物材料主要是可降解、可吸收的高分子材料，按照其形态划分，包括固态多孔材料和水凝胶材料两大类。多孔材料一般包括蜂巢状、网孔状、海绵状、纤维状等，具有易于成型、强度较好、降解速率可控等优点。水凝胶材料是高度含水的三维高分子网络，可对细胞进行包裹，使得细胞存活于三维的环境中，更为接近正常软骨细胞的生长环境，从而为细胞的黏附、增殖和特异性分化，以及软骨细胞的表型提供良好的场所。

三维支架材料为细胞附着生长和代谢提供了物理空间和场所，可以容纳细胞、细胞产物和细胞外基质，而且直接影响所形成的组织形态和功能。作为软骨再生修复的高分子材料，不但需要具有良好的生物相容性、无毒、不引起炎性反应和机体的免疫性、可降解吸收、具有可控的其降解速率，以及良好的力学特性，并且应该具有促进细胞黏附、增殖、分化等生物功能，促进再生的关节软骨修复组织的形成，并保持正常透明软骨的形态。

15.2　用于软骨再生修复的天然高分子材料

天然软骨细胞外基质主要由 Ⅱ 型胶原和大量蛋白多糖网络构成，包括多种透明质酸、硫酸软骨素等多糖和纤维连接蛋白、层粘连蛋白等蛋白质成分[2]。因此，以天然高分子为基础原料仿生构建软骨再生修复材料是长期受到关注的研究重点和热点之一。

15.2.1 基于蛋白质的软骨再生修复材料

蛋白质类天然材料由于具有良好的生物相容性和生物可降解性而受到长期和广泛的关注；但是，这类材料由于力学性能较差、稳定性不足，且某些材料还受来源有限的困扰，使得蛋白质基软骨再生修复材料的应用受到明显限制。随着蛋白质制备技术的逐步成熟，以及新兴支架制备技术、干细胞技术等的涌现，蛋白质基生物医用材料在组织再生领域又迎来了新的机遇与挑战[19, 20]。

15.2.1.1 胶原

胶原是各种结缔组织中的主要结构性蛋白，是生物体中含量最高的蛋白质，约占人体总蛋白含量的35%。作为主要的细胞外基质成分，胶原约占成人关节软骨干重的三分之二[21]。虽然关节软骨中的胶原主要为Ⅱ型胶原，但是在软骨再生修复材料的研发与应用中并不局限于Ⅱ型胶原，动物源Ⅰ型胶原、Ⅱ型胶原在动物实验研究或临床试验研究中都展现出各自的特性，具有良好的软骨再生修复潜力。另外，最新研究也表明其他不同类型胶原在软骨再生过程中也发挥积极作用。

1. Ⅰ型胶原

Ⅰ型胶原具有独特的结构特征（图15-2），广泛存在于皮肤、肌腱等组织，含量高而相对易于制备纯化，同时具有优良的生物相容性、生物可降解性和生物活性，因此在组织工程发展的几十年里受到研究重视，同时也取得了一定的成果。

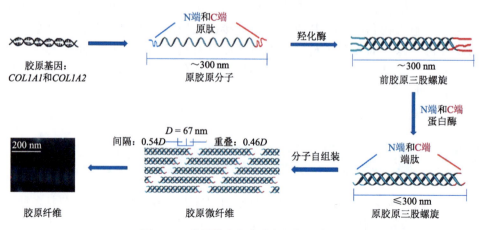

图 15-2 胶原的生物合成与结构示意图

生物医用材料研究和应用中最常见且已成功商品化的胶原产品主要是陆生哺乳动物源 I 型胶原。传统组织工程方法是利用体外培养技术，在有/无胶原基质辅助的情况下，扩增患者自身的软骨细胞，再回植到患者软骨缺损部位实现组织修复。这种自体软骨细胞移植（ACI）技术和基质诱导的自体软骨细胞移植（MACI）技术已经在临床上成功应用并有长期的跟踪观察。有研究者对传统的微骨折技术和 ACI 修复全层软骨缺损的临床效果进行跟踪比较，结果认为两种技术的短期临床效果都可以接受；在两年的观察期内，大体观和组织学分析结果上并没有显著差异，且组织学结果与临床效果上并没有直接关联[22]。长期观察也发现这两种技术的临床效果没有显著性差异，而采用 ACI 技术治疗的患者有较高的比例出现骨关节炎症状[23]。另有研究者对 ACI 和 MACI 的临床效果进行了比较，结果认为两者的临床结果、关节镜下观察和组织学分析都无显著性差异，长期效果有待于进一步观察[24]。导致软骨细胞移植术临床应用效果不理想的原因较多，其中一个重要原因就是软骨细胞经体外培养扩增后容易肥大化、丧失功能表型。虽然有研究对 ACI 和 MACI 技术进行优化完善，但目前还没有取得良好的临床应用效果或扩大推广。

纯胶原支架材料用于软骨的再生修复面临巨大的挑战与困难：一方面纯胶原支架力学性能较弱，难以与天然软骨的强度相匹配；另一方面纯胶原支架在体内易受各种酶的作用而降解，难以维持缺损部位的修复效果。因此，针对纯胶原支架材料的研究策略有两个主要方面：一个是充分发挥胶原有利于细胞黏附、增殖等良好的生物相容性特点，通过调控胶原支架的性能使负载的细胞能快速黏附、增殖并实现功能表达，在尽量短的周期内重构细胞外基质网络结构，逐步实现软骨的再生修复；另一个是通过适当的交联与改性，增强胶原支架的力学性能，或者通过添加生长因子、药物等方式调控细胞的行为，最终实现软骨的再生修复。

随着干细胞提取与应用技术的逐步成熟，有研究者利用患者自身的干细胞直接与胶原水凝胶材料复合用于软骨缺损的再生修复，取得了较好的效果。国家生物医学材料工程技术研究中心、四川大学生物材料工程研究中心多年前就开展 I 型胶原水凝胶在软骨再生修复方面的研究，将骨髓间充质干细胞包裹于胶原水凝胶后在不添加外源性生长因子的条件下，经体内植入和体外培养后都观察到类软骨组织的形成[25, 26]，同时对新生组织的免疫学性能也进行了研究[27, 28]。近几年，该团队继续深入开展胶原基水凝胶材料用于软骨再生修复的研究与应用。例如，制备负载细胞的胶原微球水凝胶加快了细胞的分化与功能表达，促进了类软骨组织的形成[29, 30]，也对胶原水凝胶的免疫调控作用等进行深入研究和探讨[2, 31]，同时也通过胶原改性、交联以及细胞来源等途径研究材料学因素对干细胞分化的影响与调控机制[32-35]，目前的研究成果表明该材料体系和应用方式具有良好的临床前景（图 15-3）。

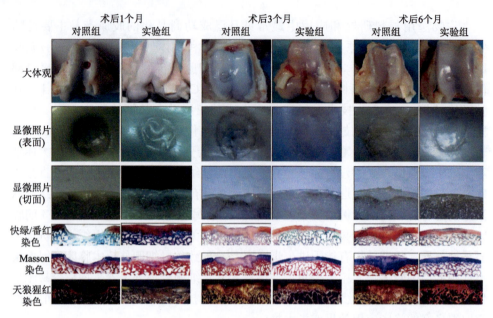

图 15-3　Ⅰ型胶原水凝胶复合骨髓间充质干细胞修复贵州小香猪关节软骨缺损

　　德国研究人员在牛关节滑车沟取软骨制备软骨环，通过植入Ⅰ型胶原水凝胶进行软骨体外修复分析，培养 12 周过程中植入物的拔出力明显增加，验证胶原水凝胶在初期可以实现软骨的再生修复，且与周围的宿主软骨有良好的横向结合[36]。意大利研究人员用Ⅰ型胶原制备水凝胶并经过适当的化学交联，在不负载细胞的情况下，在动物皮下植入后可以诱导宿主细胞成软骨分化，也验证胶原水凝胶的诱导作用和应用潜力[37]；同时，该研究团队还将Ⅰ型胶原支架与掺镁羟基磷灰石复合构建双层支架，通过体内外临床前研究进行骨软骨的一体化修复[38]。浙江大学的研究团队利用Ⅰ型胶原海绵支架负载基质细胞衍生因子（SDF-1）可以有效促进非全层软骨缺损的修复[39]。

　　2. Ⅱ型胶原

　　Ⅱ型胶原作为天然软骨中的主要成分，一直以来是软骨再生修复材料的主要研究对象之一：20 世纪八九十年代用口服Ⅱ型胶原方式治疗风湿性关节炎[40-42]，到 2000 年左右以组织工程手段研究Ⅱ型胶原作为软骨细胞或干细胞支架材料的作用与价值[43, 44]。经过近三十年的发展，以Ⅱ型胶原为主要原料制备组织工程支架用于软骨缺损修复的手段和方式也变得多元化，如采用传统方法制备的海绵[45, 46]、水凝胶[43, 47]，或者采用静电纺丝技术制备的支架材料[48-50]等。

　　然而，由于Ⅱ型胶原与Ⅰ型胶原存在组成与结构上的细微差异，导致Ⅱ型胶原的研发与应用并没有Ⅰ型胶原那么广泛，原因之一在于Ⅱ型胶原自组装成纤以及进一步成胶的能力较弱，力学性能也更弱[51-53]；另一个原因是Ⅱ型胶原与Ⅰ型胶原引起的细胞反应可能有所差异，如有研究表明凝胶中的不同类型胶原通过与软骨细胞的相互作用影响了凝胶的收缩、基质金属蛋白酶的分泌以及进一步对基质的降解作用[54]。因此，近几年的研究内容主要是采用新方法对Ⅱ型胶原支架进行适度的化学改性，或者采用复合、杂化的技术路线构建复合/杂化材料，克服纯Ⅱ型胶原力学性能较差而难以应用的问题。

在化学改性与交联方面，研究人员做了大量的尝试，如常见的交联剂戊二醛、碳化二亚胺[55]等，还有京尼平[56,57]等。四川大学研究人员对Ⅱ型胶原进行了适度的化学改性，向胶原分子中引入光敏基团，从而通过光交联方法制备纯Ⅱ型胶原的支架材料，可以诱导骨髓间充质干细胞成软骨分化[58]。芬兰研究人员采用新型多臂多官能团高分子——聚乙二醇醚戊二酸四辛酰酯作为Ⅱ型胶原的交联剂，构建了可注射的水凝胶体系作为细胞载体应用于软骨组织工程[59]。

在支架制备的新技术与方法方面，除了静电纺技术继续改进完善以外，新的纺织技术以及增材制造技术也开始见诸报道。东华大学研究人员利用无纺布编织技术制备Ⅱ型胶原支架材料，生物相容性良好且具备与天然关节软骨类似的力学性能[60]。第三军医大学的研究人员利用 3D 打印技术直接打印Ⅱ型胶原与软骨细胞的复合物，并且通过控制细胞密度梯度分布实现具有层次差异的工程化软骨材料，其组成与结构的协调作用能获得最佳的生物学效应[61]。

3. 其他胶原

作为植入器械起始原料或主要成分的胶原大多都是陆生哺乳动物源，其中绝大多数是从猪、牛的皮肤、肌腱等组织中提取的。然而，动物携带的一些病毒、细菌可能会引起人的重大疾病，如疯牛病病毒等，而胶原独特的组成与结构对于温度、射线、化学因素都较为敏感，且因为分子量较大、黏度较高而不便于过滤灭菌操作，因此胶原基生物材料的风险管控成为植入器械研发与转化过程中需要严肃面对且合理解决的重要课题。海洋源动物存在于不同的生态环境中，且数量庞大，具有成为生物医用原材料的先决条件。因此，海洋动物胶原一直以来也是研究的热点，特别是在海洋资源较为丰富的国家更受关注[62]。有研究人员从南极鱿鱼中提取了胶原，其氨基酸组成特点与牛胶原类似，但结构保留程度和耐热稳定性均稍差，但依然可以考虑作为复合杂化材料的原料[63]。我国研究人员从鱿鱼中提取了Ⅱ型胶原，并与牛源Ⅱ型胶原进行免疫原性等生物学性能的对比，且通过动物实验验证其对退行性骨关节炎具有一定的缓解作用[64]。韩国研究人员以海蜇为原料提取了胶原，经适当改性后用作组织工程支架材料，结果表明海蜇胶原具有良好的生物相容性，促进细胞增殖的效果甚至优于牛胶原，引发的免疫响应与牛胶原也相当[65]。德国研究人员进一步优化了海蜇胶原支架的工艺，并通过接种干细胞验证其具有良好的诱导成软骨分化效果[66]。近年，还有更多对海蜇胶原进行支架材料制备和应用的研究报道[67,68]。另外，还有鳕鱼、河豚等鱼皮用于提取胶原并进行应用基础研究[69,70]。

除了选择不同动物作为胶原提取的来源，另一种减少动物源病毒风险的策略是利用现代生物技术来获得重组类人胶原蛋白材料：转基因烟草、转基因鼠都可以产生全长Ⅰ型胶原三同聚体，转基因蚕、酵母系统也可以产生重组类人胶原[71]；可以以多孔海绵状支架、薄膜或凝胶等应用于皮肤、软骨、韧带和骨组织工程[72]。虽然这一类重组材料还是存在一些缺陷，如缺乏足够的羟化酶，不能形成胶原结构稳定所必需的羟脯氨酸，但是已经有技术进行弥补并对重组胶原开展应用基础研究。芬兰有研究团队在重组类人胶原的制备与应用方面已经有二十余年的历史，他们用两种病毒共感染的方式获得具有羟赖氨酸高表达或者低表达，以及不同羟赖氨酸糖基化程度的重组人Ⅱ型胶原[73]，进而发现两者具有明显的自组装成纤能力差异[74]；在此基础上，该团队继续对重组类人胶原的应用进行了研究：制备类人Ⅱ型胶原凝胶后负载牛软骨细胞并植入到裸鼠背部，结果表明细胞增殖良好且有明显的类软骨新生组织形成[75]；进一步，将凝胶与软骨细胞预培养两周后植入兔骨软骨缺损模型，结果表明采用重组类人胶原凝胶修复的软骨与周边组织融合不好，在组织学上看是不完善的，但是依然具有一定的力学性能[76]；为了克服该问题，研究人员将重组类人胶原凝胶与 PLA 支架复合，采用 ACI 技术对猪全程软骨缺损进行修复，同时以猪Ⅰ型/Ⅲ型胶原商品膜作为对照，结果显示虽然三组之间没有显著性差异，但是实验组形成透明软骨的概率更高[77]；近年，重组类人Ⅱ型胶原水凝胶又作为人骨髓间充质干细胞的支架材料诱导其成软骨分化，虽然干细胞分化及功能表达结果比高密度细胞团较差，但是可能对于干细胞的分化调控和移植物与宿主的融合还是有所帮助的[78]。除了获得常见的胶原类型以外，采用重组技术还可以获得其他类型的胶原，例如天然软骨中存在少量Ⅸ型胶原、ⅩⅥ型胶原[79]且难以提取纯化用于组织工程研究，上述芬兰研究团队还制备了重组Ⅸ型胶原[80]，并进一步研究了其与糖胺聚糖和软骨基质蛋白的相互作用[81]。

15.2.1.2 丝素蛋白

蚕丝丝素蛋白由一条疏水性重链（分子质量 32.5 万～39.5 万 Da）和一条相对亲水的轻链（2.5 万～2.6 万 Da）通过二硫键连接[82,83]；另外还有一段分子质量为 2.5 万 Da 的糖蛋白亚基，即 P25，每一个 P25 亚基与六组重链和轻链分子以非共价键连接，因此与丝素蛋白的溶解性密切相关[84,85]。根据 Universal Protein（UniProt）蛋白质数据库中的信息，蚕丝丝素蛋白中含有的 5263 个氨基酸残基（条目号：P05790）的重链三维结构图如图 15-4 所示。蚕丝丝素蛋白具有明显且多样的蛋白质多级结构特征：重链中重复的 GLY-X 单元[X 可以是丙氨酸（Ala）、丝氨酸（Ser）、苏氨酸（Thr）和缬氨酸（Val）]形成一级结构[86]，而轻链中则主要以缬氨酸、异亮氨酸和亮氨酸为主[82]；以无规卷曲和 α 螺旋二级结构为主的为 I 型，而以 β 折叠二级结构为主的则是 II 型。蚕丝丝素蛋白中重复出现的丙氨酸和甘氨酸序列可以形成反向 β 折叠，有助于纤维力学性能的增加[87-88]。

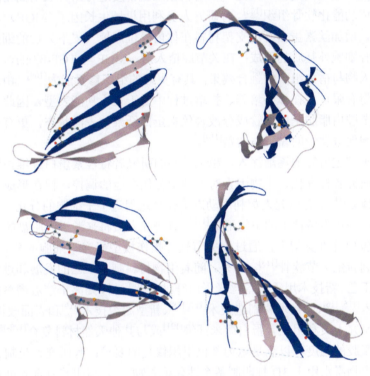

图 15-4　蚕丝丝素蛋白重链的三维结构图

（来源：UniProt 数据库）

蚕丝、蛛丝等天然生物大分子纤维作为缝线有较长的应用历史，现今已用于皮肤创口、眼、唇及口腔手术等多种临床应用[89-91]。丝素蛋白作为天然蚕丝、蛛丝的主要成分，对其制备与性能的研究逐渐深入，在生物医学领域的应用也得到逐步扩展[85, 90, 92]，其中力学强度、孔隙率、弹性、生物相容性以及可控降解性等性能对组织工程方面的应用也有十分重要的意义[93-96]。

在 21 世纪初，有较多研究报道将丝素蛋白制备成海绵、薄膜、纤维或织网等形式的软骨再生修复材料，并对其基础性能进行研究，包括材料的黏弹特性、生物相容性等，验证其作为软骨细胞支架材料的可行性[90, 97-99]。随着组织工程的发展，有大量研究以丝素蛋白为基质构建三维细胞支架用于组织器官的再生修复[91, 100-105]。有研究人员利用冻干和盐粒致孔工艺分别制备丝素蛋白纤维支架材料，研究静态和动态培养条件下软骨细胞在支架材料中的黏附、增殖与功能表达并比较了各自的优缺点[106]。日本研究人员发现不同孔径对软骨细胞的分布与再生软骨的形成也有明显影响，且细胞植入后 24 h 内的细胞团聚状态对再生软骨的形成至关重要[107]，进一步对初始细胞密度进行研究表明高密度更有利于快速形成功能化软骨组织[108]。有研究人员利用机械生长因子（MGF）与 TGF-β3 协同作用，增加丝素蛋白纤维支架材料在体内异位埋植（皮下）后的细胞募集能力和类软骨细胞外基质的形成；在关节腔植入后，MGF 与 TGF-β3 的协同作用也增强了植入物与宿主组织的融合效果，具有更好的组织修复能力[109]。由于软骨细胞本身数量有限，且在体外培养、扩增过程中易于丧失功能表型，因此有研究人员利用关节腔内脂肪基质血管成分改善丝素蛋白纤维的表面状态，更有利于采用脂源干细胞促进软骨的黏附与增殖[110]。

随着干细胞研究的逐渐深入，越来越多的研究者将丝素蛋白纤维作为干细胞支架，并研究各种理化、生物因素对干细胞分化命运的调控，旨在形成新的软骨再生修复体系[111]。有研究人员利用动态培养系统促进了干细胞的分化与表达，调控并增强体外培养条件下的组织形成[112]。有研究人员将来源于人胎盘的干细胞种植于丝素蛋白纤维支架上，通过兔关节软骨损伤模型研究干细胞的分化并在 12 周内观察到新生关节软骨[113]。另外，随着生物材料制备工艺的发展和进步，越来越多的新工艺、新技术用于制备丝素蛋白纤维支架材料，如离子溶液增溶技术[114]、静电纺技术[115, 116]、间接增材制造技术[117, 118]、新型编织技术[119]和表面改性技术[120]等。如有研究人员利用丝素蛋白微米纤维[121]或与其他天然材料复合[122-123]增强丝素蛋白水凝胶的强度，以满足承力部位组织修复的要求；有研究人员制备酶交联丝素蛋白生物墨水用于 3D 打印制备个性化植入物[124]，与明胶复合并进行多肽活化改性后用 3D 打印技术制备营造更佳的干细胞微环境[125]。

概括而言，基于丝素蛋白的软骨再生修复材料在近二十年内取得了快速发展，从初期的材料性能的调控、制备与生物相容性表征，逐步发展到作为软骨细胞载体的应用研究，并在干细胞的研究热潮中迅速开展作为诱导干细胞成软骨分化基质的研究。从近几年的研究报道中可以看出，以丝素蛋白为主要对象的软骨再生修复材料已经从单一成分过渡到多种材料、技术复合，以期获得更好的软骨再生修复效果[126, 127]。

15.2.2　基于天然多糖高分子的软骨再生修复材料

作为天然软骨中蛋白质以外的主要成分，透明质酸、硫酸软骨素等天然多糖也是长期研究的主要对象。不同于胶原、丝素蛋白等蛋白质由不同氨基酸按照特定序列排列组成的结构特点，多糖分子主要是由大量的重复单元组成，具有较为稳定的结构特点和较大的改性空间，因此以天然多糖高分子为基质构建的软骨再生修复材料种类繁多且各有特点，其中某些研究已取得明显的应用效果。

15.2.2.1　透明质酸

透明质酸是在所有哺乳动物体内都存在的一种高分子量糖胺多糖[128]，其是由 β-1, 4 葡糖醛酸和 β-1, 3 N-乙酰葡萄糖胺组成的二糖重复单元构成，如图 15-5 所示。在生物体内的透明质酸主要是以透明质酸盐形式存在，在某些结缔组织中含量较为丰富。商品化的透明质酸产品主要来源于鸡冠提取或者采用生物技术细菌发酵方法获得。透明质酸因为具有良好的黏流特性和填充润滑作用，而广泛应用于骨关节炎的临床治疗[129]。同时，由于透明质酸的每一个重复单元中都含有一个羧基和多个羟基，因此使其具有优良的亲水性，在生理性 pH 条件下表现出负电性，同时也为多种化学改性提供了可能[130]。在天然软骨中，透明质酸作为核心分子与硫酸角蛋白和硫酸软骨素结合，在细胞黏附、形态发生、炎症过程和伤口愈合等细胞过程中都扮演着重要角色[131]，同时，其在作为原料制备具有生物活性的软骨组织工程支架材料中也发挥着重要的作用[132]。

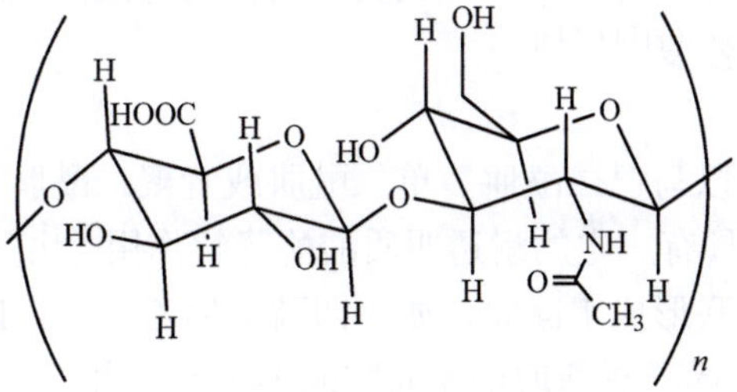

图 15-5　透明质酸分子结构

透明质酸可以设计制备成海绵、织网、水凝胶等多种不同形式的细胞支架，用于软骨的再生修复，其压缩强度和模量、储能和损耗模量、孔径与孔隙率、交联密度和溶胀率等物理性能、降解性能、传质能力以及包括细胞毒性、组织学、免疫组织化学等在内的生物学性能都是影响软骨再生修复效果的因素[133]。鉴于透明质酸改性方法的多样性，研究者采用不同的化学方法对透明质酸分子进行修饰，或者采用与不同的材料复合，获得上述物理性能、降解性能和生物学性能有所不同的组织修复材料，接种软骨细胞、干细胞等不同种子细胞后，通过体外培养或体内植入方式评价其对软骨缺损再生修复的能力。以下将根据透明质酸的不同化学改性方法和应用方式对透明质酸基软骨再生修复材料进行介绍。

1）戊二醛反应

在酸性条件下，戊二醛可以与透明质酸形成半缩醛或醚键连接[133]，具有一定的稳定性。有研究人员用戊二醛与其他三类常用交联剂对透明质酸进行交联，比较了交联效率和水凝胶结构、性能的差异，结果表明不同改性剂对于水凝胶的结构差异影响不显著[134]。由于良好的反应效率，戊二醛用于交联天然高分子制备生物医用材料具有较长的历史，至今还有一些植入器械产品是采用戊二醛作为交联剂的。但是随着长期临床应用与研究，戊二醛交联的弊端也逐步暴露，例如戊二醛交联的人工心脏瓣膜容易出现钙化现象[135]，导致戊二醛交联产物产生细胞毒性或生物相容性不佳的原因不在于残留的戊二醛，而是因为材料表面的戊二醛残基会导致细胞的凋亡作用[136]。因此，现今采用戊二醛作为主要交联剂制备植入器械的研究相对有所减少，而是研究如何克服戊二醛交联的缺点并平衡其优劣[137]。

2）酯化反应

透明质酸的酯化反应主要是通过透明质酸季铵盐溶于二甲基甲酰胺（DMF）溶液与卤代烷进行反应实现[138]。酯化反应程度较高的透明质酸衍生物水溶解性会大幅下降，甚至不能在水中溶解。这一类透明质酸衍生物可以通过挤出工艺制备薄膜或者纤维状材料，采用冻干工艺可以制备海绵，采用喷雾干燥工艺可以制备微球[133]。在干燥状态时，这种透明质酸衍生物材料具有良好的力学强度，但是润湿后的力学性能会明显下降，有研究人员将其作为骨髓间充质干细胞的支架材料用于骨、软骨缺损的修复[139, 140]。

3）酰肼反应

透明质酸分子可以与己二酰肼、单二酰肼或者聚二酰肼反应获得透明质酸酰肼衍生物，该衍生物具有一定的耐透明质酸酶降解作用[141]；该衍生物还可以通过迈克尔反应进一步交联形成水凝胶，如与四巯基聚乙二醇（PEG-SH$_4$）交联[142]，与碳化二亚胺和 N-丙烯酰氧基琥珀酰亚胺或 1-羟基苯并三氮唑体系反应[143, 144]。最近的研究表明，该衍生物还可以作为 3D 打印的起始原料[145]。

4）环氧反应

透明质酸中的羧基和羟基都可以与环氧基团反应形成酯键或者醚键，形成分子内或分子间交联。常见的环氧化合物有 1,4-丁二醇二缩水甘油醚（BDDE）[146, 147]、乙二醇二缩水甘油醚（EGDE）[148, 149]、双环氧丁烷（DEB）[150]或聚乙二醇二缩水甘油醚（PEGDGE）[151]等，其中 BDDE 是应用较早也是较为广泛的交联剂，填充效果良好且不会引起明显的炎症反应[152]，同时采用 BDDE 交联的透明质酸注射填充剂已经成功商品化并在医学整形美容方面有大范围应用。采用环氧化合物交联改性的透明质酸材料用于软骨缺损修复的相对较少：有研究人员用 EGDE 对透明质酸和胶原混合溶液进行交联，并作为软骨细胞支架进行体外培养和兔耳软骨缺损模型的修复研究，发现其表现出一定的软骨再生修复能力[153]；有研究人员采用 BDDE 交联透明质酸后对其黏弹行为进行了系统研究，并与关节软骨等多种生物组织进行比较，具有一定的相似性[154]。

5）二乙烯砜反应

二乙烯砜（DVS）可以与邻近的羟基反应形成醚键，该反应在常温下也可以快速发生。因为透明质酸中含有大量羟基，所以 DVS 可以将透明质酸分子快速交联形成网络结构，该结构具有较强的力学性能。研究人员对 DVS 交联透明质酸制备微球的工艺条件进行了优化，研究其力学性能、溶胀行为和流变学性能，使其黏弹性更符合关节润滑液的临床应用需求[155]。研究人员利用 DVS 交联的透明质酸微球水凝胶，用于生长因子 BMP-2 的缓释载体以促进软骨的修复与再生[156]。最近还有研究人员用 DVS 交联制备可注射的高分子量透明质酸，探讨其作为软骨再生修复材料的可行性[157]。

6）光交联反应

基于天然高分子材料光交联反应的研究越来越多，且在组织工程中的应用范畴也越来越广泛[158]，软骨再生修复材料也是其中的热点之一。目前，有许多向透明质酸分子中引入光敏活性基团使其具有光交联能力的报道，常见的改性剂有甲基丙烯酸酐、氨丙基甲基丙烯酰胺、甲基丙烯酸缩水甘油酯等。在 1999 年就有文章报道用甲基丙烯酸酐改性透明质酸使其具有光交联性能，并且研究了甲基丙烯酸接枝率对理化性能的影响，包括溶胀率、压缩和蠕变性能等[159]。后来研究人员对该方法开展了更加系统的研究，探讨了透明质酸分子量、甲基丙烯酸接枝率和浓度对透明质酸水凝胶性能的影响，其中压缩模量最高可以达到 100 kPa 以上，虽然负载的成纤维细胞活力随着浓度的增加有所下降，但包裹软骨细胞植入体内后，可以观察到新生软骨组织的形成[160]；基于临床使用和效果的考虑，分别研究了不同的透明质酸分子量和浓度构建的不同水凝胶网络结构和性能对包裹的软骨细胞的影响，以及原代和体外培养扩增后的软骨细胞植入相同的透明质酸水凝胶后，在裸鼠背部植入 12 周后分析新生软骨的性能与差异[161, 162]。四川大学研究人员利用相似方法制备了透明质酸衍生物并与淫羊藿苷复合后探讨其在软骨再生修复中的应用可能[163]；采用顺丁烯二酸酐对透明质酸改性后获得了接枝率较高且具有良好的动态力学性能和溶胀行为的透明质酸水凝胶[164]。

概括而言，透明质酸具有良好的生物相容性和较大的改性空间，因此被广泛用于软骨再生修复材料的研究与应用中。同时，透明质酸具有极强的亲水性能，细胞在其水凝胶中难以理想黏附，从而一定程度影响了最适细胞微环境的构建。因此，近年的研究中大多都将透明质酸与其他材料复合以弥补各自的性能缺陷，以期更好地为软骨细胞功能表达提供条件[165, 166]，甚至为干细胞提供良好的成软骨分化微环境[167, 168]；还有研究期望通过 3D 打印等新技术优化透明质酸基材料的软骨再生修复效果[145, 169, 170]。

15.2.2.2 硫酸软骨素

硫酸软骨素是天然软骨多糖中的主要成分，是由葡萄糖醛酸和 N-乙酰半乳糖胺二糖重复单元构成的一种蛋白多糖，每个二糖重复单元中含有一个硫酸根和羧基，如图 15-6 所示。硫酸软骨素具有强烈的吸水能力，与天然软骨良好的抗压缩性能有关[171]。有研究表明硫酸软骨素对多种生长因子的稳定性、活性、释放游离以及空间分布都有重要影响，可能与其分子呈现强烈的负电性、分子中含硫酸基团有关[172, 173]，有研究表明硫酸软骨素与多种生长因子和趋化因子的信号功能表达有关，如血小板源性生长因子（PDGF）[174]、成纤维细胞生长因子（FGF）[175]、表皮生长因子（EGF）[175]和转化生长因子 β（TGF-β）[176]等；另外，有研究表明硫酸软骨素对于某些生长因子的活性结构起稳定性作用，可以避免生长因子的快速降解[177, 178]。因此，硫酸软骨素也是长期以来组织工程中研究和应用较多的天然高分子材料之一。

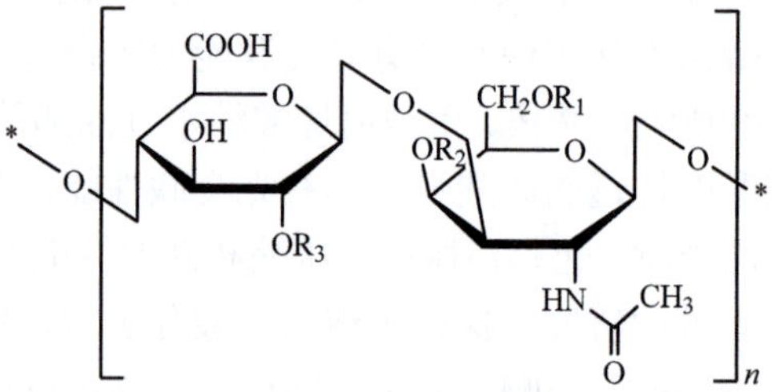

图 15-6　硫酸软骨素分子结构

（4-硫酸软骨素：R_1=H，R_2=SO$_3$H，R_3=H；6-硫酸软骨素：R_1=SO$_3$H，R_2=H，R_3=H）

随着硫酸软骨素的作用得到逐步深入的认识，其在骨、软骨、神经、皮肤等组织工程领域的应用也更加普遍[179]。有研究表明，硫酸软骨素与软骨细胞产生代谢刺激后，对于特定软骨标记、胶原和蛋白多糖的合成都有一定的诱导作用[180]；硫酸软骨素有利于关节滑膜细胞分泌更多的透明质酸，进一步提高关节滑液水平和黏度[181]。由于硫酸软骨素具有良好的水溶性，因此其通常需要经过一定程度的化学改性来获得某些特殊性能，或者与其他材料复合后进行应用。由于硫酸软骨素中含有的活泼基团与透明质酸分子中的类似，因此透明质酸的化学改性方法也基本适用于硫酸软骨素。在软骨再生与修复材料方面，常用的复合材料有透明质酸、胶原、壳聚糖等天然高分子材料[165, 167, 182-186]，以及 PEG、PCL 等合成高分子材料[187-190]。另外，有研究人员将硫酸软骨素分别引入甲基丙烯酸和醛基基团制备生物黏合剂，并以关节软骨缺损模型为例，通过体外培养和体内植入方式证实硫酸软骨素黏结生物材料和宿主软骨具有良好的作用，使水凝胶与组织之间具有良好的力学稳定性[191]。

15.2.2.3　壳聚糖

壳聚糖是一种由氨基葡萄糖和少量 N-乙酰氨基葡萄糖组成的线性多糖大分子，是甲壳素的脱乙酰产物（图 15-7），具有明显的正电性和亲水性；常见的壳聚糖产品分子质量介于 100～1000 kDa，脱乙酰度介于 30%～95%，可以溶解于稀酸溶液，能用各种化学方法进行改性交联[192-195]。

壳聚糖的理化性能与其分子量、脱乙酰度、乙酰氨基和氨基顺序以及产品纯度有关。壳聚糖的溶解性取决于自由氨基和乙酰基团的分布；在稀酸环境中，即 pH 低于氨基 pK_a 值（6.2～7.0）时，自由氨基质子化后使分子表现出聚阳电性行为而使壳聚糖溶解，当 pH 值升高至 6.2 以上时，壳聚糖分子易于去质子化，沉淀而形成水凝胶[196]。脱乙酰度是壳聚糖的重要参数，决定了其酸性条件下的溶解量、分子量以及黏弹性等物理性能，脱乙酰度达到 55%以上的甲壳质可以认为是壳聚糖[197]。

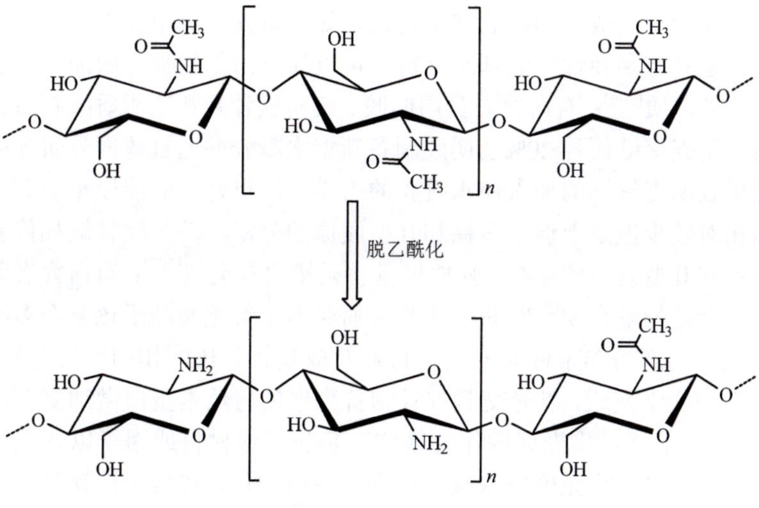

图 15-7　壳聚糖分子结构及脱乙酰化示意图

大量研究已经证实，壳聚糖具有良好的生物相容性和生物可降解性，以及由于正电性而具有一定的抗菌抑菌功能[198-200]。但是与其他多糖高分子类似，纯的壳聚糖海绵、膜、微球、纤维、水凝胶等形式产品的力学性能都较差，不能直接作为组织工程材料进行应用，通常都需要进行一定程度的化学改性或者与其他材料进行复合。有研究人员研究了用棉籽油改性壳聚糖支架，其植入动物体内 2～4 周后仅观察到一些纤维结缔组织，且壳聚糖与周边宿主软骨完全没有融合现象，认为壳聚糖支架材料的软骨再生修复能力十分有限[201]。为了增强壳聚糖材料的软骨再生和修复能力，研究人员进行了多方面的研究尝试：有研究人员采用柠檬酸对壳聚糖水凝胶进行改性，使其具有更好的湿态力学性能，通过接种人间充质干细胞进行体外培养后表明柠檬酸改性壳聚糖水凝胶可以上调成软骨标记，表现出一定的气管软骨再生潜能[202]；研究员人员采用可注射光交联壳聚糖水凝胶体系作为TGF-β1 的缓释载体，可以促进脂肪干细胞的成软骨分化[203]；有研究人员采用壳聚糖制备纳米微粒，同时采用静电纺纤维支架制备生长因子的双重保护和释放体系，对于人骨髓间充质干细胞的成软骨分化表现出明显的积极作用[204]；另有研究人员采用生长因子亲和蛋白对壳聚糖海绵进行改性，体外培养证实上调了成软骨分化的基因表达，体内骨软骨缺损模型修复实验证明其可以显著促进软骨再生[205]。

壳聚糖与其他材料制备复合水凝胶的研究应用相对更多[193]，以下分别以天然高分子和合成高分子的复合进行介绍。

1）壳聚糖与其他天然高分子材料的复合

将壳聚糖与其他天然高分子材料复合的主要目的是克服天然材料各自的缺陷并发挥各自的性能优势，达到更好的软骨再生与修复效果。概括而言，一种策略是将壳聚糖作为主要成分制备成支架材料，如有研究人员用壳聚糖微颗粒与丝素蛋白复合构建具有黏弹性能的基质材料，可以促进山羊软骨细胞的功能表达，形成再生细胞外基质[206]；有研究人员用明胶、硫酸软骨素和透明质酸制备软骨仿生水凝胶后，用壳聚糖代替 20%的明胶制备新型水凝胶并通过体内外研究壳聚糖的作用，结果表明壳聚糖的加入使水凝胶的力学性能更好，储能模量更高，软骨细胞的增殖相对较少但是上调了多糖和 II 型胶原的分泌，关节软骨缺损修复实验也证实了多糖和 II 型胶原的存在，弹性模量与天然软骨类似[207]；有研究者制备了丝素蛋白和壳聚糖的复合物[208]，进一步将人脐带血干细胞负载于该复合多孔支架材料中，并采用动态培养条件研究支架材料对成软骨分化的作用[209]；另有研究人员通过适当的化学交联，以光交联方式制备壳聚糖与丝素蛋白微纳复合水凝胶材料[210]。另一种策略是将壳聚糖作为载体，负载其他材料或因子以营造更好的细胞微环境，如有报道将壳聚糖水凝胶作为可注射载体，包裹天然软骨的脱细胞基质和/或生长因子以促进软骨再生：将壳聚糖经适度化学改性后制备可用可见光交联的壳聚糖衍生物，用于包裹 II 型胶原和硫酸软骨素或 II 型胶原和生长因子，并通过体外培养软骨细胞或诱导干细胞成软骨分化，通过皮下植入实验观察到有新生软骨形成[211-213]；有报道用壳聚糖水凝胶作为软骨脱细胞基质和同种异体细胞载体修复关节软骨损伤，术后 24 周后 MRI 结果显示有良好的软骨修复效果[214]；有报道以壳聚糖和透明质酸为原料，通过席夫碱反应制备水凝胶，用于包裹软骨细胞外基质颗粒，该复合物具有良好的力学性能且为骨髓间充质干细胞提供了良好的细胞微环境，利于其成软骨分化[215]。另外，与壳聚糖复合制备软骨再生与修复材料的天然高分子有卡拉胶[216]、海藻酸[217, 218]等。

2）壳聚糖与合成高分子材料的复合

合成高分子具有良好的机械性能，通过与壳聚糖的复合可以获得与天然软骨相匹配的力学性能，更加符合临床应用的实际需求。常见的合成高分子主要有聚碳酸酯（PCL）、聚乳酸（PLLA）、聚谷氨酸（PGA）和聚羟基丁酸酯（PHB）等。有研究人员利用壳聚糖-PCL 共聚物与胶原和硫酸软骨素，采用低温沉积成型技术和化学交联制备具有分层多孔结构的支架材料，并仿照天然软骨基质的成分使胶原浓度呈梯度分布，最终获得的支架材料表现出良好的力学性能，其压缩模量达 2.8 MPa[219]；另外有研究人员用壳聚糖微粒改善 PCL 泡沫支架的生物相容性和生物力学性能，适当浓度 PCL 溶液加入 10%壳聚糖微球的支架中具有最高的细胞 DNA 含量[220]；还有研究人员制备壳聚糖-PCL 复合纳米纤维支架材料，并研究骨髓间充质干细胞在支架中的分化调控，结果表明干细胞在纳米纤维支架中的成软骨分化比平板上更快，且分化特异性基因的表达更高[221]。有报道对 PLA 微球进行适度化学改性产生羧基后，用壳聚糖对其进行表面改性，细胞实验证实该材料促进了软骨细胞的黏附和其功能表达[222]；有报道研究了壳聚糖微球加入 PLA 制备支架材料以后，可以降低支架材料的降解速率，因此可以通过该方式调控支架降解速率[223]；有报道采用壳聚糖和 PLA 制备复合支架并经过适度的化学交联，进一步添加果胶成分，其理化和生物学性能基本复合软骨支架材料的要求[224]。有研究人员制备酰胺键连接的 PGA-壳聚糖支架材料，并使脂肪干细胞原位团聚形成细胞团，该方式比均匀分布的干细胞有更好的成软骨分化效果，12 周的体内植入实验也表明该方式形成的新生软骨有类似于天然软骨的较高多糖和 II 型胶原含量，可以避免纤维化，有利于保证长期修复效果[225]；后来又有研究人员制备壳聚糖-PGA 支架后，用弹性蛋白、人血清白蛋白和聚赖氨酸（PLL）进行表面改性，结果表明细胞黏附效果更好，细胞外基质的分泌液更多[226]。壳聚糖与聚羟基丁酸酯的复合主要是将两者充分混合后，采用静电纺丝技术制备具有亲水性和一定降解性能的纤维支架材料[227]；但是该支架的力学性能不足，有研究者通过添加碳纳米管进行增强，其强度由 3 MPa 增加到 4～10 MPa，与软骨性能更加接近[228]。另外，近年还有报道的与壳聚糖复合的合成高分子材料有聚乙烯醇（PVA）[229]、聚异丙基丙烯酰胺（PNIPPAm）[230-231]，均有各自的特点和应用于软骨再生修复的潜能。

15.2.2.4　其他多糖

1. 海藻酸

海藻酸是一种线型聚阴离子嵌段共聚物多糖，由甘露糖醛酸（M 段）和古罗糖醛酸（G 段）的重复二糖单元构成[232]，如图 15-8 所示。海藻酸主要以褐藻为原料经钠盐提取后再沉淀获得，也有两种细菌可以分泌该多糖[233,234]。海藻酸具有独特的离子敏感性：多价阳离子加入到海藻酸水溶液中会使邻近的海藻酸分子链形成分子间离子桥键，从而快速地形成凝胶状态，且这种溶液-凝胶转变过程不会对细胞产生明显的影响。因此，海藻酸材料在生物医用领域中的应用最早是作为胰岛载体进行应用的[235]。到目前为止，海藻酸已经广泛应用于各种治疗制剂和细胞的包裹与递送系统[236,237]，以及组织工程领域[238]。

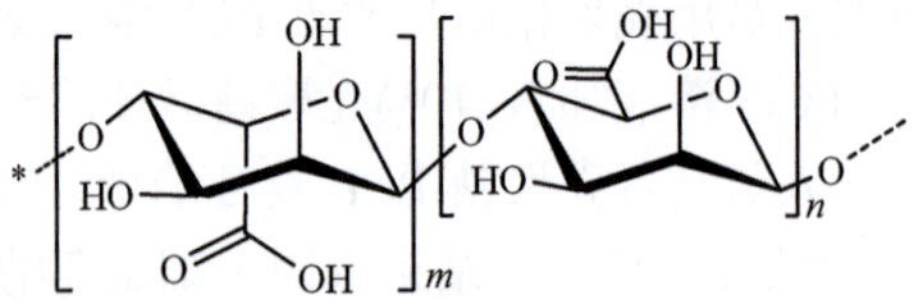

图 15-8　海藻酸分子结构

作为组织工程支架材料，海藻酸的缺点之一在于其本身没有很好的细胞黏附位点，因此通常需要与其他具有一定生物活性的材料复合或改性以改进其生物响应性能，如采用 RGD 多肽改性海藻酸更有利于人脐静脉内皮细胞的黏附与增殖，通过营造良好的细胞微环境改善治疗效果[239]。另一个海藻酸组织工程材料面临的问题是其生物降解性不甚理想。海藻酸凝胶在生物体内的崩塌溶解取决于其分子内部的 G/M 比例，并受凝胶的环境体液中单价离子与形成凝胶的多价阳离子之间的交换速度影响。而海藻酸凝胶中的分子链一旦松散开，因为生物体内不存在海藻酸酶，所以是不能在体内被降解的。因此，为了改善海藻酸材料的生物降解性，需要对其分子链做适度的化学改性，如采用过氧化物对海藻酸分子链进行适当的氧化处理，寻求降解性与成胶性能的平衡[240,241]；如采用 EDC/NHS 交联体系利用甲基丙烯酸氨基乙酯对海藻酸钠进行改性，使其具有光交联性能，同时改善了其生物降解性，对软骨细胞有良好的负载能力[242]。

海藻酸凝胶的非黏附性和温和条件下的二次溶解性是其缺点，但也可以利用这些特性满足一些特殊的应用需求，如与胶原、硫酸软骨素等材料复合制备智能开关型水凝胶：以胶原作为主要结构成分和细胞黏附位点，利用海藻酸在钙离子作用下成胶而在柠檬酸作用下溶解的特性调控细胞三维微环境[243]，甚至影响人多能干细胞的分化命运[244]；海藻酸微球负载软骨细胞后与硫酸软骨素形成复合水凝胶，通过海藻酸微球的逐渐溶解为细胞提供更好的微环境，促进其功能表达与细胞外基质重建[245]。

2. 卡拉胶

卡拉胶是从红绿藻中提取的一种水溶性阴离子多糖，由硫酸基化的或非硫酸基化的半乳糖和 3,6-脱水半乳糖通过 α-1,3 糖苷键和 β-1,4 键交替连接而成，在 1,3 连接的 D-半乳糖单位 C4 上带有 1 个硫酸基。市售的卡拉胶产品由于其中硫酸根在分子中的位置和数量不同可以分成三类：κ-型、ι-型和 λ-型，分子式如图 15-9 所示。前两种类型的水溶液可以在一些特定阳离子的作用下形成水凝胶，而后一种类型则没有溶胶-凝胶转变过程[246,247]。卡拉胶分子在水溶液中呈现无规卷曲的构象状态，κ-型和ι-型在降温过程中，其构象转变成双螺旋结构且硫酸根基团朝向外侧[247]，而溶液中的阳离子会中和硫酸根离子而使分子的螺旋结构变得更加紧凑[248]。通常，二价阳离子可以有效促进 κ-型和ι-型卡拉胶成胶，而一价阳离子只对 κ-型有效。

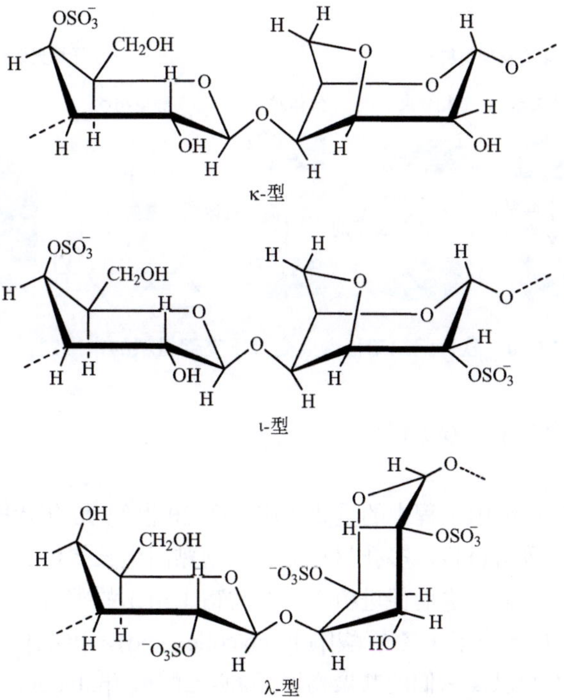

图 15-9 三种不同类型卡拉胶分子结构式

与海藻酸类似，卡拉胶在组织工程中的应用主要是利用其良好的成胶能力，通常是作为细胞或小分子化合物的载体，如包裹脂肪源干细胞和 TGF-β1[249]、鼻软骨细胞或软骨细胞株[250]，或经过适度化学改性形成水凝胶用于人干细胞的注射传送或者 3D 打印[251]。

另外，还有其他天然多糖也进入人们研究的视野，如琼脂糖[252-254]、普鲁兰糖[255-257]等，但关于其研究应用和报道的相对较少，对于软骨组织再生和修复的作用和优势需要进一步研究。

15.3 合成高分子材料

随着高分子合成技术与制备工艺的发展，合成高分子材料因具备力学性能较强、性能可控性好等优势，逐渐成为软骨组织工程中另一类别常用材料。根据软骨组织工程中的常用高分子材料的形态，我们将它们分为多孔支架材料、纤维支架材料以及水凝胶支架材料，并逐一讨论它们的制备工艺以及在软骨组织工程中的应用实例（图 15-10）。

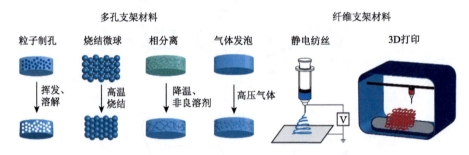

图 15-10　软骨组织工程合成高分子支架材料的常用制备工艺

15.3.1　海绵样多孔支架材料

多孔支架材料在组织工程中的重要作用早在 20 世纪 90 年代即得到研究者们的高度重视。相比于致密材料，多孔材料能为细胞黏附生长提供更大的表面积，也更有利于营养物质的传输，进而促进植入材料与宿主组织的整合、修复及再生。传统的多孔支架材料主要采用聚乙醇酸[poly(glycolic acid)，PGA]、聚左旋乳酸[poly(L-lactic acid)，PLLA]以及它们的共聚物聚(乳酸-乙醇酸)[poly(lactic-*co*-glycolic acid)，PLGA]，制备方法主要包括粒子致孔法、微球烧结法、相分离法和气体发泡法等。

粒子致孔法先将致孔剂与支架材料前驱体均匀混合，再利用两者不同的挥发性或溶解性将占位的致孔剂粒子去除，得到相应的孔隙结构。Mikos 等发现以无机盐为致孔剂制备多孔 PLLA 薄膜时，孔隙率与致孔剂粒子含量正相关，孔径大小与致孔剂粒子大小正相关，且上述性质与致孔剂无机盐种类无关[258]。以球形颗粒（例如石蜡[259]、聚甲基丙烯酸甲酯[poly(methyl-methacrylate)，PMMA][260]等）作为致孔剂致密堆积能得到孔径大小可控、孔隙连通率高的多孔支架材料。研究表明，孔隙及孔间结构不仅影响支架材料的机械性能[261]，对组织再生过程中的细胞行为也有直接调控作用[262]。

微球烧结法与粒子致孔法较为相似，但不涉及"反"模板的去除，直接将聚合物微球加热至玻璃化转变温度以上，使相邻的微球联结在一起[263]。Singh 等将超临界二氧化碳与传统 PLGA 微球烧结法相结合，制备了细胞相容性更好、孔隙连通率更高且适用于软骨组织工程的多孔 PLGA 支架材料[264]。

相分离法制多孔支架材料通过冷冻过程中相分离过程形成富溶剂相和富聚合物相，然后通过冷冻干燥去除溶剂而形成多孔。Nam 等发现相分离法制得的孔尺寸主要受到溶液浓度、冷冻速率和温度梯度的影响[265]。Ma 等通过此方法制备了具有与天然胶原类似的纳米纤维结构的多孔支架[266]。

上述致孔法中的有机溶剂残留将严重影响支架材料的细胞相容性，气体发泡法可避免使用有机溶剂且能在室温下进行，有利于细胞或生物活性大分子的引入。Mooney 等通过向 PLGA 块体材料中灌注高压二氧化碳（5.5 MPa）后快速释放二氧化碳气体可控制备了孔径大小约 100 μm 孔隙率高达 93%的多孔 PLGA 支架[267]。

15.3.2 纤维支架或具有直线梁的材料

15.3.2.1 静电纺丝支架

静电纺丝技术能够快速构建高比表面积的纤维支架材料，该技术的主要影响因素包括聚合物分子量、聚合物溶液性质、电势差、喷头与收集滚轮的间距等。常用于静电纺丝的材料主要包括聚己内酯（polycaprolactone，PCL）、PLGA、PLLA 等。da Silva 等将间充质干细胞（mesenchymal stem cell，MSC）培养在静电纺织 PCL 纳米纤维支架上并设计流动培养体系，比静态培养得到更具软骨特征的细胞表型[268]。Sonomoto 等在静电纺 PLGA 纤维支架上培养来自健康和关节炎患者的 MSC，在两周同时观察到成骨细胞和软骨细胞的基质特异型染色，四周后细胞表型逐渐变为成骨细胞，象征着软骨内骨化过程[269]。Chen 等在超吸水性静电纺明胶-聚乳酸复合支架材料上共价交联天然软骨成分透明质酸，在不影响其超吸水性的同时提高了支架材料的压缩模量，在家兔软骨缺损模型中取得了良好的修复效果[270]。Gao 等在静电纺 PCL 过程中复合半月板脱细胞基质，有效提高了纤维支架的亲水性和拉伸模量，并发现半月板细胞在改性纤维支架中蛋白聚糖、Ⅰ型胶原、Ⅱ型胶原和 *Sox9* 的基因表达更高[271]。

　　静电纺 PCL 纤维支架也能用于复合支架材料中提高材料的机械性能，将静电纺 PCL 纤维层与载有家兔软骨细胞的水凝胶层交错叠加，可以构建高达 1 mm 厚的五层结构软骨组织[272]。静电纺纤维支架材料的机械性能和生物学活性受其纤维结构的影响。Holmes 等制备了一系列纤维尺寸均一的 PLLA 电纺纤维支架，在体外培养过程中发现 MSC 更倾向于在纤维尺寸较小的支架上生长，另外他们通过在纤维中复合多壁碳纳米管有效提高了纤维支架的机械性能，得到与天然软骨组织相近的压缩杨氏模量[273]。

　　通过对静电纺丝过程的调控能有效控制所得支架材料的性能，在−78℃的低温收集轴上进行冷冻 PCL 静电纺丝，再通过氧等离子体处理，得到稳定、孔隙率更高且亲水的纳米纤维支架[274]。Moroni 等利用 3D 打印技术构建了具有规则微米多孔结构的聚氧乙烯-对苯二甲酸酯（polyethyleneoxide-terephtalate，PEOT）/聚丁烯-对苯二甲酸酯（polybutylene-terephtelate，PBT）共聚物支架材料，再进行静电纺丝复合更小（约 10 μm）的无序的 PEOT/PBT 共聚物纤维，他们发现复合有静电纺丝纤维的共聚物支架比仅有规则大孔的支架材料能更好地促进软骨细胞的增殖和基质分泌，间充质干细胞也更倾向于在静电纺纤维表面生长[275]。

15.3.2.2　3D 打印支架

　　3D 打印技术是当今构建三维多孔支架的常见方法，熔融挤出等一些常用的 3D 打印方式能得到由挤出的梁所构成的多孔支架，但是现有方法打印过程中常涉及高温、有机溶剂或化学交联剂，因而难以在体系中提供能够调控细胞功能进而促进组织再生的生物活性因子。Hung 等将聚(ε-聚己内酯)二醇和聚乙烯亚丁基己二酸酯二醇按 2∶3 摩尔比与异佛尔酮二异氰酸酯反应，制得分散在水相中的聚氨酯（polyurethane，PU）低黏度打印墨汁，并与透明质酸混合后进行 3D 打印构建复合多孔支架，该支架材料在家兔关节缺损模型中修复效果优于传统 PLGA 支架，并成功搭载 Y27632 小分子药物有效促进 MSC 的细胞聚集以及软骨向分化[276]。

　　传统 3D 打印技术多采用聚合物熔融挤出，而聚合物熔融过程产生的热效应及挤出时的应力可能对细胞功能造成很大影响。Izadifar 等在 3D 打印 PCL 支架材料的同时加载由海藻酸水凝胶包裹的软骨细胞，分析了 3D 打印过程中 PCL 聚合物材料的产热对海藻酸水凝胶的力学性能及软骨细胞的生物学功能的影响[277]。3D 打印中聚合物材料和支架孔隙率的选择也对软骨细胞的基质分泌有很大影响，Hendriks 等用不同成分比例的 PEOT/PBT 共聚物进行 3D 打印构建了孔隙大小不一的支架材料，发现软骨细胞在较低蛋白黏附（PBT 比例较低）的支架材料中更好地维持了其软骨细胞表型，且当支架材料的整体力学性能与天然软骨相匹配时，软骨细胞在体外增殖较慢，分泌软骨特异性基质的能力较强，在动物皮下移植模型中可分泌更多的 II 型胶原和蛋白聚糖[278]。

15.3.3　水凝胶支架材料

15.3.3.1　聚乙二醇

聚乙二醇[poly(ethylene glycol)，PEG]的免疫反应小，且末端羟基容易进行化学改性，代谢产物安全性高，因而在生物材料领域有着广泛的应用。Sharma 等率先将聚乙二醇二丙烯酸酯（PEGDA）水凝胶应用于软骨缺损微骨折（microfracture）后的缺损部位修复，并利用硫酸软骨素黏合剂将光固化 PEGDA 水凝胶固定在缺损部位[279]。在山羊模型中，他们发现水凝胶组比仅微骨折治疗组的缺损部位机械性能更强且纤维化程度低；在一项包括了 18 名非骨关节炎软骨缺损患者的临床试验中，他们发现水凝胶组比对照组在软骨缺损部位存在更多修复组织，且病患表示疼痛程度和频率均有所减轻[279]。

PEG 水凝胶因其生物活性低且端基改性简便而成为探究调控软骨再生的生长因子或小分子药物的生物活性及作用机制的良好载体。Mikos 等在低聚乙二醇富马酸酯水凝胶中包裹明胶微球以促进细胞黏附，并在该体系中系统研究了多聚 L-赖氨酸的分子量及计量对 MSC 成软骨凝聚行为及软骨向分化的影响[280]。Studle 等通过可被细胞降解的酶交联 PEG 水凝胶构建了可共价搭载生长因子（TGF-β3 或 BMP-2）的双层水凝胶体系，制备了上层包裹软骨细胞、下层包裹 MSC 的类组织，在不经过体外培养直接植入动物皮下模型时得到了良好 MSC 内骨化结果，然而他们发现下层水凝胶中共价搭载的 TGF-β3 不仅诱导该层 MSC 成骨，也使上层水凝胶中的软骨细胞肥大化，而在下层水凝胶搭载 BMP-2 时，上层水凝胶中软骨细胞的表型得以稳定[281]。

关节软骨所在的力学环境对水凝胶支架材料的机械性能提出了较高要求。万超课题组通过对四臂 PEG 的端基进行乙烯基砜改性，进而通过硫醇交联，得到抗压强度达到 20 MPa 的水凝胶材料[282]。软骨细胞在该水凝胶材料中能正常增殖，并且在皮下移植后在 12 周内较好保持了软骨细胞表型，分泌软骨特异性基质，组织整体力学强度不断提升[282]。

在 PEG 端基接枝接有聚乳酸的聚[N-(2-羟丙基)甲基丙烯酰胺]（poly[N-(2-hydroxypropyl) methacrylamide]，PHPMA）制备而得的共聚物具备良好的生物降解性和细胞相容性，其温敏性和机械性能可以通过改变乳酸基团和丙烯酸基团的量进行调控，适用于细胞 3D 打印构建微组织。Abbadessa 等用该共聚物在体外培养软骨细胞，发现软骨细胞能在 PHPMA 水凝胶中增殖并分泌软骨特异性基质，并构建了复合甲基丙烯酸化硫酸软骨素和甲基丙烯酸化透明质酸的 3D 打印多孔支架[187]。

15.3.3.2　聚乙烯醇

聚乙烯醇[poly(vinyl acetate)，PVA]由聚乙酸乙烯酯醇解或水解制备而得，PVA因生物相容性良好、蛋白质吸附低、溶胀率高且在生物表面黏附性强而被应用于多种生物材料，包括隐形眼镜及滴眼液、植入导管表面亲水涂层、神经导管及人工软骨。其中，通过冷冻解冻法制备的 PVA 水凝胶具有与天然软骨相似的渗透压、抗压行为及耐磨性能[283]。在一项家兔体内修复研究中，PVA 水凝胶在两年内保持了水凝胶材料的稳定并且有效降低了周围软骨组织的骨关节炎化[284]。PVA 水凝胶在软骨及软骨下骨中的生物相容性和修复性能也在其他动物模型中得到了验证[285]。

PVA 水凝胶在软骨缺损中的修复作用进一步在人体临床试验中得到验证，PVA 水凝胶植入体内后长期稳定地存在于服役位置，且病患的膝关节功能及评分[参照国际膝关节文献委员会（International Knee Documentation Committee，IKDC）]均得到改善[286]。值得注意的是，PVA 水凝胶材料 Cartiva® 作为脚趾关节炎治疗措施已于 2016 年 7 月获得 FDA 上市前批准。PVA 水凝胶用于膝关节修复仍面临力学强度不足等缺陷，研究者们正尝试通过复合纳米材料提高 PVA 水凝胶的机械性能[287]。

15.3.3.3　合成多肽

多肽由氨基酸共价连接而成，往往有特定的序列。近几年来，研究者利用多肽分子间的非化学键作用，设计构建了由多肽分子自组装成胶的水凝胶体系，这些多肽水凝胶因为具备特定的氨基酸序列（比如提供细胞黏附位点的 RGD 序列）而具备相应的生物学功能。目前市面上已有的 Corning® PuraMatrix™ 多肽水凝胶是一款适用于三维细胞培养的合成水凝胶，可用于多种细胞的培养。Bian 等将不同序列的二肽与联苯乙酸（biphenylacetic acid，BPAA）连接得到 BPAA-二肽化合物，发现 BPAA-苯丙氨酸-苯丙氨酸化合物能响应温度或离子浓度的变化通过芳香族基团间的 π-π 堆叠形成透明稳定的水凝胶，且这种响应型水凝胶具有良好的细胞相容性，在组织工程领域具有较好应用前景[288]。

Kisiday 等于 2002 年报道了 KLD-12 多肽序列，该合成多肽由于序列中的亮氨酸（leucine，L）疏水性聚集成簇，再通过赖氨酸（lysine，K）所带正电荷与天冬氨酸（aspartic acid，D）所带负电荷之间的静电作用组装成束，最后形成稳定的水凝胶体系[289]。他们用 KLD-12 自组装多肽水凝胶对软骨细胞进行了为期4 周的三维培养，软骨细胞有效保持了细胞表型并分泌了富含蛋白聚糖和 II 型胶原的基质，且三维组织块的硬度随着基质分泌而明显增加[289]。

根据 N-钙黏蛋白（N-cadherin）在胚胎发育过程中触发 MSC 向软骨分化的重

要作用，边黎明等在体外透明质酸水凝胶三维培养中添加模拟 N-cadherin 的多肽序列 HAVDI，有效促进了 MSC 的早期成软骨分化及软骨特异性基质的分泌[290]。在此基础上，他们设计多肽同时包含 HAVDI 序列和上述自组装的 KLD-12 序列，进一步构建了具有促进 MSC 早期成软骨分化功能的水凝胶体系[291]。合成的多肽水凝胶体系不含传统的水凝胶材料组分，因而是研究特定功能性多肽序列的生物学作用的良好体系。在上述研究中，边黎明等提出 N-cadherin 通过降低 β-连环蛋白（β-catenin）核转移下调 β-catenin/LEF-1/TCF 转录因子的活性，从而促进 MSC 软骨向分化[291]。

15.4　软骨-骨复合缺损的再生修复

软骨-骨复合缺损包括了三个紧密结合的部位，即软骨、骨、骨-软骨界面，由于其组成、结构和功能都有很大差异，其再生修复更为复杂和困难。骨软骨界面是钙化软骨和软骨下骨的交界面。在结构上，胶原纤维通过波浪潮线从深层延伸到钙化软骨，从而使压力可以通过垂直分布的胶原纤维分散到下骨。然而，尽管钙化软骨是矿化组织，但其机械强度低于软骨下骨。钙化软骨与软骨下骨交错，但纤维不能穿过该区延伸到骨中。潮线的波浪形结构、垂直的纤维结构以及它们界面处的交叉结构，都可以减少应力的集中，并且可以更好地与下面的软骨下骨整合。

因此，在骨软骨缺损的修复过程中，再生组织与缺损区域时间与空间上发生的动态变化使得骨软骨的修复再生不仅仅是简单的新生组织的"填充"，而是需要再生既可维持软骨表型又可与骨紧密结合的软骨，实现软骨-骨界面一体化的形成。

最早期的骨-软骨支架多为单层设计[图 15-11（a）]，其目的是作为一种支架结构用于骨软骨缺损的空间填充。常用材料如天然骨软骨中的成分，如胶原蛋白、透明质酸、明胶、羟基磷灰石等；或是具有良好生物相容性和力学强度的高分子聚合物，如聚酯、聚己内酯、聚乳酸、聚(乳酸-乙醇酸)共聚物等。虽然这些材料都显示出了一定的效果和各自的优势，但是由于损伤组织的复杂性，传统的单相支架不足以替代具有各向异性结构性质和功能的软骨-骨组织缺损界面，因此在后期的研究中更为复杂的多层支架设计逐渐开始被应用。

多层支架的优势在于每一层都可以根据其对应的修复组织进行针对性的设计和优化，以更好地模拟天然骨软骨组织的复杂性。在双层支架[图 15-11（b）]中，通常上层用于对软骨组织的修复，下层用于对骨组织的修复。这样的组合能设计出更为接近天然骨软骨组织的结构，以实现两种组织的并发式修复。由于软骨-骨界面的重要性，很多研究者在双层支架中间加入一层支架以帮助软骨-骨界面再生以及骨-软骨组织的整合，从而开发了三层支架的结构[图 15-11（c）]。

这种设计从理论上比双层支架更为仿生，但是软骨-骨界面支架结构的设计一直是本领域的难点。在天然关节中，软骨与骨之间有一个牢固而稳定的界面。CaP含量从表层软骨组织中的零逐渐增加至软骨下骨板处的≥70%（质量分数）。此外，胶原蛋白Ⅱ型含量从软骨组织的浅钙化区向深钙化区逐渐减少，而Ⅹ型胶原蛋白和蛋白多糖水平增加。这些变化导致从浅层到深层的压缩模量增加。从血管/矿化骨组织到非血管/非矿化软骨组织的逐渐转换对软骨-骨界面的稳定性起主要作用。因此，能重现骨-软骨组织原生结构和功能的骨-软骨组织工程支架设计非常重要。迄今为止，在软骨和软骨下骨支架之间形成稳定的界面仍然是一个重大挑战。

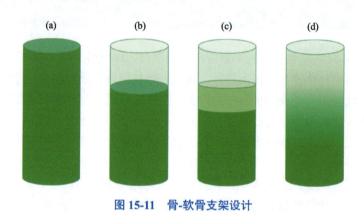

图 15-11　骨-软骨支架设计

（a）单层结构；（b）双层结构；（c）三层结构；（d）梯度结构

　　为了同时满足骨-软骨组织的机械和生物学要求，一些研究开发了具有基于梯度的组分、孔隙率和孔尺寸的梯度结构支架[图 15-11（d）]，以匹配天然骨-软骨组织的机械性能。这可以使支架能够承受生理负荷而不会在组织缺损内坍塌，从而使患者得到更快更好的康复。而且通过修复部位的早期力传递可以刺激再生组织，其生物力学特性与周围天然组织的生物力学特性非常匹配。组织生物力学功能的快速恢复仍然是一个重要的挑战，需要使用更好的支架设计来复制组织的结构和机械性能。

　　虽然软骨-骨复合缺损的修复目前仍是医学领域的世界性难题，但已有少数组织工程支架材料产品上市，一些新型的组织工程支架和修复方法也取得了不错的进展。

　　美国 Smith & Nephew 公司的 Trufit CB^{TM}骨塞[图 15-12（a）]是用于软骨-骨缺损复合修复最早上市的产品，其支架是基于上层硫酸钙（Ca-Sulfate）和下层PGA、PLGA 的双层多孔结构。临床结果显示术后 12 个月的修复效果良好，但是

24 个月以后的效果存在一定的争议：在 Niederauer 等的临床前研究中发现其修复再生的组织已经接近了天然组织，且 MRI 无创诊断也支持其结果[292]；但是在 Dhollander 等的临床研究中发现 20%的患者在 12 个月后出现了纤维血管化组织[293]；Joshi 等更是发现 70%的患者由于植入支架的失效而需要再次手术[294]；Hindle 等发现其效果与马赛克技术相比并没有明显的提高[295]。

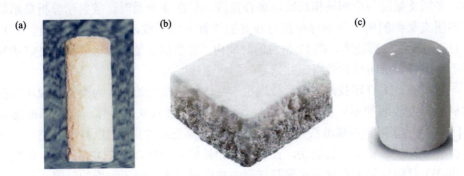

图 15-12   软骨-骨缺损复合修复的部分上市产品的外观

（a）Trufit CB^{TM}骨塞；（b）MaioRegen$^®$骨软骨支架；（c）Aligi-C^{TM}软骨-骨复合缺损修复支架

意大利 Finceramica 公司的 MaioRegen$^®$骨软骨支架[图 15-12（b）]是一种基于天然材料的三层软骨-骨缺损支架材料，其分别由上层（100%Ⅰ型胶原）、中层（60%Ⅰ型胶原蛋白和 40%羟基磷灰石）、下层（30%Ⅰ型胶原蛋白和 70%羟基磷灰石）构成。在大动物（马、绵羊）模型中取得了不错的效果后，2011～2016 年间开展了 145 例临床试验，临床结果表明短期修复效果良好。但是长期的效果也存在争议，Kon 等[296]和 Berruto 等[5]发现手术 5 年和 2 年后修复效果显著好于微骨折技术；但 Christensen 等发现其修复的软骨组织和软骨下骨组织均不理想，与 Trufit CB^{TM}骨塞产品类似。

意大利博洛尼亚大学研发了基于透明质酸和碳酸盐矿物霰石的双层结构的 Aligi-C^{TM}新型软骨-骨复合缺损修复支架[图 15-12（c）]，并通过对比不同的机械改性和贯通性的支架性质优化制备了具有不同生物学和力学性质的支架结构；并通过植入大动物模型（山羊）中对软骨和骨组织的再生作用，优化和确定了可以并发式再生关节透明软骨和软骨下骨的支架设计[296]。在经过大量的临床前和临床数据验证后，这种新型支架现由 CartiHeal 公司负责转化，并于 2017 年获得了 FDA 的研究性器械豁免（IDE）审批，进行为期两年的关键研究。

除了以上商业化支架以外，一些软骨-骨复合缺损修复支架的研究也已经完成了临床研究前的大动物实验。爱尔兰皇家外科医学院开发的新型支架模拟了健康骨软骨组织的天然梯度结构：由Ⅰ型胶原和羟基磷灰石组成的骨层；由Ⅰ型胶原、

Ⅱ型胶原和羟基磷灰石组成的中间层；由Ⅰ型胶原、Ⅱ型胶原和透明质酸组成的软骨层。这种新型骨软骨移植被证明具有无缝整合的层结构，高孔隙度（＞97%），均匀的孔结构和高度的孔相互连接性。在大型动物（山羊）模型中研究了多层仿生胶原蛋白基脚手架修复骨软骨缺损的长期能力，即临界尺寸的外侧滑车脊（TR）和内侧股骨髁（MC）缺损。在植入后2周证实支架固定和早期整合。宏观分析显示，多层支架组与空洞缺损相比，愈合良好。早在3个月时，放射学分析显示，在多层支架组的两个缺损部位都有较好的软骨下骨形成，软骨下骨完全再生12个月。组织学分析证实，在12个月的时间内，在多层支架组中形成结构良好的软骨下小梁骨和透明样软骨组织并恢复解剖学潮线[297]。

新兴的3D打印技术也已经被运用于骨软骨缺损的治疗。为改进常规水凝胶的机械强度较弱和不可控制的膨胀性，Gao等通过双氢键单体、N-丙烯酰胺和N-[三(羟甲基)甲基]丙烯酰胺的一步共聚合成了高强度并适合3D打印的超分子共聚物水凝胶[12]。体外实验表明，在软骨层和骨层分别复合了TGF-β1和β-磷酸三钙的3D打印生物混合梯度水凝胶支架成功促进了人骨髓干细胞的黏附、增殖、成软骨和成骨分化。小动物（大鼠）体内实验表明，3D打印生物混合梯度水凝胶支架能显著加速软骨和软骨下骨的同时再生。复旦大学丁建东课题组在其双层海绵样多孔支架合作进行组织工程软骨-软骨下骨修复研究的基础上[298-301]，开展了含直线梁的3D打印多孔支架的研究[302]；合作开展的动物实验结果表明，结合3D打印的双层多孔支架，即便不采用添加外源种子细胞与材料支架复合的组织工程的策略、而采用直接植入多孔支架原位组织诱导再生的策略，也可以在较大程度上修复关节软骨和软骨下骨的全层缺损[303]。

除一体化支架外，Cheng等通过利用胶原微球体系在体外诱导条件下分别对间充质干细胞进行了成骨和成软骨培养，形成类骨和类软骨层。并利用胶原水凝胶和未分化的间充质干细胞连接两层后形成三层式结构用于骨-软骨复合缺损的再生修复，取得了良好的修复效果[13]。小动物（兔）实验表明，5周后，骨-软骨界面层中的骨髓间充质干细胞和胶原水凝胶在新生组织的上部非钙化软骨生成层和底部骨层中间形成了完整而连续的钙化软骨层。骨-软骨界面在很多方面都与原生软骨细胞相似，包括肥大的软骨细胞、磷酸钙沉积、Ⅱ型胶原和Ⅹ型胶原、凹陷和垂直的胶原纤维结构。

15.5 展望

再生医学和生物材料的发展已经在关节软骨缺损治疗的基础研究、临床转化，乃至新产品和新疗法的开发等不同层面取得了很大进步，但关节软骨缺损的治疗仍然面临巨大的困难。关节软骨所处的环境极为复杂，承受摩擦、压缩等多种应力的作用，是在低氧化环境和力学刺激下生长发育的组织。而且不同于血管化的组织，由于没有血供，其营养供给和代谢产物的排除依赖于物质渗透，主要是关节腔内滑液的渗透。软骨细胞在这些因素发生变化时易出现去分化、导致骨化、纤维化，导致软骨组织尤其是再生修复的组织丧失软骨表型。

　　生物材料对关节软骨的再生修复研究目前刚处于起步阶段，对于材料与细胞相互作用的过程、信号通路、基因和蛋白质的表达等分子机制了解甚少，最有利于修复关节复合损伤的生物材料的理想结构和组成也尚未阐明。虽然已开发出许多对关节软骨缺损具有一定程度修复作用的生物材料，但实验室取得的良好效果和动物实验的成功与实际的临床应用之间仍然存在巨大的鸿沟，尤其是在长期的治疗效果方面，还远未达到理想的标准。因此，生物材料的优化设计和制备技术等给生物材料学家带来巨大的挑战和发展的空间。在关节软骨缺损的修复过程中，单一的化学环境在刺激软骨再生方面存在很多不足，通过生物材料的设计以更好地适配再生组织与缺损区域的生物力学环境，使再生组织在时间与空间上的动态变化符合缺损软骨组织再生的需求，将是未来研究的一个重要方向。

参 考 文 献

[1] Chen S, Fu P, Wu H, Pei M. Meniscus, articular cartilage and nucleus pulposus: A comparative review of cartilage-like tissues in anatomy, development and function. Cell Tissue Research, 2017, 370(1): 53-70.

[2] Gao Y, Liu S, Huang J, Guo W, Chen J, Zhang L, Zhao B, Peng J, Wang A, Wang Y, Xu W, Lu S, Yuan M, Guo Q. The ECM-cell interaction of cartilage extracellular matrix on chondrocytes. Biomedical Research International, 2014, 2014: 648459.

[3] Gentili C, Cancedda R. Cartilage and bone extracellular matrix. Current Pharmaceutical Design, 2009, 15(12): 1334-1348.

[4] Kosher R A, Church R L. Stimulation of in vitro somite chondrogenesis by procollagen and collagen. Nature, 1975, 258(5533): 327-330.

[5] Berruto M, Delcogliano M, de Caro F, Carimati G, Uboldi F, Ferrua P, Ziveri G, De Biase C F. Treatment of large knee osteochondral lesions with a biomimetic scaffold: Results of a multicenter study of 49 patients at 2-year follow-up. The American Journal of Sports Medicine, 2014, 42(7): 1607-1617.

[6] Maldonado M, Nam J. The role of changes in extracellular matrix of cartilage in the presence of inflammation on the pathology of osteoarthritis. Biomedical Research International, 2013, 2013: 284873.

[7] Khan W S, Longo U G. ACI and MACI procedures for cartilage repair utilise mesenchymal stem cells rather than chondrocytes. Medical Hypotheses, 2011, 77(2): 309.

[8] Nixon A J, Sparks H D, Begum L, McDonough S, Scimeca M S, Moran N, Matthews G L. Matrix-induced autologous chondrocyte implantation (MACI) using a cell-Seeded collagen membrane improves cartilage healing in the equine model. Journal of Bone and Joint Surgery, 2017, 99(23): 1987-1998.

[9] Nixon A J, Rickey E, Butler T J, Scimeca M S, Moran N, Matthews G L. A chondrocyte infiltrated collagen type

I /III membrane (MACI® implant) improves cartilage healing in the equine patellofemoral joint model. Osteoarthritis Cartilage, 2015, 23(4): 648-660.

[10] Wakitani S, Kimura T, Hirooka A, Ochi T, Yoneda M, Yasui N, Owaki H, Ono K. Repair of rabbit articular surfaces with allograft chondrocytes embedded in collagen gel. Journal of Bone and Joint Surgery, 1989, 71(1): 74-80.

[11] Fu W L, Zhou C Y, Yu J K. A new source of mesenchymal stem cells for articular cartilage repair: MSCs Derived from mobilized peripheral blood share similar biological characteristics *in vitro* and chondrogenesis *in vivo* as MSCs from bone marrow in a rabbit model. American Journal of Sports Medicine, 2014, 42(3): 592-601.

[12] Gao J, Dennis J E, Solchaga L A, Awadallah A S, Goldberg V M, Caplan A I. Tissue-engineered fabrication of an osteochondral composite graft using rat bone marrow-derived mesenchymal stem cells. Tissue Engineering, 2001, 7(4): 363-371.

[13] Cheng H-W, Luk K D K, Cheung K M C, Chan B P. *In vitro* generation of an osteochondral interface from mesenchymal stem cell-collagen microspheres. Biomaterials, 2011, 32(6): 1526-1535.

[14] Wei H, Shen G, Deng X, Lou D, Sun B, Wu H, Long L, Ding T, Zhao J. The role of IL-6 in bone marrow (BM)-derived mesenchymal stem cells (MSCs) proliferation and chondrogenesis. Cell Tissue Bank, 2013, 14(4): 699-706.

[15] Jeon S Y, Park J S, Yang H N, Woo D G, Park K H. Co-Delivery of *Sox9* genes and anti-Cbfa-1 siRNA coated onto PLGA nanoparticles for chondrogenesis of human MSCs. Biomaterials, 2012, 33(17): 4413-4423.

[16] Yan C, Wang Y, Shen X Y, Yang G, Jian J, Wang H S, Chen G Q, Wu Q. MicroRNA regulation associated chondrogenesis of mouse MSCs grown on polyhydroxyalkanoates. Biomaterials, 2011, 32(27): 6435-6444.

[17] Yu C, Liu J, Lu G, Xie Y, Sun Y, Wang Q, Liang J, Fan Y, Zhang X. Repair of osteochondral defects in a rabbit model with artificial cartilage particulates derived from cultured collagen-chondrocyte microspheres. Journal of Materials Chemistry B, 2018, 6(31): 5164-5173.

[18] Steinmetz N J, Bryant S J. Chondroitin sulfate and dynamic loading alter chondrogenesis of human MSCs in PEG hydrogels. Biotechnology and Bioengineering, 2012, 109(10): 2671-2682.

[19] Rai K, Sun Y, Shaliutina-Kolesova A, Nian R, Xian M. Proteins: Natural polymers for tissue engineering. Journal of Biomaterials and Tissue Engineering, 2018, 8(3): 295-308.

[20] Sayin E, Baran E T, Hasirci V. Protein-based materials in load-bearing tissue-engineering applications. Regenerative Medicine, 2014, 9(5): 687-701.

[21] Dong C, Lv Y. Application of collagen scaffold in tissue engineering: Recent advances and new perspectives. Polymers, 2016, 8(2): 42.

[22] Knutsen G, Engebretsen L, Ludvigsen T C, Drogset J O, Grontvedt T, Solheim E, Strand T, Roberts S, Isaksen V, Johansen C. Autologous chondrocyte implantation compared with microfracture in the knee: A randomized trial. Journal of Bone and Joint Surgery, 2004, 86A(3): 455-464.

[23] Knutsen G, Drogset J O, Engebretsen L, Grøntvedt T, Ludvigsen T C, Løken S, Solheim E, Strand T, Johansen O. A randomized multicenter trial comparing autologous chondrocyte implantation with microfracture long-term follow-up at 14 to 15 years. Journal of Bone and Joint Surgery, 2016, 98(16): 1332-1339.

[24] Bartlett W, Skinner J A, Gooding C R, Carrington R W J, Flanagan A M, Briggs T W R, Bentley G. Autologous chondrocyte implantation versus matrix-induced autologous chondrocyte implantation for osteochondral defects of the knee. Journal of Bone and Joint Surgery, 2005, 87B(5): 640-645.

[25] Zhang L, Li K, Xiao W, Zheng L, Xiao Y, Fan H, Zhang X. Preparation of collagen-chondroitin sulfate-hyaluronic

acid hybrid hydrogel scaffolds and cell compatibility *in vitro*. Carbohydrate Polymers, 2011, 84: 118-125.

[26] Zheng L, Sun J, Chen X, Wang G, Jiang B, Fan H, Zhang X. *In vivo* cartilage engineering with collagen hydrogel and allogenous chondrocytes after diffusion chamber implantation in immunocompetent host. Tissue Engineering: Part A, 2009, 15: 2145-2153.

[27] Yuan T, Luo H, Tan J, Fan H, Zhang X. The effect of stress and tissue fluid microenvironment on allogeneic chondrocytes *in vivo* and the immunological properties of engineered cartilage. Biomaterials, 2011, 32: 6017-6024.

[28] Yuan T, Zhang L, Feng L, Fan H, Zhang X. Chondrogenic differentiation and immunological properties of mesenchymal stem cells in collagen type Ⅰ hydrogel. Biotechnology Progress, 2010, 26(6): 1749-1758.

[29] Liu J, Lin H, Li X, Fan Y, Zhang X. Chondrocytes behaviors within type Ⅰ collagen microspheres and bulk hydrogels: An *in vitro* study. RSC Advances, 2015, 5(67): 54446-54453.

[30] Liu J, Yu C, Chen Y, Cai H, Lin H, Sun Y, Liang J, Wang Q, Fan Y, Zhang X. Fast fabrication of stable cartilage-like tissue using collagen hydrogel microsphere culture. Journal of Materials Chemistry B, 2017, 5(46): 9130-9140.

[31] Yuan T, Luo H, Guo L, Fan H, Liang J, Fan Y, Zhang X. *In vivo* immunological properties research on mesenchymal stem cells based engineering cartilage by a dialyzer pocket model. Journal of Materials Science: Materials in Medicine, 2017, 28(10): 150.

[32] Gao Y, Kong W, Li B, Ni Y, Yuan T, Guo L, Lin H, Fan H, Fan Y, Zhang X. Fabrication and characterization of collagen-based injectable and self-crosslinkable hydrogels for cell encapsulation. Colloids and Surfaces B: Biointerfaces, 2018, 167: 448-456.

[33] Ni Y, Tang Z, Yang J, Gao Y, Lin H, Guo L, Zhang K, Zhang X. Collagen structure regulates MSCs behavior by MMPs involved cell-matrix interactions. Journal of Materials Chemistry B, 2018, 6(2): 312-326.

[34] Jiang T, Liu J, Ouyang Y, Wu H, Zheng L, Zhao J, Zhang X. Intra-hydrogel culture prevents transformation of mesenchymal stem cells induced by monolayer expansion. Biomaterials Science, 2018, 6(5): 1168-1176.

[35] Jiang X, Huang X, Jiang T, Zheng L, Zhao J, Zhang X. The role of *Sox9* in collagen hydrogel-mediated chondrogenic differentiation of adult mesenchymal stem cells (MSCs). Biomaterials Science, 2018, 6(6): 1556-1568.

[36] Horbert V, Xin L, Foehr P, Brinkmann O, Bungartz M, Burgkart R H, Graeve T, Kinne R W. *In vitro* analysis of cartilage regeneration using a collagen type Ⅰ hydrogel (cares) in the bovine cartilage punch model. Cartilage, 2019, 10(3): 346-363.

[37] Calabrese G, Gulino R, Giuffrida R, Forte S, Figallo E, Fabbi C, Salvatorelli L, Memeo L, Gulisano M, Parenti R. *In vivo* evaluation of biocompatibility and chondrogenic potential of a cell-free collagen-based scaffold. Frontiers in Physiology, 2017, 8: 984.

[38] Sartori M, Pagani S, Ferrari A, Costa V, Carina V, Figallo E, Maltarello M C, Martini L, Fini M, Giavaresi G. A new bi-layered scaffold for osteochondral tissue regeneration: *In vitro* and *in vivo* preclinical investigations. Materials Science and Engineering: C, 2017, 70: 101-111.

[39] Zhang W, Chen J, Tao J, Jiang Y, Hu C, Huang L, Ji J, Ouyang H W. The use of type 1 collagen scaffold containing stromal cell-derived factor-1 to create a matrix environment conducive to partial-thickness cartilage defects repair. Biomaterials, 2013, 34(3): 713-723.

[40] Trentham D E, Dynesiustrentham R A, Orav E J, Combitchi D, Lorenzo C, Sewell K L, Hafler D A, Weiner H L. Effects of oral-administration of type-Ⅱ collagen on rheumatoid-arthritis. Science, 1993, 261(5129): 1727-1730.

[41]　Nagleranderson C, Bober L A, Robinson M E, Siskind G W, Thorbecke G J. Suppression of type-Ⅱ collagen-induced arthritis by intragastric administration of soluble type-Ⅱ collagen. Proceedings of the National Academy of Sciences of the United States of America, 1986, 83(19): 7443-7446.

[42]　Zhang Z Y J, Lee C S Y, Lider O, Weiner H L. Suppression of adjuvant arthritis in lewis rats by oral-administration of type-Ⅱ collagen. Journal of Immunology, 1990, 145(8): 2489-2493.

[43]　Bosnakovski D, Mizuno M, Kim G, Takagi S, Okumura M, Fujinaga T. Chondrogenic differentiation of bovine bone marrow mesenchymal stem cells (MSCs) in different hydrogels: Influence of collagen type Ⅱ extracellular matrix on MSC chondrogenesis. Biotechnology and Bioengineering, 2006, 93(6): 1152-1163.

[44]　Nehrer S, Breinan H A, Ramappa A, Shortkroff S, Young G, Minas T, Sledge C B, Yannas I V, Spector M. Canine chondrocytes seeded in type Ⅰ and type Ⅱ collagen implants investigated *in vitro*. Journal of Biomedical Materials Research, 1997, 38(2): 95-104.

[45]　Lee C R, Grodzinsky A J, Hsu H P, Spector M. Effects of a cultured autologous chondrocyte-seeded type Ⅱ collagen scaffold on the healing of a chondral defect in a canine model. Journal of Orthopaedic Research, 2003, 21(2): 272-281.

[46]　Pieper J S, van der Kraan P M, Hafmans T, Kamp J, Buma P, van Susante J L C, van den Berg W B, Veerkamp J H, van Kuppevelt T H. Crosslinked type Ⅱ collagen matrices: Preparation, characterization, and potential for cartilage engineering. Biomaterials, 2002, 23(15): 3183-3192.

[47]　Lu Z F, Zandieh Doulabi B, Wuisman P I, Bank R A, Helder M N. Influence of collagen type Ⅱ and nucleus pulposus cells on aggregation and differentiation of adipose tissue-derived stem cells. Journal of Cellular and Molecular Medicine, 2008, 12(6B): 2812-2822.

[48]　Shields K J, Beckman M J, Bowlin G L, Wayne J S. Mechanical properties and cellular proliferation of electrospun collagen type Ⅱ. Tissue Engineering, 2004, 10(9-10): 1510-1517.

[49]　Barnes C P, Pemble C W, Brand D D, Simpson D G, Bowlin G L. Cross-linking electrospun type Ⅱ collagen tissue engineering scaffolds with carbodiimide in ethanol. Tissue Engineering, 2007, 13(7): 1593-1605.

[50]　Matthews J A, Boland E D, Wnek G E, Simpson D G, Bowlin G L. Electrospinning of collagen type Ⅱ: A feasibility study. Journal of Bioactive and Compatible Polymers, 2003, 18(2): 125-134.

[51]　Freyria A-M, Ronzière M-C, Cortial D, Galois L, Hartmann D, Herbage D, Mallein-Gerin F. Comparative phenotypic analysis of articular chondrocytes cultured within type Ⅰ or type Ⅱ collagen scaffolds. Tissue Engineering Part A, 2008, 15(6): 1233-1245.

[52]　Yadavalli V K, Svintradze D V, Pidaparti R M. Nanoscale measurements of the assembly of collagen to fibrils. International Journal of Biological Macromolecules, 2010, 46(4): 458-464.

[53]　Dong M D, Xu S L, Bunger M H, Birkedal H, Besenbacher F. Temporal assembly of collagen type Ⅱ studied by atomic force microscopy. Advanced Engineering Materials, 2007, 9(12): 1129-1133.

[54]　Berendsen Agnes D, Vonk Lucienne A, Zandieh-Doulabi B, Everts V, Bank Ruud A. Contraction-induced *Mmp13* and *-14* expression by goat articular chondrocytes in collagen type Ⅰ but not type Ⅱ gels. Journal of Tissue Engineering and Regenerative Medicine, 2011, 6(9): 721-730.

[55]　Zhou X, Tao Y, Wang J, Liu D, Liang C, Li H, Chen Q. Three-dimensional scaffold of type Ⅱ collagen promote the differentiation of adipose-derived stem cells into a nucleus pulposus-like phenotype. Journal of Biomedical Materials Research Part A, 2016, 104(7): 1687-1693.

[56]　Zhou X, Tao Y, Chen E, Wang J, Fang W, Zhao T, Liang C, Li F, Chen Q. Genipin-cross-linked type Ⅱ collagen

scaffold promotes the differentiation of adipose-derived stem cells into nucleus pulposus-like cells. Journal of Biomedical Materials Research Part A, 2018, 106(5): 1258-1268.

[57] Chen W C, Yao C L, Wei Y H, Chu I M. Evaluating osteochondral defect repair potential of autologous rabbit bone marrow cells on type II collagen scaffold. Cytotechnology, 2011, 63(1): 13-23.

[58] Yang Y, Chen Z, Song X, Zhang Z, Zhang J, Shung K K, Zhou Q, Chen Y. Biomimetic anisotropic reinforcement architectures by electrically assisted nanocomposite 3D printing. Advanced Materials, 2017, 29(11): 1605750.

[59] Kontturi L S, Jarvinen E, Muhonen V, Collin E C, Pandit A S, Kiviranta I, Yliperttula M, Urtti A. An injectable, *in situ* forming type II collagen/hyaluronic acid hydrogel vehicle for chondrocyte delivery in cartilage tissue engineering. Drug Delivery and Translational Research, 2014, 4(2): 149-158.

[60] He N, Ke Q, Huang C, Yang J, Guo Y. Needle-punched nonwoven matrix from regenerated collagen fiber for cartilage tissue engineering. Journal of Applied Polymer Science, 2014, 131(13): 40404.

[61] Ren X, Wang F Y, Chen C, Gong X Y, Yin L, Yang L. Engineering zonal cartilage through bioprinting collagen type II hydrogel constructs with biomimetic chondrocyte density gradient. BMC Musculoskeletal Disorders, 2016, 17: 301.

[62] Felician F F, Xia C L, Qi W Y, Xu H M. Collagen from marine biological sources and medical applications. Chemistry & Biodiversity, 2018, 15(5): e1700557.

[63] Coelho R C G, Marques A L P, Oliveira S M, Diogo G S, Pirraco R P, Moreira-Silva J, Xavier J C, Reis R L, Silva T H, Mano J F. Extraction and characterization of collagen from Antarctic and Sub-Antarctic squid and its potential application in hybrid scaffolds for tissue engineering. Materials Science and Engineering: C, 2017, 78: 787-795.

[64] Dai M L, Liu X, Wang N P, Sun J. Squid type II collagen as a novel biomaterial: Isolation, characterization, immunogenicity and relieving effect on degenerative osteoarthritis via inhibiting STAT1 signaling in pro-inflammatory macrophages. Materials Science & Engineering C, 2018, 89: 283-294.

[65] Song E, Kim S Y, Chun T, Byun H J, Lee Y M. Collagen scaffolds derived from a marine source and their biocompatibility. Biomaterials, 2006, 27(15): 2951-2961.

[66] Hoyer B, Bernhardt A, Lode A, Heinemann S, Sewing J, Klinger M, Notbohm H, Gelinsky M. Jellyfish collagen scaffolds for cartilage tissue engineering. Acta Biomaterialia, 2014, 10(2): 883-892.

[67] Bernhardt A, Paul B, Gelinsky M. Biphasic scaffolds from marine collagens for regeneration of osteochondral defects. Marine Drugs, 2018, 16(3): 91.

[68] Rastian Z, Puetz S, Wang Y, Kumar S, Fleissner F, Weidner T, Parekh S H. Type I collagen from jellyfish *Catostylus mosaicus* for biomaterial applications. ACS Biomaterials Science & Engineering, 2018, 4(6): 2115-2125.

[69] Cumming M H, Leonard A R, LeCorre-Bordes D S, Hofman K. Intra-fibrillar citric acid crosslinking of marine collagen electrospun nanofibres. International Journal of Biological Macromolecules, 2018, 114: 874-881.

[70] Iswariya S, Velswamy P, Uma T S. Isolation and characterization of biocompatible collagen from the skin of puffer fish (*Lagocephalus inermis*). Journal of Polymers and the Environment, 2018, 26(5): 2086-2095.

[71] Olsen D, Yang C L, Bodo M, Chang R, Leigh S, Baez J, Carmichael D, Perala M, Hamalainen E R, Jarvinen M, Polarek J. Recombinant collagen and gelatin for drug delivery. Advanced Drug Delivery Reviews, 2003, 55(12): 1547-1567.

[72] Yang C L, Hillas P J, Baez J A, Nokelainen M, Balan J, Tang J, Spiro R, Polarek J W. The application of recombinant human collagen in tissue engineering. Biodrugs, 2004, 18(2): 103-119.

[73] Nokelainen M, Helaakoski T, Myllyharju J, Notbohm H, Pihlajaniemi T, Fietzek P P, Kivirikko K I. Expression and characterization of recombinant human type II collagens with low and high contents of hydroxylysine and its glycosylated forms. Matrix Biology, 1998, 16(6): 329-338.

[74] Notbohm H, Nokelainen M, Myllyharju J, Fietzek P P, Muller P K, Kivirikko K I. Recombinant human type II collagens with low and high levels of hydroxylysine and its glycosylated forms show marked differences in fibrillogenesis in vitro. Journal of Biological Chemistry, 1999, 274(13): 8988-8992.

[75] Pulkkinen H J, Tiitu V, Valonen P, Jurvelin J S, Lammi M J, Kiviranta I. Engineering of cartilage in recombinant human type II collagen gel in nude mouse model *in vivo*. Osteoarthritis and Cartilage, 2010, 18(8): 1077-1087.

[76] Pulkkinen H J, Tiitu V, Valonen P, Jurvelin J S, Rieppo L, Toyras J, Silvast T S, Lammi M J, Kiviranta I. Repair of osteochondral defects with recombinant human type II collagen gel and autologous chondrocytes in rabbit. Osteoarthritis and Cartilage, 2013, 21(3): 481-490.

[77] Muhonen V, Salonius E, Haaparanta A M, Jarvinen E, Paatela T, Meller A, Hannula M, Bjorkman M, Pyhalto T, Ella V, Vasara A, Toyras J, Kellomaki M, Kiviranta I. Articular cartilage repair with recombinant human type II collagen/polylactide scaffold in a preliminary porcine study. Journal of Orthopaedic Research, 2016, 34(5): 745-753.

[78] Muhonen V, Narcisi R, Nystedt J, Korhonen M, van Osch G, Kiviranta I. Recombinant human type II collagen hydrogel provides a xeno-free 3D micro-environment for chondrogenesis of human bone marrow-derived mesenchymal stromal cells. Journal of Tissue Engineering and Regenerative Medicine, 2017, 11(3): 843-854.

[79] Kassner A, Tiedemann K, Notbohm M, Ludwig T, Morgelin M, Reinhardt D P, Chu M L, Bruckner P, Grassel S. Molecular structure and interaction of recombinant human type XVI collagen. Journal of Molecular Biology, 2004, 339(4): 835-853.

[80] Pihlajamaa T, Perala M, Vuoristo M M, Nokelainen M, Bodo M, Schulthess T, Vuorio E, Timpl R, Engel J, Ala-Kokko L. Characterization of recombinant human type IX collagen: Association of alpha chains into homotrimeric and heterotrimeric molecules. Journal of Biological Chemistry, 1999, 274(32): 22464-22468.

[81] Pihlajamaa T, Lankinen H, Ylostalo J, Valmu L, Jaalinoja J, Zaucke F, Spitznagel L, Gosling S, Puustinen A, Morgelin M, Peranen J, Maurer P, Ala-Kokko L, Kilpelainen I. Characterization of recombinant amino-terminal NC4 domain of human collagen IX: Interaction with glycosaminoglycans and cartilage oligomeric matrix protein. Journal of Biological Chemistry, 2004, 279(23): 24265-24273.

[82] Shimura K, Kikuchi A, Ohtomo K, Katagata Y, Hyodo A. Studies on silk fibroin of *Bombyx mori*. I. Fractionation of fibroin prepared from the posterior silk gland. Journal of Biochemistry, 1976, 80(4): 693-702.

[83] Ayoub N A, Garb J E, Tinghitella R M, Collin M A, Hayashi C Y. Blueprint for a high-performance biomaterial: Full-length spider dragline silk genes. PLoS One, 2007, 2(6): e514.

[84] Tanaka K, Inoue S, Mizuno S. Hydrophobic interaction of P25, containing Asn-linked oligosaccharide chains, with the H-L complex of silk fibroin produced by *Bombyx mori*. Insect Biochemistry and Molecular Biology, 1999, 29(3): 269-276.

[85] Bhattacharjee P, Kundu B, Naskar D, Kim H-W, Maiti T K, Bhattacharya D, Kundu S C. Silk scaffolds in bone tissue engineering: An overview. Acta Biomaterialia, 2017, 63: 1-17.

[86] Zhou C Z, Confalonieri F, Medina N, Zivanovic Y, Esnault C, Yang T, Jacquet M, Janin J, Duguet M, Perasso R, Li Z G. Fine organization of *Bombyx mori* fibroin heavy chain gene. Nucleic Acids Research, 2000, 28(12): 2413-2419.

[87]　Wang L, Nemoto R, Senna M. Changes in microstructure and physico-chemical properties of hydroxyapatite-silk fibroin nanocomposite with varying silk fibroin content. Journal of the European Ceramic Society, 2004, 24(9): 2707-2715.

[88]　Morgan A W, Roskov K E, Lin-Gibson S, Kaplan D L, Becker M L, Simon C G. Characterization and optimization of RGD-containing silk blends to support osteoblastic differentiation. Biomaterials, 2008, 29(16): 2556-2563.

[89]　Omenetto F G, Kaplan D L. New opportunities for an ancient material. Science, 2010, 329(5991): 528-531.

[90]　Altman G H, Diaz F, Jakuba C, Calabro T, Horan R L, Chen J S, Lu H, Richmond J, Kaplan D L. Silk-based biomaterials. Biomaterials, 2003, 24(3): 401-416.

[91]　MacIntosh A C, Kearns V R, Crawford A, Hatton P V. Skeletal tissue engineering using silk biomaterials. Journal of Tissue Engineering and Regenerative Medicine, 2008, 2(2-3): 71-80.

[92]　Malafaya P B, Silva G A, Reis R L. Natural-origin polymers as carriers and scaffolds for biomolecules and cell delivery in tissue engineering applications. Advanced Drug Delivery Reviews, 2007, 59(4-5): 207-233.

[93]　Chen Q, Liang S, Thouas G A. Elastomeric biomaterials for tissue engineering. Progress in Polymer Science, 2013, 38(3-4): 584-671.

[94]　Yan L-P, Oliveira J M, Oliveira A L, Caridade S G, Mano J F, Reis R L. Macro/microporous silk fibroin scaffolds with potential for articular cartilage and meniscus tissue engineering applications. Acta Biomaterialia, 2012, 8(1): 289-301.

[95]　Kundu B, Rajkhowa R, Kundu S C, Wang X. Silk fibroin biomaterials for tissue regenerations. Advanced Drug Delivery Reviews, 2013, 65(4): 457-470.

[96]　Parkes M, Myant C, Dini D, Cann P. Tribology-optimised silk protein hydrogels for articular cartilage repair. Tribology International, 2015, 89: 9-18.

[97]　Morita Y, Tomita N, Aoki H, Wakitani S, Tamada Y, Suguro T, Ikeuchi K. Visco-elastic properties of cartilage tissue regenerated with fibroin sponge. Bio-Medical Materials and Engineering, 2002, 12(3): 291-298.

[98]　Aoki H, Tomita N, Morita Y, Hattori K, Harada Y, Sonobe M, Wakitani S, Tamada Y. Culture of chondrocytes in fibroin-hydrogel sponge. Bio-Medical Materials and Engineering, 2003, 13(4): 309-316.

[99]　Morita Y, Tomita N, Aoki H, Wakitani S, Tamada Y, Suguro T, Ikeuchi K. Evaluation of dynamic visco-elastic properties during cartilage regenerating process in vitro. Bio-Medical Materials and Engineering, 2003, 13(4): 345-353.

[100]　Wang Y Z, Kim H J, Vunjak-Novakovic G, Kaplan D L. Stem cell-based tissue engineering with silk biomaterials. Biomaterials, 2006, 27(36): 6064-6082.

[101]　Meinel L, Betz O, Fajardo R, Hofmann S, Nazarian A, Cory E, Hilbe M, McCool J, Langer R, Vunjak-Novakovic G, Merkle H P, Rechenberg B, Kaplan D L, Kirker-Head C. Silk based biomaterials to heal critical sized femur defects. Bone, 2006, 39(4): 922-931.

[102]　Migliaresi C, Motta A. Silk fibroin based strategies for bone and cartilage repair. Tissue Engineering Part A, 2008, 14(5): 775-775.

[103]　Vepari C, Kaplan D L. Silk as a biomaterial. Progress in Polymer Science, 2007, 32(8-9): 991-1007.

[104]　Chao P-H G, Yodmuang S, Wang X, Sun L, Kaplan D L, Vunjak-Novakovic G. Silk hydrogel for cartilage tissue engineering. Journal of Biomedical Materials Research Part B: Applied Biomaterials, 2010, 95B(1): 84-90.

[105]　Bhardwaj N, Singh Y P, Devi D, Kandimalla R, Kotoky J, Mandal B B. Potential of silk fibroin/chondrocyte constructs of muga silkworm Antheraea assamensis for cartilage tissue engineering. Journal of Materials

Chemistry B, 2016, 4(21): 3670-3684.

[106] Wang Y, Bella E, Lee C S D, Migliaresi C, Pelcastre L, Schwartz Z, Boyan B D, Motta A. The synergistic effects of 3D porous silk fibroin matrix scaffold properties and hydrodynamic environment in cartilage tissue regeneration. Biomaterials, 2010, 31(17): 4672-4681.

[107] Kawakami M, Tomita N, Shimada Y, Yamamoto K, Tamada Y, Kachi N, Suguro T. Chondrocyte distribution and cartilage regeneration in silk fibroin sponge. Bio-Medical Materials and Engineering, 2011, 21(1): 53-61.

[108] Talukdar S, Nguyen Q T, Chen A C, Sah R L, Kundu S C. Effect of initial cell seeding density on 3D-engineered silk fibroin scaffolds for articular cartilage tissue engineering. Biomaterials, 2011, 32(34): 8927-8937.

[109] Luo Z, Jiang L, Xu Y, Li H, Xu W, Wu S, Wang Y, Tang Z, Lv Y, Yang L. Mechano growth factor (MGF) and transforming growth factor (TGF)-β 3 functionalized silk scaffolds enhance articular hyaline cartilage regeneration in rabbit model. Biomaterials, 2015, 52: 463-475.

[110] Chlapanidas T, Farago S, Mingotto F, Crovato F, Tosca M C, Antonioli B, Bucco M, Lucconi G, Scalise A, Vigo D, Faustini M, Marazzi M, Torre M L. Regenerated silk fibroin scaffold and infrapatellar adipose stromal vascular fraction as feeder-layer: A new product for cartilage advanced therapy. Tissue Engineering Part A, 2011, 17(13-14): 1725-1733.

[111] Kasoju N, Bora U. Silk fibroin in tissue engineering. Advanced Healthcare Materials, 2012, 1(4): 393-412.

[112] Tigli R S, Cannizaro C, Gumusderelioglu M, Kaplan D L. Chondrogenesis in perfusion bioreactors using porous silk scaffolds and hESC-derived MSCs. Journal of Biomedical Materials Research Part A, 2011, 96A(1): 21-28.

[113] Li F, Chen Y-Z, Miao Z-N, Zheng S-Y, Jin J. Human placenta-derived mesenchymal stem cells with silk fibroin biomaterial in the repair of articular cartilage defects. Cellular Reprogramming, 2012, 14(4): 334-341.

[114] Silva S S, Popa E G, Gomes M E, Oliveira M B, Nayak S, Subia B, Mano J F, Kundu S C, Reis R L. Silk hydrogels from non-mulberry and mulberry silkworm cocoons processed with ionic liquids. Acta Biomaterialia, 2013, 9(11): 8972-8982.

[115] Liu H, Ding X, Zhou G, Li P, Wei X, Fan Y. Electrospinning of nanofibers for tissue engineering applications. Journal of Nanomaterials, 2013, 2013: 495708.

[116] Yang S Y, Hwang T H, Che L, Oh J S, Ha Y, Ryu W. Membrane-reinforced three-dimensional electrospun silk fibroin scaffolds for bone tissue engineering. Biomedical Materials, 2015, 10(3): 035011.

[117] Liu M J J, Chou S M, Chua C K, Tay B C M, Ng B K. The development of silk fibroin scaffolds using an indirect rapid prototyping approach: Morphological analysis and cell growth monitoring by spectral-domain optical coherence tomography. Medical Engineering & Physics, 2013, 35(2): 253-262.

[118] Chen C-H, Liu J M-J, Chua C-K, Chou S-M, Shyu V B-H, Chen J-P. Cartilage tissue engineering with silk fibroin scaffolds fabricated by indirect additive manufacturing technology. Materials, 2014, 7(3): 2104-2119.

[119] Han F, Liu S, Liu X, Pei Y, Bai S, Zhao H, Lu Q, Ma F, Kaplan D L, Zhu H. Woven silk fabric-reinforced silk nanofibrous scaffolds for regenerating load-bearing soft tissues. Acta Biomaterialia, 2014, 10(2): 921-930.

[120] Teuschl A H, Neutsch L, Monforte X, Ruenzler D, van Griensven M, Gabor F, Redl H. Enhanced cell adhesion on silk fibroin via lectin surface modification. Acta Biomaterialia, 2014, 10(6): 2506-2517.

[121] Yodmuang S, McNamara S L, Nover A B, Mandal B B, Aganwal M, Kelly T-A N, Chao P-h G, Hung C, Kaplan D L, Vunjak-Novakovic G. Silk microfiber-reinforced silk hydrogel composites for functional cartilage tissue repair. Acta Biomaterialia, 2015, 11: 27-36.

[122] Luo K, Yang Y, Shao Z. Physically crosslinked biocompatible silk-fibroin-based hydrogels with high mechanical

performance. Advanced Functional Materials, 2016, 26(6): 872-880.

[123] Mobini S, Taghizadeh-Jahed M, Khanmohammadi M, Moshiri A, Naderi M-M, Heidari-Vala H, Ashrafi Helan J, Khanjani S, Springer A, Akhondi M-M, Kazemnejad S. Comparative evaluation of *in vivo* biocompatibility and biodegradability of regenerated silk scaffolds reinforced with/without natural silk fibers. Journal of Biomaterials Applications, 2016, 30(6): 793-809.

[124] Costa J B, Silva-Correia J, Oliveira J M, Reis R L. Fast setting silk fibroin bioink for bioprinting of patient-specific memory-shape implants. Advanced Healthcare Materials, 2017, 6(22): 1701021.

[125] Shi W, Sun M, Hu X, Ren B, Cheng J, Li C, Duan X, Fu X, Zhang J, Chen H, Ao Y. Structurally and functionally optimized silk-fibroin-gelatin scaffold using 3D printing to repair cartilage injury *in vitro* and *in vivo*. Advanced Materials, 2017, 29(29): 1701089.

[126] Ribeiro V P, Morais A d S, Raquel Maia F, Canadas R F, Costa J B, Oliveira A L, Oliveira J M, Reis R L. Combinatory approach for developing silk fibroin scaffolds for cartilage regeneration. Acta Biomaterialia, 2018, 72: 167-181.

[127] Ribeiro V P, Pina S, Oliveira J M, Reis R L. Silk fibroin-based hydrogels and scaffolds for osteochondral repair and regeneration. Advances in Experimental Medicine and Biology, 2018, 1058: 305-325.

[128] Fraser J R E, Laurent T C, Laurent U B G. Hyaluronan: Its nature, distribution, functions and turnover. Journal of Internal Medicine, 1997, 242(1): 27-33.

[129] Goa K L, Benfield P. Hyaluronic acid: A review of its pharmacology and use as a surgical aid in ophthalmology, and its therapeutic potential in joint disease and wound healing. Drugs, 1994, 47(3): 536-566.

[130] Slaughter B V, Khurshid S S, Fisher O Z, Khademhosseini A, Peppas N A. Hydrogels in regenerative medicine. Advanced Materials, 2009, 21(32-33): 3307-3329.

[131] Chen W Y, Abatangelo G. Functions of hyaluronan in wound repair. Wound Repair and Regeneration, 1999, 7(2): 79-89.

[132] Chung C, Burdick J A. Engineering cartilage tissue. Advanced Drug Delivery Reviews, 2008, 60(2): 243-262.

[133] Collins M N, Birkinshaw C. Hyaluronic acid based scaffolds for tissue engineering: A review. Carbohydrate Polymers, 2013, 92(2): 1262-1279.

[134] Collins M N, Birkinshaw C. Comparison of the effectiveness of four different crosslinking agents with hyaluronic acid hydrogel films for tissue-culture applications. Journal of Applied Polymer Science, 2007, 104(5): 3183-3191.

[135] Vyavahare N R, Hirsch D, Lerner E, Baskin J Z, Zand R, Schoen F J, Levy R J. Prevention of calcification of glutaraldehyde-crosslinked porcine aortic cusps by ethanol preincubation: Mechanistic studies of protein structure and water-biomaterial relationships. Journal of Biomedical Materials Research, 1998, 40(4): 577-585.

[136] Gough J E, Scotchford C A, Downes S. Cytotoxicity of glutaraldehyde crosslinked collagen/poly(vinyl alcohol) films is by the mechanism of apoptosis. Journal of Biomedical Materials Research, 2002, 61(1): 121-130.

[137] Casali D M, Yost M J, Matthews M A. Eliminating glutaraldehyde from crosslinked collagen films using supercritical CO_2. Journal of Biomedical Materials Research Part A, 2018, 106(1): 86-94.

[138] Campoccia D, Doherty P, Radice M, Brun P, Abatangelo G, Williams D F. Semisynthetic resorbable materials from hyaluronan esterification. Biomaterials, 1998, 19(23): 2101-2127.

[139] Lisignoli G, Toneguzzi S, Zini N, Piacentini A, Cristino S, Tschon M, Grassi F, Fini M, Giardino R, Maraldi N M, Facchini A. Hyaluronan-based biomaterial (Hyaff-11) as scaffold to support mineralization of bone marrow stromal cells. La Chirurgia Degli Organi Di Movimento, 2003, 88(4): 363-367.

[140] Solchaga L A, Dennis J E, Goldberg V M, Caplan A I. Hyaluronic acid-based polymers as cell carriers for tissue-engineered repair of bone and cartilage. Journal of Orthopaedic Research, 1999, 17(2): 205-213.

[141] Vercruysse K P, Marecak D M, Marecek J F, Prestwich G D. Synthesis and *in vitro* degradation of new polyvalent hydrazide cross-linked hydrogels of hyaluronic acid. Bioconjugate Chemistry, 1997, 8(5): 686-694.

[142] Park J, Lim E, Back S, Na H, Park Y, Sun K. Nerve regeneration following spinal cord injury using matrix metalloproteinase-sensitive, hyaluronic acid-based biomimetic hydrogel scaffold containing brain-derived neurotrophic factor. Journal of Biomedical Materials Research Part A, 2010, 93A(3): 1091-1099.

[143] Lei Y, Rahim M, Ng Q, Segura T. Hyaluronic acid and fibrin hydrogels with concentrated DNA/PEI polyplexes for local gene delivery. Journal of Controlled Release, 2011, 153(3): 255-261.

[144] Chen F, Ni Y, Liu B, Zhou T, Yu C, Su Y, Zhu X, Yu X, Zhou Y. Self-crosslinking and injectable hyaluronic acid/RGD-functionalized pectin hydrogel for cartilage tissue engineering. Carbohydrate Polymers, 2017, 166: 31-44.

[145] Wang L L, Highley C B, Yeh Y C, Galarraga J H, Uman S, Burdick J A. Three-dimensional extrusion bioprinting of single- and double-network hydrogels containing dynamic covalent crosslinks. Journal of Biomedical Materials Research Part A, 2018, 106(4): 865-875.

[146] De Boulle K, Glogau R, Kono T, Nathan M, Tezel A, Roca-Martinez J-X, Paliwal S, Stroumpoulis D. A review of the metabolism of 1, 4-butanediol diglycidyl ether-crosslinked hyaluronic acid dermal fillers. Dermatologic Surgery, 2013, 39(12): 1758-1766.

[147] La Gatta A, Papa A, Schiraldi C, De Rosa M. Hyaluronan dermal fillers via crosslinking with 1, 4-butandiol diglycidyl ether: Exploitation of heterogeneous reaction conditions. Journal of Biomedical Materials Research Part B: Applied Biomaterials, 2016, 104(1): 9-18.

[148] Tavsanli B, Okay O. Preparation and fracture process of high strength hyaluronic acid hydrogels cross-linked by ethylene glycol diglycidyl ether. Reactive & Functional Polymers, 2016, 109: 42-51.

[149] Strom A, Larsson A, Okay O. Preparation and physical properties of hyaluronic acid-based cryogels. Journal of Applied Polymer Science, 2015, 132(29): 42194.

[150] Li Z, Ma X, Fan D, Zhu C, Zhao L, Liu Y, Chang L. Cross-linking of hyaluronic acid with 1, 2, 7, 8-diepoxyoctane. Materials Research Innovations, 2015, 19(suppl.9): S9-268-272.

[151] Kim J K, Lee J S, Jung H J, Cho J H, Heo J I, Chang Y H. Preparation and properties of collagen/modified hyaluronic acid hydrogel for biomedical application. Journal of Nanoscience and Nanotechnology, 2007, 7(11): 3852-3856.

[152] Tomihata K, Ikada Y. Preparation of cross-linked hyaluronic acid films of low water content. Biomaterials, 1997, 18(3): 189-195.

[153] Kim H J, Kim K K, Park I K, Choi B S, Kim J H, Kim M S. Hybrid scaffolds composed of hyaluronic acid and collagen for cartilage regeneration. Tissue Engineering and Regenerative Medicine, 2012, 9(2): 57-62.

[154] Yang R, Tan L, Cen L, Zhang Z. An injectable scaffold based on crosslinked hyaluronic acid gel for tissue regeneration. RSC Advances, 2016, 6(20): 16838-16850.

[155] Shimojo A A M, Pires A M B, Lichy R, Rodrigues A A, Santana M H A. The crosslinking degree controls the mechanical, rheological, and swelling properties of hyaluronic acid microparticles. Journal of Biomedical Materials Research Part A, 2015, 103(2): 730-737.

[156] Xu X, Jha A K, Duncan R L, Jia X Q. Heparin-decorated, hyaluronic acid-based hydrogel particles for the

controlled release of bone morphogenetic protein 2. Acta Biomaterialia, 2011, 7(8): 3050-3059.

[157] Mondal S, Haridas N, Letha S S, Vijith V, Rajmohan G, Rosemary M J. Development of injectable high molecular weight hyaluronic acid hydrogels for cartilage regeneration. Journal of Macromolecular Science Part A: Pure and Applied Chemistry, 2016, 53(8): 507-514.

[158] Ifkovits J L, Burdick J A. Review: Photopolymerizable and degradable biomaterials for tissue engineering applications. Tissue Engineering, 2007, 13(10): 2369-2385.

[159] Smeds K A, Pfister-Serres A, Hatchell D L, Grinstaff M W. Synthesis of a novel polysaccharide hydrogel. Journal of Macromolecular Science Part A: Pure and Applied Chemistry, 1999, A36(7-8): 981-989.

[160] Burdick J A, Chung C, Jia X Q, Randolph M A, Langer R. Controlled degradation and mechanical behavior of photopolymerized hyaluronic acid networks. Biomacromolecules, 2005, 6(1): 386-391.

[161] Chung C, Mesa J, Miller G J, Randolph M A, Gill T J, Burdick J A. Effects of auricular chondrocyte expansion on neocartilage formation in photocrosslinked hyaluronic acid networks. Tissue Engineering, 2006, 12(9): 2665-2673.

[162] Chung C, Mesa J, Randolph M A, Yaremchuk M, Burdick J A. Influence of gel properties on neocartilage formation by auricular chondrocytes photoencapsulated in hyaluronic acid networks. Journal of Biomedical Materials Research Part A, 2006, 77A(3): 518-525.

[163] He L, Yang J, Lu J, Xiao Y, Fan Y, Zhang X. Preparation and characterization of a novel hyaluronic acid-icariin conjugate hydrogel. Materials Letters, 2014, 136: 41-44.

[164] Lin H, Liu J, Zhang K, Fan Y, Zhang X. Dynamic mechanical and swelling properties of maleated hyaluronic acid hydrogels. Carbohydrate Polymers, 2015, 123: 381-389.

[165] Levett P A, Melchels F P W, Schrobback K, Hutmacher D W, Malda J, Klein T J. A biomimetic extracellular matrix for cartilage tissue engineering centered on photocurable gelatin, hyaluronic acid and chondroitin sulfate. Acta Biomaterialia, 2014, 10(1): 214-223.

[166] Levett P A, Hutmacher D W, Malda J, Klein T J. Hyaluronic acid enhances the mechanical properties of tissue-engineered cartilage constructs. PloS One, 2014, 9(12): e113216.

[167] Li X, Teng Y, Liu J, Lin H, Fan Y, Zhang X. Chondrogenic differentiation of BMSCs encapsulated in chondroinductive polysaccharide/collagen hybrid hydrogels. Journal of Materials Chemistry B, 2017, 5(26): 5109-5119.

[168] Dai Y, Gao Z, Ma L, Wang D, Gao C. Cell-free HA-MA/PLGA scaffolds with radially oriented pores for in situ inductive regeneration of full thickness cartilage defects. Macromolecular Bioscience, 2016, 16(11): 1632-1642.

[169] Shie M Y, Chang W C, Wei L J, Huang Y H, Chen C H, Shih C T, Chen Y W, Shen Y F. 3D printing of cytocompatible water-based light-cured polyurethane with hyaluronic acid for cartilage tissue engineering applications. Materials, 2017, 10(2): 136.

[170] Donderwinkel I, van Hest J C M, Cameron N R. Bio-inks for 3D bioprinting: Recent advances and future prospects. Polymer Chemistry, 2017, 8(31): 4451-4471.

[171] Li Q, Wang D A, Elisseeff J H. Heterogeneous-phase reaction of glycidyl methacrylate and chondroitin sulfate: Mechanism of ring-opening-transesterification competition. Macromolecules, 2003, 36(7): 2556-2562.

[172] Deepa S S, Umehara Y, Higashiyama S, Itoh N, Sugahara K. Specific molecular interactions of oversulfated chondroitin sulfate E with various heparin-binding growth factors: Implications as a physiological binding partner in the brain and other tissues. Journal of Biological Chemistry, 2002, 277(46): 43707-43716.

[173] Takagaki K, Munakata H, Kakizaki I, Iwafune M, Itabashi T, Endo M. Domain structure of chondroitin sulfate E

octasaccharides binding to type V collagen. Journal of Biological Chemistry, 2002, 277(11): 8882-8889.

[174] Fthenou E, Zafiropoulos A, Katonis P, Tsatsakis A, Karamanos N K, Tzanakakis G N. Chondroitin sulfate prevents platelet derived growth factor-mediated phosphorylation of PDGF-Rβ in normal human fibroblasts severely impairing mitogenic responses. Journal of Cellular Biochemistry, 2008, 103(6): 1866-1876.

[175] Sirko S, von Holst A, Weber A, Wizenmann A, Theocharidis U, Gotz M, Faissner A. Chondroitin sulfates are required for fibroblast growth factor-2-dependent proliferation and maintenance in neural stem cells and for epidermal growth factor-dependent migration of their progeny. Stem Cells, 2010, 28(4): 775-787.

[176] Hintze V, Miron A, Moeller S, Schnabelrauch M, Wiesmann H P, Worch H, Scharnweber D. Sulfated hyaluronan and chondroitin sulfate derivatives interact differently with human transforming growth factor-β1 (TGF-β1). Acta Biomaterialia, 2012, 8(6): 2144-2152.

[177] Taipale J, Keski-Oja J. Growth factors in the extracellular matrix. FASEB Journal, 1997, 11(1): 51-59.

[178] Wang H, Katagiri Y, McCann T E, Unsworth E, Goldsmith P, Yu Z X, Tan F, Santiago L, Mills E M, Wang Y, Symes A J, Geller H M. Chondroitin-4-sulfation negatively regulates axonal guidance and growth. Journal of Cell Science, 2008, 121(Pt 18): 3083-3091.

[179] Kwon H J, Han Y. Chondroitin sulfate-based biomaterials for tissue engineering. Turkish Journal of Biology, 2016, 40(2): 290-299.

[180] Jerosch J. Effects of glucosamine and chondroitin sulfate on cartilage metabolism in OA: Outlook on other nutrient partners especially omega-3 fatty acids. International Journal of Rheumatology, 2011, 2011: 969012.

[181] David-Raoudi M, Deschrevel B, Leclercq S, Galera P, Boumediene K, Pujol J P. Chondroitin sulfate increases hyaluronan production by human synoviocytes through differential regulation of hyaluronan synthases. Arthritis and Rheumatism, 2009, 60(3): 760-770.

[182] Zhou F, Zhang X, Cai D, Li J, Mu Q, Zhang W, Zhu S, Jiang Y, Shen W, Zhang S, Ouyang H W. Silk fibroin-chondroitin sulfate scaffold with immuno-inhibition property for articular cartilage repair. Acta Biomaterialia, 2017, 63: 64-75.

[183] Agrawal P, Pramanik K, Vishwanath V, Biswas A, Bissoyi A, Patra P K. Enhanced chondrogenesis of mesenchymal stem cells over silk fibroin/chitosan-chondroitin sulfate three dimensional scaffold in dynamic culture condition. Journal of Biomedical Materials Research Part B: Applied Biomaterials, 2018, 106(7): 2576-2587.

[184] Ni Y, Tang Z, Cao W, Lin H, Fan Y, Guo L, Zhang X. Tough and elastic hydrogel of hyaluronic acid and chondroitin sulfate as potential cell scaffold materials. International Journal of Biological Macromolecules, 2015, 74: 367-375.

[185] Guo Y, Yuan T, Xiao Z, Tang P, Xiao Y, Fan Y, Zhang X. Hydrogels of collagen/chondroitin sulfate/hyaluronan interpenetrating polymer network for cartilage tissue engineering. Journal of Materials Science: Materials in Medicine, 2012, 23(9): 2267-2279.

[186] Wang Q, Hughes N, Cartmell H, Kuiper N. The composition of hydrogels for cartilage tissue engineering can influence glycosaminoglycan profiles. European Cells and Materials, 2010, 19: 86-96.

[187] Abbadessa A, Mouser V H M, Blokzijl M M, Gawlitta D, Dhert W J A, Hennink W E, Malda J, Vermonden T. A synthetic thermosensitive hydrogel for cartilage bioprinting and its biofunctionalization with polysaccharides. Biomacromolecules, 2016, 17(6): 2137-2147.

[188] Sircar S, Aisenbrey E, Bryant S J, Bortz D M. Determining equilibrium osmolarity in poly(ethylene

glycol)/chondrotin sulfate gels mimicking articular cartilage. Journal of Theoretical Biology, 2015, 364: 397-406.

[189] Piai J F, da Silva M A, Martins A, Torres A B, Faria S, Reis R L, Muniz E C, Neves N M. Chondroitin sulfate immobilization at the surface of electrospun nanofiber meshes for cartilage tissue regeneration approaches. Applied Surface Science, 2017, 403: 112-125.

[190] Gulati K, Meher M K, Poluri K M. Glycosaminoglycan-based resorbable polymer composites in tissue refurbishment. Regenerative Medicine, 2017, 12(4): 431-457.

[191] Wang D A, Varghese S, Sharma B, Strehin I, Fermanian S, Gorham J, Fairbrother D H, Cascio B, Elisseeff J H. Multifunctional chondroitin sulphate for cartilage tissue-biomaterial integration. Nature Materials, 2007, 6(5): 385-392.

[192] Khor E, Lim L Y. Implantable applications of chitin and chitosan. Biomaterials, 2003, 24(13): 2339-2349.

[193] Rodriguez-Vazquez M, Vega-Ruiz B, Ramos-Zuniga R, Saldana-Koppel D A, Quinones-Olvera L F. Chitosan and its potential use as a scaffold for tissue engineering in regenerative medicine. Biomed Research International, 2015, 2015: 821279.

[194] Jayakumar R, Menon D, Manzoor K, Nair S V, Tamura H. Biomedical applications of chitin and chitosan based nanomaterials: A short review. Carbohydrate Polymers, 2010, 82(2): 227-232.

[195] Kumar M N V R. A review of chitin and chitosan applications. Reactive & Functional Polymers, 2000, 46(1): 1-27.

[196] Kim I Y, Seo S J, Moon H S, Yoo M K, Park I Y, Kim B C, Cho C S. Chitosan and its derivatives for tissue engineering applications. Biotechnology Advances, 2008, 26(1): 1-21.

[197] Chatelet C, Damour O, Domard A. Influence of the degree of acetylation on some biological properties of chitosan films. Biomaterials, 2001, 22(3): 261-268.

[198] Di Martino A, Sittinger M, Risbud M V. Chitosan: A versatile biopolymer for orthopaedic tissue-engineering. Biomaterials, 2005, 26(30): 5983-5990.

[199] Croisier F, Jerome C. Chitosan-based biomaterials for tissue engineering. European Polymer Journal, 2013, 49(4): 780-792.

[200] LogithKumar R, KeshavNarayan A, Dhivya S, Chawla A, Saravanan S, Selvamurugan N. A review of chitosan and its derivatives in bone tissue engineering. Carbohydrate Polymers, 2016, 151: 172-188.

[201] Ravanetti F, Galli C, Manfredi E, Cantoni A M, Scarpa E, Macaluso G M, Cacchioli A. Chitosan-based scaffold modified with D-(+) raffinose for cartilage repair: An in vivo study. Journal of Negative Results in Biomedicine, 2015, 14: 2.

[202] Chen H, Wang H, Li B, Feng B, He X, Fu W, Yuan H, Xu Z. Enhanced chondrogenic differentiation of human mesenchymal stems cells on citric acid-modified chitosan hydrogel for tracheal cartilage regeneration applications. RSC Advances, 2018, 8(30): 16910-16917.

[203] Choi B, Kim S, Fan J, Kowalski T, Petrigliano F, Evseenko D, Lee M. Covalently conjugated transforming growth factor-β1 in modular chitosan hydrogels for the effective treatment of articular cartilage defects. Biomaterials Science, 2015, 3(5): 742-752.

[204] Wang C, Hou W, Guo X, Li J, Hu T, Qiu M, Liu S, Mo X, Liu X. Two-phase electrospinning to incorporate growth factors loaded chitosan nanoparticles into electrospun fibrous scaffolds for bioactivity retention and cartilage regeneration. Materials Science & Engineering C: Materials for Biological Applications, 2017, 79: 507-515.

[205] Chen J, Li Y, Wang B, Yang J, Heng B C, Yang Z, Ge Z, Lin J. TGF-β 1 affinity peptides incorporated within a chitosan sponge scaffold can significantly enhance cartilage regeneration. Journal of Materials Chemistry B, 2018,

6(4): 675-687.

[206] Chameettachal S, Murab S, Vaid R, Midha S, Ghosh S. Effect of visco-elastic silk-chitosan microcomposite scaffolds on matrix deposition and biomechanical functionality for cartilage tissue engineering. Journal of Tissue Engineering and Regenerative Medicine, 2017, 11(4): 1212-1229.

[207] Kuo C Y, Chen C H, Hsiao C Y, Chen J P. Incorporation of chitosan in biomimetic gelatin/chondroitin-6-sulfate/hyaluronan cryogel for cartilage tissue engineering. Carbohydrate Polymers, 2015, 117: 722-730.

[208] Vishwanath V, Pramanik K, Biswas A. Optimization and evaluation of silk fibroin-chitosan freeze-dried porous scaffolds for cartilage tissue engineering application. Journal of Biomaterials Science: Polymer Edition, 2016, 27(7): 657-674.

[209] Agrawal P, Pramanik K, Biswas A, Patra R K. *In vitro* cartilage construct generation from silk fibroin-chitosan porous scaffold and umbilical cord blood derived human mesenchymal stem cells in dynamic culture condition. Journal of Biomedical Materials Research Part A, 2018, 106(2): 397-407.

[210] Zhou Y, Liang K, Zhao S, Zhang C, Li J, Yang H, Liu X, Yin X, Chen D, Xu W, Xiao P. Photopolymerized maleilated chitosan/methacrylated silk fibroin micro/nanocomposite hydrogels as potential scaffolds for cartilage tissue engineering. International Journal of Biological Macromolecules, 2018, 108: 383-390.

[211] Choi B, Kim S, Lin B, Li K, Bezouglaia O, Kim J, Evseenko D, Aghaloo T, Lee M. Visible-light-initiated hydrogels preserving cartilage extracellular signaling for inducing chondrogenesis of mesenchymal stem cells. Acta Biomaterialia, 2015, 12: 30-41.

[212] Choi B, Kim S, Lin B, Wu B M, Lee M. Cartilaginous extracellular matrix-modified chitosan hydrogels for cartilage tissue engineering. ACS Applied Materials & Interfaces, 2014, 6(22): 20110-20121.

[213] Sivandzade F, Mashayekhan S. Design and fabrication of injectable microcarriers composed of acellular cartilage matrix and chitosan. Journal of Biomaterials Science: Polymer Edition, 2018, 29(6): 683-700.

[214] Man Z, Hu X, Liu Z, Huang H, Meng Q, Zhang X, Dai L, Zhang J, Fu X, Duan X, Zhou C, Ao Y. Transplantation of allogenic chondrocytes with chitosan hydrogel-demineralized bone matrix hybrid scaffold to repair rabbit cartilage injury. Biomaterials, 2016, 108: 157-167.

[215] Liu C, Liu D, Wang Y, Li Y, Li T, Zhou Z, Yang Z, Wang J, Zhang Q. Glycol chitosan/oxidized hyaluronic acid hydrogels functionalized with cartilage extracellular matrix particles and incorporating BMSCs for cartilage repair. Artificial Cells, Nanomedicine, and Biotechnology, 2018, 46: 1-12.

[216] Liang X, Wang X, Xu Q, Lu Y, Zhang Y, Xia H, Lu A, Zhang L. Rubbery chitosan/carrageenan hydrogels constructed through an electroneutrality system and their potential application as cartilage scaffolds. Biomacromolecules, 2018, 19(2): 340-352.

[217] Wan W, Li Q, Gao H, Ge L, Liu Y, Zhong W, Ouyang J, Xing M. BMSCs laden injectable amino-diethoxypropane modified alginate-chitosan hydrogel for hyaline cartilage reconstruction. Journal of Materials Chemistry B, 2015, 3(9): 1990-2005.

[218] Reed S, Wu B M. Biological and mechanical characterization of chitosan-alginate scaffolds for growth factor delivery and chondrogenesis. Journal of Biomedical Materials Research Part B: Applied Biomaterials, 2017, 105(2): 272-282.

[219] Zhu Y J, Wu H, Sun S F, Zhou T, Wu J J, Wan Y. Designed composites for mimicking compressive mechanical properties of articular cartilage matrix. Journal of the Mechanical Behavior of Biomedical Materials, 2014, 36: 32-46.

[220] Filova E, Jakubcova B, Danilova I, Kostakova E K, Jarosikova T, Chernyavskiy O, Hejda J, Handl M, Beznoska J, Necas A, Rosina J, Amler E. Polycaprolactone foam functionalized with chitosan microparticles: A suitable scaffold for cartilage regeneration. Physiological Research, 2016, 65(1): 121-131.

[221] Abuelreich S, Manikandan M, Aldahmash A, Alfayez M, Al Rez M F, Fouad H, Hashem M, Ansari S G, Al-Jassir F F, Mahmood A. Human bone marrow MSCs form cartilage and mineralized tissue on chitosan/polycaprolactone (CS/PCL) combined nanofibrous scaffolds. Journal of Nanoscience and Nanotechnology, 2017, 17(3): 1771-1778.

[222] Lao L H, Tan H P, Wang Y J, Gao C Y. Chitosan modified poly(L-lactide) microspheres as cell microcarriers for cartilage tissue engineering. Colloids and Surfaces B: Biointerfaces, 2008, 66(2): 218-225.

[223] Zhu N, Cooper D, Chen X B, Niu C H. A study on the *in vitro* degradation of poly(L-lactide)/chitosan microspheres scaffolds. Frontiers of Materials Science, 2013, 7(1): 76-82.

[224] Mallick S P, Pal K, Rastogi A, Srivastava P. Evaluation of poly(L-lactide) and chitosan composite scaffolds for cartilage tissue regeneration. Designed Monomers and Polymers, 2016, 19(3): 271-282.

[225] Zhang K, Yan S, Li G, Cui L, Yin J. *In-situ* birth of MSCs multicellular spheroids in poly(L-glutamic acid)/chitosan scaffold for hyaline-like cartilage regeneration. Biomaterials, 2015, 71: 24-34.

[226] Kuo Y-C, Ku H-F, Rajesh R. Chitosan/γ-poly(glutamic acid) scaffolds with surface-modified albumin, elastin and poly(L-lysine) for cartilage tissue engineering. Materials Science & Engineering C, 2017, 78: 265-277.

[227] Sadeghi D, Karbasi S, Razavi S, Mohammadi S, Shokrgozar M A, Bonakdar S. Electrospun poly(hydroxybutyrate)/ chitosan blend fibrous scaffolds for cartilage tissue engineering. Journal of Applied Polymer Science, 2016, 133(47): 44171.

[228] Karbasi S, Alizadeh Z M. Effects of multi-wall carbon nanotubes on structural and mechanical properties of poly(3-hydroxybutyrate)/chitosan electrospun scaffolds for cartilage tissue engineering. Bulletin of Materials Science, 2017, 40(6): 1247-1253.

[229] Garcia-Lopez J, Garciadiego-Cazares D, Melgarejo-Ramirez Y, Sanchez-Sanchez R, Solis-Arrieta L, Garcia-Carvajal Z, Sanchez-Betancourt J I, Ibarra C, Luna-Barcena G, Velasquillo C. Chondrocyte differentiation for auricular cartilage reconstruction using a chitosan based hydrogel. Histology and Histopathology, 2015, 30(12): 1477-1485.

[230] Mellati A, Kiamahalleh M V, Madani S H, Dai S, Bi J, Jin B, Zhang H. Poly(*N*-isopropylacrylamide) hydrogel/chitosan scaffold hybrid for three-dimensional stem cell culture and cartilage tissue engineering. Journal of Biomedical Materials Research Part A, 2016, 104(11): 2764-2774.

[231] Mellati A, Fan C-M, Tamayol A, Annabi N, Dai S, Bi J, Jin B, Xian C, Khademhosseini A, Zhang H. Microengineered 3D cell-laden thermoresponsive hydrogels for mimicking cell morphology and orientation in cartilage tissue engineering. Biotechnology and Bioengineering, 2017, 114(1): 217-231.

[232] Rowley J A, Madlambayan G, Mooney D J. Alginate hydrogels as synthetic extracellular matrix materials. Biomaterials, 1999, 20(1): 45-53.

[233] Remminghorst U, Rehm B H A. Bacterial alginates: From biosynthesis to applications. Biotechnology Letters, 2006, 28(21): 1701-1712.

[234] Calumpong H P, Maypa A P, Magbanua M. Population and alginate yield and quality assessment of four *Sargassum* species in Negros Island, central Philippines. Hydrobiologia, 1999, 399: 211-215.

[235] Lim F, Sun A M. Microencapsulated islets as bioartificial endocrine pancreas. Science, 1980, 210(4472): 908-910.

[236] Goh C H, Heng P W S, Chan L W. Alginates as a useful natural polymer for microencapsulation and therapeutic

applications. Carbohydrate Polymers, 2012, 88(1): 1-12.

[237] Murua A, Portero A, Orive G, Hernandez R M, de Castro M, Pedraz J L. Cell microencapsulation technology: Towards clinical application. Journal of Controlled Release, 2008, 132(2): 76-83.

[238] Sun J, Tan H. Alginate-based biomaterials for regenerative medicine applications. Materials, 2013, 6(4): 1285-1309.

[239] Yu J, Gu Y, Du K T, Mihardja S, Sievers R E, Lee R J. The effect of injected RGD modified alginate on angiogenesis and left ventricular function in a chronic rat infarct model. Biomaterials, 2009, 30(5): 751-756.

[240] Gomez C G, Rinaudo M, Villar M A. Oxidation of sodium alginate and characterization of the oxidized derivatives. Carbohydrate Polymers, 2007, 67(3): 296-304.

[241] Boontheekul T, Kong H-J, Mooney D J. Controlling alginate gel degradation utilizing partial oxidation and bimodal molecular weight distribution. Biomaterials, 2005, 26(15): 2455-2465.

[242] Jeon O, Bouhadir K H, Mansour J M, Alsberg E. Photocrosslinked alginate hydrogels with tunable biodegradation rates and mechanical properties. Biomaterials, 2009, 30(14): 2724-2734.

[243] Gillette B, A Jensen J, Wang M, Tchao J, K Sia S. Dynamic hydrogels: Switching of 3D microenvironments using two-component naturally derived extracellular matrices. Advanced Materials, 2010, 22(6), 686-691.

[244] Dixon J E, Shah D A, Rogers C, Hall S, Weston N, Parmenter C D J, McNally D, Denning C, Shakesheff K M. Combined hydrogels that switch human pluripotent stem cells from self-renewal to differentiation. Proceedings of the National Academy of Sciences of the United States of America, 2014, 111(15): 5580.

[245] Fan C, Wang D A. Potential use of alginate beads as a chondrocyte delivery vehicle and stepwise dissolving porogen in a hydrogel scaffold for cartilage tissue engineering. RSC Advances, 2015, 5(98): 80688-80697.

[246] Hossain K S, Miyanaga K, Maeda H, Nemoto N. Sol-gel transition behavior of pure ι-carrageenan in both salt-free and added salt states. Biomacromolecules, 2001, 2(2), 442-449.

[247] Campo V L, Kawano D F, Silva D B d, Carvalho I. Carrageenans: Biological properties, chemical modifications and structural analysis: A review. Carbohydrate Polymers, 2009, 77(2): 167-180.

[248] Yuguchi Y, Thu Thuy T T, Urakawa H, Kajiwara K. Structural characteristics of carrageenan gels: Temperature and concentration dependence. Food Hydrocolloids, 2002, 16(6): 515-522.

[249] Rocha P M, Santo V, Gomes M, Reis R L, Mano J F. Encapsulation of adipose-derived stem cells and transforming growth factor-β1 in carrageenan-based hydrogels for cartilage tissue engineering. Journal of Bioactive & Compatible Polymers, 2011, 26(5): 493-507.

[250] Popa E, Reis R, Gomes M. Chondrogenic phenotype of different cells encapsulated in κ-carrageenan hydrogels for cartilage regeneration strategies. Biotechnology and Applied Biochemistry, 2012, 59(2): 132-141.

[251] Thakur A, Jaiswal M K, Peak C W, Carrow J K, Gentry J, Dolatshahi-Pirouz A, Gaharwar A K. Injectable shear-thinning nanoengineered hydrogels for stem cell delivery. Nanoscale, 2016, 8(24): 12362-12372.

[252] Singh Y P, Bhardwaj N, Mandal B B. Potential of agarose/silk fibroin blended hydrogel for *in vitro* cartilage tissue engineering. ACS Applied Materials & Interfaces, 2016, 8(33): 21236-21249.

[253] Rahfoth B, Weisser J, Sternkopf F, Aigner T, von der Mark K, Brauer R. Transplantation of allograft chondrocytes embedded in agarose gel into cartilage defects of rabbits. Osteoarthritis and Cartilage. 1998, 6(1): 50-65.

[254] Mauck R L, Soltz M A, Wang C, Wong D D, Chao P, Valhmu W B, Hung C T, Ateshian G A. Functional tissue engineering of articular cartilage through dynamic loading of chondrocyte-seeded agarose gels. Journal of Biomechanical Engineering-Transactions of the Asme, 2000, 122(3): 252-260.

[255] Bulman S, Coleman C, Murphy M, Medcalf N, Ryan A, Barry F. Pullulan: A new cytoadhesive for cell-mediated cartilage repair. Stem Cell Research & Therapy, 2015, 6: 34.

[256] Li T, Song X, Weng C, Wang X, Sun L, Gong X, Yang L, Chen C. Self-crosslinking and injectable chondroitin sulfate/pullulan hydrogel for cartilage tissue engineering. Applied Materials Today, 2017: S2352940717303906.

[257] Chen F, Yu S, Liu B, Ni Y, Yu C, Su Y, Zhu X, Yu X, Zhou Y, Yan D. An injectable enzymatically crosslinked carboxymethylated pullulan/chondroitin sulfate hydrogel for cartilage tissue engineering. Scientific Reports, 2016, 6(1): 20014.

[258] Mikos A G, Thorsen A J, Czerwonka L A, Bao Y, Langer R, Winslow D N, Vacanti J P. Preparation and characterization of poly(L-lactic acid) foams. Polymer, 1994, 35(5): 1068-1077.

[259] Ma Z, Gao C, Gong Y, Shen J. Paraffin spheres as porogen to fabricate poly(L-lactic acid) scaffolds with improved cytocompatibility for cartilage tissue engineering. Journal of Biomedical Materials Research B Applied Biomaterials, 2003, 67(1): 610-617.

[260] Galperin A, Oldinski R A, Florczyk S J, Bryers J D, Zhang M, Ratner B D. Integrated bi-layered scaffold for osteochondral tissue engineering. Advanced Healthcare Materials, 2013, 2(6): 872-883.

[261] Lin-Gibson S, Cooper J A, Landis F A, Cicerone M T. Systematic investigation of porogen size and content on scaffold morphometric parameters and properties. Biomacromolecules, 2007, 8(5): 1511-1518.

[262] Hollister S J. Porous scaffold design for tissue engineering. Nature materials, 2005, 4(7): 518-524.

[263] Borden M, Attawia M, Khan Y, Laurencin C T. Tissue engineered microsphere-based matrices for bone repair: Design and evaluation. Biomaterials, 2002, 23(2): 551-559.

[264] Singh M, Sandhu B, Scurto A, Berkland C, Detamore M S. Microsphere-based scaffolds for cartilage tissue engineering: Using subcritical CO_2 as a sintering agent. Acta Biomaterialia, 2010, 6(1): 137-143.

[265] Nam Y S, Park T G. Porous biodegradable polymeric scaffolds prepared by thermally induced phase separation. Journal of Biomedical Materials Research, 1999, 47(1): 8-17.

[266] Ma P X, Zhang R. Synthetic nano-scale fibrous extracellular matrix. Journal of Biomedical Material Research, 1999, 46(1): 60-72.

[267] Mooney D J, Baldwin D F, Suh N P, Vacanti J P, Langer R. Novel approach to fabricate porous sponges of poly(D, L-lactic-co-glycolic acid) without the use of organic solvents. Biomaterials, 1996, 17(14): 1417-1422.

[268] da Silva M L A, Martins A, Costa-Pinto A R, Costa P, Faria S, Gomes M, Reis R L, Neves N M. Cartilage tissue engineering using electrospun PCL nanofiber meshes and MSCs. Biomacromolecules, 2010, 11(12): 3228-3236.

[269] Sonomoto K, Yamaoka K, Kaneko H, Yamagata K, Sakata K, Zhang X, Kondo M, Zenke Y, Sabanai K, Nakayamada S, Sakai A, Tanaka Y. Spontaneous differentiation of human mesenchymal stem cells on poly-lactic-co-glycolic acid nano-fiber scaffold. PLoS One, 2016, 11(4): e0153231.

[270] Chen W, Chen S, Morsi Y, El-Hamshary H, El-Newhy M, Fan C, Mo X. Superabsorbent 3D scaffold based on electrospun nanofibers for cartilage tissue engineering. ACS Applied Materials & Interfaces, 2016, 8(37): 24415-24425.

[271] Gao S, Guo W M, Chen M X, Yuan Z G, Wang M J, Zhang Y, Liu S Y, Xi T F, Guo Q Y. Fabrication and characterization of electrospun nanofibers composed of decellularized meniscus extracellular matrix and polycaprolactone for meniscus tissue engineering. Journal of Materials Chemistry B, 2017, 5(12): 2273-2285.

[272] Xu T, Binder K W, Albanna M Z, Dice D, Zhao W, Yoo J J, Atala A. Hybrid printing of mechanically and biologically improved constructs for cartilage tissue engineering applications. Biofabrication, 2013, 5(1): 015001.

[273] Holmes B, Castro N J, Li J, Keidar M, Zhang L G. Enhanced human bone marrow mesenchymal stem cell functions in novel 3D cartilage scaffolds with hydrogen treated multi-walled carbon nanotubes. Nanotechnology, 2013, 24(36): 365102.

[274] Formica F A, Ozturk E, Hess S C, Stark W J, Maniura-Weber K, Rottmar M, Zenobi-Wong M. A Bioinspired ultraporous nanofiber-hydrogel mimic of the cartilage extracellular matrix. Advanced Healthcare Materials, 2016, 5(24): 3129-3138.

[275] Moroni L, Schotel R, Hamann D, de Wijn J R, van Blitterswijk C A. 3D fiber-deposited electrospun integrated scaffolds enhance cartilage tissue formation. Advanced Functional Materials, 2008, 18(1): 53-60.

[276] Hung K C, Tseng C S, Dai L G, Hsu S H. Water-based polyurethane 3D printed scaffolds with controlled release function for customized cartilage tissue engineering. Biomaterials, 2016, 83: 156-168.

[277] Izadifar Z, Chang T, Kulyk W, Chen X, Eames B F. Analyzing biological performance of 3D-printed, cell-impregnated hybrid constructs for cartilage tissue engineering. Tissue Engineering Part C: Methods, 2016, 22(3): 173-188.

[278] Hendriks J A A, Moroni L, Riesle J, de Wijn J R, van Blitterswijk C A. The effect of scaffold-cell entrapment capacity and physico-chemical properties on cartilage regeneration. Biomaterials, 2013, 34(17): 4259-4265.

[279] Sharma B, Fermanian S, Gibson M, Unterman S, Herzka D A, Cascio B, Coburn J, Hui A Y, Marcus N, Gold G E, Elisseeff J H. Human cartilage repair with a photoreactive adhesive-hydrogel composite. Science Translational Medicine, 2013, 5(167): 167ra6.

[280] Lam J, Clark E C, Fong E L, Lee E J, Lu S, Tabata Y, Mikos A G. Evaluation of cell-laden polyelectrolyte hydrogels incorporating poly(L-lysine) for applications in cartilage tissue engineering. Biomaterials, 2016, 83: 332-346.

[281] Studle C, Vallmajo-Martin Q, Haumer A, Guerrero J, Centola M, Mehrkens A, Schaefer D J, Ehrbar M, Barbero A, Martin I. Spatially confined induction of endochondral ossification by functionalized hydrogels for ectopic engineering of osteochondral tissues. Biomaterials, 2018, 171: 219-229.

[282] Wang J, Zhang F, Tsang W P, Wan C, Wu C. Fabrication of injectable high strength hydrogel based on 4-arm star PEG for cartilage tissue engineering. Biomaterials, 2017, 120: 11-21.

[283] Baker M I, Walsh S P, Schwartz Z, Boyan B D. A review of polyvinyl alcohol and its uses in cartilage and orthopedic applications. Journal of Biomedical Materials Research Part B: Applied Biomaterials, 2012, 100(5): 1451-1457.

[284] Kobayashi M, Chang Y S, Oka M. A two year *in vivo* study of polyvinyl alcohol-hydrogel (PVA-H) artificial meniscus. Biomaterials, 2005, 26(16): 3243-3248.

[285] Oka M, Ushio K, Kumar P, Ikeuchi K, Hyon S H, Nakamura T, Fujita H. Development of artificial articular cartilage. Proceedings of the Institution of Mechanical Engineers Part H: Journal of Engineering in Medicine, 2000, 214(1): 59-68.

[286] Sciarretta F V. 5 to 8 years follow-up of knee chondral defects treated by PVA-H hydrogel implants. European Review for Medical and Pharmacological Sciences, 2013, 17(22): 3031-3038.

[287] Xu L, Zhao X, Xu C, Kotov N A. Water-rich biomimetic composites with abiotic self-organizing nanofiber network. Advanced Materials, 2017, 30: 1870007.

[288] Bian S Q, Cai H X, Cui Y N, He M M, Cao W X, Chen X N, Sun Y, Liang J, Fan Y J, Zhang X D. Temperature and ion dual responsive biphenyl-dipeptide supramolecular hydrogels as extracellular matrix mimic-scaffolds for cell

culture applications. Journal of Materials Chemistry B, 2017, 5(20): 3667-3674.

[289] Kisiday J, Jin M, Kurz B, Hung H, Semino C, Zhang S, Grodzinsky A J. Self-assembling peptide hydrogel fosters chondrocyte extracellular matrix production and cell division: Implications for cartilage tissue repair. Proceedings of the National Academy of Sciences of the United States of America, 2002, 99(15): 9996-10001.

[290] Bian L, Guvendiren M, Mauck R L, Burdick J A. Hydrogels that mimic developmentally relevant matrix and N-cadherin interactions enhance MSC chondrogenesis. Proceedings of the National Academy of Sciences of the United States of America, 2013, 110(25): 10117-10122.

[291] Li R, Xu J, Wong D S H, Li J, Zhao P, Bian L. Self-assembled N-cadherin mimetic peptide hydrogels promote the chondrogenesis of mesenchymal stem cells through inhibition of canonical Wnt/β-catenin signaling. Biomaterials, 2017, 145: 33-43.

[292] Niederauer G G, Slivka M A, Leatherbury N C, Korvick D L, Harroff H H, Ehler W C, Dunn C J, Kieswetter K. Evaluation of multiphase implants for repair of focal osteochondral defects in goats. Biomaterials, 2000, 21(24): 2561-2574.

[293] Dhollander A A, Liekens K, Almqvist F, Verdonk R, Lambrecht S, Elewaut D, Verbruggen G, Verdonk P C. A pilot study of the use of a TruFit plug for cartilage repair in the knee and how to deal with early clinical failures? Osteoarthritis and Cartilage, 2011, 19: S146.

[294] Joshi N, Reverte-Vinaixa M, Díaz-Ferreiro E W, Domínguez-Oronoz R. Synthetic resorbable scaffolds for the treatment of isolated patellofemoral cartilage defects in young patients: Magnetic resonance imaging and clinical evaluation. The American Journal of Sports Medicine, 2012, 40(6): 1289-1295.

[295] Hindle P, Hendry J L, Keating J F, Biant L C. Autologous osteochondral mosaicplasty or TruFit™ plugs for cartilage repair. Knee Surgery, Sports Traumatology, Arthroscopy, 2014, 22(6): 1235-1240.

[296] Kon E, Filardo G, Di Martino A, Busacca M, Moio A, Perdisa F, Marcacci M. Clinical results and MRI evolution of a nano-composite multilayered biomaterial for osteochondral regeneration at 5 years. The American Journal of Sports Medicine, 2014, 42(1): 158-165.

[297] Levingstone T J, Ramesh A, Brady R T, Brama P A J, Kearney C, Gleeson J P, O'Brien F J. Cell-free multi-layered collagen-based scaffolds demonstrate layer specific regeneration of functional osteochondral tissue in caprine joints. Biomaterials, 2016, 87: 69-81.

[298] Duan P G, Pan Z, Cao L, He Y, Wang H R, Qu Z H, Dong J, Ding J D. The effects of pore size in bilayered poly(lactide-co-glycolide) scaffolds on restoring osteochondral defects in rabbits. Journal of Biomedical Materials Research Part A, 2014, 102A: 180-192.

[299] Pan Z, Duan P G, Liu X N, Wang H R, Cao L, He Y, Dong J, Ding J D. Effect of porosities of bilayered porous scaffolds on spontaneous osteochondral repair in cartilage tissue engineering. Regenerative Biomaterials, 2015, 2(1): 9-19.

[300] Liang X Y, Duan P G, Gao J M, Guo R S, Qu Z H, Li X F, He Y, Yao H Q, Ding J D. Bilayered PLGA/PLGA-HAp composite scaffold for osteochondral tissue engineering and tissue regeneration. ACS Biomaterials Science and Engineering, 2018, 4: 3506-3521.

[301] Duan P Q, Pan Z, Cao L, Gao J M, Yao H Q, Liu X N, Guo R S, Liang X Y, Dong J, Ding J D. Restoration of osteochondral defects by implanting bilayered poly(lactide-co-glycolide) porous scaffolds in rabbit joints for 12 and 24 weeks. Journal of Orthopaedic Translation, 2019, 19: 68-80.

[302] Liang X Y, Gao J M, Xu W K, Wang X L, Shen Y, Tang J Y, Cui S Q, Yang X W, Liu Q S, Yu L, Ding J D.

Structural mechanics of 3D-printed poly(lactic acid) scaffolds with tetragonal, hexagonal and wheel-like designs. Biofabrication, 2019, 11(3): 035009.

[303] Gao J M, Ding X Q, Yu X Y, Chen X B, Zhang X Y, Cui S Q, Shi J Y, Chen J, Yu L, Chen S Y, Ding J D. Cell-free bilayered porous scaffolds for osteochondral regeneration fabricated by continuous 3D printing using nascent physical hydrogel as ink. Advanced Healthcare Materials., 2021, 10: 2001404.

（樊渝江　林　海　肖　芸　王启光　张兴栋）

第 **16** 章

>>

小口径人工血管材料

摘要： 诸多疾病的治疗，如冠脉搭桥、外周血管病变等均需要使用小口径人工血管，但是目前尚无临床可用的小口径人工血管。因此，大批学者致力于小口径人工血管的研发。小口径人工血管的研究涉及多学科的交叉。近年来，随着医学、工程学和材料学、基因工程学、血管生物学的飞速发展，小口径人工血管也取得了一系列可喜的进展。为便于读者快速掌握小口径人工血管的发展动态，本章介绍了如下 5 个方面的进展：①体外构建组织工程血管的方法和常用手段；②构建聚合物人工血管所常用聚合物材料的种类与特点以及制备工艺对聚合物血管材料结构特性的调控；③人工血管表面抗凝和促再生的活性修饰方法；④细胞外基质材料人工血管的制备方法；⑤人工血管体内评价研究所用到的各类动物模型的对比和总结。最后，对由诱导性多能干细胞（iPSC）诱导分化而来的血管细胞作为种子细胞，利用3D 打印技术构建小口径人工血管进行了展望。

Abstract: Clinical treatments for many diseases, such as coronary artery bypass surgery and peripheral vascular disease, can benefit from the use of small-diameter vascular grafts. However, currently there are no clinically-approved small-diameter vascular grafts. Therefore, a plenty of research groups are pursuing the research and development of small-diameter vascular grafts, which involves the intersection of multiple disciplines. In recent years, with the rapid development of medicine, engineering and materials science, genetic engineering and vascular biology, the research field of small-diameter vascular grafts has also made a series of gratifying advancements. In order to enable researchers to quickly grasp current concepts in the development of small-diameter vascular grafts, this chapter details the following five aspects of their progress: ① common methods and technology for *in vitro* constructing tissue engineering blood vessels；② types and characteristics of polymer materials commonly used in constructing polymer vascular grafts, and the regulation effect of the fabrication process on the structural properties of polymer vascular grafts；③ surface modification methods to facilitate anticoagulation and pro-regeneration functionalization of vascular grafts；④ preparation methods for extracellular matrix derived vascular grafts；⑤ comparisons and summaries of the various animal models used for *in vivo* vascular graft evaluation. Finally, the potential of using vascular cells differentiated from induced pluripotent stem cell (iPSC) as seeding cells and construction of small-diameter vascular grafts by 3D printing technology are prospected.

心血管疾病已经超过肿瘤成为严重威胁人类健康的"头号杀手"，全球因心血管疾病死亡者约占死亡原因构成比 30% 左右[1, 2]。血管移植术能够为心血管疾病提供有效治疗方式。受损血管最为理想的替代品便是自体血管，但是自体血管来源有限，而且很多情况下患者由于复杂的血管病变不能提供自体血管，这就需要使用人工血管替代材料进行血管移植[1]。

人工血管可分为两大类。一类是口径≥6 mm 的大口径人工血管。目前，用聚苯二甲酸乙二醇酯[poly(ethylene terephthalate), PET]、膨体聚四氟乙烯（expended polytetrafluoroethylene，ePTFE）等聚合物材料制备的大口径人工血管，植入后长期通畅率较高，已广泛应用于临床，用于治疗主动脉瘤、主动脉狭窄等疾病[3]。另一类是口径<6 mm 的小口径人工血管，主要用于心脏冠脉搭桥、膝盖以下外周血管替换等手术。当用上述聚合物材料制备小口径人工血管植入体内后，由于长期处于高张力和低血流的特殊生理状态，移植失败率颇高，常表现为血栓形成和内膜增生，进而导致血管狭窄、阻塞。据统计，仅美国每年心脏冠脉搭桥就超过 50 万次[4]，另外超过 100 万的患者因严重的下肢缺血需要进行小口径血管移植[5]，可见临床上对小口径人工血管有着巨大的需求。

组织工程（tissue engineering）已成为构建小口径人工血管的主要技术手段，它基于生物学和工程学的原理来构建新型的组织工程人工血管（tissue engineered vascular graft，TEVG）。支架、种子细胞和生物反应器是传统的组织工程血管构建的三大要素，需要将细胞体外种植于支架上，经过一定时间的体外培养后植入体内[1]。"诱导性组织工程血管"，也被称为"原位再生型组织工程血管"，作为另一种构建思路越来越受到推崇。这一思路主要在于血管材料自身特性的设计，使其在体内捕捉相关干/祖细胞（如内皮祖细胞、骨髓间充质干细胞等）或依靠血管细胞（内皮细胞、平滑肌细胞等）的迁移和分化来达到血管再生的效果[6]。

小口径人工血管的研究涉及多学科的交叉。近年来，随着医学、工程学和材料学、基因工程学、血管生物学的飞速发展，小口径人工血管在体外组织工程构建、聚合物材料研发、表面活性修饰、脱细胞基质材料制备、动物体内植入评价等方面取得了许多突破性进展，本章将就以上几个方面进行介绍。在本章最后将结合 3D 打印和 iPSC 等方面的最新技术和成果，对小口径人工血管的未来发展方向提出展望。

16.1　体外构建组织工程血管

体外构建组织工程血管的基本流程是，首先从机体获取少量的活体组织，将细胞（又称种子细胞）从组织中分离出来，在体外培养扩增；然后将细胞种植在可降解、生物相容性良好的支架材料上，放入生物反应器中进行培养，使细胞按照支架材料的构形，在生长因子或其他力学刺激的作用下分化、增殖，形成细胞-材料复合物，即组织工程血管；用组织工程血管替换受损的血管，随着材料在体内的降解和吸收，植入的细胞或通过旁分泌作用，释放细胞因子，调节局部炎症环境、招募宿主自身细胞；或通过增殖和分泌细胞外基质（extracellular matrix，ECM），促进血管的再生[1]。迄今为止，体外构建组织工程血管的支架通常为以下三种：细胞片层、ECM 和可降解聚合物[7]。

16.1.1　利用细胞片层构建组织工程血管

利用细胞片层技术制备人工血管是在不使用支架材料的情况下，单纯通过细胞来构建人工血管移植物。其细胞源多为患者自体皮肤的成纤维细胞（fibroblast）或血管平滑肌细胞（vascular smooth muscle cell，VSMC），通过使用诸如抗坏血酸钠等药物来增加 ECM 的产生量，经长期培养形成细胞片层，将细胞片卷成管状，在生物反应器内继续培养得到组织工程血管。在阿根廷和波兰的一项合作研究中[8]，通过对 10 名终末期肾病患者进行皮肤活组织检查，取得了他们的成纤维细胞。将细胞在体外进行培养制备成细胞片，缠绕在直径为 4.7 mm 不锈钢芯轴上，放入生物反应器中静态培养 10 周，以实现片层间的融合。最后抽出芯轴，将从患者浅表静脉分离的内皮细胞（endothelial cell，EC）接种到管腔中，施以一定的剪切力和压力培养 7 天，得到由患者自体细胞制备的组织工程血管，进行静脉造瘘，用于血液透析。用这种手段制备的人造血管完全来自患者自体细胞，具有良好的生物活性，但其制备时间过长，且植入体内后出现了移植物扩张和动脉瘤形成，导致移植失败。

16.1.2　利用 ECM 成分构建组织工程血管

由 ECM 成分构建的组织工程血管在某种程度上模拟了天然动脉结构中细胞所处的生长环境。常见的制备方法是将 ECM 成分制成溶液，将其与细胞一同注入管状模具中，使溶液在模具中固化，形成包裹有细胞的水凝胶。使用诸如胶原蛋白或纤维蛋白等成分作为支架，可为细胞提供识别的位点，使细胞更好地与支架结合，并通过分泌更多胞外基质对支架进行重塑。早在 1986 年，研究人员首次尝试了利用 ECM 的主要成分——胶原，制备成胶原凝胶来培养血管平滑肌细胞，将其浇铸于具有轴芯的环形模具中，形成模拟动脉血管的中膜层结构；随后在凝胶外侧包裹一层用涤纶纤维制成的网套提供力学支持，在外层种植成纤维细胞并静态培养两周，以模拟血管外膜的结构；最后，在制备好的管状物内腔表面中接种 EC，形成了模拟天然动脉血管三层结构的组织工程血管[9]。这种血管具有优良的血管活性和可以抑制血小板聚集的内皮层。但是该血管在体外培养过程中没有受到生物力学刺激，细胞分泌的 ECM 强度较弱，即使通过涤纶网套加固，爆破压也仅有 40～70 mmHg[①]，破裂强度过低，无法承受动脉压力，限制了其临床应用。尽管没有进行体内植入的研究，但这项工作开创性地利用了 EC 和血管壁细胞共培养的方法来构建了类动脉血管结构，对于组织工程血管的制备具有指导意义。

16.1.3　利用可降解的高分子聚合物材料构建组织工程血管

可降解高分子聚合物支架材料因具有可调控的降解速率和机械性能等优点，已被广泛应用于组织工程血管的制备。聚合物通常被加工成多孔的三维管状结构，并在其中接种 EC 或 VSMC，利用体外生物反应器对载有细胞的支架材料进行体外培养，获得组织工程血管。由于生物反应器能够通过加载径向应变刺激和脉动流来模拟体内力学刺激环境，这些力学刺激对于 EC 和 VSMC 的生长和成熟都至关重要。Niklason 课题组在利用可降解的高分子聚合物支架结合体外反应器制备小口径人工血管方面做了许多研究。他们将 VSMC 接种到可生物降解的聚乙醇酸[poly(glycolic acid)，PGA]支架上，放入具有循环径向脉动刺激功能的生物反应器中，经过 8 周的培养，PGA 降解，同时 VSMC 分泌的细胞外基质填充空隙，形成由细胞和 ECM 构成的组织工程血管；随后进行脱细胞处理，去掉 VSMC，并冷冻干燥，得到细胞外基质人工血管；将 EC 种植到管腔内部培养 3 天。利用这种方法制备的人造血管爆破压大于 2000 mmHg，具有良好的机械性能。将这种组织工程人造血管植入自体 EC 来源的小型猪右侧隐静脉动脉，短期通畅性良好[10]。

组织工程手段制备的人工血管带有血管细胞，拥有抗血小板聚集或凝集等部分血管功能，植入后生物相容性好，能够较快地与宿主组织之间进行整合。然而，组织工程手段存在一些缺点：①需要患者提供自体细胞，增加手术次数；②需要较长时间的体外培养，有染菌等风险；③体外培养容易导致细胞丧失原有功能；

---

① mmHg 为非法定单位，1 mmHg = 1.333 22×10² Pa。

④不能及时获取，治疗成本高。由于这些原因，多年来组织工程血管研究没有成功地形成产品。

16.2 **聚合物材料人工血管**

随着对人工血管研究的逐渐深入，用于制备人工血管的新型材料也不断涌现[11]。聚合物材料的优势是物理性质精确可控、储存期长、可加工性强[12]。本节将重点介绍用作人工血管的聚合物材料，及通过材料结构设计或加工工艺来提高材料组织再生性能的相关研究成果。

16.2.1　人工血管聚合物材料

16.2.1.1　膨体聚四氟乙烯

早期的人工血管常使用非降解性聚合物，如特氟龙（polytetrafluoroethylene，PTFE）、ePTFE 等。ePTFE 是一种膨体聚合物，通过加热、拉伸、挤出工艺便可以制备出一种非编织型多孔结构的人工血管[13]。ePTFE 血管内腔呈电负性，可抑制血栓形成，用作大口径人工血管时，5 年通畅率达 91%～95%，但其缺点是既不能与天然血管整合也不能内皮化。ePTFE 制成的小口径人工血管，用于临床股腘动脉搭桥手术时，容易形成血栓与内膜增生，5 年通畅率仅为52%[14]。为了提高 ePTFE 小口径人工血管的通畅性，研究人员将自体 EC 种植在 ePTFE 血管上，随后植入猪体内，发现与未种植细胞的 ePTFE 血管相比，血管通畅率显著提高[15]。

16.2.1.2　聚己内酯

聚己内酯[poly(ε-caprolactone)，PCL]具有良好的生物相容性和适宜的力学强度，是适合制备小口径人工血管的可降解聚合物合成材料。瑞士学者将静电纺丝 PCL 人工血管与 ePTFE 人工血管（2 mm 直径）进行了比较，将两种血管植入大鼠腹主动脉 6 个月后，PCL 血管比 ePTFE 血管显示出更优良的组织再生性能[16]。他们的长期体内研究结果显示，植入大鼠腹主动脉 18 个月后，PCL 血管仍保持通畅，内皮细胞覆盖完全，内膜厚度维持在 40～70 μm，无显著增生。但是在植入 6～18 个月期间，管壁中细胞数量和毛细血管密度逐渐下降，同时钙化情况加剧，可能是血管致密的纤维结构造成了缺氧性氧化应激和局部低顺应性[17]。孔德领课题组制备了一种粗纤维（5～6 μm）、大孔径（约 30 μm）静电纺丝 PCL

人工血管，发现这种结构的人工血管可促进材料的细胞化，促进巨噬细胞向 M2 型极化（图 16-1），进而增强血管再生和重塑[18]。

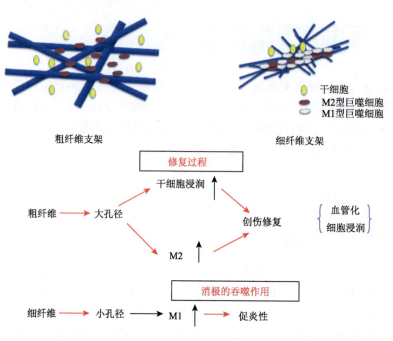

图 16-1　静电纺丝 PCL 人工血管管壁孔径调节巨噬细胞极化示意图[18]

（图片引用经 Elsevier Ltd. 授权）

16.2.1.3　丙交酯-己内酯共聚物

聚(L-丙交酯-共-ε-己内酯)[poly(L-lactide-co-ε-caprolactone)，PLCL]共聚物因其高弹性特点也已被用作人工血管材料，其力学性质可以通过调整分子链中丙交酯与己内酯的比例进行控制。有研究显示，当 PLCL 中丙交酯的摩尔含量从 66% 增加到 90% 时，其拉伸模量从 12.0 MPa 增加到 1343.1 MPa[19]。Ramakrishna 课题组利用适宜力学强度的 PLCL（75∶25），制备了纤维圆周取向排列的静电纺丝人工血管，该血管可以显著促进 VSMC 黏附、增殖及取向分布[20]。此外，PLCL 的力学特性也受加工工艺的影响。Kim 课题组利用湿法纺丝技术制备了一种管状、大孔 PLCL（50∶50）纤维人工血管，与颗粒滤沥法制备的 PLCL 血管相比，PLCL 纤维血管表现出更好的生物活性和力学性能[21]。

16.2.1.4　聚氨酯

聚氨酯（polyurethane，PU）具有良好的生物相容性、适宜的拉伸强度和高弹性，使其成为制备人工血管的重要材料[22]。Weigel 课题组通过静电纺丝制备了一种 PU 小口径人工血管，该血管力学性质与天然血管相似，并且可以显著地促进 EC 的增殖及相关黏附分子的表达[22]。热塑性聚氨酯（thermoplastic polyurethane，TPU）除具有良好生物相容性外，还具有良好的可加工性。TPU 线性分子间依靠氢键或大分子链相互交联，在溶液或熔融状态下分子间力减弱，待溶剂挥发或冷却后分子间力加强，恢复其固体性质及力学强度。常用的聚合物材料由于本身拉伸强度有限，往往需要制备较厚的人工血管管壁或在外层包裹其他材料来满足特定的力学要求，这种厚壁的人工血管不利于细胞化及组织重塑。Bergmeister 课题组制备了一种力学性质与天然血管相似的薄壁 TPU 人工血管，该血管平均管壁厚度仅为（78±10）μm，血管植入大鼠腹主动脉 1 个月后宿主细胞浸润明显增加，植入 1 年后血管通畅率达 100%（ePTFE 为 93%），且没有动脉瘤产生[23]。

16.2.1.5　聚乙醇酸、聚乳酸及其共聚物

聚乳酸[poly(lactic acid)，PLA]和聚乙醇酸[poly(glycolic acid)，PGA]是制备各类组织工程支架的常用材料。PGA 降解速度快、降解产物无毒，可用作人工血管材料[24]。Greisler 课题组将 PGA 人工血管植入兔主动脉 7.5 个月后，血管全部通畅。但由于材料降解过快，在血管组织未完全再生以前 PGA 已丧失力学支撑能力，部分血管发生扩张[25]。聚乳酸具有良好的可加工性，力学强度高于 PGA，降解速度比 PGA 慢，降解产物无毒。二者的共聚物聚(乳酸-乙醇酸) [poly(lactic-*co*-glycolic acid)，PLGA]综合了 PLA 和 PGA 的特点，改变共聚物中丙交酯与乙交酯的比例或丙交酯单体中 D/L 构象分子的比例即可调节材料的力学强度、亲水性和降解速率。Borovetz 课题组将 PLGA 人工血管植入兔肾下主动脉 8 个月，随着材料降解，血管顺应性比植入时有显著提高。在整个植入过程中，PLGA 虽然逐渐降解，但未丢失必要的力学支撑，血管未出现扩张或动脉瘤[26]。

16.2.2　人工血管结构设计及制备工艺

纺丝、相分离、颗粒沥滤等是制备人工血管的常见工艺，通过不同方法制备的人工血管其宏观和微观结构各不相同，而这些结构特征将对移植后血管再生与重塑过程产生重要影响。下面将介绍一些常见的聚合物人工血管制备工艺，以及通过改进制备工艺优化材料结构、促进血管再生的研究成果。

16.2.2.1　纺丝工艺

静电纺丝是构建人工血管最常用的制备工艺，整套系统由注射泵、高压电源、

接收器与喷丝头组成。在高压电场中，极性聚合物溶液由喷丝头挤出后形成 0.05～10 μm 的聚合物纤维，并被收集至接收器上。通过改变接收器形式、转速、电压、溶液流速、浓度等参数便可以制备出不同结构的人工血管。纤维之间的孔径是人工血管的一个关键参数，孔径过小会阻碍细胞浸润，孔径过大会发生血液渗漏。为了防止血液渗漏、促进细胞浸润、提高电纺人工血管的临床适用性，Moller 课题组制备了一种外层高孔隙率、内层低孔隙率的双层人工血管。该人工血管的血液渗漏显著减少，且数据表明大多数细胞浸润源自周围组织而不是血液[27]。与之相似，孔德领课题组也制备了一种外层多孔、内层光滑的双层人工血管。该结构不仅减少了血液渗漏、血浆蛋白与血小板的黏附，同时也可以促进内皮化和实现内皮功能[28]。圆周取向的血管平滑肌对血管组织发挥功能至关重要。孔德领课题组设计了一种双层人工血管，其内层由湿法纺丝制备的圆周取向粗纤维组成，外层由静电纺丝制备的无规细纤维组成。圆周排列的粗纤维孔径大，有利于平滑肌细胞迁入，为平滑肌细胞的增殖和排列提供拓扑引导。外部无规分布的细纤维既能增强血管的力学性质，也能够防止血液渗漏。实验结果显示，将血管植入大鼠腹主动脉后，内层圆周取向粗纤维引导了血管平滑肌拟天然再生，新生的动脉具有一定的收缩与舒张生理功能[29]。

16.2.2.2 相分离工艺

相分离是一种制备大孔支架、促进细胞迁移、提高细胞种植效率的常用工艺。通常是先将聚合物溶于有机溶剂后在低温条件下实现相分离，然后萃取溶剂、冷冻干燥后获得海绵状多孔支架。Ma 课题组通过热诱导相分离工艺制备了一种 PLLA 多孔人工血管。该工艺利用模具材料的不同热导率，可以在轴向或径向制备具有梯度分布的微管结构，血管的孔隙率、微管尺寸、微管排列方式可以通过热诱导温度、聚合物浓度和不同热导率的材料来调节。动物皮下埋植实验显示，该血管显著改善了宿主细胞的迁移与浸润[30]。

16.2.2.3 颗粒滤沥工艺

颗粒滤沥也是一种制备人工血管的常用工艺，致孔剂多为糖或盐的晶体颗粒，利用该法制备的孔隙结构连通度比相分离更高。Ma 课题组首先将 PLLA 溶于四氢呋喃并浇铸到糖模具中，之后利用低温实现溶剂、溶质相分离，接着用环己烷洗涤除去溶剂，最后使用蒸馏水将糖浸出，冷冻干燥后制得了人工血管。该血管材料内部具有高度联通的孔隙结构，能够显著促进宿主细胞浸润并调控平滑肌细胞向收缩型分化[31]。Wang 课题组也利用颗粒滤沥法制备了一种双层人工血管，其内层为盐滤沥法制得的多孔聚甘油癸二酸酯层，外层为静电纺丝 PCL 层。在植入大鼠腹主动脉中 3 个月后，细胞浸润快，血管细胞化良好，人工血管快速重塑为新生动脉[32]。

16.3 人工血管的活性修饰

将小分子药物、因子、抗体、多肽等活性物质通过共价或非共价的方式装载到小口径人工血管上，可以实现小口径人工血管的活性和功能修饰。活性和功能修饰的主要目的有两个，分别是改善血管材料的抗凝血性性能和促进内皮、平滑肌等血管组织再生，以实现人工血管的长期通畅。

16.3.1 抗凝血修饰

理想的小口径人工血管应具有良好表面抗凝血性，抑制血栓形成。凝血酶和血小板在血栓形成过程中发挥着重要作用，因此，相关研究大多是通过调控这两个因素来提高血管材料的抗凝血性能。

16.3.1.1 凝血酶调控

凝血酶能够促使血浆中的可溶性纤维蛋白原转变成不溶的纤维蛋白从而起到凝血的作用。血栓调节蛋白是一种重要的凝血抑制因子，能够与凝血酶结合并激活蛋白 C，进而降低凝血酶活性、抑制血栓的发生[33]。将重组血栓调节蛋白通过碳化二亚胺交联反应涂覆在 ePTFE 血管支架表面，可以显著抑制血栓的形成[34]。

阿加曲班是一种 FDA 批准的合成凝血酶抑制剂，通过与凝血酶 Asp-189 位点的特异性结合来抑制凝血酶的功能，进而减少血栓的形成。Nakayama 课题组[35]将硅胶管埋植于兔子皮下，待成熟后将这种生物血管移植到兔子颈动脉，未负载阿加曲班的生物血管移植两周后全部阻塞，而负载阿加曲班的生物血管移植 3 个月后仍能保持 81.8%的通畅率。

16.3.1.2 血小板调控

抑制血小板的凝集和激活可以有效控制血栓的形成。亲水性聚合物可以结合水分子在材料表面形成水化层，抑制血小板的黏附。聚乙二醇 [poly(ethylene glycol)，PEG]由于其高度亲水性，被广泛用于人工血管的表面修饰[36]。此外，两性离子聚合物修饰通过静电作用和氢键诱导的水合作用形成水分子层，也可以改善材料的血液相容性，抑制血小板黏附[37]。

一氧化氮（nitric oxide，NO）最初被用作一种血管舒张药物。研究者发现 NO 还可以通过激活可溶性鸟苷酸环化酶提高环磷酸鸟苷的浓度，进而抑制血小板聚集[38]。Wang 等利用亲和素和生物素之间的作用将半乳糖苷酶固定于人工血管上，并植入大鼠腹主动脉，通过静脉注射给予糖基化的 NO 前药，NO 药物经血液循环至支架材料部位时，半乳糖苷酶可催化 NO 前药分解释放出 NO（图 16-2），有效抑制血小板的激活与凝集，提高血管通畅率[39]。

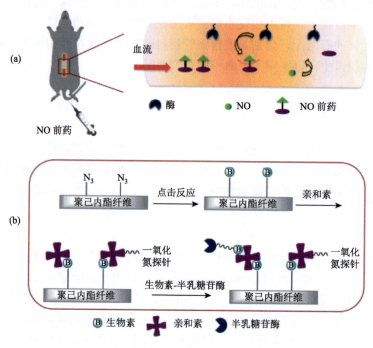

图 16-2　利用释放 NO 提高血管通畅率的策略[39]

（a）酶功能化血管催化外源 NO 供体释放 NO 示意图；　（b）酶功能化血管支架的制备方法
（图片引用经 Elsevier Ltd. 授权）

肝素是一种酸性黏多糖，呈负电性，是临床上最常用的抗凝药物。通过涂覆、共价交联或层层自组装等技术均能将肝素修饰到血管材料表面。肝素的修饰能够增加支架材料表面的负电荷，抑制血小板的黏附和激活，提高血管通畅率。为期 1 年的临床试验对比了肝素修饰的 PTFE 和未修饰的 PTFE 血管在股动脉搭桥手术中的通畅率。结果表明，肝素修饰将Ⅰ期通畅率由 79.9%提升至 86.4%，将Ⅱ期通畅率由 81%提升至 88%[40]。除此之外，肝素还可以促进人工血管的内皮化进程，抑制平滑肌的过度增殖[41, 42]。

16.3.2　促血管再生活性修饰

理想的小口径人工血管，除了具备优良的抗血栓性能，还应当具有优良的组织再生活性，包括快速内皮化、功能平滑肌的再生、细胞外基质的沉积和微血管系统的重建。许多小分子药物、生长因子等都被用于血管支架的活性修饰，以促进人工血管的组织再生。

16.3.2.1　多肽修饰

干细胞的募集与分化在血管组织再生过程中发挥重要作用。作者课题组的最新研究表明[43]，组蛋白脱乙酰酶 7 来源的 7 个氨基酸多肽（7A，MHSPGAD）能够调控血管干细胞的募集和分化。将磷酸化的 7A 负载于 PCL 血管支架上能够诱导血管干细胞向人工血管内迁移，同时促进血管干细胞向内皮细胞分化，进而实现快速内皮化（图 16-3）。

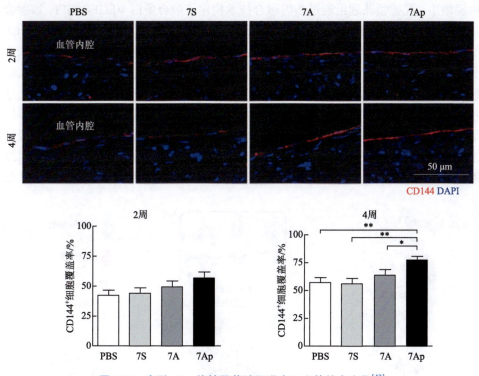

图 16-3　多肽 7Ap 能够显著地促进人工血管的内皮化[43]

（图片引用经 Elsevier Ltd. 授权）

三肽序列 Arg-Gly-Asp（RGD）是发现于纤连蛋白中的细胞黏附序列，能够结合细胞表面的整合素，调节细胞的黏附与增殖。Barbarash 和 Kong 课题组的研究表明，RGD 修饰的 PCL 人工血管可以有效地促进 EC 的黏附与迁移[44, 45]。此外，多肽 Tyr-Lle-Gly-Ser-Arg（YIGSR）和 Arg-Glu-Asp-Val（REDV）也具有类似的功能,可以结合 EC 和 VSMC 细胞表面的 $\alpha_4\beta_1$ 整合素,调节这两种细胞的功能。Yuan 课题组[46]将 REDV、RGD 和 YIGSR 多肽分别修饰在支架表面,并利用体外和体内实验探究其对细胞黏附、迁移和增殖的影响。结果表明,REDV 多肽修饰的支架性能最好,不仅能够促进 EC 的黏附与增殖,还能诱导组织再生过程中的血管新生。

16.3.2.2 生长因子、抗体和其他蛋白修饰

血管内皮生长因子(vascular endothelial growth factor,VEGF)在血管内皮层再生及内皮功能稳态维持中发挥重要作用。将 VEGF 涂覆到狗颈动脉脱细胞基质上[47],植入后 6 个月不仅实现了完全内皮化,提高了血管通畅率,而且还可抑制内膜增生。孔德领课题组通过基因融合技术构建了融合蛋白 VEGF-HGFI。该融合蛋白保留了疏水蛋白(hydrophobin)HGFI 的自组装特性,能够在静电纺丝 PCL 纤维表面形成 VEGF-HGFI 蛋白纳米涂层,提高了静电纺丝 PCL 血管支架的亲水和血液相容性(图 16-4)。体外细胞实验显示,VEGF-HGFI 修饰显著促进了人脐静脉内皮细胞(human umbilical vein endothelial cell,HUVEC)的黏附、增殖、迁移,以及功能分子 NO 的释放。在植入大鼠腹主动脉 1 个月后,VEGF-HGFI 修饰显著促进了 PCL 血管材料的内皮化、血管化以及功能平滑肌的再生[48]。血小板源性生长因子(platelet derived growth factor,PDGF)能够募集外周细胞和平滑肌细胞,在维持血管稳态中发挥重要的功能。Yuan 课题组将 VEGF 与 PDGF 共同负载

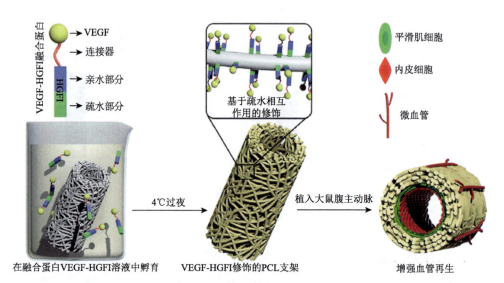

图 16-4 VEGF-HGFI 修饰的 PCL 血管支架的制备与体内再生示意图[48]

(图片引用经 American Chemical Society 授权)

到人工血管中，调控两种因子的时序性释放，先释放的 VEGF 发挥促内皮化功能，后释放的 PDGF 促进平滑肌再生。具备生理功能的内皮层和平滑肌层协同作用，有效地抑制了内膜增生，提高了人工血管的通畅率[49]。

由于抗体可以特异性识别细胞表面的抗原或者受体，因此，将抗体修饰在血管支架表面能够特异性地捕捉血液循环中的内皮细胞或内皮祖细胞。例如，将 CD34 抗体涂覆在金属支架表面，能够募集内皮细胞和内皮祖细胞，并增强其黏附与迁移的能力[50, 51]。将 CD34 抗体修饰在 ePTFE 血管材料的内表面[52]，进行猪颈动脉和静脉间的造瘘手术。植入 28 天后，CD34 抗体修饰将内皮覆盖率由 32% 提高至 85%。但是，抗体修饰也引发了内膜增生。由于 CD34 抗体存在这种不足，募集内皮细胞或内皮祖细胞需要特异性更强的抗体。CD133 是一个内皮祖细胞特异性的表面受体，有研究对比了 CD34 和 CD133 抗体修饰金属支架在体内的性能，发现 CD133 抗体修饰的支架内皮再生优于 CD34 抗体修饰的支架，并且显著地抑制了再狭窄的发生[53]。另外，研究人员将 CD133 抗体固定于含有肝素和胶原的 ePTFE 血管材料上，将该血管材料植入猪颈动脉，可抑制血小板和蛋白质的黏附，实现快速内皮化[54]。

基质细胞衍生因子-1α（stromal cell derived factor-1α，SDF-1α）是一种趋化因子，能够诱导内皮祖细胞募集到缺血部位，并促进血管新生[55]。Li 课题组将肝素和 SDF-1α 涂覆在 PLLA 和 PCL 复合血管材料表面，肝素与 SDF-1α 不仅抑制了血小板的黏附与激活，同时募集血管干细胞浸润到材料内部促进血管组织再生，提高了长期通畅率。Xu 课题组近期的研究表明[56]，Dickkopf-3（Dkk3）通过与血管祖细胞表面的 CXCR7 受体结合激活下游相关信号通路，从而诱导血管祖细胞的迁移（图 16-5）。同时，Dkk3 还能够促进血管祖细胞分化为平滑肌细胞。该课题组将 Dkk3 负载于胶原纤维内，与 PCL 对仿，制备复合材料人工血管。植入大鼠腹主动脉 3 个月后，负载 Dkk3 的人工血管表现出优良的功能型血管平滑肌再生。

16.3.2.3　基因修饰

基因治疗技术由于能够增加组织再生所需的生长因子或者蛋白质的表达，因此也常被用于人工血管的活性修饰。聚乙烯亚胺（polyethylenimine，PEI）是最常用的非病毒基因载体，但是高分子量的 PEI 有较强的细胞毒性。研究人员制备出一种三嵌段共聚物，核心是可降解的微米粒子，外部连接 PEG 和低分子量 PEI 分别组成亲水层和阳离子壳。这种结构不仅降低了细胞毒性，而且是生物可降解的[57]。另外，在基因载体上修饰可以识别靶细胞的多肽，例如靶向内皮细胞的多肽 RGD，也可以提高对特定细胞的基因递送效率。

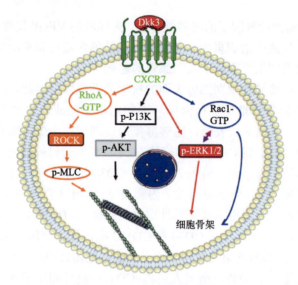

图 16-5　Dkk3 结合 CXCR7 促进血管外膜干细胞迁移示意图[56]

（图片引用经 Wolters Kluwer Health 授权）

　　临床上冠状动脉搭桥术后，大隐静脉再狭窄是手术失败的主要原因。Meng 等发明了一种由阳离子脂质体、靶向多肽和编码诱导型一氧化氮合成酶（inducible nitric oxide synthase，iNOS）质粒 DNA 组成的载体系统。该基因复合物修饰的大隐静脉支架移植到兔颈动脉后，可抑制内膜增生[58]。Zhong 等利用慢病毒载体将肝细胞生长因子（hepatocyte growth factor，HGF）和 *Bax* 基因转染到静脉支架，显著降低了兔颈动脉移植后再狭窄的发生[59]。除基因修饰的人工血管以外，研究人员还将基因编辑后的细胞种植在聚合物材料上，改善了人工血管的组织再生。孔德领课题组将内皮源型一氧化氮合成酶（endothelial nitric oxide synthase，eNOS）基因修饰后的间充质干细胞种植到人工血管材料中，能够显著提高血管的组织再生[60]。

16.4　细胞外基质人工血管

　　ECM 材料主要是由多糖、蛋白或蛋白聚糖、生长因子等物质构成的复杂网络结构，其含有特定的机械与生化信号，可调控细胞行为与组织发生。目前，使用 ECM 构建组织工程血管已经成为研究热点之一，本节将对此进行较为详尽的介绍。

16.4.1　异种组织来源 ECM 人工血管

常用的自体血管替代物包括胸内动脉、桡动脉与大隐静脉等，但是自体血管的数量有限，而且很多患者由于全身病变致使其自体血管无法使用。另外，自体血管的取材需要二次手术，会导致相应位点的损伤。相对于自体血管，动物血管及其他组织（如输尿管、小肠黏膜下层等）来源充足，容易获取，但是移植后存在免疫排斥问题。脱细胞处理只保留 ECM 可解决这一问题。通过反复冻融、酶消化或者化学表面活性剂处理，破坏细胞并清除可溶性蛋白和核酸等物质，即可得到低免疫原性低的 ECM 材料用于异种血管移植。

Yamaoka 课题组对鸵鸟颈动脉进行脱细胞处理，经过含有胶原结合肽序列和 EC 结合序列的新型多肽修饰，提高了脱细胞血管基质表面对 EC 的亲和性。将修饰后长约 20～30 cm、内径 2 mm 的脱细胞血管基质进行猪左、右股动脉搭桥手术，术后 20 天通畅性良好，证实了其作为小口径血管材料的可行性[61]。值得注意的是，ECM 人工血管的尺寸（直径、长度）与形状（是否弯曲、是否有分支）等参数均受到动物供体的限制。且由于供体的年龄和健康状况各异，使 ECM 的均一性难以得到保证。这些是导种组织来源 ECM 人工血管的局限性。

16.4.2　动物皮下或腹腔构建 ECM 人工血管

为了克服天然组织脱细胞基质的缺点，充分发挥 ECM 材料的优势，有研究人员使用动物体内环境构建小口径人工血管。以动物机体内环境作为生物反应器，将管状物体植入宿主腹腔或皮下，利用宿主对外源物自发的免疫包裹反应，来制备由自体细胞和 ECM 组成的组织工程血管。

Flameng 课题组在羊腹腔内埋植了两组管体：一组通过外加设备产生往复力使其能够不断膨胀与收缩，以增强包裹组织的强度；另一组则无力学刺激作为对照[2]。10 天后取出包裹组织，并用作羊自体颈动脉补片，植入 2 周后两组材料均呈现了一定的血管组织再生，但两组均出现了动脉瘤的情况[62]。这种以腹腔作为生物反应器的方法存在以下不足：①管体埋植和取材过程均要打开腹腔，手术风险相对较大；②腹腔埋植容易导致肠粘连、肠梗阻等并发症；③腹腔埋植包裹效率较低，外源物有时不能被完整包被。与腹腔埋植相比，皮下埋植的方式对手术要求低，不易造成其他并发症，更加安全有效。Tsukagoshi 课题组将兔背部筋膜缠绕在直径 1.5 mm 硅胶管上作为模板，植入兔腿部皮下[63]。一个月后，取出材料植入兔股动脉，通畅率达 73%。以上研究表明，利用体内生物反应器构建免疫包裹 ECM 人工血管，可操作性较强，通过改变植入物的大小和形状可以制备不同尺寸形貌的人工血管，满足各种具体需求。

这种方法制备的人工血管如果用于异种移植，仍需进行脱细胞处理，去除免疫原性。然而脱细胞过程会降低材料的力学性能，而且脱细胞后孔结构较致密，孔隙率低，并不利于宿主细胞的浸润。同时，利用动物作为生物反应器也存在伦理问题的制约，限制了产业化和临床应用。

16.4.3 体外生物反应器构建 ECM 人工血管

近年来，最有应用前景的构建 ECM 人工血管的方法是利用体外生物反应器。在支架材料中种植血管细胞，在生物反应器中培养。支架材料为细胞增殖提供空间，使细胞按照支架材料的形貌和结构，在生长因子的作用下分化、增殖并分泌 ECM，得到组织工程材料，然后进行脱细胞处理，得到 ECM 人工血管，可进行异体或异种移植。

Tranquillo 课题组通过将人真皮成纤维细胞（human dermal fibroblast，hDF）包裹在纤维蛋白水凝胶中，注塑成型为富含细胞的管状材料，利用生物反应器体外培养 8 周，形成完全由 ECM 和细胞构成的管状组织工程材料，随后脱去细胞，得到不同内径的 ECM 人工血管（图 16-6）[64]。这种 ECM 血管能够在 4℃和 PBS 浸泡条件下，在 6 个月内保持原有的机械性能。在狒狒动静脉瘘移植模型中，该人工血管的通畅性良好。植入 5 个月后，血管内皮和平滑肌再生情况良好，通畅率达到 80%，且未出现钙化、内膜增生等现象。

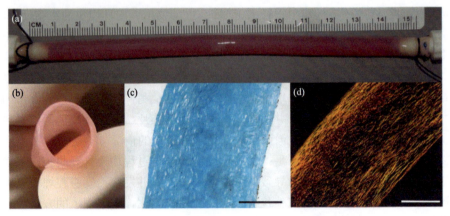

图 16-6　体外生物反应器构建 ECM 人工血管示例[64]

（a）脱细胞基质人工血管整体形貌；（b）横截面形貌；（c）人工血管的横截面三色染色显示了胶原纤维的周向
排列（蓝色）；（d）人工血管的横截面天狼猩红染色同样显示出呈周向排列的胶原纤维
（图片引用经 The American Association for Advancement of Science 授权）

　　Niklason 课题组将 VSMC 种植在 PGA 管状支架上，经过生物反应器 8 周的培养，PGA 降解，VSMC 分泌的细胞外基质填充支架材料空隙，形成由细胞和 ECM 构成的血管材料。经过脱细胞处理后，得到仅由 ECM 构成的人工血管，并进行了动物体内植入研究，包括狒狒动静脉瘘模型、犬的外周血管及冠状动脉搭桥模型。结果显示，该人工血管具有较高的通畅率和较好的血管再生性，无动脉瘤、钙化和内膜增生等情况发生[65]。目前，该人工血管（6 mm 直径）已经进行了 60 例 II 期临床试验，用于肾透析患者手臂部位的造瘘。临床试验结果显示，该血管具有较好的内皮和平滑肌再生表现，血管通畅性良好[65]。

　　综上所述，体外生物反应器制备的脱细胞 ECM 组织工程人工血管可通过体外反应器对人工血管施加力学刺激，提高 ECM 的分泌和结构取向，获得足够的机械性能，具有生物相容性好、生物活性高、可批量生产储存等优点，是未来小口径人工血管研究和应用的发展趋势。

16.5　人工血管的体内评价研究

　　人工血管进入临床试验之前必须经过临床前的动物实验研究[66, 67]。实验动物品种较多，特点不同，用途各异。每一项涉及实验动物的研究都要对所用的动物做出准确的选择。人工血管的动物学评价中实验动物的选择需要考虑以下因素：血栓性、免疫原性、血管移植物的大小、移植部位以及评估的临床需求等，其中解剖、生理特点与实验目的要求的相符性尤为重要[68]。

16.5.1　大鼠和小鼠

　　大鼠和小鼠在生物学分类上属脊椎动物门、哺乳纲、啮齿目、鼠科。由于鼠体型较小，遗传学和寿命较为一致，对实验条件反应也较为近似，被广泛应用于生物医学研究的各个领域[43, 56]。此外，它们更经济有效，常被用来进行高通量实验。在人工血管的动物实验中，实验鼠仅仅适用于小口径（1～2 mm）和长度较短（1 cm）的血管植入[69-71]。还可以利用特定的基因敲除或者转基因鼠来研究人工血管移植及重塑相关的分子机制和信号通路。但是，在心血管生理和血栓形成机制方面，实验鼠与人类差异显著。

16.5.2　兔

　　兔在生物学分类上属于哺乳纲、兔形目、兔科。兔的血栓形成机制、内皮爬行能力与人类相似，是研究小口径（1～4 mm）人工血管移植物的最佳小动物模型。兔是最大的小动物模型，可以将较长的人工血管植入颈动脉或者股动脉[72]。还可用兔制造心血管疾病、肺心病和糖尿病的模型。人工血管在兔子体内的通畅性比大鼠体内更有说服力，可以用兔模型来评估人工血管植入后的短期有效性和安全性，在移植到大型动物模型前对人工血管多种性能进行优化。

16.5.3　犬

犬在生物学分类上属于哺乳纲、食肉目、犬科。犬的血液循环系统发达，可以将不同口径的人工血管植入到犬的不同部位[73, 74]。直径较大的人工血管可以植入犬的胸或腹主动脉[75, 76]，而直径较小（约 3.5 mm）的人工血管可以植入到犬颈总动脉或者连接腹主动脉与髂动脉的动脉[77-79]。犬模型的高凝血倾向使其被用于更严格的人工血管通畅性检测，而且犬难以在血管移植内腔实现自发内皮化[80]。与人类、羊、非人类灵长类动物模型相比，犬在血栓形成机制和血管黏弹性特性方面表现出显著性差异。

16.5.4　猪

猪在生物学分类上属哺乳纲、偶蹄目、猪科。猪在血管解剖和生理学方面与人相似，被广泛用于评估心血管设备以及血管损伤和再狭窄的研究[81]。人工血管在猪模型中表现出快速的内皮化，但随后易发生内膜增生，并且伴有强烈的免疫反应。普通成年猪的体型较大，操作处理起来相对困难。与普通猪相比，小型猪体型较小，在解剖学、生理学、疾病发病机制方面与人具有很强的相似性，对高胆固醇食物的反应与人一样，很容易出现动脉粥样硬化典型病灶。由于以上原因，小型猪作为评估人工血管的实验动物应用越来越多[82, 83]。

16.5.5　羊

羊在生物学分类上属哺乳纲、偶蹄目、牛科、羊亚科，是体型较大的实验动物，因其颈动脉较长且没有大的分支，便于手术操作以及多普勒超声，因此是评价口径 4～6 mm 人工血管的理想动物模型。此外，与犬和猪相比，绵羊的凝血系统与人类更相似[84]。绵羊和山羊是快速成熟的动物，从成本效益、易操作性以及与人相似的血管生理学特点考虑，羊是体内长期评价人工血管的理想实验动物[85, 86]。但是，人工血管在羊的体内不易自发地形成内皮层覆盖[87, 88]。

16.5.6　非人灵长类动物

非人灵长类包括人以外所有灵长类动物，属于哺乳纲、灵长目。非人灵长类动物在组织结构、血管生理学、免疫反应、血栓形成机制和动脉粥样硬化易感等方面与人相似，是重要的实验动物。然而，由于实验动物伦理学和实验成本方面的考虑，非人灵长类动物的使用有较大限制[67, 80]。

16.5.7　实验动物的选择

没有绝对理想的动物模型，也尚无关于开发和测试人工血管的标准共识。缺乏标准化的模型使得研究人员很难比较实验结果。为了更好地进行人工血管体内评价，在选择实验动物时需要考虑动物种类、大小、心血管生理学和移植位置等关键因素，并科学地设立实验对照组。

动物的选择必须与实验的目的要求相符，例如血栓性、细胞浸润或与宿主整合的能力。表 16-1 总结了检验人工血管某些特征的实验动物[67]。小型动物模型更符合成本效益，更适合高通量实验。在小鼠和大鼠中使用转基因和基因敲除技术可能对解决与人工血管体内再生、凝血等相关的机制问题研究具有重要意义。然而，为了获得临床前的数据以确定人工血管的临床潜力，研究必须采用与人体解剖学和生理学更接近的大型实验动物。在大型动物身上进行移植是评估长期通畅性、人工血管重塑和最终的临床转化的关键。

表 16-1　研究人工血管的动物模型[67]

人工血管的特性	动物模型
内皮化	绵羊
随访影像	绵羊/犬/兔/大鼠
人工血管的生长	猪/绵羊
通畅性	绵羊
凝血活性	非人灵长类动物/绵羊
脂质沉积/斑块形成	非人灵长类动物/猪
基质材料	大鼠/小鼠
细胞向基质内的浸润	大鼠/小鼠
凝血活性—微血管形成	兔
转基因/基因操作	兔/大鼠/小鼠
内膜增生	兔/猪
移植后的评估（抗体）	非人灵长类动物/犬/猪/兔/大鼠/小鼠

16.6 展望

近几十年中，原材料种类、种子细胞来源及获取手段、血管制备工艺等领域获得极大进步，人工血管相关研究蓬勃发展，已有一些科研成果进入临床试验阶段。随着新的材料技术、3D 打印、诱导多能干细胞、材料免疫学和生物物理信号的发展，人工血管的研究从基础、机制到临床转化都将得到加强和发展。随着精准医疗概念的提出，如何针对病患的个体差异提供符合患者特异性需求的血管替代物，成为人工血管未来发展的趋势。

16.6.1 使用干细胞构建人工血管移植物

作为组织工程血管的细胞来源，患者自体的干细胞和自体干细胞分化而来的血管细胞将是理想的细胞来源。然而，患者成体干细胞往往会受到年龄、疾病等的影响，很难获取，细胞增殖能力低，增加了组织工程血管体外培养难度和时间。除成体干细胞以外，多能干细胞，包括胚胎干细胞（embryonic stem cell，ESC）和 iPSC 均可分化为 EC 和 SMC，用于人工血管移植物构建。由于 ESC 在医学应用上存在免疫排斥以及伦理限制，iPSC 就成为制备个性化人工血管理想的种子细胞[89]。

与 ESC 类似，iPSC 有着无限自我更新和分化成为所有谱系细胞的能力。通过添加生长因子和某些代谢产物，可以定向诱导 iPSC 分化为 EC、SMC 等，而且由 iPSC 分化来的血管谱系细胞在功能和分子标记物方面与成体血管细胞类似。近期更有研究表明，暴露于不同大小的剪切应力环境中，可以进一步将 iPSC 衍生的EC 诱导成为特定的动脉内皮谱系，其 EphrinB2 和 Notch1 等动脉内皮标志物的表达上调[90]。这证实了 iPSC 衍生的 EC 具有响应不同体液环境、生物力学刺激和药理学刺激[91]，进而发生表型转变的能力。

除了容易获取以外，与成体细胞相比，iPSC 还能够在体外大量分泌胶原蛋白和弹性蛋白等细胞外基质。成体细胞增殖能力有限，原因在于成体细胞端粒随着细胞分裂而缩短，胞外基质的分泌能力也随着细胞衰老而逐渐降低。尽管通过调控端粒酶表达可以逆转端粒缩短，提高 SMC 与 EC 的增殖能力和细胞寿命，但是，这两种细胞分泌胞外基质的能力还是会随着细胞的衰老而下降[92]。Niklason 课题组将人 iPSC 诱导来的 SMC 种植在管状 PGA 支架材料上，体外培养 8 周后得到了由胞外基质和细胞组成的人工血管[93]。在裸大鼠腹主动脉移植模型中，人工血管通畅性与再生性能良好，免疫荧光染色等手段证实 iPSC-SMC在裸鼠体内维持了其植入前的分化状态，并通过募集巨噬细胞、动物自体平滑肌细胞等加速了人工血管在体内的重塑。

　　相比于组织工程常用的成体干细胞，iPSC 来源更加广泛，向血管细胞分化的效率更高。与血管平滑肌细胞、内皮细胞等成体细胞相比，iPSC 诱导分化的血管细胞具有更加优良的增殖能力和分泌细胞外基质的能力，更适合体外组织工程构建、快速制备 ECM 材料的要求。尽管 iPSC 应用于血管组织工程的研究还处于初步实验阶段，未来将其作为种子细胞构建人工血管具有极大的发展潜力。

16.6.2　3D 打印技术制备组织工程血管

　　3D 打印技术是以计算机断层成像（CT）或计算机建模数据为基础，通过电脑控制，将所用材料依据"分层制造、逐层叠加"的原理，进行精准的三维堆叠，能够对复杂形状的物体达到快速打印成型的新型数字化成型技术。现阶段较为常用的 3D 打印技术有：数字光固化技术、光固化立体印刷、选择性激光烧结和三维喷印等。目前 3D 打印技术在再生医学领域已经能够实现很多医疗设想，如个性化器官模型的数据采集与设计制备、精准医疗手术方案的制定、个体适配的组织工程支架和假体植入物的合理定制，甚至细胞或组织水平的三维打印辅助科研与治疗研究等等。过去临床治疗所用的大部分植入替代材料具有固定的规格和大小，难以匹配所有患者的植入治疗需求，随之带来手术方案烦琐、治疗效果欠佳等问题。在基于医学影像数据，如核磁共振成像和 CT 扫描的基础上，3D 打印技术能够精细地按照患者病灶部位的形状和尺寸制备植入物，甚至可以实现携带细胞对患处进行打印。Fisher 课题组利用具有光交联能力且生物相容性好的聚丙烯酰胺作为支架材料，用数字光固化技术制备了直径 1 mm、壁厚 150 μm 的人造血管，植入小鼠下腔静脉后 6 个月仍保持较为良好的通畅性[94]。

　　由于 3D 打印技术更适合于复杂结构支架的制备，在具有多级微观结构和多孔结构的复合植入支架的制造方面，比传统的组织工程学的体外支架构建方式更具优势。但 3D 打印技术同时也面临各种技术难题[95]：第一，能够在满足生物材料良好相容性和可降解性能的条件下，兼顾可打印成型和成型后仍维持支架力学强度和材料生物活性的基材选择较少；第二，在含有细胞的材料打印过程中，材料需要经历由液态转变为固态的过程，而转变过程不能影响细胞状态或导致生物活性因子含量或功能的下降，对技术有较高要求；第三，目前运用 3D 打印技术制备的组织工程支架大多还不具有对应的组织活性和功能，只是进行了简单的细胞堆积。支架内细胞与细胞之间的物质交换与信号传导、血管网络的长入与再生，最终实现功能化组织器官的打印制备仍然是极具挑战的目标。虽然还有以上难点尚未解决，3D 打印技术，特别是将细胞和支架材料结合的 3D 生物打印技术比起其他材料制备手段仍然具有无法替代的优势，必将会是未来很长一段时间内组织工程血管制备研究的热点技术之一。此外，随着材料学科、干细胞技术、细胞及其与周围微环境的相互作用机制等领域的研究不断深入发展，借助 3D 打印技术制备具有功能性和个性化定制的人工血管的梦想终将成真。

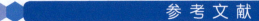
参 考 文 献

[1]　Seifu D G, Purnama A, Mequanint K, Mantovani D. Small-diameter vascular tissue engineering. Nature Reviews Cardiology, 2013, 10(7): 410-421.

[2]　Stickler P, Visscher G D, Mesure L, Famaey N, Martin D, Campbell J H, Oosterwyck H V, Meuris B, Flameng W. Cyclically stretching developing tissue *in vivo* enhances mechanical strength and organization of vascular grafts. Acta Biomaterialia 2010, 6: 2448-2456.

[3]　Wang K, Zheng W, Pan Y, Ma S, Guan Y, Liu R, Zhu M, Zhou X, Zhang J, Zhao Q. Three-layered PCL grafts promoted vascular regeneration in a rabbit carotid artery model. Macromolecular Bioscience, 2016, 16(4): 608-618.

[4]　Li S, Sengupta D, Chien S. Vascular tissue engineering: From *in vitro* to *in situ*. Wiley Interdisciplinary Reviews Systems Biology & Medicine, 2013, 6(1): 61-76.

[5]　He W, Nieponice A, Soletti L, Hong Y, Gharaibeh B, Crisan M, Usas A, Peault B, Huard J, Wagner W R. Pericyte-based human tissue engineered vascular grafts. Biomaterials, 2010, 31(32): 8235-8244.

[6]　Row S, Santandreu A, Swartz D D, Andreadis S T. Cell-free vascular grafts: Recent developments and clinical potential. Technology, 2017, 5(1): 13-20.

[7]　Dimitrievska S, Niklason L E. Historical perspective and future direction of blood vessel developments. Cold Spring Harbor Perspectives in Medicine, 2018, 8(2): a025742.

[8]　McAllister T N, Maruszewski M, Garrido S A, Wystrychowski W, Dusserre N, Marini A, Zagalski K, Fiorillo A, Avila H, Manglano X, Antonelli J, Kocher A, Zembala M, Cierpka L, de la Fuente L M, Lheureux N. Effectiveness of haemodialysis access with an autologous tissue-engineered vascular graft: A multicentre cohort study. Lancet, 2009, 373(9673): 1440-1446.

[9]　Weinberg C B, Bell E. A blood vessel model constructed from collagen and cultured vascular cells. Science, 1986, 231(4736): 397-400.

[10]　Niklason L E, Gao J, Abbott W M, Hirschi K K, Houser S, Marini R, Langer R. Functional arteries grown *in vitro*. Science, 1999, 284(5413): 489-493.

[11]　Langer R, Vacanti J. Advances in tissue engineering. Journal of Pediatric Surgery, 2016, 51(1): 8-12.

[12]　Adipurnama I, Yang M C, Ciach T, Butruk-Raszeja B. Surface modification and endothelialization of polyurethane for vascular tissue engineering applications: A review. Biomaterials Science, 2017, 5(1): 22-37.

[13]　Chlupac J, Filova E, Bacakova L. Blood vessel replacement: 50 Years of development and tissue engineering paradigms in vascular surgery. Physiological Research, 2009, 58: S119-S139.

[14]　Deutsch M, Meinhart J, Zilla P, Howanietz N, Gorlitzer M, Froeschl A, Stuempflen A, Bezuidenhout D, Grabenwoeger M. Long-term experience in autologous *in vitro* endothelialization of infrainguinal ePTFE grafts. Journal of Vascular Surgery, 2009, 49(2): 352-362.

[15]　Tzchori I, Falah M, Shteynberg D, Levin Ashkenazi D, Loberman Z, Perry L, Flugelman M Y. Improved patency of ePTFE grafts as a hemodialysis access site by seeding autologous endothelial cells expressing fibulin-5

and VEGF. Molecular Therapy, 2018, 26(7): 1660-1668.

[16] Pektok E, Nottelet B, Tille J C, Gurny R, Kalangos A, Moeller M, Walpoth B H. Degradation and healing characteristics of small-diameter poly(ε-caprolactone) vascular grafts in the rat systemic arterial circulation. Circulation, 2008, 118(24): 2563-2570.

[17] de Valence S, Tille J C, Mugnai D, Mrowczynski W, Gurny R, Moller M, Walpoth B H. Long term performance of polycaprolactone vascular grafts in a rat abdominal aorta replacement model. Biomaterials, 2012, 33(1): 38-47.

[18] Wang Z H, Cui Y, Wang J N, Yang X H, Wu Y F, Wang K, Gao X, Li D, Li Y J, Zheng X L, Zhu Y, Kong D L, Zhao Q. The effect of thick fibers and large pores of electrospun poly(ε-caprolactone) vascular grafts on macrophage polarization and arterial regeneration. Biomaterials, 2014, 35(22): 5700-5710.

[19] Fernandez J, Etxeberria A, Sarasua J R. Synthesis, structure and properties of poly(L-lactide-co-ε-caprolactone) statistical copolymers. Journal of the Mechanical Behavior of Biomedical Materials, 2012, 9: 100-112.

[20] Xu C Y, Inai R, Kotaki M, Ramakrishna S. Aligned biodegradable nanofibrous structure: A potential scaffold for blood vessel engineering. Biomaterials, 2004, 25(5): 877-886.

[21] Kim S H, Kwon J H, Chung M S, Chung E, Jung Y, Kim S H, Kim Y H. Fabrication of a new tubular fibrous PLCL scaffold for vascular tissue engineering. Journal of Biomaterials Science: Polymer Edition, 2006, 17(12): 1359-1374.

[22] Grasl C, Bergmeister H, Stoiber M, Schima H, Weigel G. Electrospun polyurethane vascular grafts: In $vitro$ mechanical behavior and endothelial adhesion molecule expression. Journal of Biomedical Materials Research Part A, 2010, 93A(2): 716-723.

[23] Bergmeister H, Seyidova N, Schreiber C, Strobl M, Grasl C, Walter I, Messner B, Baudis S, Frohlich S, Marchetti-Deschmann M, Griesser M, di Franco M, Krssak M, Liska R.Schima H. Biodegradable, thermoplastic polyurethane grafts for small diameter vascular replacements. Acta Biomaterialia, 2015, 11: 104-113.

[24] Ravi S, Chaikof E L. Biomaterials for vascular tissue engineering. Regenerative Medicine, 2010, 5(1): 107-120.

[25] Greisler H P. Arterial regeneration over absorbable prostheses. Archives of Surgery, 1982, 117(11): 1425-1431.

[26] Greisler H P, Joyce K A, Kim D U, Pham S M, Berceli S A, Borovetz H S. Spatial and temporal changes in compliance following implantation of bioresorbable vascular grafts. Journal of Biomedical Materials Research, 1992, 26(11): 1449-1461.

[27] de Valence S, Tille J C, Giliberto J P, Mrowczynski W, Gurny R, Walpoth B H, Moller M. Advantages of bilayered vascular grafts for surgical applicability and tissue regeneration. Acta Biomaterialia, 2012, 8(11): 3914-3920.

[28] Dong X, Yuan X, Wang L, Liu J, Midgley A C, Wang Z, Wang K, Liu J, Zhu M, Kong D. Construction of a bilayered vascular graft with smooth internal surface for improved hemocompatibility and endothelial cell monolayer formation. Biomaterials, 2018, 181: 1-14.

[29] Zhu M F, Wang Z H, Zhang J M, Wang L N, Yang X H, Chen J R, Fan G W, Ji S L, Xing C, Wang K, Zhao Q, Zhu Y, Kong D L, Wang L Y. Circumferentially aligned fibers guided functional neoartery regeneration in $vivo$. Biomaterials, 2015, 61: 85-94.

[30] Ma H Y, Hu J A, Ma P X. Polymer scaffolds for small-diameter vascular tissue engineering. Advanced Functional Materials, 2010, 20(17): 2833-2841.

[31] Hu J A, Sun X A, Ma H Y, Xie C Q, Chen Y E, Ma P X. Porous nanofibrous PLLA scaffolds for vascular tissue engineering. Biomaterials, 2010, 31(31): 7971-7977.

[32] Wu W, Allen R A, Wang Y D. Fast-degrading elastomer enables rapid remodeling of a cell-free synthetic graft into a neoartery. Nature Medicine, 2012, 18(7): 1148-1153.

[33] Dahlbäck B. Blood coagulation. The Lancet, 2000, 355(9215): 1627-1632.

[34] Wong G, Li J M, Hendricks G, Eslami M H, Rohrer M J, Cutler B S. Inhibition of experimental neointimal hyperplasia by recombinant human thrombomodulin coated ePTFE stent grafts. Journal of Vascular Surgery, 2008, 47(3): 608-615.

[35] Watanabe T, Kanda K, Ishibashi-Ueda H, Yaku H, Nakayama Y. Autologous small-caliber "biotube" vascular grafts with argatroban loading: A histomorphological examination after implantation to rabbits. Journal of Biomedical Materials Research, Part B: Applied Biomaterials, 2010, 92(1): 236-242.

[36] Hoffmann J, Groll J, Heuts J, Rong H, Klee D, Ziemer G, Moeller M, Wendel H P. Blood cell and plasma protein repellent properties of star-PEG-modified surfaces. Journal of Biomaterials Science: Polymer Edition, 2006, 17(9): 985-996.

[37] Futamura K, Matsuno R, Konno T, Takai M, Ishihara K. Rapid development of hydrophilicity and protein adsorption resistance by polymer surfaces bearing phosphorylcholine and naphthalene groups. Langmuir, 2008, 24(18): 10340-10344.

[38] Moncada S, Higgs A. The L-arginine-nitric oxide pathway. The New England Journal of Medicine, 1993, 329(27): 2002-2012.

[39] Wang Z, Lu Y, Qin K, Wu Y, Tian Y, Wang J, Zhang J, Hou J, Cui Y, Wang K, Shen J, Xu Q, Kong D, Zhao Q. Enzyme-functionalized vascular grafts catalyze *in-situ* release of nitric oxide from exogenous NO prodrug. Journal of Controlled Release, 2015, 210: 179-188.

[40] Lindholt J S, Gottschalksen B, Johannesen N, Dueholm D, Ravn H, Christensen E D, Viddal B, Flørenes T, Pedersen G, Rasmussen M, Carstensen M, Grøndal N, Fasting H. The Scandinavian Propaten® trial: 1-Year patency of PTFE vascular prostheses with heparin-bonded luminal surfaces compared to ordinary pure PTFE vascular prostheses: A randomised clinical controlled multi-centre trial. European Journal of Vascular and Endovascular Surgery, 2011, 41(5): 668-673.

[41] Beamish J A, Geyer L C, Haq-Siddiqi N A, Kottke-Marchant K, Marchant R E. The effects of heparin releasing hydrogels on vascular smooth muscle cell phenotype. Biomaterials, 2009, 30(31): 6286-6294.

[42] Gu Z, Rolfe B E, Xu Z P, Thomas A C, Campbell J H, Lu G Q. Enhanced effects of low molecular weight heparin intercalated with layered double hydroxide nanoparticles on rat vascular smooth muscle cells. Biomaterials, 2010, 31(20): 5455-5462.

[43] Pan Y, Yang J, Wei Y, Wang H, Jiao R, Moraga A, Zhang Z, Hu Y, Kong D, Xu Q, Zeng L, Zhao Q. Histone deacetylase 7-derived peptides play a vital role in vascular repair and regeneration. Advanced Science, 2018, 5(8): 1800006.

[44] Antonova L V, Seifalian A M, Kutikhin A G, Sevostyanova V V, Krivkina E O, Mironov A V, Burago A Y, Velikanova E A, Matveeva V G, Glushkova T V, Sergeeva E A, Vasyukov G Y, Kudryavtseva Y A, Barbarash O L, Barbarash L S. Bioabsorbable bypass grafts biofunctionalised with RGD have enhanced biophysical properties and endothelialisation tested *in vivo*. Frontiers in Pharmacology, 2016, 7: 136.

[45] Zheng W, Wang Z, Song L, Zhao Q, Zhang J, Li D, Wang S, Han J, Zheng X L, Yang Z, Kong D.

Endothelialization and patency of RGD-functionalized vascular grafts in a rabbit carotid artery model. Biomaterials, 2012, 33(10): 2880-2891.

[46] Wang W, Guo L, Yu Y, Chen Z, Zhou R, Yuan Z. Peptide REDV-modified polysaccharide hydrogel with endothelial cell selectivity for the promotion of angiogenesis. Journal of Biomedical Materials Research part A, 2015, 103(5): 1703-1712.

[47] Zhou M, Liu Z, Wei Z, Liu C, Qiao T, Ran F, Bai Y, Jiang X, Ding Y. Development and validation of small-diameter vascular tissue from a decellularized scaffold coated with heparin and vascular endothelial growth factor. Artificial Organs, 2009, 33(3): 230-239.

[48] Wang K, Zhang Q, Zhao L, Pan Y, Wang T, Zhi D, Ma S, Zhang P, Zhao T, Zhang S, Li W, Zhu M, Zhu Y, Zhang J, Qiao M, Kong D. Functional modification of electrospun poly(ε-caprolactone) vascular grafts with the fusion protein VEGF-HGFI enhanced vascular regeneration. ACS Applied Materials & Interfaces, 2017, 9(13): 11415-11427.

[49] Han F, Jia X, Dai D, Yang X, Zhao J, Zhao Y, Fan Y, Yuan X. Performance of a multilayered small-diameter vascular scaffold dual-loaded with VEGF and PDGF. Biomaterials, 2013, 34(30): 7302-7313.

[50] Song C L, Li Q, Yu Y P, Wang G, Wang J P, Lu Y, Zhang J C, Diao H Y, Liu J G, Liu Y H, Liu J, Li Y, Cai D, Liu B. Study of novel coating strategy for coronary stents: Simutaneous coating of VEGF and anti-CD34 antibody. European Review for Medical and Pharmacological Sciences, 2016, 20 (2): 311-316.

[51] Lin Q, Ding X, Qiu F, Song X, Fu G, Ji J. In situ endothelialization of intravascular stents coated with an anti-CD34 antibody functionalized heparin-collagen multilayer. Biomaterials, 2010, 31(14): 4017-4025.

[52] Rotmans J I, Heyligers J M, Verhagen H J, Velema E, Nagtegaal M M, de Kleijn D P, de Groot F G, Stroes E S, Pasterkamp G. In vivo cell seeding with anti-CD34 antibodies successfully accelerates endothelialization but stimulates intimal hyperplasia in porcine arteriovenous expanded polytetrafluoroethylene grafts. Circulation, 2005, 112(1): 12-18.

[53] Wu X, Yin T, Tian J, Tang C, Huang J, Zhao Y, Zhang X, Deng X, Fan Y, Yu D, Wang G. Distinctive effects of CD34- and CD133-specific antibody-coated stents on re-endothelialization and in-stent restenosis at the early phase of vascular injury. Regenerative Biomaterials, 2015, 2(2): 87-96.

[54] Lu S, Zhang P, Sun X, Gong F, Yang S, Shen L, Huang Z, Wang C. Synthetic ePTFE grafts coated with an anti-CD133 antibody-functionalized heparin/collagen multilayer with rapid in vivo endothelialization properties. ACS Applied Materials & Interfaces, 2013, 5(15): 7360-7369.

[55] Yamaguchi J, Kusano K F, Masuo O, Kawamoto A, Silver M, Murasawa S, Bosch-Marce M, Masuda H, Losordo D W, Isner J M, Asahara T. Stromal cell-derived factor-1 effects on ex vivo expanded endothelial progenitor cell recruitment for ischemic neovascularization. Circulation, 2003, 107(9): 1322-1328.

[56] Issa Bhaloo S, Wu Y, Le Bras A, Yu B, Gu W, Xie Y, Deng J, Wang Z, Zhang Z, Kong D, Hu Y, Qu A, Zhao Q, Xu Q. Binding of dickkopf-3 to CXCR7 enhances vascular progenitor cell migration and degradable graft regeneration. Circulation Research, 2018, 123(4): 451-466.

[57] Shi C, Yao F, Li Q, Khan M, Ren X, Feng Y, Huang J, Zhang W. Regulation of the endothelialization by human vascular endothelial cells by ZNF580 gene complexed with biodegradable microparticles. Biomaterials, 2014, 35(25): 7133-7145.

[58] Meng Q H, Irvine S, Tagalakis A D, McAnulty R J, McEwan J R, Hart S L. Inhibition of neointimal hyperplasia in a rabbit vein graft model following non-viral transfection with human iNOS cDNA. Gene Therapy, 2013,

20(10): 979-986.

[59] Zhong J T, Chang Q, Sun Y, Gao H B, Xu P. Lentiviral vector mediated expression of Bax and hepatocyte growth factor inhibits vein graft thickening in a rabbit vein graft model. Pharmazie, 2014, 69(11): 809-813.

[60] Zhang J, Qi H, Wang H, Hu P, Ou L, Guo S, Li J, Che Y, Yu Y, Kong D. Engineering of vascular grafts with genetically modified bone marrow mesenchymal stem cells on poly(propylene carbonate) graft. Artificial Organs, 2006, 30(12): 898-905.

[61] Mahara A, Somekawa S, Kobayashi N, Hirano Y, Kimura Y, Fujisato T, Yamaoka T. Tissue-engineered acellular small diameter long-bypass grafts with neointima-inducing activity. Biomaterials, 2015, 58: 54-62.

[62] Stickler P, De V G, Mesure L, Famaey N, Martin D, Campbell J H, Van O H, Meuris B, Flameng W. Cyclically stretching developing tissue *in vivo* enhances mechanical strength and organization of vascular grafts. Acta Biomaterialia, 2010, 6(7): 2448-2456.

[63] Tsukagoshi T, Yenidunya M O, Sasaki E, Suse T, Hosaka Y. Experimental vascular graft using small-caliber fascia-wrapped fibrocollagenous tube: Short-term evaluation. Journal of Reconstructive Microsurgery, 1999, 15(2): 127-131.

[64] Syedain Z H, Graham M L, Dunn T B, O'Brien T, Johnson S L, Schumacher R J, Tranquillo R T. A completely biological "off-the-shelf" arteriovenous graft that recellularizes in baboons. Science Translational Medicine, 2017, 9(414): eaan4209.

[65] Dahl Shannon L M, Kypson A P, Lawson J H, Blum Juliana L, Strader J T, Li Yuling, Manson R J, Tente W E, DiBernardo L, Hensley M T, Carter R, Williams T P, Prichard H L, Dey M S, Begelman K G, Niklason L E. Readily available tissue-engineered vascular grafts. Science Translational Medicine, 2011, 3(68): 68ra9.

[66] Lawson J H, Glickman M H, Ilzecki M, Jakimowicz T, Jaroszynski A, Peden E K, Pilgrim A J, Prichard H L, Guziewicz M, Przywara S. Bioengineered human acellular vessels for dialysis access in patients with end-stage renal disease: Two phase 2 single-arm trials. Lancet, 2016, 387(10032): 2026-2034.

[67] Swartz D D, Andreadis S T. Animal models for vascular tissue-engineering. Current Opinion in Biotechnology, 2013, 24(5): 916-925.

[68] Liu R H, Ong C S, Fukunishi T, Ong K, Hibino N. Review of vascular graft studies in large animal models. Tissue Engineering Part B: Reviews, 2018, 24(2): 133-143.

[69] Assmann A, Akhyari P, Delfs C, Flögel U, Jacoby C, Kamiya H, Lichtenberg A. Development of a growing rat model for the *in vivo* assessment of engineered aortic conduits. Journal of Surgical Research, 2012, 176(2): 367-375.

[70] Nieponice A, Soletti L, Guan J, Hong Y, Gharaibeh B, Maul T M, Huard J, Wagner W R, Vorp D A. *In vivo* assessment of a tissue-engineered vascular graft combining a biodegradable elastomeric scaffold and muscle-derived stem cells in a rat model. Tissue Engineering Part A, 2010, 16(4): 1215-1223.

[71] Janairo R R, Henry J J, Lee B L, Hashi C K, Derugin N, Lee R, Li S. Heparin-modified small-diameter nanofibrous vascular grafts. IEEE Transactions on Nanobioscience, 2012, 11(1): 22-27.

[72] Zhu B, Bailey S R, Elliott J, Li X, Escobar G P, Rodriguez E M, Agrawal C M. Development of a total atherosclerotic occlusion with cell-mediated calcium deposits in a rabbit femoral artery using tissue-engineering scaffolds. Journal of Tissue Engineering & Regenerative Medicine, 2012, 6(3): 193-204.

[73] Hiles M C, Badylak S F, Lantz G C, Kokini K, Geddes L A, Morff R J. Mechanical properties of xenogeneic small-intestinal submucosa when used as an aortic graft in the dog. Journal of Biomedical Materials Research,

1995, 29(7): 883-891.

[74] Akhmedov S D, Afanas'ev S A, Egorova M V, Andreev S L, Ivanov A V, Rogovskaia Y V, Usov V Y, Shvedov A N, Steinhoff G. Cell-free collagen-based scaffolds used for making blood vessels in cardiovascular surgery. Angiology and Vascular Surgery, 2012, 18(2): 7-12.

[75] Tamura N, Nakamura T, Terai H, Iwakura A, Nomura S, Shimizu Y, Komeda M. A new acellular vascular prosthesis as a scaffold for host tissue regeneration. International Journal of Artificial Organs, 2003, 26(9): 783-792.

[76] Cho S, Lim J, Chu H, Hyun H, Choi C, Hwang K, Yoo K, Kim D, Kim B. Enhancement of *in vivo* endothelialization of tissue-engineered vascular grafts by granulocyte colony-stimulating factor. Journal of Biomedical Materials Research Part A, 2006, 76(2): 252-263.

[77] Nemcova S, Noel A, Jost C, Gloviczki P, Miller V, Brockbank K. Evaluation of a xenogeneic acellular collagen matrix as a small-diameter vascular graft in dogs-preliminary observations. Journal of Investigative Surgery, 2001, 14(6): 321-330.

[78] Conklin B, Richter E, Kreutziger K, Zhong D, Chen C. Development and evaluation of a novel decellularized vascular xenograft. Medical Engineering & Physics, 2002, 24(3): 173-183.

[79] Cho S W, Lim S H, Kim I K, Hong Y S, Kim S S, Yoo K J, Park H Y, Jang Y, Chang B C, Choi C Y, Hwang K C, Kim B S. Small-diameter blood vessels engineered with bone marrow-derived cells. Annals of Surgery, 2005, 241(3): 506-515.

[80] Byrom M J, Bannon P G, White G H, Ng M K. Animal models for the assessment of novel vascular conduits. Journal of Vascular Surgery, 2010, 52(1): 176-195.

[81] Quint C, Kondob Y, Mansonc R J, Lawson J H, Dardik A, Niklason L E. Decellularized tissue-engineered blood vessel as an arterial conduit. Proceedings of the National Academy of Sciences of the United States of America, 2011, 108(22): 9214-9219.

[82] Cho S W, Kim I K, Kang J M, Song K W, Kim H S, Park C H, Yoo K J, Kim B S. Evidence for *in vivo* growth potential and vascular remodeling of tissue-engineered artery. Tissue Engineering Part A, 2009, 15(4): 901-912.

[83] Hinds M T, Rowe R C, Ren Z, Teach J, Wu P C, Kirkpatrick S J, Breneman K D, Gregory K W, Courtman D W. Development of a reinforced porcine elastin composite vascular scaffold. J Journal of Biomedical Materials Research Part A, 2006, 77(3): 458-469.

[84] Swartz D D, Russell J A, Andreadis S T. Engineering of fibrin-based functional and implantable small-diameter blood vessels. American Journal of Physiology: Heart and Circulatory Physiology, 2005, 288(3): H1451-1460.

[85] Peng H, Schlaich E M, Row S, Andreadis S T, Swartz D D. A novel ovine *ex vivo* arteriovenous shunt model to test vascular implantability. Cells Tissues Organs, 2012, 195(1-2): 108-121.

[86] Tillman B W, Yazdani S K, Neff L P, Corriere M A, Christ G J, Soker S, Atala A, Geary R L, Yoo J J. Bioengineered vascular access maintains structural integrity in response to arteriovenous flow and repeated needle puncture. Journal of Vascular Surgery, 2012, 56(3): 783-793.

[87] Leyh R G, Wilhelmi M, Rebe P, Ciboutari S, Haverich A, Mertsching H. Tissue engineering of viable pulmonary arteries for surgical correction of congenital heart defects. Annals of Thoracic Surgery, 2006, 81(4): 1466-1471.

[88] Syedain Z H, Meier L A, Lahti M T, Johnson S L, Tranquillo R T. Implantation of completely biological engineered grafts following decellularization into the sheep femoral artery. Tissue Engineering Part A, 2014,

20(11-12): 1726-1734.

[89]　Wang Y, Yin P, Bian G L, Huang H Y, Shen H, Yang J J, Yang Z Y, Shen Z Y. The combination of stem cells and tissue engineering: An advanced strategy for blood vessels regeneration and vascular disease treatment. Stem Cell Research & Therapy, 2017, 8(1): 194.

[90]　Sivarapatna A, Ghaedi M, Le A V, Mendez J J, Qyang Y, Niklason L E. Arterial specification of endothelial cells derived from human induced pluripotent stem cells in a biomimetic flow bioreactor. Biomaterials, 2015, 53: 621-633.

[91]　Adams W J, Zhang Y, Cloutier J, Kuchimanchi P, Newton G, Sehrawat S, Aird W C, Mayadas T N, Luscinskas F W, Garcia-Cardena G. Functional vascular endothelium derived from human induced pluripotent stem cells. Stem Cell Reports, 2013, 1(2): 105-113.

[92]　Kassem M, Burns J, Abd-Allah B. Blood vessels engineered from human cells. Lancet, 2005, 366(9489): 891-892.

[93]　Gui L, Dash B C, Luo J, Qin L, Zhao L, Yamamoto K, Hashimoto T, Wu H, Dardik A, Tellides G, Niklason L E, Qyang Y. Implantable tissue-engineered blood vessels from human induced pluripotent stem cells. Biomaterials, 2016, 102: 120-129.

[94]　Melchiorri A J, Hibino N, Best C A, Yi T, Lee Y U, Kraynak C A, Kimerer L K, Krieger A, Kim P, Breuer C K, Fisher J P. 3D-Printed biodegradable polymeric vascular grafts. Advanced Healthcare Materials, 2016, 5(3): 319-325.

[95]　Wang X, Jiang M, Zhou Z, Gou J, Hui D. 3D printing of polymer matrix composites: A review and prospective. Composites Part B: Engineering, 2017, 110: 442-458.

（孔德领　王　恺　闫泓雨　吴依璠　袁星宇　董显豪　王丽娜　万　烨）

第 17 章

>>

血液净化吸附材料

摘要：血液净化是一种通过体外直接去除循环血液中致病因子而缓解病情、控制症状的治疗方法，目前已被广泛应用于传统方法（如药物治疗、手术等）难以有效治疗的急重症患者。血液净化的原理是通过生物分离技术，包括透析、过滤、吸附或这些技术的组合，从血液循环中清除毒素和致病因子。吸附技术在临床上主要用于去除膜分离技术难以去除的大分子蛋白质和不溶性低分子毒素。其原理是将血浆或全血灌流通过含有吸附剂（通常是人工合成的微球介质）的吸附柱，利用吸附介质特定的理化或生物特性吸附结合目标分子，实现从血液中将其清除的目的。与相对成熟的血液透析技术相比，血液净化吸附技术在技术原理、材料设计和临床应用等方面都具有更大的多样性。在过去的 30 多年里，得益于医学研究在血液学和病理生理学方面更深入的理解，以及生物分离技术的进步，血液净化吸附技术取得了长足发展，有望在自身免疫性疾病、全身炎症反应综合征、透析相关性淀粉样变甚至癌症等相关疾病的治疗上发挥更大的作用。目前，吸附技术的发展主要集中在更安全、更高效、更经济的高选择性吸附介质的研发方面。本章概述了血液净化吸附的技术方法，重点介绍了吸附材料及其临床应用的最新进展。

Abstract: Blood purification is a therapy based on the extracorporeal treatment of blood, and has been widely used nowadays for the treatment of many disorders that are refractory to conventional therapies, such as drug administration and surgery. It works by removing toxins or pathogenic agents from the blood circulation through bioseparation techniques, including dialysis, filtration, adsorption, or a combination of any of these. Adsorption techniques, such as hemoperfusion and plasma perfusion, have been developed mainly for the removal of large molecular weight proteins and insoluble low molecular weight toxins, which are generally difficult to remove by membrane separation techniques. The plasma or blood can be perfused through a column containing adsorbent (usually synthetic beads) that acts through their physico-chemical or biological properties. Over the past 30 years, a wide range of novel pathogenic agents existing in the blood circulation have been identified. These molecules have been found to play a key role in the pathophysiology of related diseases, such as autoimmune diseases, systemic inflammatory response syndrome, dialysis-related amyloidosis and even cancer. Several therapeutic technologies and sophisticated devices were developed and clinically applied. The development of these technologies is prompted by the growing understanding of hematology and pathophysiology in medical researches, as well as advances in bioseparation techniques. Currently, the development of adsorption techniques mainly focuses on highly efficient removal of pathogenic agents through selective adsorption. Performance of an adsorbent can be determined directly by the properties of its ligand. Therefore, the development of adsorbents mainly focuses on the design of specific ligands, working towards a high specificity, good stability and relatively low cost. This chapter summarizes the current blood purification methodologies, with emphasis on the latest progress on adsorption techniques and their clinical applications.

17.1 血液净化吸附技术及治疗模式

血液是人体最重要的体液。血液循环系统作为体内物质运输系统，一刻不停地为组织器官递送营养和废物，并通过高效耦合免疫、信号传递等生理过程，保障健康的体内环境。血液成分非常复杂，除了多种不同类型的细胞外，蛋白质含量约 6.5%～8.5%，小分子物质（代谢产物、激素、无机盐等）约 2%。当疾病发生时，血液中某些疾病相关成分的质和量会发生变化。例如，肝、肾等代谢或排泄过程出现障碍时，血液中会蓄积胆红素、尿素、β2-微球蛋白等内源性代谢产物。此外，农药、细菌内毒素等外源性毒素的过量引入，会导致中毒反应，严重时危及生命。因此，当人体自身的解毒、排毒系统不能有效清除上述内源或外源性毒素时，往往需要血液净化治疗及时改善内环境，为患者提供生命支撑。

血液净化的基本原理是通过膜或吸附技术从复杂的血液组分中分离去除特定的血液毒素。基于膜分离的治疗方式包括血液透析（hemodialysis，HD）、血液滤过（hemofiltration，HF）、血浆置换（plasma exchange，PE）等；基于吸附分离的治疗方式主要包括血液灌流（hemoperfusion，HP）和免疫吸附（immunoadsorption，IA）。经过几十年的发展，血液净化治疗的应用范围已从传统的尿毒症拓展到急性药物中毒、高胆红素血症、自身免疫性疾病、重症胰腺炎、脓毒血症、高脂血症等多种类型危重病症。

　　血液灌流是一种广泛应用于临床的血液净化吸附疗法，包括全血灌流和血浆吸附两种形式（图 17-1）。它借助体外循环，利用灌流器中具有特殊吸附功能的吸附剂除去患者血液中难以通过透析清除的疏水性毒素和中大分子毒素[1]。这种疗法在临床中广泛应用，在治疗药物中毒、脓毒症、肝衰竭、肾衰竭、自身免疫性疾病等方面效果显著。经过近 40 年的发展，血液净化吸附技术不断成熟，已成为肝、肾、风湿免疫、急诊和重症医学等科室中重要的治疗手段。目前，发展血液相容性良好、特异性高的新型血液净化吸附材料已成为生物医学和材料学领域的重要研究方向。

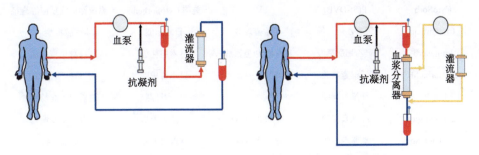

图 17-1　全血灌流（左）和血浆吸附（右）治疗方式示意图

17.2　吸附材料及吸附原理

17.2.1　吸附材料

　　血液净化吸附产品属于三类医疗器械，使用过程中吸附材料与人的血液直接接触。为保证治疗过程的安全、有效，吸附材料一般为多孔微球结构，同时需要满足以下要求：①对人体无毒、无过敏反应；②具有稳定的化学性能，与人体血液接触不发生任何化学变化；③吸附剂颗粒具有稳定的几何尺寸，不发生形变；④具有较好的机械强度，不易破碎，不脱落颗粒；⑤优良的血液相容性，不引起免疫反应和过敏反应，不引起血栓，不破坏血细胞等；⑥疗效明显、可靠、选择性高、工作表面积大[2]。目前常用的血液净化吸附材料基质主要有活性炭、树脂、天然多糖等（表 17-1）。

表 17-1　不同类型血液净化吸附材料及用途

商品名	材料介质	涂层/配基	公司	适应证
Adsorba	活性炭	纤维素	瑞典金宝	药物中毒
Homosorba	活性炭	PHEMA	日本旭化成	药物中毒

续表

商品名	材料介质	涂层/配基	公司	适应证
DHP-1	活性炭	PHEMA	日本可乐丽	药物中毒
炭肾 YTS	活性炭	聚乙烯醇	廊坊爱尔	药物中毒
HA 系列	P(St-DVB)	火棉胶	珠海健帆	药物中毒
Plasorba BR	P(St-DVB)	无	日本旭化成	重症肝炎
Medisorba BL	P(St-DVB)	PHEMA	日本可乐丽	重症肝炎
CytoSorb	P(St-DVB)	PVP	美国 CytoSorbents	系统性炎症反应综合征
Toraymyxin	聚苯乙烯纤维	多黏菌素 B	日本东丽	脓毒症
Immusorb	聚乙烯醇凝胶	苯丙氨酸/色氨酸	日本旭化成	自身免疫疾病
Medisorba MG	纤维素凝胶	特异性多肽	日本可乐丽	重症肌无力
Lixelle	纤维素凝胶	十六烷	日本钟渊	透析相关淀粉样变
Ig-TheraSorb	纤维素凝胶	羊抗人 IgG	德国美天旎	自身免疫疾病
LDL-TheraSorb	琼脂糖凝胶	羊抗人 IgG	德国美天旎	高脂血症
Immunosorba	琼脂糖凝胶	重组蛋白 A	德国费森尤斯	自身免疫病
Prosorba	硅胶	重组蛋白 A	德国费森尤斯	自身免疫病

注：PHEMA—聚甲基丙烯酸-2-羟乙酯；PVP—聚乙烯吡咯烷酮；P(St-DVB)—苯乙烯-二乙烯苯共聚物；LDL—低密度脂蛋白。

17.2.1.1　活性炭

活性炭一般由动、植物材质经高温炭化过程制成，具有比表面积高的特点。活性炭孔径分布宽、孔隙率高，能吸附多种化合物，如肌酐、尿酸、胍类及中分子物质等，尤其对小分子的外源性药物、毒物，如巴比妥、安定等安眠药类，其清除率很高[3]。1964 年，希腊医生 Yatzidis 首次报道了利用活性炭对尿毒症患者进行血液灌流治疗的案例，证明活性炭可有效清除患者血液中肌酐、尿酸等内源性代谢毒素[4]。但活性炭的血液相容性较差，与血液直接接触时会引起血液有形成分，如红细胞、白细胞及血小板的破坏，同时有炭微粒脱落引起微血管栓塞的危险，故最初临床应用受到限制。直到 20 世纪 60 年代末，加拿大麦吉尔大学张明瑞教授建立了一种基于白蛋白火棉胶的包膜技术，可显著提高灌流材料的血液相容性。经包膜处理的活性炭吸附性能并无明显改变，使其在医疗领域的商业应用成为可能[5]。随后，聚甲基丙烯酸羟乙酯、聚乙烯醇缩丁醛、聚甲基丙烯酸等聚合物包膜材料也被陆续开发用于活性炭血液灌流材料的表面包膜处理[6]。

传统的活性炭由于采用椰壳等天然原料，虽然具有很高的比表面积，但也存在着孔径控制难度大、加工工艺复杂、机械强度不高等问题。在此基础上，以合成树脂为原料，经氧化、炭化、活化制备的炭化树脂可在较大程度上解决这些问题。炭化树脂综合活性炭和树脂材料的特点，使炭基血液灌流材料的研究和应用向前迈进了一大步（图 17-2）。

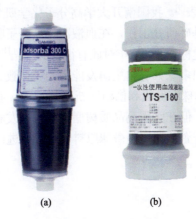

(a)　　　　　　　　　(b)

图 17-2　活性炭类血液净化吸附产品

（a）瑞典金宝公司的 Adsorba® 系列产品之一；（b）廊坊爱尔炭肾 YTS 系列产品之一

17.2.1.2　树脂吸附材料

高分子类吸附材料可分为合成高分子和天然高分子两类。合成高分子又称吸附树脂，是一种具有大孔结构和高比表面积的网状高分子聚合物，对有机物具有较大的吸附能力，常用的如聚苯乙烯。这类吸附剂化学稳定性好，机械强度高，在制备过程中可以人为控制其化学和物理性质，使其具备特定的吸附性能。天然高分子是近年发展较快的一种医用高分子吸附材料，用于血液灌流时，可通过一定的修饰实现对目标物质的吸附选择性，常见的如琼脂糖、纤维素、葡聚糖、壳聚糖等。这类天然高分子材料具有良好的血液相容性和安全性，且含有多种可反应的化学基团（如羟基等），在一定条件下可以引入不同配基，作为亲和吸附介质用于血液净化[6]。

吸附树脂最早用于血液灌流始于 20 世纪 70 年代。美国 Temple 大学的 J. L. Rosenbaum 于 1970 年报道了使用 Amberlite XAD-2 吸附树脂对药物中毒动物模型的灌流实验，结果证明该类吸附剂对药物中毒有良好的疗效[7]。1976 年 Rosenbaum 用 Amberlite XAD-4 吸附树脂进行临床试验，对急性药物中毒患者进行血液灌流，取得了显著的临床效果[8]。临床实践表明，Amberlite XAD-4 吸附树脂对人体内某些中毒药物具有很好的吸附清除效果，且对巴比妥类、安眠酮、导眠能、安宁、茶碱、地高辛、对硫磷和对氧磷等药物的清除效果要优于活性炭。吸附树脂对血液中内源性和外源性毒物的良好清除性能，使得其在血液灌流治疗中展现出广阔的应用前景。树脂的吸附能力取决于其孔径和有效工作的面积。2012 年在欧洲上市的 CytoSorb® 采用了大孔径树脂，可用于广谱吸附分子量低于 60 000 的细胞因子，拓展了树脂类血液净化吸附材料在治疗脓毒症"细胞因子风暴"方面的应用；有关临床结果的总结于 2017 年发表[9]。我国南开大学高分子化学研究所自 20 世纪 70 年代末也开展了对吸附树脂的基础研究工作，在血液净化高分子吸附材料方面取得了大量研究成果；何炳林与马建标在 1997 年对此有很好的总结[10]。2010 年前后，国内相关产业逐渐成熟，涌现出多家具有自主研发能力的企业致力于树脂类血液净化吸附灌流器的生产和销售，如珠海健帆和佛山博新（图 17-3）。虽然我国在树脂型吸附材料的应用领域发展快速，但在医用高品质树脂材料的研发和生产方面仍落后于日本和欧美国家，行业内部分企业的树脂微球原料仍依赖于进口产品。

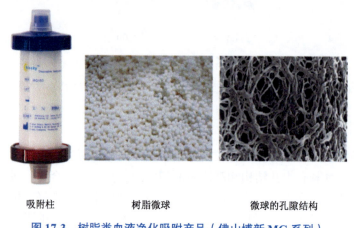

吸附柱　　　　　　树脂微球　　　　　　微球的孔隙结构

图 17-3　树脂类血液净化吸附产品（佛山博新 MG 系列）

17.2.1.3　高选择性吸附材料

不同于活性炭和树脂类材料主要依赖于物理吸附等非特异性吸附作用，高选择性血液净化吸附材料与目标物的结合不依赖于结构骨架，而是通过固载于基质材料上的特殊功能基团与目标分子的特异性识别作用。

生物分子间特异性的识别和相互作用是支撑机体生命活动高效运转的基础。这种亲和作用的双方在空间结构和作用力方面具有高度的互补。理论上，高选择性吸附材料仅结合目标分子，不会造成正常血液组分的损失，因此具有专一性好、安全性高的特点。目前国内外使用最为广泛的一类高选择性吸附材料是用于治疗自身免疫性疾病的蛋白 A 吸附剂。

蛋白 A 为金黄色葡萄球菌细胞壁蛋白，含有五个高度同源的人免疫球蛋白结合域，能特异性结合不同亚类免疫球蛋白分子的 Fc 段，其对不同类型免疫球蛋白的结合能力分别为：IgG 95%（其中 IgG1 100%、IgG2 100%、IgG4 100%、IgG3 35%），IgM 51%，IgA 14% 和 IgE 7%。因此蛋白 A 吸附剂的治疗机理是通过偶联在琼脂糖等亲水性凝胶介质表面的基因重组蛋白 A 与患者血液中致病因子（自身抗体及其免疫复合物）特异性生物吸附作用，直接从患者血液中清除抗体类致病因子（图 17-4）。

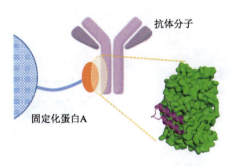

图 17-4　蛋白 A 吸附剂通过结合免疫球蛋白的 Fc 片段吸附去除血液中抗体组分

Immunosorba® 和 Prosorba® 蛋白 A 吸附柱是最早进入临床应用的蛋白 A 类血液净化吸附产品，分别采用交联琼脂糖凝胶和硅胶作为载体基质。这两种产品于 20 世纪 80 年代末期分别获得欧盟 CE 和美国 FDA 批准，用于类风湿性关节炎和血小板减少性紫癜等自身免疫性疾病的治疗。在近 30 年的临床使用中，除了上述适应证，蛋白 A 吸附柱还成功用于高致敏性患者的肾移植、肺出血肾炎综合征、肾病综合征及局灶节段肾小球硬化等肾脏类疾病；心脏移植、扩张性心肌炎及狼疮性心肌炎等心脏类疾病；天疱疮及后天性大疱性表皮松解等皮肤类疾病；血友病、溶血性尿毒症、血小板减少性紫癜及血小板无力症等血液类疾病；重症肌无力、格林巴利综合征及慢性炎症性脱髓鞘性多神经病等神经系统疾病；系统性红斑狼疮、Wegener 氏肉芽肿、混合结缔组织病。特别对上述 20 余种疾病的重症患者，药物治疗收效甚微，而该方法则显示出明显优势，可以使病情得到逆转，症状明显改善。但是，由于价格昂贵，上述产品未能有效进入中国市场。

国内，蛋白 A 免疫吸附柱产品的开发工作始于 20 世纪 90 年代末期，贾凌云教授最早采用聚甲基丙烯酸环氧丙酯包膜的木纤维作为结构骨架开发了切流膜吸附柱[11]，随后开发了基于交联琼脂糖凝胶微球载体的蛋白 A 吸附柱[12]。该产品最终在浙江科锐生物科技有限公司转化，并于 2004 年获得了国家三类医疗器械注册证，成为我国首个高选择性血液净化吸附产品。在 2003 至 2007 年间，国内多家医院相继开展大量临床试验，将国产蛋白 A 吸附柱用于治疗自身免疫性疾病，以及预防肾移植后的超急性排斥，均取得了良好的疗效。

除了基因重组蛋白 A，还有其他多种不同类型的高选择性配基用于血液净化吸附材料的开发。较典型的如德国美天旎公司研制的 Ig-TheraSorb® 免疫吸附柱，采用多克隆羊抗人 IgG 抗体作为固定化配基，也可有效结合人血液中致病抗体组分（图 17-5）。理论上，利用免疫技术可以针对任何明确的特定致病分子开发基于抗体的免疫亲和介质，但由于抗体分子本身生产成本高昂，虽然有较多相关研究工作报道，但最终成功实现产业化并应用于临床的并不多。

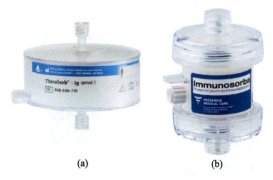

(a)　　　　　　　　(b)

图 17-5　填充高选择性吸附剂的血液净化产品

（a）德国美天旎 TheraSorb 系列产品之一；　（b）德国费森尤斯 Immunosorba 蛋白 A 吸附柱

在此基础上，人工设计小分子亲和配基以模拟天然生物分子识别作用，从而开发基于仿生亲和作用的高选择性吸附剂也已成为本领域的重要研究方向。针对细菌内毒素的结构和物理化学特征，兼具疏水和阳离子结构特征的多黏菌素 B 已被日本东丽医疗公司开发为吸附剂用于脓毒症的治疗。为克服蛋白 A 吸附剂成本和稳定性方面的不足，贾凌云教授团队研制的"仿生蛋白 A"吸附剂采用经结构优化的小分子化合物配基，同样实现了对血液体系中抗体组分的高选择性吸附。该吸附剂产品除了具有类似于蛋白 A 吸附剂的抗体选择性结合能力，还可以实现高温灭菌且成本较低。目前该项目已处于临床试验阶段，有望成为蛋白 A 吸附剂的升级产品[13-15]。

17.2.1.4　生物型人工肝和人工肾

在临床治疗肝衰竭和肾衰竭的过程中，通过体外干预，更大程度地弥补肝和肾的功能缺失以改善内环境，对于提高患者生存质量具有重要意义。1956 年，Sorrentino 首次提出生物型人工肝的概念[16]，将填充有体外培养的细胞或组织，如人或动物的肝组织匀浆、肝脏切片、分离的肝细胞的灌流装置接入患者的体外血液循环回路，从而发挥正常肝细胞解毒、生物转化、大分子合成的生理功能。1994 年，美国学者 Sussman 报道了 11 例基于 Hepatix-ELAD 人工肝支持系统的临床试验。该系统采用源于儿童肝母细胞瘤的 C3A 细胞，临床试验展示出良好的安全性和代谢支撑作用[17]。

生物型人工肾采用类似的原理。正常肾脏除了泌尿功能以外还承担着代谢、内分泌等功能，而这些机能是肾透析所不能替代的。因此，也有研究在传统血滤器中添加肾小管上皮细胞来强化终末期肾病患者的内分泌和代谢机能，如降解 β2-微球蛋白、改善肾性骨营养不良等[3]。

17.2.2　吸附原理

吸附现象涉及吸附剂、目标物、溶剂三者之间的相互作用，体现了目标物在吸附剂和溶剂相的分配平衡。吸附剂对目标物的结合主要基于分子间弱相互作用，包括配位作用、疏水作用、范德瓦耳斯力、氢键等。血液可以认为是一个复杂的水溶液体系，而血液毒素能否有效结合在吸附材料上主要取决于两者之间的作用强度，以及水溶液和其他血液组分对其作用的影响。根据作用力的性质，可以将吸附分为物理吸附、化学吸附两种基本类型，有些研究人员将生物亲和吸附也单独分为一类。

17.2.2.1　物理吸附

物理吸附是指吸附质分子与吸附剂表面原子或分子间以范德瓦耳斯力（Van Der Waals force）进行的吸附作用，又称范德瓦耳斯吸附，它是一种可逆过程。范德瓦耳斯力是存在于分子间的一种吸引力，它比化学键要弱得多，一般分为色散力、诱导力和取向力，这几种力在总作用力中所占比例大小，取决于相互作用的分子极性和变形情况。对于极性不大的吸附质和吸附剂，色散力在物理吸附中起主要作用；当极性分子与带静电荷的吸附剂表面相互作用，或因吸附质与吸附剂表面分子作用，使二者的电子结构发生变化而产生偶极矩时，诱导力和取向力在物理吸附中也有重要作用；有时吸附质分子与吸附剂表面以形成氢键的形式发生物理吸附。

从动态角度，处于结合态的分子会从吸附剂表面脱离而进入溶剂相，即脱附，形成与吸附同时进行的可逆过程。当外部条件稳定时，吸附-脱附处于动态平衡。物理吸附的特征在于吸附剂与被吸附的物质之间不存在化学反应，而吸附过程一般较快完成。一般物理吸附发生在吸附剂的整个自由表面，因此较大的比表面积是保障吸附效果的重要前提。

活性炭吸附剂的工作原理主要基于物理吸附，在血液净化的应用场景中，其效果主要取决于吸附介质比表面积的大小和与目标毒素竞争结合位点的其他血液组分。通常情况下通过控制孔隙结构和表面修饰能够降低部分蛋白质等大分子在吸附剂表面的结合，但这一类非特异性吸附剂所造成的正常血液组分的损失仍不可避免。

17.2.2.2 化学吸附

化学吸附涉及电子转移、化学键合，是以分子间化学键为主的吸附。与物理吸附相比，化学吸附仅发生在吸附剂表面特定活性位点，吸附热远高于物理吸附。同时，化学吸附具有一定程度的选择性，而且大多为不可逆吸附，通常需要采用相应的洗脱剂破坏化学键合以实现脱附。

17.2.2.3 生物亲和作用

生物亲和吸附的生物功能配基，特别是酶和抗体等蛋白质，具有识别特定物质并与之结合的能力。这种识别并结合的能力具有排他性，即生物分子能够区分结构和性质非常相近的其他分子，选择性地与其中某一种分子相结合。生物分子间的这种特异性相互作用称为生物亲和作用或简称亲和作用，通过亲和作用发生的结合称为特异性结合或亲和结合。利用生物分子间的这种特异性结合作用的原理进行的吸附过程称为亲和吸附。

亲和吸附具有以下特点：①效率高，利用亲和吸附可以从血液中快速清除吸附质；②特异性较强，当吸附质浓度较低时，也有较好的清除作用，且抗结构相似物质的干扰能力强。

17.3 吸附材料的临床血液净化应用

临床上常用的血液灌流是全血流经灌流器通过吸附作用排除毒素，也称血液吸附。多数免疫吸附是先分离血浆，然后流经各种具有特异吸附作用的吸附罐，吸附特定的致病物质，即称血浆吸附。

随着近年来吸附材料和吸附技术的迅速发展，吸附疗法在临床的应用逐渐扩大和深入，原本以治疗中毒为主的血液灌流（吸附）已经逐渐延伸到治疗肝肾疾病、部分风湿免疫性疾病、炎性疾病、血脂净化等。本节主要介绍血液（血浆）吸附疗法在急性药物和毒物中毒、尿毒症、肝脏疾病、内毒素血症、自身免疫性疾病等方面的临床应用。

17.3.1 急性药物和毒物中毒

药物和毒物中毒是临床上非常常见的急症，每年均有大量药物或毒物中毒的患者需要抢救，大部分病例经过一般的内科处理（包括洗胃、输液、利尿、使用对抗药物等）而得以治愈，但对于深度昏迷的患者，应用以上方法常难奏效。据统计，镇静剂中毒昏迷Ⅲ～Ⅳ级的患者，死亡率高达 8.3%～34%[6]。由于血液透析相对普及，技术成熟且简单、有效，有些严重中毒患者可以通过血液透析来清除毒物。但因血液透析是通过溶质弥散来清除毒物或药物，因此仅适用于水溶性、不与蛋白质或血浆其他成分结合的物质，对中大分子量物质的清除效率很低。研究证实，对脂溶性高、易与蛋白质结合的药物和毒物，血液灌流的清除效果要明显优于血液透析，这也是在抢救严重药物和毒物中毒时常首选血液灌流的主要原因。

对于血液灌流的选择，一般认为若药物或毒物在分子结构上，总体或大部分表现为亲脂性或带有较多芳香环、较长的烷基碳链分子的，适宜做血液灌流治疗，血液灌流能够清除的药物见表 17-2。而临床上药物中毒患者应用血液灌流的适应证主要包括：①血药浓度已达或超过致死剂量；②药物或毒物有继续吸收可能性的；③严重中毒导致呼吸衰竭、心力衰竭、低血压、低体温，尽管经积极抢救，病情仍继续恶化，或内科治疗无效；④中度以上脑功能不全伴有肺炎或已有严重的慢性肺部疾病；⑤伴有严重肝脏、肾脏功能不全导致药物排泄能力降低；⑥能够产生代谢障碍和（或）延迟效应的毒物中毒（如甲醇、乙二醇和百草枯）。

表 17-2　血液灌流能够清除的药物

药物种类	具体药物
巴比妥类	阿米妥、仲丁巴比妥、环己巴比妥、苯巴比妥、速可眠
非巴比妥催眠、镇静药	阿达林（二乙溴乙酰脲）、水合氯醛、氯丙嗪
安定类	苯海拉明、乙氯戊烯炔醇、导眠能、安定（眠尔通）、安眠酮、乙琥胺（抗癎药）、甲乙哌啶酮、氯丙嗪、异丙嗪
解热镇痛、抗风湿药	扑热息痛、阿司匹林、秋水仙碱、丙氧吩（镇痛）
抗菌、抗癌药	阿霉素、氨苄青霉素、卡氮芥、氯霉素、氯喹、克林霉素、苯丙砜、庆大霉素、雷米封、甲氨蝶呤
抗抑郁药	阿米替林、丙咪嗪、三环类抗抑郁药
植物药、动物药、除草剂、杀虫剂	鹅膏菌素、氯丹（杀虫）、硫氧内吸磷、乐果、敌草快、甲基对硫磷、有机磷类、毒伞素（次毒蕈环肽）、百草枯、对硫磷
心血管药	地高辛、硫氮䓬酮（恬尔心）、双异丙吡胺、美多心安、n-乙酰普鲁卡因胺、普鲁卡因胺、奎尼丁
其他	氨茶碱、甲氰咪胍、氟乙酰胺（灭鼠药）、苯环己哌啶（镇痛麻醉药）、酚类、鬼白树脂、茶碱
溶剂、气体	四氯化碳、环氧乙烷、三氯乙醇

17.3.2 尿毒症

尿毒症毒素是导致尿毒症症状、代谢紊乱和并发症的主要原因。尿毒症毒素除尿素氮及肌酐外，中大分子物质、与蛋白结合的小分子物质、短链氨基酸及细胞因子等都参与了尿毒症的发病和长期透析患者的并发症的病理过程。研究发现，尿毒症晚期患者体内有 200 种以上物质的水平高于正常人。自从 1964 年 Yatzidis 首次应用活性炭血液灌流治疗尿毒症以来[4]，世界各地学者纷纷就其临床价值进行了研究。结果表明，血液灌流可以清除很多与尿毒症有关的物质。活性炭能够吸附肌酐、尿酸、胍、酚、吲哚、中分子物质（分子量在 300～5000 之间的多肽类物质的总称）和其他一些物质（如氨基酸、激素等），但不能清除尿素氮、水及电解质（钠、钾、氯、磷、氢离子等），因而临床上不能单独用于尿毒症治疗。因此必须将血液灌流与血液透析或与超滤装置联合使用以治疗尿毒症，从而取长补短，起到减少透析次数和透析时间的作用。将血液灌流和血液透析串联，可使肌酐和尿酸的清除率显著高于两者单独使用的结果。

Stefoni 等研究了血液灌流配合血液透析联合治疗对长期血透患者每周透析时长的影响，他们对 5 例每日尿量为 350 mL 的患者采用每周 2 次血液灌流配合血液透析联合治疗代替 3 次血液透析，结果发现患者血肌酐、尿素、尿酸等水平均明显改善，且患者一般情况良好，研究者认为联合治疗可减少一次透析，从而缩短患者每周血液透析治疗时间[18]。Winchester 等报道了血液灌流联合血液透析治疗对瘦素的清除效果，他们发现单次治疗可降低瘦素浓度的 32%，每周 3 次，每次 300 min，持续治疗 3 周后较原来下降了 37%[19]。国内娄探奇等比较了不同血液净化技术对慢性肾衰竭患者血清瘦素的清除，发现用血液灌流器与透析器联合使用能够有效地清除瘦素，平均单次清除率为 39.92%，清除率明显高于血液透析和血液透析滤过[20]。

17.3.3 肝脏疾病

血液中的胆红素是红细胞的代谢产物。人的红细胞寿命约为 120 天，正常人血液中总胆红素参考值一般为 3.4～17.1μmol/L。肝脏的作用在于将红细胞死亡后产生的间接胆红素转变为直接胆红素，通过胆汁分泌进入肠道后随大便排出。当肝功能出现异常时，胆红素代谢出现障碍，导致其在血液中蓄积[21]。由于胆红素可以跨过血脑屏障引发肝性脑病，因此，通过血液灌流控制患者的胆红素水平是临床治疗重症肝炎患者的重要手段。胆红素分子质量仅为 585 Da，但带有两个羧基阴离子，可以和修饰有阳离子的吸附材料有效结合。临床中常用的胆红素血液净化吸附材料均基于上述原理，通常采用生理条件下可质子化形成阳离子的树脂材料。

高蕾等观察了血浆胆红素吸附柱对重型肝炎患者血浆中胆红素和胆汁酸吸附前后的浓度变化[22]。结果发现血浆中总胆红素、直接胆红素和总胆汁酸下降幅度约为 51.5%、52.3% 和 57.8%。临床上胆红素的吸附去除一般采用血浆灌流的治疗方式，因为常用的带有阳离子的吸附剂会结合血小板引起较高的安全风险，血浆吸附则可避免灌流对血液中细胞等有形物质的破坏。临床研究表明，血浆灌流是目前清除体内胆红素的有效方法，可改善患者内环境，有利于患者肝功能恢复。

17.3.4　内毒素血症

细菌内毒素是革兰氏阴性菌细胞壁外层上的特有结构，在生理 pH 条件下带负电荷，主要化学成分是脂多糖。细菌内毒素是内毒素血症及感染性休克的主要致病介质，它主要通过刺激单核细胞和巨噬细胞产生白细胞介素-1（IL-1）、肿瘤坏死因子（TNF）、干扰素（IFN）等细胞因子而致病。这些细胞因子可引发炎症反应和致死性休克。正常的炎症反应是机体非特异性免疫的重要组成部分，可以控制损伤扩大、促进组织修复。但对于某些重症胰腺炎、脓毒症、新冠肺炎重症患者，严重感染和创伤会诱发多种炎症介质参与的细胞因子风暴，甚至失控导致免疫麻痹和器官衰竭。内毒素血症的治疗依据是消除或减少内毒素的来源，结合或清除内毒素以及阻断脂多糖-细胞因子级联反应以保护脏器功能。目前对内毒素血症的药物治疗效果不佳，血液吸附疗法治疗内毒素血症已经取得明确疗效，主要常用的方法有三种，包括非选择性吸附、用带正电荷的固定于聚苯乙烯衍生纤维上的多黏菌素 B 的选择性吸附以及用固定于微球上的抗内毒素抗体的特异性吸附[6]。

多黏菌素 B 是一种环状碱性亲脂性肽类抗生素，具有阳离子表面活性剂的功能活性。它可通过与脂质 A 结合破坏革兰氏阴性菌外膜，进而改变细菌质膜的通透性。日本东丽医疗公司以多黏菌素 B 为功能基，聚苯乙烯纤维为载体基质开发了 Toraymyxin 系列全血灌流吸附膜柱。多黏菌素 B 的固载量约 7 mg/g 纤维，结合稳固，且生物相容性良好[23]。其吸附机制在于类脂 A 与多黏菌素 B 之间的静电作用和疏水作用（图 17-6）。该产品可用于治疗多器官功能障碍综合征（MODS），治疗后患者血压升高，体温下降，内毒素水平下降，心脏指数和外周血管阻力改善，肺氧合能力提高，可实现对重症全身性感染的有效控制。

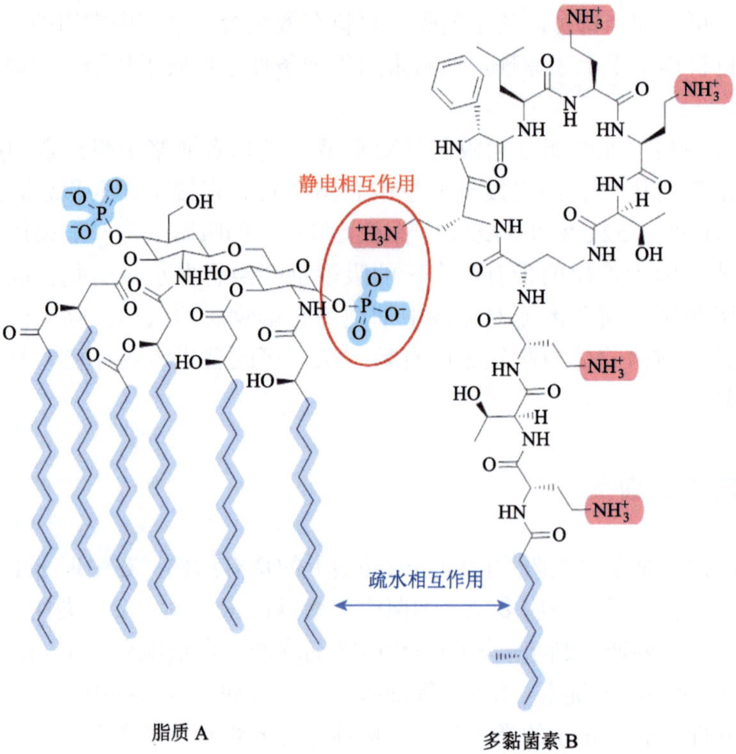

静电相互作用

疏水相互作用

脂质 A

多黏菌素 B

图 17-6　多黏菌素 B 结合脂质 A 原理示意图

17.3.5　自身免疫性疾病

自身免疫性疾病是一类由于免疫系统紊乱，导致免疫系统对机体正常组织、器官及细胞产生免疫反应所引起的疾病。它会通过持续的炎症反应或自身抗体介导的特异性免疫过程损害组织器官，重度发病会导致多器官功能衰竭，危及患者生命。对于部分常见的自身免疫性疾病，如系统性红斑狼疮、类风湿关节炎和重症肌无力等，往往可以在患者血液中检出特定的自身抗体和免疫复合物，吸附去除这些致病因子可有效控制病情发展，起到治疗作用。因此，蛋白 A 等能够特异性识别并结合血液中抗体组分的吸附剂产品被开发用于自身免疫性疾病的治疗。

1）系统性红斑狼疮

系统性红斑狼疮（systemic lupus erythematosus，SLE）是一种多器官损伤的全身性自身免疫病，通常患者体内存在大量针对细胞核物质的致病性抗体，如抗双链 DNA 抗体（anti-dsDNA）、抗核抗体（ANA）、抗磷脂抗体及免疫复合物[24]。这些致病因子通过超敏反应损伤自身组织和器官及血细胞。临床可表现为消化道出血、狼疮性肾炎等症状。据统计，我国患病率为 70/10 万，总数至少达 80 多万人，相当于一个中等城市的人口。系统性红斑狼疮主要影响年轻女性，发病高峰在 15~40 岁，在女性人群中发病率为 1/2000，个别地方更高达 1/250，致死率 25% 以上。

采用蛋白 A 吸附柱清除 SLE 患者体内的致病抗体已成为治疗 SLE 重症患者的有效手段。大量临床研究显示，在常规激素和免疫抑制剂治疗的基础上，加用蛋白 A 免疫柱吸附治疗可显著降低患者血液中 IgG、IgA、IgM 水平，ANA、anti-dsDNA 等自身抗体的血液浓度也随之降低。经过一个疗程的免疫吸附治疗，95% 的患者病情会得到缓解，并使脏器损害的发生率明显降低。

因此，对于病情呈进行性发展，重要器官受损严重的重症 SLE 患者，蛋白 A 免疫吸附可有效控制狼疮活动，配合常规激素和免疫抑制剂治疗能够实现很好的疗效，大大降低患者死亡率。

2）类风湿性关节炎

类风湿性关节炎（rheumatoid arthritis，RA）是一种以关节滑膜炎和关节外病变为特征的慢性全身性自身免疫性疾病，好发于手、腕、足等小关节，可以导致关节畸形及功能丧失。我国 RA 患病率为 0.3%~0.6%，每年新增病例约 400 万，致残率很高，病程 5~10 年致残率 60%，病程 30 年致残率 90%。

大部分 RA 患者的血清和关节液中可检出类风湿因子(rheumatoid factor，RF)，一种以变性 IgG 为靶抗原的自身抗体。RF 的大量合成会导致免疫复合物形成，并沉积在关节滑膜上，激活补体系统，造成关节的免疫损伤。

采用蛋白 A 免疫吸附剂对患者进行血液灌流，可特异性地清除患者体内 RF、减少免疫复合物在受损关节及血管内的沉积，使发热、皮疹、关节痛、关节肿胀等症状消失或得到改善。美国风湿病学会发表的 2002 年修订的《类风湿关节炎治疗指南》中已将蛋白 A 免疫吸附治疗列为类风湿关节炎的治疗方法之一[25]。但由于适应证以及相关监管政策的限制，蛋白 A 吸附柱于 2006 年被中止了在美国的生产和销售，目前，其临床应用主要集中在欧洲和亚洲国家。除了蛋白 A 吸附剂，也有研究表明固载有色氨酸的聚乙烯醇微球介质也可利用疏水氨基酸侧链基团有效结合 RF，用于 RA 的治疗[26]。

3）重症肌无力

重症肌无力是由乙酰胆碱受体抗体介导、细胞免疫依赖及补体参与的神经肌肉接头处传递障碍的自身免疫性疾病[27]。患者由于神经信号传递受阻，行动能力受到严重影响，甚至会危及生命。免疫干预是重症肌无力治疗的主要手段，包括使用免疫抑制剂、胸腺切除等。对于急性期病情突然加重的患者，血浆置换和免疫吸附常被用于快速清除患者血液中高滴度的自身抗体和免疫复合物。

免疫吸附疗法治疗重症肌无力取得了理想结果，能改善患者临床症状，降低血液中乙酰胆碱受体抗体浓度。与血浆置换相比，免疫吸附的治疗强度更高，不良反应更少，治疗时间更短。大量临床试验结果表明，免疫吸附治疗后，患者乙酰胆碱受体抗体下降程度大于 50%，尤其适用于常规药物治疗无效的患者[28-30]。治疗过程的安全性也已得到了充分证实。

17.3.6 其他疾病的治疗

血液净化用于高脂血症的治疗也具有较长的研究历史，并积累了大量临床案例。目前，主要研究思路集中在设计合成能够选择性吸附低密度脂蛋白（low density lipoprotein, LDL）的吸附剂材料。LDL 的功能是结合并运输胆固醇，血液中 LDL 长期超过正常水平是引发心血管动脉粥样硬化的危险因素。针对其表面的正电荷特征，肝素、磺化葡聚糖等生理条件下带有负电荷的材料常被用于 LDL 吸附剂研究。例如，经磺酸化处理的交联壳聚糖微球用于吸附 LDL 时，吸附率可达 47.9%，但并不结合高密度脂蛋白，表现出理想的吸附选择性[10]。除此之外，以抗 LDL 抗体为功能基的免疫亲和吸附材料也已被用于高脂血症的治疗研究。

目前不少研究者认为血液净化与抗癌药联合应用，有益于强化癌症治疗，降低药物副反应。研究人员试图在用药后特定时间段，用血液灌流清除患者体内大剂量抗癌药，以减少这些药物对组织的损害。动物试验表明该治疗方式能够使家犬血液及尿液中化疗药物浓度显著降低，有利于减低化疗药物的肾毒性。该疗法有望应用于肝肾功能不全的癌症患者。

17.4 展望

血液净化吸附技术在临床中正扮演着越来越重要的角色，从早期仅用于中毒抢救，到现在广泛用于肝衰、肾衰相关毒素清除，脓毒症的解毒处理，重症胰腺炎等急性炎症因子风暴的控制，再到自身免疫性疾病的治疗。直接、快速脱除致病因子的治疗特点使其能够迅速缓解病情、控制危象，因此已被纳入许多急重症救治的标准方案。随着血液蛋白组学以及更多病理学研究的不断深入，将会揭示更多与疾病发生发展密切相关的血液致病因子，这将为血液净化吸附技术提供更加广阔的应用空间。

另一方面，针对特定的目标分子发展更加特异、高效的分子识别技术并应用于新型吸附材料的研发将会是未来血液净化吸附材料领域的重要发展方向。近年来，纳米抗体、计算机辅助配基筛选等新技术的发展将会为高选择性吸附剂的设计提供更加有效的解决方案。相信在不久的将来，血液净化吸附技术将会更加安全、方便、经济，而且能够更加精细地调控血液中的外源、内源性分子和细胞组分，在危重症抢救、自身免疫性疾病控制甚至癌症治疗方面发挥更大的作用。

参 考 文 献

[1]　何炳林, 郭贤权, 陈友安. 血液净化与血液灌流. 科学通报, 2000, 45 (5): 449-454.

[2]　马育. 血液净化吸附剂研究进展. 中国血液净化, 2006, 5 (11): 783-785.

[3]　陈嘉晔, 潘健涛, 黄俊武. 医用血液净化材料的研究进展. 分子诊断与治疗杂志, 2005, 17 (1): 14-16.

[4]　Yatzidis H. A convenient hemoperfusion micro-apparatus over charcoal for the treatment of endogenous and exogenous intoxication. Proceedings of the European Dialysis and Transplant Association, 1964, 1: 83-87.

[5]　Chang T M. Removal of endogenous and exogenous toxins by a microencapsulated absorbent. Canadian Journal of Biochemistry and Physiology, 1969, 47 (47): 1043-1045.

[6]　王质刚. 血液净化学. 第 4 版. 北京: 科学技术出版社, 2016.

[7]　Rosenbaum J L, Winsten S, Kramer M S, Moros J, Raja R. Resin hemoperfusion in the treatment of drug intoxication. Transactions of the American Society for Artificial Internal Organs, 1970, 16: 134-140.

[8]　Rosenbaum J L, Kramer M S, Raja R. Resin hemoperfusion for acute drug intoxication. Archives of Internal Medicine, 1976, 136 (3): 263-266.

[9]　Kogelmann K, Jarczak D, Scheller M, Druner M. Hemoadsorption by CytoSorb in septic patients: A case series. Critical Care, 2017, 21: 74.

[10]　何炳林, 马建标. 血液净化高分子吸附材料. 高等学校化学学报, 1997, 18 (7): 1212-1218.

[11]　Ren J, Wei H, Jia L. Adsorbents for the treatment of autoimmune diseases through hemoperfusion. Hemoperfusion: General and biospecific adsorbents, immunosorbents and leucocyte adsorbents. World Scientific, 2017, 22: 629-648.

[12]　Jia L Y, Yang L, Zou H F, Zhang Y K, Zhao J Y, Fan C M, Sha L Y. Protein A tangential flow affinity membrane cartridge for extracorporeal immunoadsorption therapy. Biomedical Chromatography, 1999, 13 (7): 472-477.

[13]　Ren J, Bai Y, Hao L, Dong Y, Pi Z Q, Jia L Y. Amelioration of experimental autoimmune myasthenia gravis rats by blood purification treatment using 4-mercaptoethylpyridine-based adsorbent. Journal of Biomedical Material Research Part A, 2011, 98A (4): 589-595.

[14]　Ren J, Jia L Y, Xu L, Lin X, Pi Z Q, Xie J. Removal of autoantibodies by 4-mercaptoethylpyridine-based adsorbent. Journal of Chromatography B, 2009, 877 (11): 1200-1204.

[15]　Ren J, Wei H L, Xu L, Jia L. Comprehensive Biotechnology. 3rd edition. Volume 5: Medical Biotechnology and Healthcare, 5.53—Blood Detoxication. Amsterdam: Elsevier, 2019: 723-734.

[16]　Sorrentino F. Prime ricerche per la realizzatione di un fegato artificiale. Chirurgia E Patologia Sperimentale, 1956, 4: 1401-1414.

[17]　Sussman N L, Gislason G T, Conlin C A, Kelly J H. The hepatix extracorporeal liver assist device-initial clinical-experience. Artificial Organs, 1994, 18 (5): 390-396.

[18]　Stefoni S, Feliciangeli G, Coli L, Prandini R, Bonomini V. Use of combined hemodialysis hemoperfusion in chronic uremia. Contributions to Nephrology, 1982, 29: 123-132.

[19]　Winchester J F, Silberzweig J, Ronco C, Kuntsevich V, Levine D, Parker T, Kellum J A, Salsberg J A, Quartararo P, Levin N. Sorbents in acute renal failure and end-stage renal disease: Middle molecule and cytokine removal.

Blood Purification, 2004, 22 (1): 73-77.

[20] 娄探奇, 王成, 石成刚, 陈珠江, 唐骅, 刘迅. 三种血液净化方法对慢性肾衰竭患者血清瘦素清除的对照研究. 中国血液净化, 2004, 3 (2): 78-81.

[21] Xia B L, Zhang G L, Zhang F B. Bilirubin removal by Cibacron Blue F3GA attached nylon-based hydrophilic affinity membrane. Journal of Membrane Science, 2003, 226 (1-2): 9-20.

[22] 高蕾, 季付红, 盛云峰, 隋云华, 汪茂荣. BL-300 型灌流柱对慢性重型肝炎患者血浆的净化作用. 中国血液净化, 2008, 7 (11): 39-41.

[23] Zhi Y, Mei Y, Li J H, Hou G H, Wang H Y. Endotoxin adsorbent using dimethylamine ligands. Biomaterials, 2005, 26 (15): 2741-2747.

[24] 汤颖, 娄探奇, 陈珠江, 王成, 刘迅. 应用 DNA280 免疫吸附器治疗系统性红斑狼疮的观察. 中国血液净化, 2005, 4 (12): 649-651.

[25] Kwoh C K, Anderson L G, Greene J M, Johnson D A, O'Dell R, Robbins M L, Roberts W N, Simms R W, Yood R A. Guidelines for the management of rheumatoid arthritis: 2002 Update. Arthritis and Rheumatism, 2002, 46(2): 328-346.

[26] Yoshida M, Tamura Y, Yamada Y, Yamawaki N, Yamashita Y. Immusorba TR and immusorba pH: Basics of design and features of functions. Therapeutic Apheresis and Dialysis, 2000, 4(2): 127-134.

[27] Parker M W, Shivamurthy P. Cardiac manifestations of myasthenia gravis: A systematic review. IJC Metabolic & Endocrine, 2014, 5: 3-6.

[28] Benny W B, Sutton D M, Oger J, Bril V, McAteer M J, Rock, G. Clinical evaluation of a staphylococcal protein A immunoadsorption system in the treatment of myasthenia gravis patients. Transfusion. 1999, 39 (7): 682-687.

[29] Schneidewind J M, Zettl U K, Winkler R E, Ramlow W, Tiess M, Hofmann D, Michelsen A, Weber G, Kinze E M, Adam U, Hauk L, Behnecke R, Klinkmann H. Therapeutic apheresis in *Myasthenia gravis* patients: A six year follow-up. Therapeutic Apheresis and Dialysis, 2010, 3 (4): 298-302.

[30] Nakaji S, Hayashi N. Adsorption column for myasthenia gravis treatment: Medisorba MG-50. Therapeutic Apheresis and Dialysis, 2010, 7 (1): 78-84.

（贾凌云　任　军）

第 *18* 章

>>

血液净化用膜材料

摘要： 血液净化膜大多是高分子材质，通常以中空纤维的形式应用，可通过熔融或溶液状态下的相转化方式制备。在血液净化领域，作为人工肾、人工肝、人工肺等人工器官的重要部件，膜材料都扮演了重要的角色。常用的血液净化膜材料主要有醋酸纤维素及其衍生物、聚砜、聚醚砜、聚烯烃等。虽然与其他高分子材料相比，这些材料具有相对更好的血液相容性，但在临床应用时，仍然存在着凝血的风险，以及由于血浆蛋白吸附污染而导致的分离效率降低等问题。对高分子膜材料进行改性研究，以期提高其血液相容性和抗污染性能，是当前研究的热点。因此，本章重点对血液净化膜的改性研究进行阐述。常用的膜材料改性方法包括本体改性、表面改性和共混改性等。针对提高血液相容性的改性研究的手段，主要包括：改善膜表面的亲水性、模拟抗凝剂肝素的结构对膜材料表面进行改性等。针对改善膜表面抗血浆蛋白污染性能的研究，其手段主要包括：提高膜表面亲水性、引入带负电荷的成分、改善膜表面粗糙度、引入仿生结构的表面等。本章还介绍了血液净化用智能响应膜，包括温度响应型、pH 响应型、光响应型血液净化膜的研究进展。

Abstract: Most of the membranes used for blood purification are made of polymeric materials. Blood purification membranes are usually prepared by phase inversion of polymer melts or solutions, frequently in the shape of hollow fibers. Polymer materials used for blood purification include cellulose acetate derivatives, polysulfone, polyethersulfone, polyolefin, and so on, which have relatively better blood compatibility than other materials. Even so, during clinic application, there are still some potential problems, e. g., the risk of blood coagulation that may lead to blood clotting, and the fouling due to plasma protein adsorption that may lower separation efficiency. Today, more and more attention has been paid on the modification of membrane materials to improve the hemocompatibility and anti-fouling performance. Therefore, modification methods of blood purification membrane are discussed in this chapter. The commonly-used methods for the modification of membranes include bulk modification, surface modification and blending. The popular methods for the modification of membrane in order to improve the hemocompatibility include: the increase of the hydrophilicity of membrane surface, the construction of a heparin-like surface of membrane, and so on. The modification methods against plasma protein fouling include the increase of hydrophilicity, the introduction of negatively-charged components, the improvement of surface roughness, and the introduction of bionic structure at the surface of membrane. Moreover, the development of smart-response membranes used for blood purification is also introduced in this chapter, including temperature-responsive membrane, pH-responsive membrane, light-responsive membrane, and so on.

18.1 血液净化用膜材料的制备与应用概况

18.1.1 血液净化用膜材料的发展史和现状

膜材料是用于流体中特定成分分离的一种物质，通常由聚合物或无机材料制备。膜的分类方法有很多：以膜的结构特征来区分，包括对称膜和非对称膜；以膜的外形来区分，通常分为平板膜和中空纤维膜，后者由于比表面积大、使用效率高等优点，是血液净化膜最主要的类型；以膜的孔径来区分，可以分为反渗透膜（0.0001~0.005 μm）、纳滤膜（0.001~0.005 μm）、超滤膜（0.005~0.1 μm）和微滤膜（0.05~3 μm）等[1]。膜材料可应用于物质的分离、分级和纯化，在水处理、血液净化等领域有广泛的应用。

血液净化（blood purification），指将患者血液引出体外，通过净化装置除去其中的一些有害物质（毒素），以达到净化血液以及治疗疾病目的的一种手段。血液净化主要包括血液透析（hemodialysis，HD）、血液灌流（hemoperfusion，HP）、血液滤过（hemofiltration，HF）、血浆置换（plasma exchange，PE）和免疫吸附（immunosorption）等。尤其血液透析作为一种常用的血液净化过程已被广泛应用于临床[2,3]。在几乎所有的血液净化方式中，膜材料都是非常重要，甚至是不可或缺的。

通过血液净化来治疗各种疑难杂症很早就有文献报道，然而，关于血液净化用膜材料的研究报道则要晚得多[4]。如 Depner 等综述[5]，Graham 等在 1854 年利用半透膜使晶体物质透过并弥散，随后首次提出透析的理念并开创了透析学说；Abel 等在 1913 年通过火棉胶和水蛭素设计开发了史上第一个人工肾，并将其应用于动物体。随后，Haas 等对其进行改进，并首次用于人体血液的净化[6]。早期透析膜大都是以纤维素为基材的，但此类透析膜容易激活补体、中性粒细胞超氧化物及细胞因子等，从而引发炎症反应；同时纤维素膜对于 β_2-微球蛋白的清除能力低下，也会导致一系列病症。因此，人们通过酯化改性，将不同官能团引入到纤维素上，制备出各式各样的改性纤维素膜。例如，三醋酸纤维素等作为透析膜可以有效地去除 β_2-微球蛋白等中分子毒素，同时清除肌酐、尿素等小分子毒素，具有优越的血液净化能力，并且对于炎性介质的激活很小[4]。除了血液透析外，膜材料在血液净化的其他领域也得到了大量的应用[7]。在血液灌流领域，加拿大学者张明瑞在 20 世纪 60 年代末利用火棉胶半透膜包裹活性炭后制备了相应的微胶囊，有效避免了活性炭颗粒直接接触血液造成的溶血、血小板减少、热原反应、炭颗粒脱落等一系列副作用。迄今为止，血液净化历经了长达 90 多年的发展，血液净化的高效性和医用安全性都得到了全面的提升。

由于血液净化临床应用的要求苛刻，因而膜材料需要满足高纯度（即不含有害杂质）、良好的生物相容性、稳定性、一定的机械性能等要求，同时为了达到预期的血液净化效果，还需具备高效的毒素清除能力、适宜的蛋白质截留率、适当的水通量以及不引起热原反应等条件。现今，获得临床应用的血液净化用膜材料有纤维素类膜、聚丙烯腈膜、聚碳酸酯膜、聚砜膜、聚醚砜膜、聚烯烃膜以及聚乙烯醇膜等[4]。目前，对很多膜材料的基础研究都比较深入，但是临床的应用仍相对不足，科研与产业化存在脱节。我国国内的血液净化用膜材料种类比较单一，血液净化技术也相对落后，还需要大量进口国外的相关产品[8]；但近年来国内血液净化技术和产品也得到了长足的发展。随着科学以及医学的不断发展，人们对血液净化用膜材料的要求也不断提高，开发新型具有高性能的血液净化用膜材料有极大的应用前景。

18.1.2　血液净化用膜材料的制备方法

血液净化用膜主要是高分子材质的中空纤维膜。高分子膜的制备方法与化纤的制备方法非常类似。主要有熔融法和溶液法，后者又可细分为干法和湿法纺丝[8]。

1）熔融纺丝-拉伸法

熔融纺丝-拉伸法是先将聚合物材料熔融挤出，而后进行后拉伸处理，将挤出物中与挤出方向垂直且平行排列的片晶结构拉开形成微孔并定型的工艺。

2）热致相分离法

热致相分离法是先将聚合物与稀释剂（某些高沸点的小分子化合物）混合在一起，在高于聚合物熔点的温度下使其形成均相的液态，而后降低体系温度，使其发生固-液或液-液相分离，再通过各种抽提方式去除稀释剂，即可在聚合物材料中形成微孔结构。由于该过程是因温度变化导致的相分离致孔，故被称为热致相分离法（thermally induced phase separation，TIPS）。

　　3）液-液相分离法

　　液-液相分离法是通过高分子铸膜液与接触到的凝固液发生传质交换，使其溶剂和非溶剂的组成比例变化，并导致原先处于稳态的铸膜液发生相转变，即液-液相分离，分离成聚合物浓相和稀相，其中浓相固化成膜。这是血液净化膜最常用的制膜方法，常用于聚砜、聚醚砜等熔点较高的血液净化膜的制备。

18.1.3　血液净化用膜材料的种类

　　血液净化用膜材料种类较多（表 18-1），目前，已经开发的应用于血液净化的高分子膜材质多达十几种，并且不同的品种都有其相应的应用价值。

　　按不同的外形特征，通常可以将膜材料分为平板膜和中空纤维膜。

　　按用途分：主要有血液透析膜、血液滤过膜、血浆分离膜等。

　　按材质分：包括纤维素类膜、聚丙烯腈类膜、聚碳酸酯类膜、聚砜类膜、聚烯烃膜、聚乙烯醇膜等。

表 18-1　常用血液净化用膜材料分类

用途	材质	举例	分子结构
血液透析及滤过	纤维素类	三双醋酸纤维素（CTA）	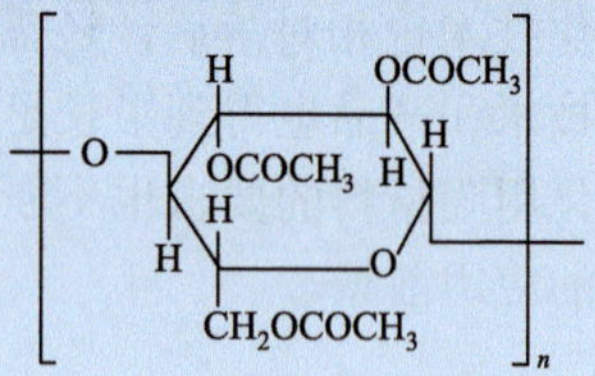
	聚丙烯腈类	丙烯腈-丙烯（PAN-PP）共聚物	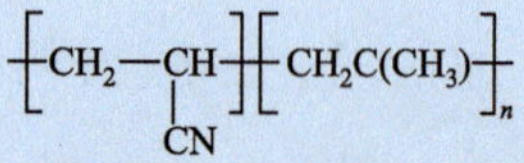
	聚碳酸酯类	聚碳酸酯-环氧乙烷（PC-PEO）共聚物	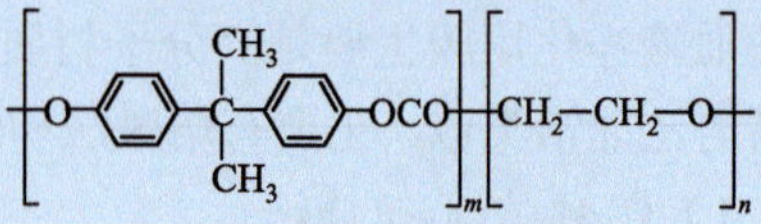
	聚砜类	聚醚砜（PES）	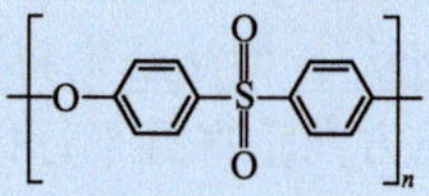
血浆分离	聚烯烃类	聚乙烯（PE）	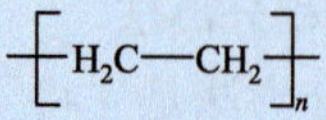
	聚乙烯醇类	聚乙烯醇（PVA）	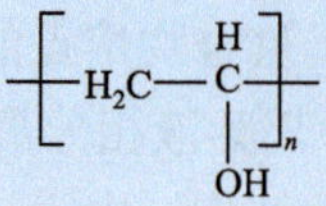

纤维素类膜如双醋酸纤维素等属于天然高分子改性膜,对人体无毒害,同时原料廉价、来源丰富,对水具有良好的通透性,其制备的透析膜能有效清除血液中对人体有害的小分子毒素(尿素、肌酐等),因而纤维素类膜材料成为临床应用最早的血液净化膜材料。除此以外,通过对纤维素类膜的改性,目前已经开发出了能够有效清除 β_2-微球蛋白及小分子毒素的三醋酸纤维素透析膜。

聚丙烯腈类如丙烯腈-丙烯共聚物等,此类膜材料具有一定的抗污抗菌性能,机械性能也相应提高,可以通过反冲洗后提高膜的使用寿命,同时,与纤维素类膜相比,聚丙烯腈类膜对中分子物质的清除能力更强。日本 Asahi 公司利用丙烯腈类膜成功制备了一种不对称的中空纤维血液透析器,应用于血液净化领域。

聚碳酸酯类如聚碳酸酯-环氧乙烷共聚物等,由于分子主链中大量苯环的存在使聚碳酸酯类膜具有优越的机械性能,同时对水等分子都有一定的透过率,但是目前可应用于临床血液透析的此类膜的种类较为单一,还有待深入开发。

聚砜类如聚醚砜等是一类具有优良力学性能的膜材料,所制备的膜厚度较薄、孔隙率高,具有较强的物质交换能力,用于血液净化可有效去除血液中的毒素,通常将其应用于血液透析及血浆分离等领域。

聚烯烃类如聚丙烯等,此类材料可制备中空纤维膜,一般用于血浆分离及人工肺等。

聚乙烯醇类分子中存在大量羟基,该类材料的亲水性较好。其制备成中空纤维膜后,具有外层致密、内层多孔的结构,对于 β_2-微球蛋白等中分子毒素也具有较强的去除能力。此类膜的产品也已被开发应用于血液透析、血液滤过及血浆交换等领域。

18.1.4　血液净化用膜材料应用领域

近年来,血液净化用膜在人工肾、人工肝及人工肺等主要人工脏器方面已经得到广泛应用。尽管膜技术在人工器官方面的应用还处于成长阶段,但已具有不可替代的地位。

1) 人工肾领域

人工肾是一种部分替代肾脏功能的装置,主要用于治疗肾功能衰竭和尿毒症。人工肾技术主要涉及血液透析、血液滤过、血液灌流和腹膜透析等。其中血液透析是目前应用最多、疗效最好的一类。血液透析是将血液与透析液分置于膜材料的两侧,利用不同物质的浓度和渗透压差互相进行扩散和渗透的治疗方法,其工作原理如图 18-1 所示。其中最核心的部件是血液透析膜材料,通过渗析、过滤等方式,排除血液中有害的病因性物质,并补充一些必要的物质,以实现对肾功能的替代[9-11]。

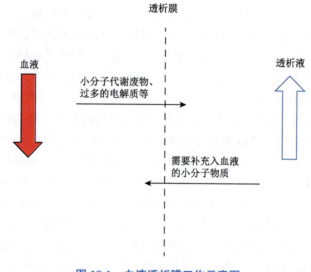

透析膜

血液

小分子代谢废物、
过多的电解质等

透析液

需要补充入血液
的小分子物质

图 18-1　血液透析膜工作示意图

血液透析膜功能材料应满足如下要求：良好的血液相容性；对小分子溶质具有高渗透性清除率；适当的水滤过性；可接受无害消毒方法；便于临床使用的足够机械强度。透析膜属于超滤膜范畴，其孔径在 0.005~0.1 μm 之间。目前临床应用的透析膜材料主要有天然的纤维素改性膜和合成聚合物类膜（聚丙烯腈膜、聚砜膜、聚醚砜膜、聚烯烃膜等）。

2）人工肝领域

人工肝是借助体外机械、化学或生物性装置，暂时或部分替代肝脏功能，从而协助治疗肝脏功能不全、肝功能衰竭或相关疾病的装置。其研究始于 20 世纪 50 年代。按照人工肝组成及性质，可分为非生物型人工肝、生物型人工肝及混合型生物人工肝。而在人工肝领域，膜主要应用于血浆分离环节[12]。

血浆分离一词是 1914 年 Adel 从动物血中回收红细胞时提出来的。40 年代中期，开始试用间断性离心血浆分离。50 年代早期试用这一技术用来治疗一些疾病。1959 年美国国立卫生研究院（NIH）为治疗巨球蛋白血病和因骨瘤而产生的高黏稠血液综合征才开始正式使用这一技术。60 年代出现了持续性离心分离，血浆分离疗法的有效性和可重复性得到证实。70 年代晚期，膜式分离技术的临床可行性被认可后，此技术才获得突飞猛进[4]。

膜式血浆交换所采用的膜主要有两种形式：平板膜和中空纤维膜。Solomon 根据 Nose 和 Gurland 及其同事的研究结果对平板膜和中空纤维膜血浆分离器进行对比，两者的最大区别是有效面积和剪切速率之间的差别[4]。由于中空纤维膜滤器有效面积大、体积小、分离效率高，因此近年来有完全取代平板膜滤器的趋势。

膜式血浆分离器膜的孔径是决定分离器功能的关键。一级分离用膜，因材质不同而存在较大区别，一般孔径在 0.1～1.0 μm 之间，但都能将 90%以上的血浆溶质从全血中分离出来；二级分离膜的孔径范围一般为 0.01～0.1 μm，同样由于材料和要去除的病因血浆成分的不同而有很大区别。需要注意，前面阐述的血液透析和血液滤过所用的膜均属于超滤膜范畴，而血浆分离用膜，特别是一级分离膜一般属于微滤膜范畴[4]。

3）人工肺领域

人工肺是一项生命支持技术，可以在自身肺功能出现衰竭不能维持人体器官充分供氧时，或在心血管手术搭建体外旁路时使用。

目前，人工肺主要分为两大类：鼓泡式人工肺和膜式人工肺[13]。其中膜式人工肺的核心部件是模拟人体血气屏障的高分子半透膜，它可以阻隔液体，而两侧不同分压的气体则可以自由通过，因此血气不会直接接触，具有气体交换能力高、血液成分破坏轻的特点。因此，膜式人工肺正逐步取代鼓泡式人工肺被广泛用于体外生命支持和抢救治疗呼吸衰竭患者；目前欧美几乎 100%使用膜式人工肺，国内应用估计也在 50%以上[4]。

膜式人工肺中所用的血液净化膜也经历了从平板折叠膜到中空纤维膜的发展历程：由于中空纤维膜具有更大的有效面积，可以有效增加膜式人工肺的血氧交换效率，简化装置的内部结构，减少了残留血液量，降低了溶血程度和蛋白变性程度[4]。

1977 年，日本三菱人造丝公司首次通过熔融纺丝-拉伸法制备聚丙烯中空纤维微孔膜，并将其应用于人工肺。目前，用于制备膜式人工肺中空纤维膜的高分子材料主要有聚丙烯腈、聚甲基丙烯酸甲酯、聚乙烯醇、聚乙烯、聚丙烯、硅橡胶等。这些材料都具有以下优点：物理化学性能稳定，耐酸碱腐蚀，耐多种消毒方法；血液相容性好；成膜性能优异；膜的氧气透过性能好。其中，聚丙烯因价格低廉，性能稳定，仅用物理加工而不需要添加任何化学溶剂和添加剂便可制备成中空纤维膜，成为主要的膜式人工肺中空纤维膜材料[4]。

18.2　血液净化用膜材料的改性

作为血液净化膜，除了良好的力学性能和分离性能之外，还需要具备理想的血液相容性和良好的抗蛋白污染以及抗菌性能。传统的膜材料难以兼备以上全部性能。目前临床上常用的血液净化膜材料，如纤维素类、聚砜类等，虽具有相对良好的综合性能，但都是通过一定改性处理的。且在使用过程中还是会有各式各样的问题出现，如不同程度的炎症反应；血液相容性不好，长期使用易引起凝血；

抗污性能差，易影响膜的分离效率等，所以对血液净化用膜材料进行有针对性的改性是很有必要的。

18.2.1 膜材料改性的方法

膜材料的改性方法多种多样。按对象来分，一般可以分为本体改性、表面改性和共混改性等。

本体改性（bulk modification），通过各种化学方式直接对膜的基体材料进行改性，再用改性后的聚合物基体材料制备成膜。对于本体改性而言，功能化基团在所制备改性膜中的分布相对均匀，整体性能稳定，但是合成条件及要求较高，所引入的官能团单一，步骤一般比较烦琐。

表面改性（surface modification），指在保持膜材料产品原性能的前提下，对膜表面进行新性能的改性。用于血液净化的表面改性方法主要包括表面接枝、表面包覆等。表面接枝改性是将带有功能基团的单体溶于液相中，并在固相膜表面进行的非均相反应，可以通过表面自由基聚合引发、热引发、紫外光引发、高能辐射（γ射线或电子束等）引发以及等离子体引发等形式进行。表面接枝后的膜材料厚度与改性前相近且比较均匀，几乎没有改变膜的原性能。表面包覆则又包括了表面涂覆和界面聚合形成聚合物层等。表面涂覆是利用表面涂覆剂和膜材料表面的亲和力使试剂吸附在膜表面，然后通过化学反应形成涂覆层的过程，通常用偶联剂、高级脂肪酸、高级胺盐、有机低聚物等作为表面涂覆剂。此类表面涂覆可以获得较薄的涂覆层，并且结合紧密，但涂覆层厚度不太均匀。通过界面聚合形成包裹层是先在膜表面引入不饱和键，再通过交联剂将这些不饱和键聚合交联起来形成包覆层。这一类的包覆层厚度可控且比较均匀，但是涂层相对较厚。总体而言，对血液净化用膜材料进行表面改性方法更加直接，简易；同时由于表面改性可选择的途径很多，可以引入各种功能性官能团，使改性后的膜材料更加多元化。

物理共混（physical blending）指将几种材料通过物理方式混合均匀，再对均匀的混合物进行成型加工。通常用于血液净化膜材料的共混方式是溶液共混，将带有功能性基团的聚合物溶解在成膜液中，混合均匀后通过液-液相分离的方法制备成膜。共混方法是最常用的一种改性方法，其操作简单，制备成膜后不需要后处理，但是共混的聚合物需要与膜的基材有良好的相容性，相容性不好的聚合物会对膜的结构有所破坏，影响血液净化性能，因而会对改性材料有所限制；同时需要考虑共混材料是否会破坏膜基材分子内相互作用（如氢键等），从而影响改性膜的机械性能等。将不同性能的聚合物进行共混，膜材料的亲水性、生物相容性、毒素清除能力都会有所提高。目前，已经产业化的血液净化膜材料，几乎全部都是采用共混改性的。

18.2.2　血液净化用膜材料的抗凝血改性研究进展

18.2.2.1　概述

如前所述，膜在血液相容性方面面临的最大挑战是凝血。当血液流经膜材料时，膜表面不可避免地将会被免疫系统视为异物。血液中的血浆蛋白、血细胞等成分将会与异物发生黏附，并在黏附后发生构象变化，激活凝血途径，导致血小板的黏附、激活和聚集。变性的纤维蛋白原和激活的血小板将最终形成血栓，即产生凝血。若是发生在血液净化过程中，血栓将会堵塞膜孔或中空纤维膜的内通道，使得血液净化治疗难以继续进行，甚至会产生其他更危险的后果[14]。血液净化用膜的血液相容性主要由材料表面的物理/化学性质所决定。临床使用的各类膜，如纤维素类膜[15]、聚砜类膜[16]、聚丙烯腈膜[17]、聚偏氟乙烯膜[18]等，其血液相容性都不尽如人意。因此人们对如何提高膜材料的血液相容性进行着不断的探索，并且已经发现多种改性材料和改性方法都可以有效解决以上问题，即通过物理（共混、表面涂覆等）或化学（本体改性、表面接枝等）的方法向膜材料引入各种生物相容性较好的材料，改善膜材料的诸多特性，如提高其亲水性、修饰特定种类的电荷、赋予膜表面能够与凝血过程产生特异效应的能力，等等。本节将以改性方法入手，对改善膜材料生物相容性的各种措施进行逐一介绍。

18.2.2.2　膜表面的亲水改性

研究发现，具有亲水性表面的材料往往具备较好的血液相容性。因为亲水的表面能够与水分子结合形成水合层，这种水合层可以有效防止血浆蛋白、纤维蛋白原、溶解酵素等的黏附，以此阻断凝血途径，防止凝血的发生[14, 19]。亲水改性大体分为物理改性和化学改性两大类。通常来说，共混或涂覆等物理方法实施过程较为简便，易于产业化，但也存在着一些缺点，例如共混改性材料可能会破坏膜基材原有的机械性能，涂覆的改性涂层稳定性欠佳等。化学接枝的方法可以将改性材料通过共价键的方式结合在膜材料之上，因此稳定性较好；且表面的化学修饰不会对膜材料本身造成太大影响。但化学接枝的方法过程往往较为精细和复杂，难以实现批量的产业化。

1. 共混改性

共混是指在膜的基材中直接混入其他改性材料，形成均一体系后，再制备成膜的方法。这种物理方法由于其简单高效的特点，在膜材料改性手段中应用较为广泛。

1）共混亲水性大分子

在血液净化膜的制备过程中，商业化的亲水大分子[如不同分子量的聚乙二醇（PEG）、聚乙烯基吡咯烷酮（PVP）等]常常被混于膜材料的铸造液中充当致孔剂，用来调节膜材料成型后的孔结构，增加膜材料的渗透率。研究发现，在与一些特定种类的亲水性大分子共混成膜之后，膜的表面亲水性还能得到显著的提升。

例如，苏白海等发现混有质量分数为 2% 的 PVP 的聚醚砜（PES）铸膜液通过相分离法成膜后，其水接触角可以下降到约 66°[20]。Rahimpour 等同时在 PES 铸膜液中加入一定质量的 PVP、邻苯二甲乙酸纤维素（CAP）、聚乙二醇辛基苯基醚和丙烯酸再进行成膜，可以使得 PES 的水接触角下降到约 40°。研究显示，改性膜亲水性的增加，是引入亲水性的 PVP 和膜表面变得更加平整两方面的共同贡献[21]。Rahimpour 等还发现在 PES 成膜液中混入聚酰胺-酰亚胺（PAI），也可以显著改善 PES 成膜后的亲水性。由于极性的氨基和酰亚胺具有较好的亲水性，使得共混膜的亲水性得到改善。随着 PAI 加入量的增加，PES/PAI 膜的纯水通量值、蛋白质截留率以及抗污能力都会随之增加[22]。

直接与亲水大分子共混的方法也存在一些缺陷。在成膜时的溶剂交换过程中，亲水性大分子会不可避免地被凝固浴洗出，导致其在膜中的含量大大减少；洗出过程还会导致膜中出现大孔，降低膜的机械性能和热稳定性。且在后期的临床使用过程中，亲水性大分子也有被洗出的可能，导致膜的亲水性能稳定性较差，且有潜在的风险。

2）共混两亲性聚合物

两亲性聚合物是指在一个大分子链段上同时包含了有序的亲水的链段部分和疏水的链段部分的聚合物，通常是各种嵌段或接枝聚合物。制备两亲性聚合物的方法很多，例如原子转移自由基聚合（ATRP）、可逆加成-断裂链转移聚合（RAFT）和阴离子活性聚合等。还有一些两亲性聚合物已经商业化。在成膜过程中，两亲性聚合物的亲水部分由于与凝固浴（通常是水相）具有更好的相容性而有向水相迁移的趋势；而疏水的部分则由于与膜本体材料的作用力更强而固定在膜本体当中。因此成膜后，这种改性大分子的亲水部分聚集在膜表面改善膜亲水性的同时，被固定的疏水部分也提高了亲水改性的稳定性。

例如，姜忠义等将大豆卵磷脂（SPC）配合致孔剂 PVP 和 PEG，共混于 PES 铸膜液。随着 SPC 含量的增加，改性膜渗透率逐渐降低，但由于其亲水性的增加，改性膜对牛血清白蛋白（BSA）的吸附量大大降低：当 SPC 混入量质量分数达 4.5% 时，改性膜对 BSA 的吸附量由约 56 μg/cm^2 下降到约 2 μg/cm^2。为了验证改性膜的稳定性，他们还将改性膜浸入水中长达 4 周，膜的亲水性和抗蛋白污染的能力没有发生变化[23]。冉奋等通过 RAFT 的方法合成了 PVP-b-PMMA（聚甲基丙烯酸甲酯）-b-PVP 三嵌段的两亲性聚合物。将这种聚合物与 PES 共混成膜后，通过表面红外光谱和 X 射线光电子能谱手段表征了改性膜的表面，结果发现亲水的 PVP 部分在膜表面进行了富集，改性膜的水接触角大大降低。血液相容性方面的测试也表明，改性膜的 BSA 吸附和血小板黏附量大大降低，且凝血时间也有效延长[24]。Pluronic 聚合物是一种商业化的两亲性聚合物，含有亲水的聚氧化乙烯（PEO）部分和疏水的聚氧化丙烯（PPO）部分。将这种聚合物以及致孔剂 PEG 与 PES 铸膜液共混时，Pluronic 聚合物将会富集在 PES 与 PEG 的界面以降低界面能。分子链中的 PEO 部分将向 PEG 相伸展，而 PPO 部分则向 PES 相伸展。Pluronic F127 是此类聚合物中最适合用于膜改性的产品。Pluronic F127 改性的共混膜能够表现出更大的通量值和更好的亲水性[25]。

3）共混无规共聚物

研究发现，通过共混改性，同时含有亲水和疏水链段的无规共聚物也可以较为稳定地存在于改性膜中，并提高膜的亲水性。且相对于结构有序的两亲性聚合物，无规共聚物的合成较为简便，因此可以有效降低改性成本。四川大学赵长生课题组在这方面进行了大量的研究工作[26-29]。

例如，唐敏等首先通过自由基共聚合的方法制备了含有丙烯腈、丙烯酸和乙烯基吡咯烷酮三部分的无规共聚物 P(AN-AA-VP)，之后将这个共聚物与 PES 铸膜液共混，通过液-液相分离得到了改性的 PES 膜。研究人员对这类改性膜进行了系统的生物学表征，结果表明，改性膜的亲水性显著提高，且 BSA、牛血清纤维蛋白原（FBG）以及血小板的吸附和黏附量显著降低。细胞毒性测试结果也表明改性膜的细胞相容性得到了显著的改善。此外，由于共聚物的特定官能团与血液中凝血因子的特异性作用，改性膜使得血液的凝血时间延长，且补体激活得到了抑制[26]。采用自由基聚合的方法还可以将改性聚合物制备成为微凝胶。由于血液净化用膜材料的孔径通常都在纳米到微米级别，混入的微凝胶便能够被牢固地固定在膜中。夏懿等以聚乙二醇甲基丙烯酸酯（PEGMA）和甲基丙烯酸（MAA）为单体，在有交联剂的环境中进行了无规的自由基聚合，得到了粒径在 500 nm 左右的微凝胶材料。将这种微凝胶材料与聚醚砜共混改性，得到的改性膜的亲水性得到了显著的提升，并且血小板在膜表面的黏附数量也显著降低[27]。

上述的例子，以及绝大多数的无规共聚物共混膜的制备方法，通常都是先合成无规聚合物，将其提纯后再用于铸膜液的共混。而无规共聚物简单的制备过程，使得共混改性膜的制备有了新的、更简便的方法——原位交联聚合法。在原位交联聚合法中，改性聚合物的聚合过程将与铸膜液的配制过程同时进行。在膜原料分散于有机溶剂的同时，改性单体通过引发剂和交联剂聚合成为无规且交联的共聚物并分散在铸膜液中，之后将整个体系直接用于相分离成膜。原位交联聚合体系的原理如图 18-2 所示。这种方法省去了共聚物的制备和提纯这个过程；且允许加入交联剂，使得改性共聚物能够更加稳定地存在于膜中[28]，如图 18-2 所示。例如，覃慧等以甲基丙烯酸羟乙酯（HEMA）和 AA 为功能单体，以 N-甲基吡咯烷酮为溶剂，加入 PES 粒料、引发剂和交联剂构建了原位交联聚合体系。在 65℃下聚合分散 24 小时后，直接将铸膜液用于膜的成型。得到的改性膜具有完好的形貌，且其亲水性、抗蛋白质污染性能都得到了明显的改善[29]。

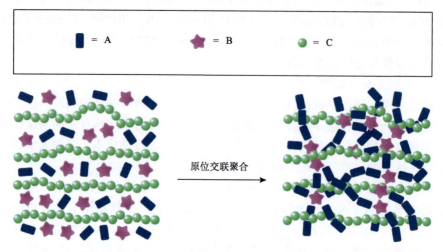

图 18-2　原位交联聚合体系示意图

A 为原位聚合单体，B 为交联剂，C 为基础聚合物

4）共混两性离子聚合物

两性离子聚合物又称两性聚电解质，通常是指在大分子链上同时带有阴、阳离子基团的高分子物质。由于这种特殊的电荷结构，两性离子聚合物能够很好地与水分子结合，在改性材料表面形成水合成，有效提高了材料表面的亲水性。例如，向韬等首先合成了带有双键的两性离子单体甲基丙烯酸酯磺基甜菜碱（SBMA），之后采用原位聚合的方法，将两性离子聚合物引入 PES 膜之中。水接触角测试表明，随着单体含量的增加，改性膜的水接触角显著降低；当单体含量质量比为 6%时，改性膜的水接触角可以下降到 10°以下。抗蛋白质污染测试也表明，改性膜具有良好的抗污性能[30]。

5）共混无机纳米材料

在共混改性的方法中，通过共混无机纳米材料来提高膜材料的亲水性也是重要的途径之一。用于膜性能提升的纳米材料种类繁多，包括氧化锌、二氧化钛、碳酸钙、羟基磷灰石、碳纳米管、石墨烯等。这些无机纳米材料几乎全部都可以通过共混方法引入到膜材料之中。其中碳酸钙、羟基磷灰石、氧化石墨烯等材料，便能够赋予改性膜很好的亲水性。例如，Jin 等将氧化石墨烯（GO）与 PES 铸膜液共混，通过相分离方法成膜。由于 GO 的亲水性，改性后的共混膜亲水性得到了显著的提高，对 BSA 的吸附量降低，并且抗蛋白质污染能力也得到了加强[31]。

总的来讲，共混改性方法由于过程简便、适用性广（不论是针对基底膜材料还是改性材料）、效果优良，在实验室研究以及工业生产应用等领域都占有着主要的地位。然而共混改性方法也存在着一些局限，例如上述提及的改性稳定性欠佳、改性物容易洗出、基底膜材料的力学性能会受影响等。此外，共混改性一般都要求在有机环境下进行，因此对环境存在一定影响；改性物一部分将被基底膜材料包埋，导致改性效率较低，改性物的用量较大，导致成本增加。

2. 本体改性

本体改性属于化学改性手段，是指通过对膜的本体材料进行化学改性，通过共价键接入亲水性基团，来提高成型后膜材料的亲水性。

磺化是改性芳香类高分子材料常用的方法之一，适用于聚砜（PSf）或聚醚砜材料的改性。马苗等研究发现，通过磺化反应可以在聚砜分子上引入磺酸根，得到的磺化聚砜与聚砜相比，亲水性和耐热性能得到提高，渗透性能、选择分离特性与抗污染性能得到改善[32]。董晓静等将聚砜在 1, 2-二氯乙烷中用氯磺酸磺化，得到磺化度为 65% 的磺化聚砜，改善了聚砜膜的透水性，并且可以有效用于分离红霉素发酵液中的蛋白质分子以解决萃取乳化问题[33]。

类似于磺化，羧基化膜材料也是本体改性方法的一种，且具有较大极性的羧基具有较好的亲水性，这也使得改性膜的亲水性明显提高。Guiver 等提出了用锂化学反应法对聚砜进行改性，在聚砜分子中接入—COOH，提高了聚砜材料的亲水性和反应活性[34]。王东升等在 PES 分子上引入羧基制备了羧基化 PES（CPES），CPES 的亲水性明显降低（水接触角从 57.3° 降为 35.0°），改性后的中空纤维膜表现出更好的通透性，而且蛋白质吸附量从 17.6 $\mu g/cm^2$ 降到 7.6 $\mu g/cm^2$，表明改性膜材料的抗蛋白质污染能力明显增强[35]。

本体改性可以有针对性地在血液净化用膜材料上接入功能性基团，提升其亲水性，然而，对于接触血液的材料而言，表面性能才是决定其生物相容性的关键因素。从这个角度看，为了改善血液相容性而对材料进行本体改性，存在着针对性不强、效率不高的缺陷。同时，本体改性往往需要强化学试剂的协助，可能导致膜材料分子链断裂，本身性能尤其是机械性能下降，因此在实际应用中存在着一些限制。

3. 表面改性

不同于共混和本体改性，表面改性是指通过各种物理或化学的手段，在已经成型的膜材料表面进行改性和修饰，以赋予膜材料各种性能。表面改性的特点是针对性更强，且改性后的膜材料本体化学和物理结构几乎不受影响，能够保持原有的力学性能和各种稳定性。在化学表面改性中，改性材料通过共价键与本体膜材料结合，所以改性效果更加稳定和持久；在物理表面改性中，改性材料通过物理相互作用黏附在本体膜材料表面（因此物理表面改性也可称作涂覆），这种改性过程更加简便，且改性的化学环境更加温和，甚至在水中就可以进行。表面改性存在的问题是若附载在膜表面的改性材料量过多，膜材料本身的渗透率可能会受到影响；此外，部分物理表面改性方法，其改性的稳定性也有待提高。

1）化学表面改性

上述提及的几乎所有用于提升膜材料亲水性的改性材料，都可以通过特定的化学手段在膜材料的表面进行附载。通过化学共价键的方式结合改性材料与膜表面的方式通常称为"接枝"。从接枝形式上，可以把接枝方法分为两大类："接枝于"（grafting from）和"接枝到"（grafting to）。前者是指以膜表面的活性位点为起点，改性材料由小分子单体逐渐聚合成为大分子聚合物，来实现对膜表面的改性；后者是指直接将现成的或预成型的大分子改性材料接枝在膜表面之上来实现对膜表面的改性[36]。

在"接枝于"方式中，第一步是要在膜材料表面修饰上具有反应能力的位点。修饰活性位点的方法有很多，如紫外光辐照、等离子体辐照、臭氧处理以及表面活性自由基聚合等。第二步则是将具有聚合能力的亲水性单体，以活性位点为起点，聚合在膜材料的表面。

研究发现，大多数单体，例如 AA、MAA、羧酸乙烯等，都可以通过光引发接枝到 PSf 膜表面然后再聚合。改性后聚砜膜的表面亲水性显著提高，且蛋白质吸附量降低。Kaeselev 等用紫外照射法将三种亲水性单体光化学聚合，然后分别接在 PES 膜和 PSf 膜表面上，结果表明改性后两种膜的亲水性均提高，且在 PES 膜上的改性能够取到更好的效果[37, 38]。Yamagishi 等运用此种方法将 HEMA、AA 和甲基丙烯酸缩水甘油酯分别接枝到 PSf 膜表面，实验结果表明改性膜的亲水性均提高，通透性能和抗蛋白质污染性能均得到增强[39]。

等离子体辐照是指用放电、高频电磁振荡、冲击波及高能辐射等方法使惰性气体或含氧气体产生等离子体，对膜表面进行处理，使之生成活性位点。Kim 和 Wavhal 等分别通过氧气等离子体和 CO_2 等离子体对 PSf 膜表面进行处理，为膜的表面引入了极性的羟基和羧基官能团。改性膜表面的水接触角随着辐照时间的增加而降低，且改性膜的抗污染性能和通透性能也随之增加[40, 41]。Fisher 等利用氩气等离子体处理在 PES 膜表面修饰上活性位点，继而将亲水性单体 AA 接枝在膜的表面；AA 的引入提高了膜表面的亲水性以及抗 BSA 吸附的能力[42]。

近年来，在膜表面性能修饰方面，活性可控自由基聚合引起了越来越多的关注。相比于前文介绍的辐照或强化学试剂改性，活性可控自由基聚合的反应环境更加温和，并且适用的单体种类更加广泛。表面引发原子转移自由基聚合（SI-ATRP）便是一类主要的活性可控自由基聚合方法。目前 SI-ATRP 法改善膜材料亲水性已经在纤维素膜、聚偏氟乙烯膜、聚氨酯膜、聚砜膜等材料上广泛研究，用到的单体有两性离子、N-乙烯基吡咯烷酮（VP）等。例如 Wang 等以纤维素膜为基材，首先通过表面羟基酯化的方法引入 ATRP 起始剂 2-溴代异丁酰溴（BIBB），之后在其表面聚合了两性离子聚合物。改性后的纤维素膜亲水性大大提高，因此其渗透率和抗蛋白质污染能力也得到了大大的提升[43]。岳文文等以 PSf 为基材，通过将其氯甲基化，再与纯 PSf 原料共混成膜的方法在膜表面引入 ATRP 的活性位点，之后将含有磺基的两性离子单体聚合于膜表面。改性膜的表面水接触角随着聚合时间的增加而降低，最终稳定在 20°左右。此外改性膜的蛋白质吸附量大大降低，抗蛋白质污染能力显著提高[44]。向韬等以 PES 为基材，将氨基化的 PES 与纯 PES 共混成膜，将氨基引入膜的表面，之后通过酰胺反应将 BIBB 修饰在膜表面，用于亲水性单体 VP 的引发聚合。亲水性测试表明，在特定的聚合时间点改性膜的水接触角可接近 0°。且改性膜的蛋白质吸附量和血小板黏附量大大降低[45]。

此外，无机纳米材料也可以通过类似"接枝于"的方式引入到膜材料的表面。例如，徐志康等以聚丙烯微滤膜为基材，首先通过等离子体照射在膜孔表面接枝上了 PAA 分子刷，之后将 PAA 接枝膜在氯化钙和碳酸钠溶液中交替浸泡，使得膜表面原位生长出了纳米尺度的碳酸钙结晶材料。改性膜因此获得了超亲水的能力[46]。

"接枝到"方式的第一步与"接枝于"方式类似，也是在膜表面修饰上活性位点。区别在于第二步，"接枝到"方式是将亲水的大分子聚合物直接接枝在膜表面的活性位点之上。例如，Park 等首先将氯甲基基团引入到 PSf 膜表面得到了氯甲基化聚砜膜（PSf-Cl），之后通过威廉姆逊合成反应将 PEG 接枝到改性膜上。接枝了 PEG 的改性膜的表面亲水性显著提高，蛋白质吸附量减少，细胞黏附能力增强[47]。Meng 等先将聚砜氯甲基化，再用叠氮钠将其叠氮化，之后通过点击化学的方法将不同分子量的 PEG 链段接枝到改性膜表面。改性后的膜表面亲水性更好，且抗污能力增强[48]。

2）物理表面改性——涂覆

物理表面改性方法制备的膜材料，其表面通过物理相互作用与改性材料相结合，这些物理作用包括疏水力、π-π 堆垛、静电作用、主客体作用等。此外在特定的场合，一些改性材料也可能向膜体发生相渗透，从而产生较强的物理结合。相对于化学表面改性，物理表面改性过程显得更加简便，然而无论是通过哪种物理相互作用，物理改性涂层的稳定性都要低于化学改性涂层。

　　利用物理涂覆的方法，一些研究人员将亲水性优良的两性离子聚合物修饰在了聚偏氟乙烯（PVDF）膜的表面：他们首先合成了 PPO 与聚磺基甜菜碱甲基丙烯酸酯（PSBMA）的嵌段聚合物，之后将此聚合物直接用于表面涂覆。聚合物的PPO 链段通过疏水力作用，将聚合物固定在了 PVDF 膜之上。固定于 PVDF 膜表面的 PSBMA 由于极强的水合作用，显著提高了膜表面的亲水性，大大降低了膜的蛋白质吸附量，且最终提高了膜的血液相容性[49]。Higuchi 等研究了 Pluronic聚合物（PEO-PPO-PEO 三嵌段聚合物）在聚砜膜表面的涂覆行为。研究发现，含有较长 PEO 链段的 Pluronic 聚合物涂覆后的聚砜膜，能够表现出很好的亲水性，改性膜的蛋白质吸附量和血小板黏附量都大大降低[50]。

　　当对膜材料进行表面涂覆时，如果无法保证涂覆的效率，单次的涂覆改性可能会面临膜表面改性材料含量较低、无法实现功能化的问题。为此研究人员选用可以在膜表面发生反复作用的物理结合方法，对膜表面进行多次的涂覆，这种方法也被称为层层自组装。例如通过静电作用，人们便可以将含有不同电荷的两种改性材料依次地涂覆于膜的表面。多次的涂覆可以有效提高涂层厚度、丰富膜表面的功能基团，使得改性效果更加明显。例如，王翎任等首先分别合成了带有正电荷的季铵化壳聚糖聚合物（QC）和带有负电荷的磺化聚醚砜（SPES），之后将两种聚合物反复地涂覆于 PES 膜表面。随着涂覆的次数增加，涂层的厚度显著增加，膜表面的亲水性也逐渐提升。且丰富的磺基官能团使得改性膜的血液相容性得到了显著的改善[51]。

　　受到贻贝可在多种表面进行黏附的启发，研究人员发现多巴胺（DA）在具有氧化条件的环境中，能够发生自聚合并且在多种表面进行黏附，形成涂层。Lee 等选用了多种基材，研究了 DA 在其表面的涂覆行为和获得 PDA 涂层后材料的表面性能。研究发现具有 PDA 涂层的材料，表面亲水性得到了较大的提升[52]。程冲等借助这种方法，以 PES 膜为基材，研究了 PDA 涂层对 PES 膜的改性性能。结果表明随着涂覆时间的延长，膜的表面亲水性明显提高，血小板黏附量也显著降低[53]。Yang 等以聚丙烯（PP）微滤膜为基材，将低分子量的聚乙烯亚胺（PEI）与 DA 用于对膜表面的共同涂覆。PEI 的氨基能够与 DA 发生迈克尔加成和席夫碱反应而共同涂覆于膜的表面。这种 PEI-PDA 的涂层使得 PP 膜表面达到了超亲水（水接触角小于等于 0°）[54]。刘心悦等首先合成了带有羧基的多种共聚物，例如 PAA-*co*-PEGMA、PAA-*co*-PVP、PAA-*co*-PSBMA 等，之后通过 DA 与羧基的酰胺反应将 DA 接枝在共聚物之上。这种接有 DA 的共聚物便可以在氧化条件下涂覆在多种基材表面（图 18-3），并有效提高基材的亲水性等各方面性能[55]。

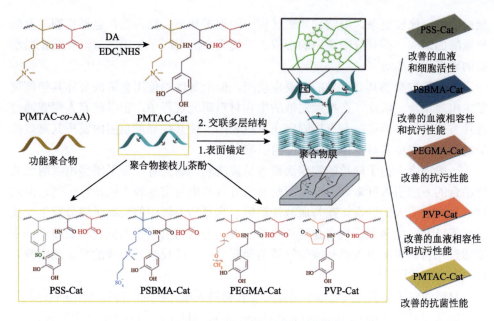

图 18-3　DA 功能化共聚物用于表面涂覆的示意图[55]

（图片引用经 American Chemical Society 授权）

3）改善膜表面电荷的各种措施

前文已经提到，当血液净化用膜材料与血液接触时，血浆中的蛋白质分子可能会在材料表面发生黏附。这种蛋白质黏附的发生在血液凝固的途径中起着十分关键的作用。避免蛋白质黏附在一定程度上可以有效防止凝血的发生。血浆中的大部分蛋白质都带有负电荷，因此负电荷化的膜表面，可以通过静电排斥作用有效地降低蛋白质吸附量。赋予血液净化用膜材料负电荷表面的研究工作也十分丰富，总的来说，都是将含有负电荷的官能团引到膜的表面，研究最为广泛的两种官能团分别为磺酸根和羧酸根；引入的方法基本在本小节第 2 部分 "本体改性" 中都有所涵盖，因此在此不再一一列举。此外，磺酸根以及羧酸根的引入，除了与同样带有负电荷的蛋白质产生排斥、降低蛋白质吸附量来提升膜材料的血液相容性之外，它们还可以与凝血途径中的其他因子产生特异性的作用，进一步产生抗凝作用。

18.2.2.3　血液净化膜材料的类肝素改性

1. 抗凝剂对材料的直接改性

如前所述，现有的临床血液净化过程中，都需要引入肝素等抗凝剂。肝素抗凝血的机制比较复杂，影响到凝血过程中的很多环节。简言之，包括抑制凝血酶原激酶的形成、抑制纤维蛋白的形成、干扰凝血酶对因子ⅩⅢ的激活、防止血小板的聚集和破坏等[56]。

肝素等抗凝剂具有优异的抗凝血功能，但全身性的使用会造成身体其他部位发生出血风险。因此，在接触血液的生物材料研究过程中，很早就有人探索通过各种方式把肝素等抗凝剂直接固定在材料表面，使其在局部范围内发挥其高效抗凝功能，以避免其对身体其他部位的影响[57, 58]。

一般而言，由于简单的物理涂覆容易被洗脱，研究者大都采用静电吸附或共价结合的方法引入肝素。静电吸附是利用肝素负电荷密度较大的特点实现，但通过这种方法引入的肝素，在与血液接触后，容易与血液中的负离子成分发生交换而脱落；因此，大多数研究者是通过化学键合的方式将肝素引入到材料表面——主要通过在材料表面引入氨基或带氨基的偶联分子，经反应后形成的酰胺或磺酰胺键来固定肝素[59-73]。

材料的直接肝素化研究最早是在心血管材料领域开展的。1975 年，Falb 以三-十二烷基甲基氯化铵（tridodecylmethylammonium chloride，TDMAC）为偶联分子，将肝素结合在硅橡胶等材料表面，用于人工心脏材料的抗凝血研究[59]。1982 年，Mori 等将结合肝素的亲水性高分子涂覆聚氯乙烯（PVC）管材，用于贮存血小板时，发现肝素结合到高分子材料后，仍然可以表现出抗凝血活性[60]。

1984 年，在研究膜式人工肺的过程中，Toomasian 把肝素接枝在膜材料上。结果表明，该方法能够减少但不能完全摆脱肝素制剂的使用[61]。

1997 年，Hinrichs 等利用 N, N'-羰基二咪唑（N, N'-carbonyldiimidazole，CDI）作为偶联剂，将肝素接枝在血液透析用的铜仿膜表面，发现肝素的活性受到了一定影响，仅保留了部分抗凝血和抗补体的活性；同时还发现有少量的肝素逸出的现象[62]。

2008 年，侯长军等用氯磺酸磺化聚醚砜（PES），再通过 1-乙基-(3-二甲基氨基丙基)碳酰二亚胺盐酸盐（EDAC）作为催化剂在 PES 上接枝肝素，其表面亲水性、溶血率、血浆复钙化时间等指标表明这种方法引入的肝素有抗凝效果[63]。

2011 年，徐志康等在氨气气氛下，利用大气压辉光放电（atmospheric pressure glow discharge，APGD）技术，在聚砜（PSf）表面产生了氨基，再与肝素的羧基反应，将其固定在 PSf 膜表面。血小板黏附和形态的表征数据说明这种改性的 PSf 膜血液相容性良好[64, 65]。

2014 年，朱宝库等将 PES 膜直接浸入二胺溶液中，使其表面具有反应性的氨基基团，再与肝素形成共价结合。肝素化的过程对膜表面形貌影响甚微，而膜的亲水性和血液相容性得到了改善[66]。

　　此外，在其他类型的膜，如聚醚醚酮（PEEK）[67]、聚偏氟乙烯（PVDF）[67]、双轴拉伸聚丙烯（BOPP）[68, 69]的表面接枝肝素也有所报道。

　　受贻贝蛋白黏附性的启发，朱宝库等在 2010 年通过聚多巴胺涂层，在聚乙烯（PE）[70]和 PVDF[71]多孔膜表面分别接枝了肝素。体外测试表明，膜的抗凝血性能得到改善，血小板黏附受到显著抑制。

　　魏强等也利用贻贝蛋白仿生方法，研究了肝素等生物大分子在 PES 等多种高分子材料表面的固定方法[72]。这类方法虽然简便易行，但由于需要借助多巴胺聚合物涂层，对膜的选择透过性会有相当的影响[73]。

　　除了肝素，其他天然抗凝剂如水蛭素等，也被尝试着直接引入血液净化膜材料表面。2017 年，刘富等[74]通过界面交联作用在聚乳酸（PLA）透析膜表面引入大量 PVP，其羧基与水蛭素形成氢键，从而将后者固定在材料表面。改性后的 PLA 膜不仅具有稳定的抗凝血效果，其透析功能也非常出色。但由于水蛭素是通过与凝血酶直接结合而发挥抗凝血作用，这种结合是不可逆的，随着表面引入的水蛭素的消耗，表面的抗凝血性能也会丧失[57, 75]。因此，在材料表面引入肝素的研究比引入水蛭素的研究更受重视。

　　当前，对材料的表面进行肝素化改性在人工血管、各类短期接触血液的容器等领域已有商业化的产品问世[76-79]，但在血液净化膜方面，仍然处于研究阶段。直接将生物大分子固定在膜材料的表面，存在难以解决的问题：用化学键合的方法直接将肝素等生物大分子固定在膜材料表面，虽然具有稳定可靠的特点，但其缺陷也非常明显——作为一种生物活性大分子，肝素很容易在化学反应过程中部分或完全失活；若采用物理共混方式，则可能在使用过程中肝素游离，引起不良后果[62]。因此，虽然这一领域的研究报道很多，但目前尚未发现一种可靠、重复性好、可临床应用的表面肝素化血液净化膜[57]。

2. 类肝素化改性

　　受肝素抗凝的启发，赵长生课题组在血液净化膜表面进行了类肝素改性的系列研究[80]，即探索通过物理或化学方式将肝素特有的基团（磺基、羧基、羟基等）引入到血液净化膜表面，在膜表面形成类似肝素的基团结构，不影响其选择透过性的前提下，改善其抗凝效果。

1) 共混改性法

　　由于含有大量的磺基、羧基和羟基等亲水性基团，具有类肝素结构的物质具有优良的血液相容性，但其直接成膜性能往往不好，需要将其与血液净化膜的基材共混成膜才能发挥作用。共混改性法是最常用的类肝素改性方法，这种方法的优点是操作简便易行。

　　冉奋等[80]通过可逆加成-断裂链转移自由基聚合（reversible addition-fragmentation

chain transfer polymerization，RAFT）合成了苯乙烯和丙烯酸的共聚物，再与 *N*-乙烯基吡咯烷酮（*N*-vinyl-2-pyrrolidone，VP）共聚，并用浓硫酸磺化，得到磺化苯乙烯-丙烯酸-乙烯基吡咯烷酮三元共聚物[P(VP-AA-SSt)]：

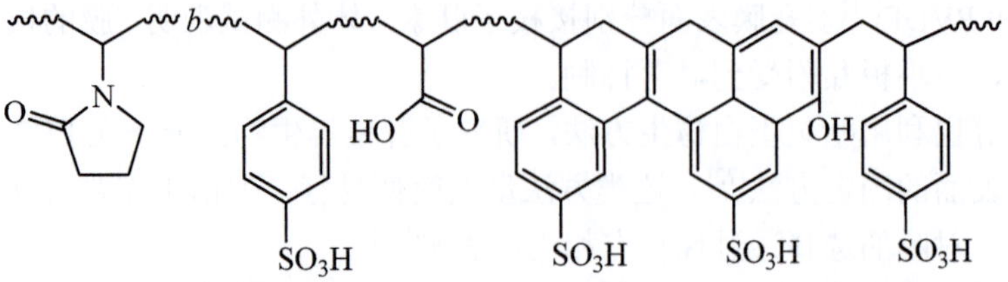

　　由于带有磺基、羧基和羟基等类似肝素的基团，这种三元共聚物的血浆活化部分凝血酶时间（activated partial thromboplastin time，APTT）显著延长，表现出良好的抗凝血效果。虽然这种共聚物的成膜性不好，但能够与 PES 共混，并以液-液相转化法成膜；由于亲水性的乙烯基吡咯烷酮成分的作用，这种两亲性的类肝素共聚物会富集在 PES 膜的表面，有利于其充分发挥抗凝血性能[80]。

　　李双四等[81]以丙烯酸钠和苯乙烯磺酸钠为单体，通过原位聚合结合相转化成膜的方式，制备了另一种具有羧基和磺基的类肝素 PES 膜，其蛋白质吸附、血小板黏附、凝血时间等指标都比纯的 PES 膜有了很大改善。

　　纪海锋[82]等通过自由基聚合反应合成了两种分别带有羧基和磺基的微凝胶，并将其与 PES 基材共混。以这种方式得到的类肝素 PES 膜具有良好的血液相容性，同时其抗污染和抗细菌黏附的性能也显著提高。

　　2）PES 的直接改性

　　为了提高具有类肝素结构的物质与成膜基材的相容性，对成膜基材直接进行类肝素改性是有效的方法[83]。

　　唐敏等将合成的丙烯腈-丙烯酸-乙烯基吡咯烷酮的三元共聚物[poly(acrylonitrile-*co*-acrylic acid-*co*-vinyl pyrrolidone)，P(AN-AA-VP)]与氯磺酸磺化的 PES 共混成膜。这种方法得到的 PES 膜具有类似肝素的基团结构，纤维蛋白和血小板的吸附减少，血小板和白细胞的激活受限，凝血酶-抗凝血酶复合物（TAT）和补体 C3a、C5a 的产生也受到抑制，APTT 延长[26]。

　　聂胜强等用氯磺酸和乙酰氯分别将 PES 进行磺化和羧基化，再与未改性的 PES 共混成膜。这种方法改性的 PES 膜表面带有一定比例的磺基和羧基，其纤维蛋白吸附、血小板黏附、凝血时间、补体激活水平等指标均明显优于改性前的 PES 膜[84]。

　　为了避免氯磺酸对 PES 的降解，王翎任等则首先合成同时带有磺基和氨基的 PES，随后用马来酸酐对氨基进行羧基化，得到同时带有磺基和羧基的 PES 膜材料，这种改性 PES 可以以任意比例与未改性 PES 共混，得到的共混膜能够有效抑制血小板激活，延长凝血时间[85]。

　　此后，王翎任等进一步改进了 PES 的改性方法：分别合成了带羧基的聚醚砜（CPES）和同时带有磺基和氨基的聚醚砜（SNPES），再将 CPES 与 PES 共混，然后通过氨基与羧基的偶联反应，将 SNPES 接枝到共混膜的表面，使其具有类肝素结构。血小板黏附和激活、凝血时间、补体激活等多项指标证实，其血液相容性得到了改善[85]。

　　3）PU 的引入改性

　　聚氨酯材料具有良好的血液相容性，虽然其成膜性能较差，但与 PES 具有较好的相容性，因此，作者课题组将类肝素结构引入聚氨酯材料，并用于 PES 膜材料的改性，取得了良好的效果[86, 87]。

　　马朗等以 4, 4′-二苯基甲烷二异氰酸酯（4, 4′-diphenylmethane diisocyanate，MDI）和二羟甲基丙酸（dimethylolpropionic acid，DMPA）为原料，合成聚氨酯，并用浓硫酸进行磺化，得到了具有类肝素结构的聚氨酯材料（如下图所示），再用以改性 PES 膜材料。

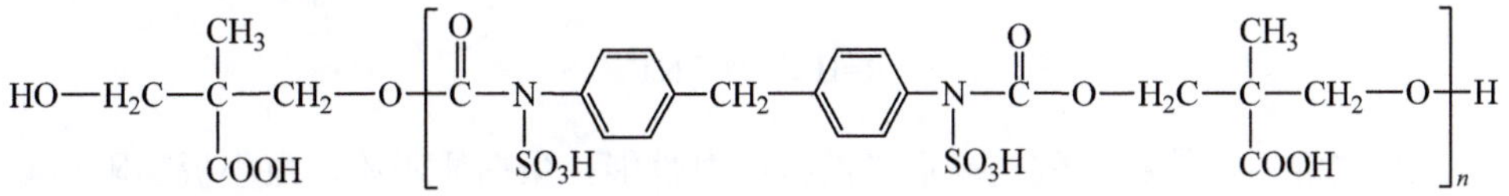

　　这种同时引入了聚氨酯成分和类肝素基团的 PES 膜材料不仅在体外实验中展示了优良的血液相容性，而且在以比格犬为对象的动物实验中，用这种改性膜材料制作的透析器还表现出良好的综合性能，在 4 h 的透析时间里，肝素和肌酐的清除率分别为 69% 和 68.5%，各项血液相容性指标良好[86]。

　　由于浓硫酸磺化可能会造成聚氨酯的断链，影响工艺的稳定性，王臣等以 MDI 和 DMPA、2, 5-二氨基苯磺酸（2, 5-diaminobenzenesulfonic acid）为原料，用两步法合成了同时带有磺基和羧基基团的聚氨酯[87]：

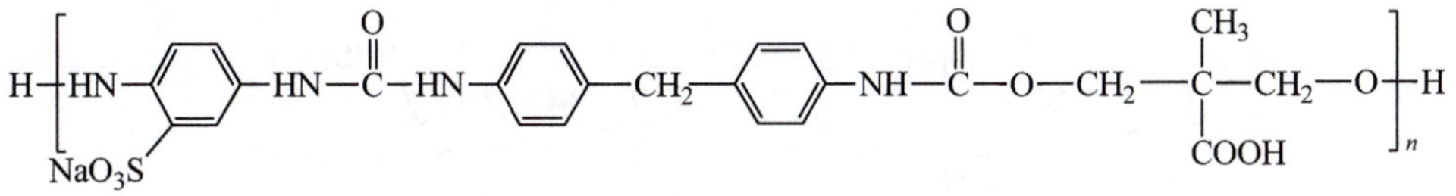

　　而后，将其与 PES 共混成膜。研究发现，引入的类肝素基团结构中，磺基对于亲水性、血液相容性、细胞相容性的改善要优于羧基，而羧基的引入则对于抗蛋白吸附（白蛋白、纤维蛋白原）有益，因此，控制两种基团的数量和比例，对于改善血液净化膜的血液相容性具有重要意义。

　　4）天然生物大分子的类肝素改性

　　由于肝素是一种天然的多糖，而其他具有多元糖环结构的天然生物大分子，如脱氧半乳糖、壳聚糖、海藻酸钠等，通过羧化或磺化处理，也可以得到具有类肝素结构的生物大分子[88-93]。这类材料已经被证实具有部分肝素的功能，如抗凝血、促细胞黏附等。

薛济民等用邻苯二甲酸和氯磺酸对壳聚糖进行改性处理，得到含有羧基和磺基的壳聚糖[90]：

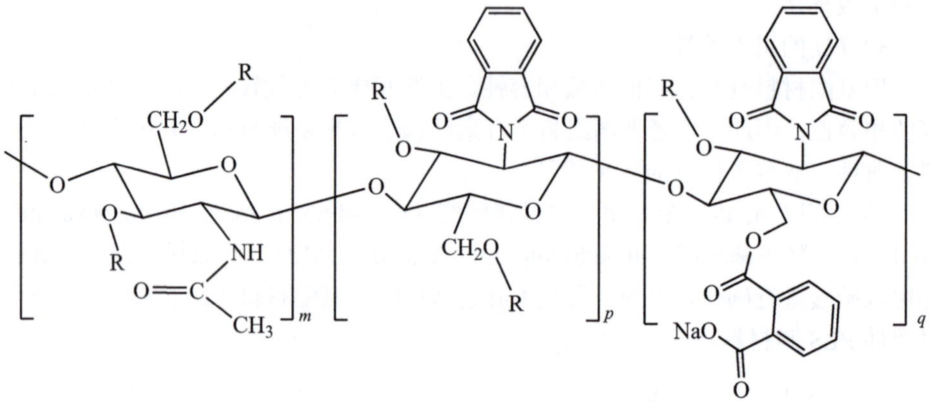

R=H 或 SO₃⁻Na⁺

与 PES 共混后，能够有效提高后者的抗凝血性能，蛋白质吸附、血小板黏附和凝血时间等指标也都有明显改善。

马朗等合成了一类新型的磺化海藻酸钠（sodium alginate sulfate，SAS），其不仅具有与肝素类似的结构，而且也拥有类似肝素的优异的抗凝血性能，抗凝活性与磺化程度有关。他们将 SAS 接枝多巴胺后（DA-g-SAS），涂覆在 PES 膜表面，由于多巴胺的作用，SAS 与 PES 形成稳定的共价键合。这种改性膜具有优良的抗凝血活性、抗细胞黏附性、抗血小板黏附性等[91]。

在此基础上，王睿等分别在壳聚糖的羟基和氨基处进行磺化，得到具有以下两种结构的磺化壳聚糖：

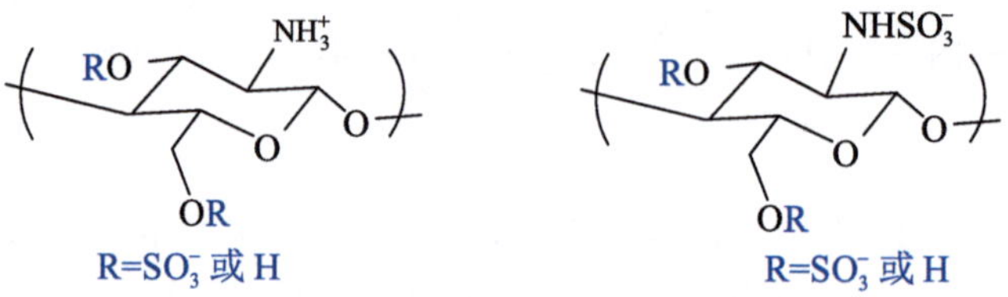

再通过贻贝蛋白仿生的方法，以儿茶酚基团为偶联剂，将磺化壳聚糖固定在 PES 超滤膜表面，得到的改性 PES 膜表现出很高的抗凝血活性，对血细胞和补体的激活小，溶血率低[92]。

类肝素改性的理念不仅用于血液净化膜材料的生物相容性改善，对于血液净化领域的吸附材料[94]和膜材料[95-98]，也有相关的研究，本章不再赘述。

3. 其他抗凝途径改性

作为一种凝血因子，血液成分中的钙离子在凝血过程中扮演着重要的角色。抗凝剂柠檬酸钠就是与血液中的钙离子螯合，降低其在血液中的浓度，从而起到抗凝血作用的。因此，将柠檬酸盐成分直接引入膜材料中，或模拟柠檬酸盐在膜材料表面引入可螯合钙离子的多羟基结构单元，也是血液净化膜领域的研究方向。

Zailani 等[99]将聚(1, 8-柠檬酸辛二醇酯)与 PES 共混成膜，即将柠檬酸结构引入到膜材料中，能有效吸收钙离子、增加凝血时间。李璐璐等在聚氨酯上接枝柠檬酸后，将其与聚醚砜共混，用以制备血液透析膜，其 APTT、凝血酶原时间（prothrombin time，PT）等时间都有明显延长，蛋白质吸附、血小板黏附等现象也有改善[100]。

18.2.3　血液净化用膜材料的其他功能化改性

18.2.3.1　概述

血液净化用膜材料的污染主要是在血液透析、血液灌流等血液净化过程中，由血液中的蛋白质、血小板等大分子在膜表面或膜内孔道中的附着、堆积引起的。血液净化用膜材料的污染会造成膜有效孔径变小或堵塞，从而导致膜通量的显著降低，极大地影响了其使用效率。通过反向清洗可以在一定程度上恢复膜通量，但当膜材料被永久性污染后，其通量将不可恢复[101]。

蛋白质在膜材料表面的吸附通常会刺激纤维和抗生素的附着，随后导致血栓形成和免疫反应等各种生物反应。蛋白质吸附的程度主要取决于蛋白质分子与膜表面之间相互作用的微弱平衡。就膜材料本身而言，影响其抗污染性能的主要因素包括表面亲疏水性、表面电荷、表面孔径和粗糙度等[101]。此外，对于用长链分子刷修饰的膜材料而言，其空间位阻效应也将在一定程度上影响其抗污染性能[102]。

通常认为：提高膜材料的亲水性可以增强其表面抗污染性能，这主要是因为血液中的蛋白质、血小板等容易造成膜污染的成分是疏水性的。亲水性膜材料表面形成的水合层会减弱膜表面与疏水性有机大分子的相互作用，抑制其在材料表面的附着、堆积[101]。其次，静电作用也会影响血液净化用膜材料的抗污性能。大多数有机大分子总体呈现电负性，因此，带负电的膜材料表面能更好地抑制这些有机大分子在材料表面的附着、堆积[102]。再者，膜材料的表面孔径也会影响其抗污性能，具有致密表面皮层的非对称膜材料能更好地抑制有机大分子对膜内部孔道的堵塞[103, 104]。此外，膜材料的表面粗糙度也会影响膜的抗污染性，一般认为：降低血液净化用膜材料的表面粗糙度有助于提高其抗污染性能[101]。

18.2.3.2 血液净化用膜抗血浆蛋白污染改性的情况

1. 提高表面亲水性

如前所述，膜材料的抗污性能会随其表面亲水性的提高而增强，因为提高膜材料的亲水性可以在一定程度上抑制血液中的蛋白质、血小板等物质在表面的附着、堆积，从而抑制膜材料的污染。因此，我们可以通过提高血液净化用膜材料的表面亲水性来增强其抗污性能。

目前研究较多的亲水性材料主要有聚乙二醇（PEG）类、两性离子聚合物类及其他亲水性聚合物。其主要的抗污原理是通过水屏障效应减少蛋白质、血小板等有机大分子与膜材料表面的相互作用。亲水性材料易与水形成氢键并形成水合层，这一物理和能量屏障能有效抑制血液中的蛋白质、血小板等有机大分子或物质在膜材料表面的吸着堆积，从而提高膜材料的抗污染性能[105]。

1）PEG 类聚合物

PEG 是一种具有良好亲水性和生物相容性的电中性聚合物，其分子链在水中具有高度的流动性，有很大的空间排斥力。PEG 能显著抑制蛋白质吸附，从而起到抗污染的作用。因此，近些年来，PEG 类聚合物在改善血液净化膜材料的抗污染性能上得到了越来越广泛的关注和应用[106, 107]。

Abednejad 等通过表面等离子体处理将 PEG 分子刷接枝到聚丙烯中空纤维微孔膜表面，极大地提升了其抗血小板黏附能力[108]。Ulbricht 等通过紫外光接枝聚合将聚乙二醇丙烯酸甲酯接枝到聚醚砜超滤膜表面。实验结果表明，由此得到的薄层水凝胶复合膜具有良好的抗污染能力[109]。然而，这样的表面接枝工艺过程复杂且成本较高，不利于其工业化推广应用。因此，越来越多的研究致力于用本体改性、物理共混等易于工业化的工艺将 PEG 引入到膜材料中，以期提高其抗污染性能。Su 等通过水相沉淀聚合合成了一系列两亲性聚(乙二醇-丙烯腈)共聚物（PEG-*g*-PAN），并通过相分离法将其制备成膜。研究表明：与纯聚丙烯腈膜相比，PEG 改性后的聚丙烯腈膜的抗蛋白质污染能力显著提升[110]。Yu 等在聚砜和聚丙烯酸共混的超滤膜表面通过酰胺化反应接枝 PEG，与未经改性的超滤膜相比，功能化之后的超滤膜的亲水性和抗污性能显著提升[111]。此外，由于 PEG 良好的亲水性，若简单地将 PEG 均聚物与基材共混成膜，很容易在后期处理的过程中发生 PEG 洗出的问题。为了抑制 PEG 在后续处理和使用过程中的洗出问题，通常的做法是在 PEG 分子链中适当引入一定的疏水性组分，形成两亲性聚合物，将其“锁”在膜材料中，从而缓解其洗出问题。Choi 等采用原子转移自由基聚合法制备了聚偏氟乙烯接枝聚乙二醇（PVDF-*g*-PEG），并将其与 PVDF 的本体材料共混成膜，很好地改善了 PVDF 膜的抗污染性能[112]。

最后值得一提的是：PEG 属于醚类聚合物，其在生物体液和介质中可发生氧化降解，也不是绝对稳定[113, 114]。

2）两性离子聚合物

两性离子是具有等量正、负电荷的化合物，其带电基团可位于不同单体单元或统一单体单元上。典型的两性离子主要有羧铵[如羧基甜菜碱甲基丙烯酸酯（CBMA）]、磺铵[如磺基甜菜碱甲基丙烯酸酯 （SBMA）]、磷铵[如甲基丙烯酰氧基乙基磷酰胆碱（MPC)]等。在生物医学领域，基于仿生物细胞外层膜材料的磷酸胆碱类聚合物是最早被用于提高材料表面抗污染性能的两性离子聚合物，而聚磺基甜菜碱甲基丙烯酸酯（PSBMA）和聚羧基甜菜碱甲基丙烯酸酯（PCBMA）两类材料由于其单体合成简单、稳定性高、抗污性能优良、血液相容性好等特点，在血液净化膜材料的抗污改性方面得到了越来越广泛的关注和研究[115-119]。

两性离子最初研究是基于哺乳细胞外表面的磷脂层上的两性离子磷酰胆碱开展的。随着研究的深入，江绍毅等证实：两性离子的特殊结构能够通过静电作用与水分子结合[120]。此外，他们通过分子模拟进一步证实：两性离子在表面自组装的单分子层，能够有效地与水分子结合，形成水合层从而有效地抵御蛋白质在材料表面的非特异性吸附[121]。与 PEG 在材料表面通过氢键形成水化层不同的是，两性离子通过离子极化作用而与水分子紧密结合，从而形成水合层。Kitano 等发现，在两性离子修饰的材料表面比其他亲水性材料修饰的表面有更多的结合水[122]。而江绍毅等也通过分子模拟证实了两性离子的水合自由能远远低于 PEG 的水合自由能，从而证实了两性离子聚合物拥有比 PEG 更强的水合能力[123]。目前初步认为：水合层和空间位阻的共同作用下，经两性离子聚合物修饰的表面，能够有效地降低材料表面的蛋白质吸附，从而提高其抗污染性能[124, 125]。

目前常用的将两性离子聚合物引入膜材料以提高其抗污染性能的方法主要有：表面活性聚合法（如 ATRP 或 RAFT）、表面接枝、表面自组装以及物理共混等。Messersmith 等报道了一种通过表面引发原子转移自由基聚合法（SI-ATRP）在聚乙烯、聚四氟乙烯以及聚氨酯膜表面制备 PSBMA 聚合物分子刷涂层的方法（图 18-4）。他们首先通过贻贝仿生的方式，在弱碱性条件下通过简单涂覆将可以引发 ATRP 的 3, 4-二羟基苯丙氨酸溴代物（DOPA-Br）涂覆到材料表面，然后利用溴活性点引发磺基甜菜碱甲基丙烯酸酯单体在材料表面聚合得到 PSBMA 涂层。相关实验结果表明：经 PSBMA 表面改性后的材料能够长效抑制蛋白质吸附、细菌黏附和哺乳动物细胞的黏附[126]。

Lee 等通过自由基反应将丙烯酸与 SBMA 共聚，制备出含有羧酸根两性离子聚合物，然后通过静电作用，将该聚合物接枝在通过 PEI 修饰的聚氨酯膜表面。实验结果表明：通过该方法制备出的聚氨酯膜具有优良的血液相容性，能够有效

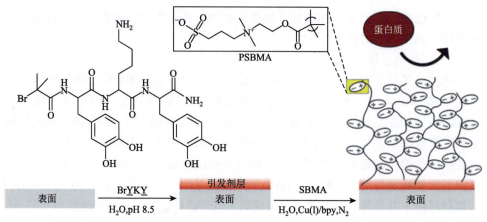

图 18-4　基于贻贝仿生和 SI-ATRP 制备普适性两性离子抗污涂层[126]

（图片引用经 American Chemical Society 授权）

地抑制血小板和纤维蛋白在材料表面的黏附[127]。谢毅等利用 PEI-SBMA 与氧化海藻酸钠的席夫碱反应，通过层层自组装法在纯 PES 膜表面构筑两性离子聚合物抗污涂层。相关实验结果表明：相对于纯 PES 膜而言，通过两性离子结构修饰的聚醚砜膜表面具有良好的抗蛋白质吸附能力和抗血小板黏附能力，且在超滤实验中也表现出良好的动态抗蛋白质污染能力[128]。

　　此外，将阳离子/阴离子型聚合物通过层层自组装得到的两性聚电解质混合物，具有与甜菜碱类聚合物相当的抗污性能。

　　3）其他亲水性材料

　　除 PEG 和两性离子聚合物两大类亲水性材料外，其他一些亲水性材料，如聚乙烯基吡咯烷酮（PVP）[129-132]、聚甲基丙烯酸羟乙酯（PHEMA）[133-135]、聚 N-异丙基丙烯酰胺（PNIPAM）[136-138]以及聚多糖等[92, 139, 140]，同样能够在保证膜材料血液相容性的前提下提高其抗污染性能。

　　冉奋等通过 RAFT 法合成了两亲性聚(乙烯基吡咯烷酮-b-聚甲基丙烯酸甲酯-b-聚乙烯基吡咯烷酮](PVP-b-PMMA-b-PVP）嵌段共聚物，随后将其与聚醚砜物理共混制备改性聚醚砜膜。研究结果表明：PVP-b-PMMA-b-PVP 的加入能有效降低聚醚砜膜的蛋白质吸附量，提高其抗污染性能[141]。此外，他们还利用原位交联聚合法将甲基丙烯酸羟乙酯和丙烯酸引入聚醚砜膜。实验结果表明：与未改性的聚醚砜膜相比，改性膜的亲水性得到提高，并能有效地抑制蛋白质吸附和血小板黏附[134]。陈红等通过自由基聚合法将 PNIPAM 接枝到聚氨酯膜表面。实验结果表明：PNIPAM 接枝改性后的聚氨酯膜能有效抑制膜表面蛋白质吸附和细胞黏附[142]。此外，天然多糖分子也可用于血液净化用膜材料的抗污改性。王睿等在壳聚糖大分子上修饰上儿茶酚结构后涂覆到聚醚砜膜表面，很好地改善了其抗蛋白质吸附和血小板黏附的性能[140]。

2. 表面电荷

通常认为：带电表面和带相同电荷物质之间的静电斥力有助于抑制材料表面的溶质沉积，从而提高材料的抗污染性能[101, 102]。

血液中的蛋白质、血小板等有机大分子大多呈电负性，因此，在膜表面引入负电荷可以增强膜材料与这些有机大分子之间的静电斥力，从而更好地抑制其在材料表面的附着堆积。Chen 等用阴离子表面活性剂预处理了一种含有阴离子表面活性剂的超滤膜，以减少膜表面的蛋白质吸附。他们认为，小分子阴离子表面活性剂通过改变蛋白质和膜表面之间的静电作用来减少蛋白质的吸附。当与非离子型表面活性剂一起使用，或将聚乙烯或聚环氧乙烷（PEO）段引入其主链结构中时，阴离子表面活性剂能更加显著地改善膜通量及其抗污功能[143]。Higuchi、Nakagawa 等用化学改性的方法将—$CH_2CH_2CH_2SO_3^-$ 修饰到聚砜中空纤维膜的内外表面。实验表明，改性后的聚砜膜具有良好的亲水性，且与未改性的中空纤维膜相比具有更好的抗蛋白质污染性能[144, 145]。赵长生课题组通过模拟肝素的磺酸基团和羧酸基团，利用对苯乙烯磺酸钠、丙烯酸等单体合成了一系列电负性的类肝素聚合物，并将其用于改善聚砜、聚醚砜等膜材料的改性。研究结果表明：类肝素聚合物的引入不仅能改善膜材料的血液相容性，而且能使材料总体呈现电负性，因此可通过静电斥力有效抑制血液中的蛋白质、血小板等有机大分子在膜表面的黏附堆积，提高其抗污染性能[81, 146-150]。

3. 表面粗糙度及表面膜孔径

迄今为止，材料的表面粗糙度对其抗污染性能的影响存在一定的争议性。但通常认为：当膜材料的表面粗糙度增加时，膜的比表面积增大，与蛋白质和血小板等有机大分子之间的相互作用增强。也就是说，污染物更倾向于在粗糙膜材料表面黏附堆积，从而造成膜污染[101, 102]。

此外，就膜材料而言，血液中的蛋白质、血小板等有机大分子不仅可能在膜表面黏附堆积，也可能会进入其内部孔道。因此，膜材料的孔径、尤其是表面皮层的孔径，也会在很大程度上影响其抗污染性能。

使用非对称膜有助于提高其抗污染能力。非对称膜由非常薄的表面皮层和一层多孔且相对较厚的芯层组成。其表面皮层可将大部分污染物阻隔在膜表面，抑制因污染物堵塞膜的内部孔道而造成的膜污染。目前，大部分商业化的血液净化用膜材料均采用这种非对称结构。

4. 仿生表面

此外，模拟细胞膜结构也是一种提高血液净化用膜材料抗污染性能的新方法。模拟生物细胞膜的功能被认为会减少对生物分子的附着力。众所周知，细胞膜主要由各种类型的磷脂、蛋白质和碳水化合物组成。血液中的蛋白质等不会不可逆地吸附在细胞表面，这表明其表面具有一定的抗污染能力。基于这一现象，越来越多的研究人员开始致力于具有仿生层的膜材料的研发制备上。研究表明：含磷脂、多肽骨架或糖环结构的物质对减少蛋白质吸附效果显著[101]。其他的仿生材料包括壳聚糖、右旋糖、明胶、肝素和胰岛素等[101]。

5. 新型生物活性抗污表面

上述对血液净化用膜材料的抗污改性，不管是提高膜材料的表面亲水性、引入电荷，还是降低膜材料的表面粗糙度，皆属于"被动防御"型的抗污染机制，即通过提高膜材料的抗污染性能来被动抵制血液中的蛋白质、血小板等有机大分子或物质在膜表面的黏附堆积。目前，越来越多的研究开始致力于以"被动防御"和"主动调节"相结合的策略来提高其抗污染性能，即通过亲水性聚合物与某些具有特定功能的生物活性分子的"强强联合"，将亲水性聚合物作为在表面固定生物活性分子的抗污型"扩链剂"，构筑具有生物活性的新型抗污表面，使膜材料不仅能够被动抵制污染物在其表面的黏附堆积，而且能在表面被污染后通过活性分子的"主动调节"，及时将污染物从材料表面清除[151]。

对血液净化用膜材料而言，其最主要的一个关注点是防止血栓的形成。因此，针对提高膜材料表面抗污染性能的"主动调节"机制，主要是在血栓形成初期，通过激活纤溶系统溶解初生纤维蛋白凝块。陈红等将具有抗污染性能的 PEG 与具有生物活性的赖氨酸相结合，开发了一种新型的生物活性抗污表面。她们首先将羟基封端的 PEG 接枝到聚氨酯膜表面，然后将赖氨酸接枝到 PEG 分子刷上。PEG 的引入有助于抑制非特异性蛋白在膜表面的吸附堆积，而赖氨酸可以选择性地结合血液中的血纤维蛋白溶酶原和组织纤溶酶原激活物（t-PA），从而在膜材料表面生成血纤维蛋白溶酶。由此构筑的活性表面能够激活纤溶系统、溶解膜材料表面的初生纤维蛋白凝块，从而起到一定的抗污染性能[151]。

此外，谢毅等还将具有杀菌功能化合物引入到血液净化用膜材料上，旨在提高其抗细菌污染能力，为将来佩戴式人工肾等家用式移动医疗设备的研发推广打下基础。通过贻贝仿生的方法，将多巴胺修饰后的聚磺基甜菜碱甲基丙烯酸酯涂覆到聚醚砜膜表面从而赋予聚醚砜膜以抗污染功能。随后又通过原位还原的方式将银离子还原成银纳米粒子，从而赋予聚醚砜膜以杀菌活性。由此得到的改性膜不仅能够有效地抵制蛋白质、血小板等在膜表面的黏附堆积，并且拥有良好的抗细菌污染性能和杀菌活性[117]。施振强等通过自由基共聚合成了两亲性聚(甲基丙烯酸甲酯-乙烯基吡咯烷酮-苯乙烯磺酸钠-丙烯酸钠)[P(MMA-VP-SSNa-SA)]类肝素共聚物，利用物理共混的方法将其与聚醚砜混合后纺制中空纤维膜，随后通过维生素 C（VC）原位还原银离子的方式将纳米银负载到中空纤维膜表面，如图 18-5 所示。实验结果表明：这种改性膜在具有良好的抗蛋白质吸附和血小板黏附性能的同时，还表现出良好的杀菌活性[146]。

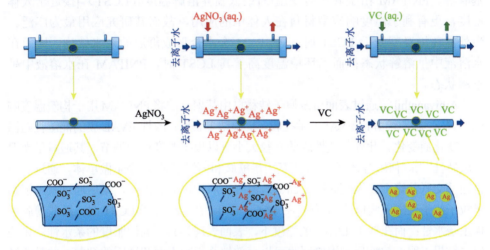

图 18-5　P(MMA-VP-SSNa-SA)类肝素聚合物改性聚醚砜中空纤维膜表面负载银纳米粒子示意图[146]

（图片引用经 Springer 授权）

18.2.3.3　血液净化用智能响应膜研究

膜材料的智能响应现象可以定义为：膜材料由于受到外界环境变化的影响，而产生显著且可逆的物理、化学性质变化的现象[152]。换言之，智能响应型膜材料能识别外界刺激，并根据刺激的程度改变自身理化性质。根据外界刺激源的不同，可以将智能响应膜材料分为温度响应型膜材料、pH 响应型膜材料、光响应型膜材料、离子强度响应型膜材料、化学物质响应型膜材料、电/磁场响应型膜材料以及机械响应型膜材料等。目前研究较多的主要是温度响应型、pH 响应型和光响应型膜材料。智能响应膜的构筑有利于实现蛋白质的可逆吸附、生物大分子的排斥以及界面浸润性的调控等各种特殊性能。近年来，智能响应膜材料已经开始应用于生物传感器、水处理和智能分离等领域的研究和开发中，而在血液净化领域，智能响应膜的研究目前仍处于实验研究阶段[153-155]。

1. 温度响应型

温度是生理、生化领域内非常重要的因素，是一种较易控制的外界条件。温度响应型膜材料是指能在外界环境温度变化时，显著改变其自身物理性质的膜材料。温度响应型膜材料的构筑离不开温敏型聚合物，典型的温敏型聚合物有聚 N-异丙基丙烯酰胺（PNIPAM）、聚乙基噁唑、聚己内酰胺以及聚甲基乙烯基醚等。PNIPAM 由于其相转变温度[最低临界溶解温度（LCST）]接近于人体温度，更有利于温度响应型材料在人体中的应用，故而其研究应用最为广泛。当外界环境温度低于 LCST 时，PNIPAM 会水合形成舒展的亲水结构，因而在水溶液中呈溶解状态；而当环境温度高于其 LCST 时，PNIPAM 在水溶液中呈不溶状态。

Athiyanathil 等通过表面引发原子转移自由基聚合法将 PNIPAM 用于构筑温度响应型聚(乙烯-乙烯醇)（EVAL）微孔膜。实验结果表明：改性 EVAL 膜的润湿性随温度的变化而变化。此外，改性膜的孔径大小可以根据温度进行调节，其通量呈现温度敏感性[156]。何敏等选择 N-异丙基丙烯酰胺和丙烯酸钠 AANa 做单体，通过表面自由基交联共聚在聚醚砜膜表面构筑温度响应性水凝胶涂层，最后通过载入银纳米粒子赋予聚醚砜膜以杀菌活性[图 18-6（a）]。在温度高于 LCST 时，凝胶薄膜展现出疏水性；而在低于 LCST 的温度下，表面表现为具有高溶胀度的亲水性。相关研究结果表明：改性后的聚醚砜膜可以有效地杀灭膜表面和周围的细菌，并且通过改变温度调控膜表面的亲水性和 PNIPAM 的溶胀度，从而将附着在膜表面的死菌清除[图 18-6（b）]。同时，改性后的聚醚砜膜还显示良好的温度响应细胞脱除功能[136]。

2. pH 响应型

pH 响应型膜材料是指能在外界环境 pH 发生改变时产生物理性质的显著改变的膜材料。

程冲等将两亲性聚(苯乙烯-丙烯酸-乙烯基吡咯烷酮)[P(St-AA-NVP)]共聚物通过物理共混的方法对聚醚砜中空纤维膜进行改性。实验结果表明：改性后的聚醚砜膜具有 pH 敏感性，其水通量会随溶液 pH 值的升高而显著降低[157]。他们还用羧基聚醚砜对聚醚砜膜进行共混改性，从而赋予聚醚砜膜以 pH 敏感性。结果表明：改性膜的通量会随溶液的 pH 值变化而发生相应改变[158]。

3. 光响应型

与其他刺激源相比，光是一种清洁能源，不用加入新的物质，不会造成污染，且易于实现远程操控；同时，可以根据不同需求对刺激光的波长、时间、强度等参数进行相应调节，易于实现精确控制，具有更好的可操作性。

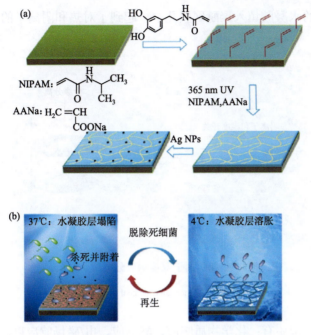

图 18-6　聚醚砜表面构筑温敏型杀菌-除菌功能膜示意图[136]

（a）聚醚砜表面构筑温度响应性水凝胶涂层示意图；（b）温敏型聚醚砜膜表面杀菌-除菌功能转换示意图

（图片引用经 American Chemical Society 授权）

　　谢毅等通过炔基-叠氮的点击反应将具有光响应特性的阳离子聚合物分子刷（邻硝基苯季铵盐化聚甲基丙烯酸二甲氨基乙酯，PDMAEMA-NBE）接枝到聚醚砜膜表面。相关实验结果表明：改性后的聚醚砜膜不仅具有良好的抗蛋白质污染能力，而且具有一定的紫外光敏感性。在紫外光照射下，接枝在的聚醚砜膜表面的 PDMAEMA-NBE 聚合物能够从阳离子状态转变为两性离子状态。处于阳离子状态时，该表面表现出良好的杀菌活性，能有效地杀死黏附在材料表面的细菌；而在紫外光照射下，PDMAEMA-NBE 被转换成两性离子状态，能够很好地实现对死菌的清除[159]。范心等还利用磺化海藻酸钠包覆的纳米银/氧化石墨烯（Ag@G-SAS）与季铵盐化壳聚糖包覆的氧化石墨烯（G-QCS）层层自组装，在聚醚砜膜表面构筑自杀菌涂层。实验结果表明：改性后的聚醚砜膜兼具良好的血液相容性以及抗菌活性。此外，石墨烯赋予了改性膜以近红外光响应功能，能在近红外光照射下产生局部过高热而杀死材料表面的细菌[160]。

4. 其他响应类型

　　魏然等[161]通过原位交联共聚的方法将异丙基丙烯酰胺和一种离子液体单体

的共聚物形成的水凝胶填入聚醚砜膜孔中，起到了对热和阴离子的双重响应，如图 18-7 所示。

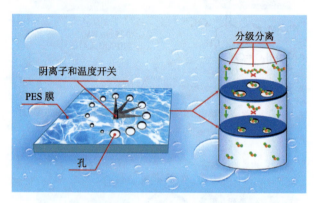

图 18-7　热和阴离子双重响应分离膜示意图[161]

（图片引用经 American Chemical Society 授权）

其他响应类型还有：化学物质响应、酶响应、电/磁场响应以及机械响应等，但这些响应方式在血液净化用膜材料领域的研究目前来说相对较少。

18.2.3.4　小结

对于血液净化用膜材料而言，除了要保证其血液相容性外，其抗污染性能也是一个比较重要的考虑方面。良好的抗污染性能让膜材料在用于血液净化的过程中更好地应对复杂的血液环境，更好地抑制蛋白质、血小板等在膜表面的富集堆积，从而保证其通量稳定性和使用效率。

智能响应膜的研发，在血液净化用膜领域的工作重心主要在智能响应抗污-杀菌膜的研究中，是出于将来对血液净化用膜的回收和再利用，以及佩戴式人工肾等家用式移动医疗设备的研发的考虑，目前尚处于实验研究阶段，其真正在血液净化领域的应用仍需广大研究者共同努力。

18.3　血液净化用膜发展的趋势

作为一种重要的血液净化方式，膜材料广泛应用于血液透析、血液滤过、血浆分离（置换）、膜式人工肺等众多领域。对于急、慢性肾衰竭、肝衰竭、内源性或外源性中毒、系统性红斑狼疮等各种与血液成分相关的疾病，血液净化膜相关装置都能起到良好的治疗效果。

在血液净化膜及其制品的研究开发领域，当前及今后主要的发展方向，包括高性能和多功能膜的研究，血液相容性的持续改善研究，新型膜材料探索和膜的改性研究，膜的成型加工技术的持续研究，以及杂化型人工器官方面的研究等。

1. 高性能和多功能膜的研究

现有的血液净化用膜材料，都是通过不同大小的膜孔，利用物理筛分手段进行物质分离，对于尺寸差异较大的物质具有很好的分离效果。例如，血浆分离膜可以有效分离血液中的细胞（红细胞、白细胞和血小板）与血浆中的非细胞物质；血液透析膜可以将尿酸、尿素、肌酐等小分子与蛋白质等大分子分开。但对于血液中某些与其他物质体积尺度差异不大的病原性物质，譬如胆红素和内毒素等物质，使用单纯的膜分离就很难达到满意的清除效果，往往需要借助吸附等手段[162, 163]。

由于膜材料的比表面积大，有研究者曾探索了在膜表面进行改性，以实现某些特异性吸附。然而，如果通过膜表面对病原性物质进行吸附，到一定程度时，由于被吸附物质的富集和堆积，会对膜孔造成影响，从而影响到膜的选择透过性，而这是血液净化膜最基本的功能。另外，将吸附功能直接赋予血液透析膜，也给生产带来一定的难度，会加大血液透析器的成本；因此，这方面的研究有不少争议。在当前的临床应用中，常见的方案是把血液净化用膜与吸附材料串联使用，以达到最佳的治疗效果，例如在抢救急性药物中毒的时候，临床上经常将血液透析与血液吸附灌流同时使用。但这样操作复杂，环节众多，会加大患者的风险。即便如此，仍有研究者试图探索一条折中之路，将吸附和膜分离进行集成优化，以同时实现最优的吸附和分离效果[162, 163]。

随着科技水平的发展，很多需要长期治疗的慢性疾病（例如慢性肾衰竭需要进行长期和定期透析）有望实现居家治疗（或社区治疗），对血液净化设备提出了小型化、便携式的要求，因此对膜材料的综合性能和使用效率也提出了更高要求。此外，在今后的研究中，集抗凝血、抗污染、抗菌等功能一体的全功能化、高性能和高效分离、易集成化的血液净化用膜将成为研究的热点。

2. 血液相容性的持续改善研究

在血液净化用膜材料及制品的使用过程中，关注的核心问题，始终是膜的血液相容性，尤其是膜的抗凝血性能。现有的商用血液净化膜制品，无论是血液透析器、血浆分离器还是膜式人工肺，为了避免血栓形成，在使用过程中，都需要外加抗凝剂（主要是肝素钠或柠檬酸钠）进行抗凝。在长达数小时的治疗过程中持续注入抗凝剂，虽然能有效抑制血栓形成，保证血液净化的效果，但对患者带来的系统性出血风险等安全隐患不容忽视。因此，探索通过各种途径在血液净化过程中减少抗凝剂的使用，是今后研究的一个重要方向。

除了前文提到的提高膜表面的亲水性、改善膜表面的电荷分布、引入模拟肝素等抗凝剂结构的基团或链段等方法外，研究人员还在不断探索新的抗凝血手段，以期有效抑制相关凝血因子的激活，达到减少甚至避免使用外用抗凝剂的目的，提高血液净化治疗的安全性和患者的顺应性[164]。

近年来，随着人们对生物材料和免疫系统相互作用关系的深入研究，减少血液净化用膜对人体免疫系统的不良影响，也成为膜材料研发过程中的一个重要方面。目前，这方面研究主要集中在血液净化用膜材料与补体激活之间的关系上；而对于膜材料与免疫系统的其他领域，如与免疫细胞和相关器官的相互作用，则涉足较少，而这些方面的研究，也是今后血液净化用膜领域的热点。

3. 对血液净化用膜新材料的探索研究

如前所述，现有的血液净化用膜材料几乎都是高分子材料，包括纤维素基的改性材料和人工合成的高分子材料。前者以醋酸纤维素为主，后者包括人工肾领域常用的 PSf、PES、PP 材料和膜式人工肺领域常用的聚 4-甲基-1-戊烯（PMP）等。高分子材料种类繁多，在这些常用的材料之外，不断探索新的适用于血液净化领域的各种膜用高分子材料，也是今后的一个重要方向。以人工肺为例，最早的膜肺材料是固体硅橡胶膜，随后开发的第二代是微孔聚丙烯中空纤维膜，而当前的第三代材料则是 PMP 中空纤维膜[165-167]。随着高分子材料合成技术的完善，以及相关临床数据的丰富，有理由相信，越来越多的新型的高分子材料乃至复合材料将会进入研究人员的视线。

4. 对现有血液净化用膜材料的改性方法研究

与探索新的材料相比，对现有材料进行改性是短期内性价比更优的手段。作为选择性滤过的介质，直接接触血液的膜的表面性能至关重要。迄今为止，膜表面改性仍是血液净化用膜的重要研究手段。无论是采用直接表面接枝，还是原位聚合共混、直接共混等方式进行改性，除了技术上的可靠性外，还需要考虑到生产过程中的简单方便、易于产业化和成本等。从这个角度出发，基于共混的各种改性方法更容易在实际运用中被采纳[2]。

5. 新型成膜技术的研究

由于比表面积大、易于操作等优点，目前的血液净化用膜多为中空纤维形式。中空纤维膜的形态结构对于其最终的性能有很大的影响[1]。无论是采用熔融法还是溶液法制备，成膜高分子材料的纯度、分子量及其分布，成膜液的组成，成膜的工艺技术，对于血液净化用膜的形态结构和最终的功能都有较大的影响。成膜技术是膜制备的基础，这方面的基础研究已进行多年，但仍有很多的空白需要填补。

6. 血液净化用膜在杂化型人工器官方面的研究

杂化型人工器官，指的是包含生物材料和活细胞或组织的人工器官。杂化人工器官方面应用，是血液净化用膜发展的一个重要方向。以人工肝为例，从早期的非生物型人工肝（如血液灌流）到生物型人工肝，乃至当前主流的杂化型生物人工肝，对膜材料的要求越来越高[168]。除了传统意义上的屏障和选择性滤过功能之外，由于直接与细胞接触，对材料的组织相容性、血液相容性、抗污染能力等综合性能也提出了更高要求。

从人工肾的角度看，杂化型人工肾的研究也是今后的一个重要方向。传统的血液透析虽然能够有效延长人类的寿命，但一周数次的透析过程对患者的生活品质造成了较大影响。如何模拟肾小球的结构，研究包含肾组织细胞在内的杂化型植入式人工肾用膜材料，以及仿生肾小球过滤膜材料等，实现植入体内的人工肾，以避免肾衰竭患者长期透析的不便和肾移植后续的不良反应，这对相关的膜材料的研究提出了新挑战。

随着社会的发展和人类生活水平的提高，包括我国在内的大多数国家人均寿命都有显著提高，与此同时诸如肝肾衰竭等血液相关的疾病发病率也日渐增加。在治疗各类相关疾病的过程中，血液净化用膜材料及其制品扮演了日益重要的角色。我们相信，随着材料科学和生命科学等相关领域研究的发展，血液净化用膜材料及各种制品的性能和功能会日益完善，为人类做出更大的贡献。

参 考 文 献

[1]　Mulder M M J. Basic Principles of Membrane Technology. 2nd edition. Netherlands: Springer Science & Business Media, 1996: 72.

[2]　Zhao C S, Xue J M, Ran F, Sun S D. Modification of polyethersulfone membranes: A review of methods. Progress in Materials Science, 2013, 58(1): 76-150.

[3]　Zhao C S, Nie S Q, Tang M, Sun S D. Polymeric pH-sensitive membranes: A review. Progress in Polymer Science, 2011, 36(11): 1499-1520.

[4]　赵长生, 孙树东. 生物医用高分子材料. 2 版. 北京: 化学工业出版社, 2016.

[5]　Depner T, Beck G, Daugirdas J, Kusek J, Eknoyan G. Lessons from the Hemodialysis (HEMO) study: An improved measure of the actual hemodialysis dose. American Journal of Kidney Diseases, 1999, 33 (1): 142-149.

[6]　Paskalev D N. Georg Haas (1886—1971): The forgotten hemodialysis pioneer. Dialysis and Transplantation, 2001, 30(12): 828-832.

[7]　陈芝, 王汉斌, 邱泽武, 黄绍清. 血液净化在中毒救治中的临床应用. 中华急诊医学杂志, 2003, 12 (12): 863-864.

[8]　肖月, 隋宾艳, 赵琨. 我国终末期肾病现状及透析技术的应用、费用及支付情况分析. 中国卫生政策研究, 2011, 4(5): 29-33.

[9]　Fissell W, Humes H, Fleischman A, Roy S. Dialysis and nanotechnology: Now, 10 years, or never? Blood Purification, 2007, 25 (1): 12-17.

[10]　Wang P, Wang X, Yu S, Zou Y, Wang J, Chen Z, Alharbi N S, Alsaedi A, Hayat T, Chen Y. Silica coated Fe_3O_4 magnetic nanospheres for high removal of organic pollutants from wastewater. Chemical Engineering Journal, 2016, 306: 280-288.

[11]　赵长生, 赵伟锋, 张翔, 贾凌云, 苏白海, 周建辉. 新型血液净化材料及佩戴式人工肾的研究构想和预期成果展望. 工程科学与技术, 2018: (1): 1-8.

[12]　Zhang J, Zhao X, Liang L, Li J, Demirci U, Wang S. A decade of progress in liver regenerative medicine. Biomaterials, 2018, 157: 161-176.

[13]　段亚峰, 郝凤鸣, 范立红, 孙润军. 中空纤维人工肺氧交换膜织物的研制. 西安工程大学学报, 1998, (2): 154-158.

[14]　Salimi E, Ghaee A, Ismail A F, Othman M H D, Sean G P. Current approaches in improving hemocompatibility of polymeric membranes for biomedical application. Macromolecular Materials and Engineering, 2016, 301(7): 771-800.

[15]　Fu X Y, Maruyama T, Sotani T, Matsuyama H. Effect of surface morphology on membrane fouling by humic acid with the use of cellulose acetate butyrate hollow fiber membranes. Journal of Membrane Science, 2008, 320(1-2): 483-491.

[16]　Zhao C S, Liu X D, Nomizu M, Nishi N. DNA-loaded PSf microspheres used in environmental application. Separation Science and Technology, 2004, 39(13): 3043-3055.

[17]　Lohokare H R, Muthu M R, Agarwal G P, Kharul U K. Effective arsenic removal using polyacrylonitrile-based ultrafiltration (UF) membrane. Journal of Membrane Science, 2008, 320(1-2): 159-166.

[18]　Tan X Y, Tan S P, Teo W K, Li K. Polyvinylidene fluoride (PVDF) hollow fibre membranes for ammonia removal from water. Journal of Membrane Science, 2006, 271(1-2): 59-68.

[19]　Irfan M, Idris A. Overview of PES biocompatible/hemodialysis membranes: PES-blood interactions and modification techniques. Materials Science & Engineering C, 2015, 56: 574-592.

[20]　Su B H, Fu P, Li Q, Tao Y, Li Z, Zao H S, Zhao C S. Evaluation of polyethersulfone highflux hemodialysis membrane *in vitro* and *in vivo*. Journal of Materials Science: Materials in Medicine, 2008, 19(2): 745-751.

[21]　Rahimpour A, Madaeni S S, Jahanshahi M, Mansourpanah Y, Mortazavian N. Development of high performance nano-porous polyethersulfone ultrafiltration membranes with hydrophilic surface and superior antifouling properties. Applied Surface Science, 2009, 255(22): 9166-9173.

[22]　Rahimpour A, Madaeni S S, Mehdipour-Ataei S. Synthesis of a novel poly(amide-imide) (PAI) and preparation of characterization of PAI blended polyethersulfone (PES) membranes. Journal of Membrane Science, 2008, 311(1-2): 349-359.

[23]　Wang Y Q, Wang T, Su Y L, Peng F B, Wu H, Jiang Z Y. Protein-adsorption-resistance and permeation property of polyethersulfone and soybean phosphatidylcholine blend ultrafiltration membranes. Journal of Membrane Science, 2006, 270(1-2): 108-114.

[24]　Ran F, Nie S, Lu Y, Cheng C, Wang D, Sun S, Zhao C. Comparison of surface segregation and anticoagulant property in block copolymer blended evaporation and phase inversion membranes. Surface & Interface Analysis,

2012, 44(7): 819-824.

[25] Wang Y Q, Su Y L, Ma X L, Sun Q, Jiang Z Y. Pluronic polymers and polyethersulfone blend membranes with improved fouling-resistant ability and ultrafiltration performance. Journal of Membrane Science, 2006, 283(1-2): 440-447.

[26] Tang M, Xue J M, Yan K L, Xiang T, Sun S D, Zhao C S. Heparin-like surface modification of polyethersulfone membrane and its biocompatibility. Journal of Colloid & Interface Science, 2012, 386: 428-440.

[27] Xia Y, Cheng C, Wang R, He C, Ma L, Zhao C S. Construction of microgels embedded robust ultrafiltration membranes for highly effective bioadhesion resistance. Colloids & Surfaces B: Biointerfaces, 2016, 139: 199-210.

[28] Xiang T, Wang L R, Ma L, Han Z Y, Wang R, Cheng C, Xia Y, Qin H, Zhao C S. From commodity polymers to functional polymers. Scientific Reports, 2013, 4(14): 4604.

[29] Qin H, Sun C C, He C, Wang D S, Cheng C, Nie S Q, Sun S D, Zhao C S. High efficient protocol for the modification of polyethersulfone membranes with anticoagulant and antifouling properties via in situ cross-linked copolymerization. Journal of Membrane Science, 2014, 468: 172-183.

[30] Xiang T, Luo C D, Wang R, Han Z Y, Sun S D, Zhao C S. Ionic-strength-sensitive polyethersulfone membrane with improved anti-fouling property modified by zwitterionic polymer via in situ cross-linked polymerization. Journal of Membrane Science, 2015, 476: 234-242.

[31] Jin F M, Lv W, Zhang C, Li Z J, Su R X, Qi W, Yang Q H, He Z M. High-performance ultrafiltration membranes based on polyethersulfone-graphene oxide composites. RSC Advances, 2013, 3(44): 21394-21397.

[32] 马苗, 俞三传. 磺化聚砜类膜材料的制备及其在水处理中的应用. 水处理技术, 2011, 37(4): 14-18.

[33] 董晓静, 胡小玲, 管萍, 岳红, 张新丽. 磺化聚砜改性超滤膜的制备及性能. 化学研究与应用, 2003, 15(6): 808-810.

[34] Guiver M D, Croteau S, Hazlett J D, Kutowy O. Synthesis and characterization of carboxylated polysulfones. Polymer International, 2010, 23(1-2): 29-39.

[35] Wang D S, Zou W, Li L L, Wei Q, Sun S D, Zhao C S. Preparation and characterization of functional carboxylic polyethersulfone membrane. Journal of Membrane Science, 2011, 374(1-2): 93-101.

[36] Zhao B, Brittain W J. Polymer brushes: Surface-immobilized macromolecules. Progress in Polymer Science, 2000, 25 (5), 677-710.

[37] Kaeselev B, Pieracci J, Belfort G. Photoinduced grafting of ultrafiltration membranes: Comparison of poly(ether sulfone) and poly(sulfone). Journal of Membrane Science, 2001, 194(2): 245-261.

[38] Norrman K, Kingshott P, Kaeselev B, Ghanbari-Siahkali A. Photodegradation of poly(ether sulphone) Part 1. A time-of-flight secondary ion mass spectrometry study. Surface and Interface Analysis, 2010, 36(12): 1533-1541.

[39] Yamagishi H, Crivello J V, Belfort G. Development of a novel photochemical technique for modifying poly(arylsulfone) ultrafiltration membranes. Journal of Membrane Science, 1995, 105(3): 237-247.

[40] Kim K S, Lee K H, Cho K, Park C E. Surface modification of polysulfone ultrafiltration membrane by oxygen plasma treatment. Journal of Membrane Science, 2002, 199(1): 135-145.

[41] Wavhal D S, Fisher E R. Modification of polysulfone ultrafiltration membranes by CO_2 plasma treatment. Desalination, 2005, 172(2): 189-205.

[42] Wavhal D S, Fisher E R. Hydrophilic modification of polyethersulfone membranes by low temperature plasma-induced graft polymerization. Journal of Membrane Science, 2002, 209(1): 255-269.

[43] Wang M, Yuan J, Huang X, Cai X, Li L, Shen J. Grafting of carboxybetaine brush onto cellulose membranes via

surface-initiated ARGET-ATRP for improving blood compatibility. Colloids & Surfaces B: Biointerfaces, 2013, 103(1): 52-58.

[44] Yue W W, Li H J, Xiang T, Qin H, Sun S D, Zhao C S. Grafting of zwitterion from polysulfone membrane via surface-initiated ATRP with enhanced antifouling property and biocompatibility. Journal of Membrane Science, 2013, 446: 79-91.

[45] Xiang T, Yue W W, Wang R, Liang S, Sun S D, Zhao C S. Surface hydrophilic modification of polyethersulfone membranes by surface-initiated ATRP with enhanced blood compatibility. Colloids & Surfaces B: Biointerfaces, 2013, 110: 15-21.

[46] Chen P C, Wan L S, Xu Z K. Bio-inspired CaCO₃ coating for superhydrophilic hybrid membranes with high water permeability. Journal of Materials Chemistry, 2012, 22(42): 22727-22733.

[47] Park J Y, Acar M H, Akthakul A, Kuhlman W, Mayes A M. Polysulfone-graft-poly(ethylene glycol) graft copolymers for surface modification of polysulfone membranes. Biomaterials, 2006, 27(6): 856-865.

[48] Meng J Q, Yuan T, Kurth C J, Shi Q, Zhang Y F. Synthesis of antifouling nanoporous membranes having tunable nanopores via click chemistry. Journal of Membrane Science, 2012, 401: 109-117.

[49] Venault A, Chang Y, Yang H S, Lin P Y, Shih Y J, Higuchi A. Surface self-assembled zwitterionization of poly(vinylidene fluoride) microfiltration membranes via hydrophobic-driven coating for improved blood compatibility. Journal of Membrane Science, 2014, 454(4): 253-263.

[50] Higuchi A, Sugiyama K, Yoon B O, Sakurai M, Hara M, Sumita M, Sugawara S I, Shirai T. Serum protein adsorption and platelet adhesion on Pluronic™-adsorbed polysulfone membranes. Biomaterials, 2003, 24(19): 3235-3245.

[51] Wang L R, Su B H, Cheng C, Ma L, Li S S, Nie S Q, Zhao C S. Layer by layer assembly of sulfonic poly(ether sulfone) as heparin-mimicking coatings: Scalable fabrication of super-hemocompatible and antibacterial membranes. Journal of Materials Chemistry B, 2015, 3 (7), 1391-1404.

[52] Lee H, Dellatore S M, Miller W M, Messersmith P B. Mussel-inspired surface chemistry for multifunctional coatings. Science, 2007, 318 (5849): 426-430.

[53] Cheng C, Li S, Zhao W F, Wei Q, Nie S Q, Sun S D, Zhao C S. The hydrodynamic permeability and surface property of polyethersulfone ultrafiltration membranes with mussel-inspired polydopamine coatings. Journal of Membrane Science, 2012, 417: 228-236.

[54] Yang H C, Liao K J, Huang H, Wu Q Y, Wan L S, Xu Z K. Mussel-inspired modification of a polymer membrane for ultra-high water permeability and oil-in-water emulsion separation. Journal of Materials Chemistry A, 2014, 2(26): 10225-10230.

[55] Liu X, Deng J, Ma L, Cheng C, Nie C, He C, Zhao C. Catechol chemistry inspired approach to construct self-cross-linked polymer nanolayers as versatile biointerfaces. Langmuir, 2014, 30(49): 14905-14915.

[56] Ralph B. Heparin: Structure, Function, and Clinical Implications. New York: Springer Science & Business Media, 2013: 52.

[57] Liu X, Yuan L, Li D, Tang Z, Wang Y, Chen G, Chen H, Brash J L. Blood compatible materials: State of the art. Journal of Materials Chemistry B, 2014, 2(35): 5718-5738.

[58] Cheng C, Sun S, Zhao C. Progress in heparin and heparin-like/mimicking polymer-functionalized biomedical membranes. Journal of Materials Chemistry B, 2014, 2(44): 7649-7672.

[59] Falb R D, Leininger R I, Grode G, Crowley J. Surface-bonded heparin. Oxygen Transport to Tissue XXXIII, 1975,

52: 365-374.

[60] Mori Y, Nagaoka S, Kikuchi T, Tanzawa H. The influence of heparinized polymers on the retention of platelets aggregability during storage. Journal of Biomedical Materials Research, 1982, 16(3): 209-218.

[61] Toomasian J M, Zwischenberger J B, Oram A D, Desmet G M, Bartlett R H. The use of bound heparin in prolonged extracorporeal membrane oxygenation. Transactions: American Society for Artificial Internal Organs, 1984, 30(30): 133-136.

[62] Hinrichs W L, ten Hoopen H W, Engbers G H, Feijen J. *In vitro* evaluation of heparinized cuprophan hemodialysis membranes. Journal of Biomedical Materials Research, 1997, 35(4): 443-450.

[63] Hou C, Yuan Q, Huo D, Zheng S, Zhan D. Investigation on clotting and hemolysis characteristics of heparin-immobilized polyether sulfones biomembrane. Journal of Biomedical Materials Research Part A, 2008, 85A(3): 847-852.

[64] Li J, Huang X J, Ji J, Lan P, Vienken J, Groth T, Xu Z K. Covalent heparin modification of a polysulfone flat sheet membrane for selective removal of low-density lipoproteins: A simple and versatile method. Macromolecular Bioscience, 2011, 11 (9): 1218-1226.

[65] Huang X J, Guduru D, Xu Z K, Vienken J, Groth T. Blood compatibility and permeability of heparin-modified polysulfone as potential membrane for simultaneous hemodialysis and LDL removal. Macromolecular Bioscience, 2011, 11(1): 131-140.

[66] Wang L, Cai Y, Jing Y, Zhu B, Zhu L, Xu Y. Route to hemocompatible polyethersulfone membranes via surface aminolysis and heparinization. Journal of Colloid & Interface Science, 2014, 422(10): 38-44.

[67] Lin D J, Lin D T, Young T H, Huang F M, Chen C C, Cheng L P. Immobilization of heparin on PVDF membranes with microporous structures. Journal of Membrane Science, 2004, 245(1-2): 137-146.

[68] Zhao H, Wang J, Cao Z, Lei J. Anticlotting membrane based on polypropylene grafted by biocompatible monomers under UV irradiation. Journal of Applied Polymer Science, 2012, 124(S1): E161-E168.

[69] Lin W C, Tseng C H, Yang M C. *In-vitro* hemocompatibility evaluation of a thermoplastic polyurethane membrane with surface-immobilized water-soluble chitosan and heparin. Macromolecular Bioscience, 2005, 5(10): 1013-1021.

[70] Jiang J H, Zhu L P, Li X L, Xu Y Y, Zhu B K. Surface modification of PE porous membranes based on the strong adhesion of polydopamine and covalent immobilization of heparin. Journal of Membrane Science, 2010, 364(1-2): 194-202.

[71] Zhu L P, Yu J Z, Xu Y Y, Xi Z Y, Zhu B K. Surface modification of PVDF porous membranes via poly(DOPA) coating and heparin immobilization. Colloids & Surfaces B: Biointerfaces, 2009, 69(1): 152-155.

[72] Wei Q, Zhang F, Li J, Li B, Zhao C. Oxidant-induced dopamine polymerization for multifunctional coatings. Polymer Chemistry, 2010, 1(9): 1430-1433.

[73] Xie B W, Zhang R R, Zhang H, Xu A X, Deng Y, Lv Y L, Deng F, Wei S C. Decoration of heparin and bovine serum albumin on polysulfone membrane assisted via polydopamine strategy for hemodialysis. Journal of Biomaterials Science, Polymer Edition, 2016, 27(9): 880-897.

[74] Li J, Liu F, Qin Y, He J, Xiong Z, Deng G, Li Q. A novel natural hirudin facilitated anti-clotting polylactide membrane via hydrogen bonding interaction. Journal of Membrane Science, 2017, 523: 505-514.

[75] Stone S R, Betz A, Parry M A, Jackman M P, Hofsteenge J. Molecular basis for the inhibition of thrombin by hirudin. Biochemistry, 1986, 25(16): 4622-4628.

[76] Larm O, Larsson R, Olsson P. A new non-thrombogenic surface prepared by selective covalent binding of heparin via a modified reducing terminal residue. Biomaterials, Medical Devices, and Artificial Organs, 1983, 11(2-3): 161-173.

[77] Listed N. Blood in contact with natural and artificial surfaces. Annals of the New York Academy of Sciences, 1987, 516: 1-688.

[78] Elgue G, Blombäck M, Olsson P, Riesenfeld J. On the mechanism of coagulation inhibition on surfaces with end point immobilized heparin. Journal of Thrombosis and Haemostasis, 1993, 70(2): 289-293.

[79] Riesenfeld J, Olsson P, Sanchez J, Mollnes T E. Surface modification with functionally active heparin. Medical Device Technology, 1995, 6(2): 24-31.

[80] Ran F, Nie S, Li J, Su B, Sun S, Zhao C. Heparin-Like Macromolecules for the modification of anticoagulant biomaterials. Macromolecular Bioscience, 2012, 12(1): 116-125.

[81] Li S S, Xie Y, Xiang T, Ma L, He C, Sun S D, Zhao C S. Heparin-mimicking polyethersulfone membranes-hemocompatibility, cytocompatibility, antifouling and antibacterial properties. Journal of Membrane Science, 2016, 498: 135-146.

[82] Ji H F, Xiong L, Shi Z Q, He M, Zhao W F, Zhao C S. Engineering of hemocompatible and antifouling polyethersulfone membranes by blending with heparin-mimicking microgels. Biomaterials Science, 2017, 5(6): 1112-1121.

[83] 孙树东, 赵长生. 血液接触高分子膜材料的"类肝素"改性. 高分子材料科学与工程, 2014, 30 (2): 210-214.

[84] Nie S, Tang M, Cheng C, Yin Z, Wang L, Sun S, Zhao C. Biologically inspired membrane design with a heparin-like interface: Prolonged blood coagulation, inhibited complement activation, and bio-artificial liver related cell proliferation. Biomaterials Science, 2013, 2(1): 98-109.

[85] Wang L R, Qin H, Nie S Q, Sun S D, Ran F, Zhao C S. Direct synthesis of heparin-like poly(ether sulfone) polymer and its blood compatibility. Acta Biomaterialia, 2013, 9(11): 8851-8863.

[86] Ma L, Su B, Cheng C, Yin Z, Qin H, Zhao J, Sun S, Zhao C. Toward highly blood compatible hemodialysis membranes via blending with heparin-mimicking polyurethane: Study *in vitro* and *in vivo*. Journal of Membrane Science, 2014, 470(6): 90-101.

[87] Wang C, Wang R, Xu Y, Zhang M, Yang F, Sun S, Zhao C. A facile way to prepare anti-fouling and blood-compatible polyethersulfone membrane via blending with heparin-mimicking polyurethanes. Materials Science & Engineering C, 2017, 78: 1035-1045.

[88] Pereira M S, Mulloy B, Mourão P A S. Structure and anticoagulant activity of sulfated fucans comparison between the regular, repetitive, and linear fucans from echinoderms with the more heterogeneous and branched polymers from brown algae. Journal of Biological Chemistry, 1999, 274(12): 7656-7667.

[89] Yang J, Cai J, Wu K, Li D, Hu Y, Li G, Du Y. Preparation, characterization and anticoagulant activity *in vitro* of heparin-like 6-carboxylchitin derivative. International Journal of Biological Macromolecules, 2012, 50(4): 1158.

[90] Xue J, Zhao W, Nie S, Sun S, Zhao C. Blood compatibility of polyethersulfone membrane by blending a sulfated derivative of chitosan. Carbohydrate Polymers, 2013, 95(1): 64-71.

[91] Ma L, Cheng C, Nie C, He C, Deng J, Wang L R, Xia Y, Zhao C S. Anticoagulant sodium alginate sulfates and their mussel-inspired heparin-mimetic coatings. Journal of Materials Chemistry B, 2016, 4(19): 3203-3215.

[92] Wang R, Xie Y, Xiang T, Sun S, Zhao C. Direct catechol conjugation of mussel-inspired biomacromolecule coatings to polymeric membranes with antifouling properties, anticoagulant activity and cytocompatibility. Journal

of Materials Chemistry B, 2017, 5(16): 3035-3046.

[93] Deng J, Liu X, Ma L, Cheng C, Shi W, Nie C, Zhao C. Heparin-mimicking multilayer coating on polymeric membrane via LbL assembly of cyclodextrin-based supramolecules. ACS Applied Materials & Interfaces, 2014, 6(23): 21603-21614.

[94] Song X, Wang K, Tang C Q, Yang W W, Zhao W, Zhao C. Design of carrageenan-based heparin-mimetic gel beads as self-anticoagulant hemoperfusion adsorbents. Biomacromolecules, 2018, 19(6): 1966-1978.

[95] He M, Cui X, Jiang H, Huang X, Zhao W, Zhao C. Super-anticoagulant heparin-mimicking hydrogel thin film attached substrate surfaces to improve hemocompatibility. Macromolecular Bioscience, 2017, 17(2): 1600281.

[96] Ma L, Cheng C, He C, Nie C, Deng J, Sun S, Zhao C. Substrate-independent robust and heparin-mimetic hydrogel thin film coating via combined LbL self-assembly and mussel-inspired post-cross-linking. ACS Applied Materials & Interfaces, 2015, 7(47): 26050-26062.

[97] He C, Cheng C, Ji H F, Shi Z Q, Ma L, Zhou M, Zhao C S. Robust, highly elastic and bioactive heparin-mimetic hydrogels. Polymer Chemistry, 2015, 6(45): 7893-7901.

[98] He C, Shi Z Q, Ma L, Cheng C, Nie C, Zhou M, Zhao C S. Graphene oxide based heparin-mimicking and hemocompatible polymeric hydrogels for versatile biomedical applications. Journal of Materials Chemistry B, 2014, 3(4): 592-602.

[99] Zailani M Z, Ismail A F, Sh S A K, Dzarfan Othman M H, Goh P S, Hasbullah H, Abdullah M S, Ng B C, Kamal F. Hemocompatiblilty evaluation of poly(1, 8-octanediol citrate) blend polyethersulfone membranes. Journal of Biomedical Materials Research Part A, 2016, 105(5): 1510-1520.

[100] Li L, Cheng C, Xiang T, Tang M, Zhao W, Sun S, Zhao C. Modification of polyethersulfone hemodialysis membrane by blending citric acid grafted polyurethane and its anticoagulant activity. Journal of Membrane Science, 2012, 405-406(s 405-406): 261-274.

[101] Rana D, Matsuura T. Surface modifications for antifouling membranes. Chemical Reviews, 2010, 110(4): 2448-2471.

[102] Kochkodan V, Hilal N. A comprehensive review on surface modified polymer membranes for biofouling mitigation. Desalination, 2015, 356: 187-207.

[103] Zhao W, Su Y, Li C, Shi Q, Ning X, Jiang Z. Fabrication of antifouling polyethersulfone ultrafiltration membranes using Pluronic F127 as both surface modifier and pore-forming agent. Journal of Membrane Science, 2008, 318(1-2): 405-412.

[104] Na L, Zhongzhou L, Shuguang X. Dynamically formed poly(vinyl alcohol) ultrafiltration membranes with good anti-fouling characteristics. Journal of Membrane Science, 2000, 169(1): 17-28.

[105] Krishnan S, Weinman C J, Ober C K. Advances in polymers for anti-biofouling surfaces. Journal of Materials Chemistry, 2008, 18(29): 3405-3413.

[106] Wan P B, Chen Y Y, Xing Y B, Chi L F, Zhang X. Combining host-guest systems with nonfouling material for the fabrication of a biosurface: Toward nearly complete and reversible resistance of cytochrome c. Langmuir, 2010, 26(15): 12515-12517.

[107] Banerjee I, Pangule R C, Kane R S. Antifouling coatings: Recent developments in the design of surfaces that prevent fouling by proteins, bacteria, and marine organisms. Advanced Materials, 2011, 23(6): 690-718.

[108] Abednejad A S, Amoabediny G, Ghaee A. Surface modification of polypropylene membrane by polyethylene glycol graft polymerization. Materials Science & Engineering C, 2014, 42: 443-450.

[109] And H S, Ulbricht M. Photografted thin polymer hydrogel layers on PES ultrafiltration membranes: Characterization, stability, and influence on separation performance. Langmuir, 2007, 23(14): 7818-30.

[110] Su Y L, Cheng W, Li C, Jiang Z. Preparation of antifouling ultrafiltration membranes with poly(ethylene glycol)-graft-polyacrylonitrile copolymers. Journal of Membrane Science, 2009, 329(1), 246-252.

[111] Yu H, Cao Y, Kang G, Liu J, Li M. Tethering methoxy polyethylene glycols to improve the antifouling property of PSF/PAA－blended membranes. Journal of Applied Polymer Science, 2012, 124(S1): E123-E133.

[112] Choi H, Kwon Y, Jung Y, Hong S, Tak T. Preparation and characterization of antifouling poly(vinylidene fluoride) blended membranes. Journal of Applied Polymer Science, 2011, 123(1): 286-291.

[113] Parsek M R, Singh P K. Bacterial biofilms: An emerging link to disease pathogenesis. Annual Review of Microbiology, 2003, 57(1): 677-701.

[114] Srey S, Jahid I K, Ha S D. Biofilm formation in food industries: A food safety concern. Food Control, 2013, 31(2): 572-585.

[115] He M, Wang Q, Wang R, Xie Y, Zhao W, Zhao C. Design of antibacterial polyethersulfone membranes via covalently attaching hydrogel thin layers loaded with Ag nanoparticles. ACS Applied Materials & Interfaces, 2017, 9(19): 15962-15974.

[116] He M, Jiang H, Wang R, Xie Y, Zhao W, Zhao C. A versatile approach towards multi-functional surfaces via covalently attaching hydrogel thin layers. Journal of Colloid & Interface Science, 2016, 484: 60-69.

[117] Xie Y, Tang C, Wang Z, Xu Y, Zhao W, Sun S, Zhao C. Co-deposition towards mussel-inspired antifouling and antibacterial membranes by using zwitterionic polymers and silver nanoparticles. Journal of Materials Chemistry B, 2017, 5(34): 15962-15974.

[118] He M, Gao K, Zhou L, Jiao Z, Wu M, Cao J, You X, Cai Z, Su Y, Jiang Z. Zwitterionic materials for antifouling membrane surface construction. Acta Biomaterialia, 2016, 40: 142-152.

[119] Zhou Q, Lei X P, Li J H, Yan B F, Zhang Q Q. Antifouling, adsorption and reversible flux properties of zwitterionic grafted PVDF membrane prepared via physisorbed free radical polymerization. Desalination, 2014, 337(6): 6-15.

[120] Chen S, Zheng J, Li L, Jiang S. Strong resistance of phosphorylcholine self-assembled monolayers to protein adsorption: Insights into nonfouling properties of zwitterionic materials. Journal of the American Chemical Society, 2005, 127(41): 14473-14478.

[121] He Y, Hower J, Chen S F, Bernards M T, Chang Y, Jiang S Y. Molecular simulation studies of protein interactions with zwitterionic phosphorylcholine self-assembled monolayers in the presence of water. Langmuir, 2008, 24(18): 10358-10364.

[122] Kitano H, Mori T, Takeuchi Y, Tada S, Gemmei-Ide M, Yokoyama Y, Tanaka M. Structure of water incorporated in sulfobetaine polymer films as studied by ATR-FTIR. Macromolecular Bioscience, 2010, 5(4): 314-321.

[123] Shao Q, Mi L, Han X, Bai T, Liu S, Li Y, Jiang S. Differences in cationic and anionic charge densities dictate zwitterionic associations and stimuli responses. Journal of Physical Chemistry B, 2014, 118(24): 6956-6962.

[124] Wu J, Zhao C, Hu R, Lin W, Wang Q, Zhao J, Bilinovich S M, Leeper T C, Li L, Cheung H M. Probing the weak interaction of proteins with neutral and zwitterionic antifouling polymers. Acta Biomaterialia, 2014, 10(2): 751-760.

[125] Jiang S, Cao Z. Ultralow-fouling, functionalizable, and hydrolyzable zwitterionic materials and their derivatives for biological applications. Advanced Materials, 2010, 22(9): 920-932.

[126] Kuang J, Messersmith P B. Universal surface-initiated polymerization of antifouling zwitterionic brushes using a

mussel-mimetic peptide initiator. Langmuir, 2012, 28(18): 7258-7266.

[127] Kuo W H, Wang M J, Chien H W, Wei T C, Lee C, Tsai W B. Surface modification with poly(sulfobetaine methacrylate-*co*-acrylic acid) to reduce fibrinogen adsorption, platelet adhesion, and plasma coagulation. Biomacromolecules, 2011, 12(12): 4348-4356.

[128] Xie Y, Chen L, Zhang X, Chen S, Zhang M, Zhao W, Sun S, Zhao C. Integrating zwitterionic polymer and Ag nanoparticles on polymeric membrane surface to prepare antifouling and bactericidal surface via Schiff-based layer-by-layer assembly. Journal of Colloid & Interface Science, 2018, 510: 308-317.

[129] Vatsha B, Ngila J C, Moutloali R M. Preparation of antifouling polyvinylpyrrolidone (PVP 40K) modified polyethersulfone (PES) ultrafiltration (UF) membrane for water purification. Physics and Chemistry of the Earth, Parts A/B/C, 2014, 67: 125-131.

[130] Sun M, Su Y, Mu C, Jiang Z. Improved antifouling property of PES ultrafiltration membranes using additive of silica-PVP nanocomposite. Industrial & Engineering Chemistry Research, 2009, 49(2): 790-796.

[131] Jiang J, Zhu L, Zhu L, Zhang H, Zhu B, Xu Y. Antifouling and antimicrobial polymer membranes based on bioinspired polydopamine and strong hydrogen-bonded poly(*N*-vinyl pyrrolidone). ACS Applied Materials & Interfaces, 2013, 5(24): 12895-12904.

[132] Zhao W, Huang J, Fang B, Nie S, Yi N, Su B, Li H, Zhao C. Modification of polyethersulfone membrane by blending semi-interpenetrating network polymeric nanoparticles. Journal of Membrane Science, 2011, 369(1): 258-266.

[133] Sui Y, Wang Z, Gao X, Gao C. Antifouling PVDF ultrafiltration membranes incorporating PVDF-g-PHEMA additive via atom transfer radical graft polymerizations. Journal of Membrane Science, 2012, 413: 38-47.

[134] Wang C, Xu Y, Sun SD, Zhao C S. Post-functionalization of carboxylic polyethersulfone composite membranes. Composites Science and Technology, 2018, 156: 48-60.

[135] Zhu L J, Zhu L P, Jiang J H, Yi Z, Zhao Y F, Zhu B K, Xu Y Y. Hydrophilic and anti-fouling polyethersulfone ultrafiltration membranes with poly(2-hydroxyethyl methacrylate) grafted silica nanoparticles as additive. Journal of Membrane Science, 2014, 451: 157-168.

[136] He M, Wang Q, Zhang J, Zhao W, Zhao C. Substrate-independent Ag-nanoparticle-loaded hydrogel coating with regenerable bactericidal and thermoresponsive antibacterial properties. ACS Applied Materials & Interfaces, 2017, 9(51): 44782-44791.

[137] Zhou S, Xue A, Zhang Y, Li M, Wang J, Zhao Y, Xing W. Fabrication of temperature-responsive ZrO_2 tubular membranes, grafted with poly(*N*-isopropylacrylamide) brush chains, for protein removal and easy cleaning. Journal of Membrane Science, 2014, 450: 351-361.

[138] Shen J, Zhang Q, Yin Q, Cui Z, Li W, Xing W. Fabrication and characterization of amphiphilic PVDF copolymer ultrafiltration membrane with high anti-fouling property. Journal of Membrane Science, 2017, 521: 95-103.

[139] Mohan T, Kargl R, Tradt K E, Kulterer M R, Braćić M, Hribernik S, Stana-Kleinschek K, Ribitsch V. Antifouling coating of cellulose acetate thin films with polysaccharide multilayers. Carbohydrate Polymers, 2015, 116: 149-158.

[140] Wang R, Song X, Xiang T, Liu Q, Su B, Zhao W, Zhao C. Mussel-inspired chitosan-polyurethane coatings for improving the antifouling and antibacterial properties of polyethersulfone membranes. Carbohydrate Polymers, 2017, 168: 310-319.

[141] Ran F, Nie S Q, Zhao W F, Li J, Su B H, Sun S D, Zhao C S. Biocompatibility of modified polyethersulfone

membranes by blending an amphiphilic triblock co-polymer of poly(vinyl pyrrolidone)-*b*-poly(methyl methacrylate)-*b*-poly(vinyl pyrrolidone). Acta Biomaterialia, 2011, 7 (9), 3370-3381.

[142] Zhao T, Chen H, Zheng J, Yu Q, Wu Z, Yuan L. Inhibition of protein adsorption and cell adhesion on PNIPAAm-grafted polyurethane surface: Effect of graft molecular weight. Colloids & Surfaces B: Biointerfaces, 2011, 85 (1), 26-31.

[143] Chen V, Fane A G, Fell C J D. The use of anionic surfactants for reducing fouling of ultrafiltration membranes: Their effects and optimization. Journal of Membrane Science, 1992, 67(2-3): 249-261.

[144] Higuchi A, Iwata N, Nakagawa T. Surface-modified polysulfone hollow fibers. II. Fibers having $CH_2CH_2CH_2 SO_3^-$ segments and immersed in HCl solution. Journal of Applied Polymer Science, 2010, 40(5-6): 709-717.

[145] Higuchi A, Nakagawa T. Surface modified polysulfone hollow fibers. III. Fibers having a hydroxide group. Journal of Applied Polymer Science, 2010, 41(9-10): 1973-1979.

[146] Shi Z Q, Ji H F, Yu H C, Huang X L, Zhao W F, Sun S D, Zhao C S. Engineering polyethersulfone hollow fiber membrane with improved blood compatibility and antibacterial property. Colloid & Polymer Science, 2016, 294(2): 441-453.

[147] Xiang T, Wang R, Qin H, Xiang H, Su B H, Zhao C S. Excellent biocompatible polymeric membranes prepared via layer-by-layer self-assembly. Journal of Applied Polymer Science, 2015, 132(2): 41245.

[148] Zou W, Qin H, Shi W, Sun S, Zhao C. Surface modification of poly(ether sulfone) membrane with a synthesized negatively charged copolymer. Langmuir, 2014, 30(45): 13622-13630.

[149] Ran F, Song H, Niu X, Yang A, Nie S, Wang L, Li J, Sun S, Zhao C. Bionic design for surface optimization combining hydrophilic and negative charged biological macromolecules. International Journal of Biological Macromolecules, 2014, 67(6): 260-269.

[150] He C, Nie C X, Zhao W F, Ma L, Xiang T, Cheng C, Sun S D, Zhao C S. Modification of polyethersulfone membranes using terpolymers engineered and integrated antifouling and anticoagulant properties. Polymers for Advanced Technologies, 2013, 24(12): 1040-1050.

[151] Li D, Chen H, Glenn M W, Brash J L. Lysine-PEG-modified polyurethane as a fibrinolytic surface: Effect of PEG chain length on protein interactions, platelet interactions and clot lysis. Acta Biomaterialia, 2009, 5(6): 1864-1871.

[152] Wan P, Wang Y, Jiang Y, Xu H, Zhang X. Fabrication of reactivated biointerface for dual-controlled reversible immobilization of cytochrome c. Advanced Materials, 2009, 21(43): 4362-4365.

[153] Zhao Y F, Zhang P B, Sun J, Liu C J, Zhu L P, Xu Y Y. Electrolyte-responsive polyethersulfone membranes with zwitterionic polyethersulfone-based copolymers as additive. Journal of Membrane Science, 2016, 510: 306-313.

[154] Chen T, Ferris R, Zhang J, Ducker R, Zauscher S. Stimulus-responsive polymer brushes on surfaces: Transduction mechanisms and applications. Progress in Polymer Science, 2010, 35(1-2): 94-112.

[155] Lee H i, Pietrasik J, Sheiko S S, Matyjaszewski K. Stimuli-responsive molecular brushes. Progress in Polymer Science, 2010, 35(1-2): 24-44.

[156] Nechikkattu R, Athiyanathil S. Thermo-responsive poly(ethylene-*co*-vinyl alcohol) based asymmetric membranes. RSC Advances, 2016, 6(115): 114276-114285.

[157] Cheng C, Ma L, Wu D, Ren J, Zhao W, Xue J, Sun S, Zhao C. Remarkable pH-sensitivity and anti-fouling property of terpolymer blended polyethersulfone hollow fiber membranes. Journal of Membrane Science, 2011, 378(1): 369-381.

[158] Wang D, Zou W, Li L, Wei Q, Sun S, Zhao C. Preparation and characterization of functional carboxylic

polyethersulfone membrane. Journal of Membrane Science, 2011, 374(1): 93-101.

[159] Xie Y, Chen S, Qian Y, Zhao W, Zhao C. Photo-responsive membrane surface: Switching from bactericidal to bacteria-resistant property. Materials Science & Engineering C, 2018, 84: 52-59.

[160] Fan X, Yang F, Nie C, Yang Y, Ji H, He C, Cheng C, Zhao C. Mussel-inspired synthesis of NIR-responsive and biocompatible Ag-graphene 2D nanoagents for versatile bacterial disinfections. ACS Applied Materials & Interfaces, 2017, 10(1): 296-307.

[161] Wei R, Yang F, Gu R, Liu Q, Zhou J, Zhang X, Zhao W, Zhao C. Design of robust thermal and anion dual-responsive membranes with switchable response temperature. ACS Applied Materials & Interfaces, 2018, 10(42): 36443-36455.

[162] Shi Z Q, Jin L Q, He C, Li Y P, Jiang C J, Wang H, Zhang J, Wang J X, Zhao W F, Zhao C S. Hemocompatible magnetic particles with broad-spectrum bacteria capture capability for blood purification. Journal of Colloid and Interface Science, 2020, 576: 1-9.

[163] Li Y P, Li J M, Shi Z Q, Wang Y L, Song X, Wang L Y, Han M, Du H Y, He C, Zhao W F, Su B H, Zhao C S. Anticoagulant chitosan-kappa-carrageenan composite hydrogel sorbent for simultaneous endotoxin and bacteria cleansing in septic blood. Carbohydrate Polymers, 2020, 243: 116470.

[164] Song X, Ji H F, Li Y P, Xiong Y Q, Qiu L, Zhong R, Tian M, Kizhakkedathu J N, Su B H, Wei Q, Zhao W F, Zhao C S. Transient blood thinning during extracorporeal blood purification via the inactivation of coagulation factors by hydrogel microspheres. Nature Biomedical Engineering, 2021, https://doi.org/10.1038/s41551-020-00673-x.

[165] 铁娟, 张彩丽, 翁云宣. 体外膜氧合系统中膜材料的研究进展. 膜科学与技术, 2020, 40 (6): 141-147.

[166] 杜明辉. 人工肺膜材料的生物相容性评价. 中国组织工程研究与临床康复, 2019, 13(51): 10137-10140.

[167] 王松. 呼吸机膜材料的选择及其生物相容性. 中国组织工程研究, 2012, 16(12): 2221-2224.

[168] Ijima H, Nakazawa K, Kaneko M, Fukuda K, Fumatsu K. Development of a hybrid artificial liver support system and preclinical animal experiments. Journal of Artificial Organs, 2000, 3(2), 112-116.

（赵长生　孙树东　赵伟锋　张　翔　谢　毅　施振强　杨　晔）

第19章

可降解高分子冠脉支架

摘要：介入治疗是一种微创的先进治疗方式，适于介入治疗的冠脉支架是生物材料类医疗器械市场中特别大的单件产品，也有很高的技术难度。本章首先回顾了各种心脏介入治疗技术的发展史，接着介绍了在冠脉药物洗脱支架发展历程中几款具有代表性的经典支架产品，然后详细介绍了基于聚乳酸和其他特殊材料制备的可降解高分子支架，并结合临床试验结果针对支架材料、支架设计和涂层设计论述了不同可降解高分子支架技术的创新点和存在的不足，最后展望了可降解高分子支架未来的发展。

Abstract: Interventional treatment is an advanced therapy way with minimal invasiveness; the corresponding coronary stents occupy the largest market among biomaterial-type medical devices and are highly based on cutting-edge techniques. This chapter begins with a review of the evolving history of various cardiovascular intervention techniques, followed by description of several classic drug-eluting stents. Biodegradable polymer stents from typical companies or institutions are then introduced, and the design-relevant factors with respect to pros and cons of each type of stent in relation to clinical evaluation are also discussed, with future perspective of biodegradable polymer stents being explored at the end of the chapter.

19.1 冠心病与冠脉介入技术概述

人体各组织器官要维持正常的生命活动，需要心脏不停地搏动以保证血液供给。而心脏作为一个器官，本身也需要足够的氧气和营养，供给心脏营养的血管系统，这就是冠状血管，包括冠状动脉和冠状静脉（图 19-1）。一旦冠状动脉血管发生粥样硬化病变就会引起血管腔狭窄或阻塞，造成心肌缺血、缺氧或坏死，从而导致心脏病，这就是我们常说的"冠心病"。国家心血管病中心发布的《中国心血管病报告2020》显示，我国心血管疾病死亡占居民因疾病死亡的40%以上并居首位，从2004

年至今，我国心血管病负担日渐加重，已成为国家重大的公共卫生问题。目前治疗冠心病的手段主要有三种：药物保守治疗、冠脉搭桥手术和经皮冠状动脉介入治疗（percutaneous coronary intervention，PCI），其中 PCI 是在医学影像设备的指导下，利用穿刺和导管技术将冠状动脉支架送至冠状动脉狭窄或闭塞部位，经球囊扩张释放支架，撑开血管完成血运重建，创伤小、见效快，因此成为临床上用来治疗冠心病的最有效方法之一（图 19-2）。2020 年中国进行 PCI 手术 97 万多台，北美约 74 万台，日本约 19 万台，世界其他地区约 260 万台，每年 PCI 手术技术都可挽救数百万冠心病患者的生命。2020 年底，中国政府专门就冠脉支架采取了措施。12 月 15 日医保发〔2020〕51 号文件《国家医疗保障局关于国家组织冠脉支架集中带量采购和使用配套措施的意见》以及后续的实际举措，从另外一方面凸显了冠脉支架的重要性。这些举措在 2021 年已经产生了明显的成效。需要说明的是，集采只针对经典的不可降解的冠脉支架。新一代的可降解的冠脉支架属于国家需要重点保护和支持的方向，其中有许多挑战性的科学技术问题需要予以解决。

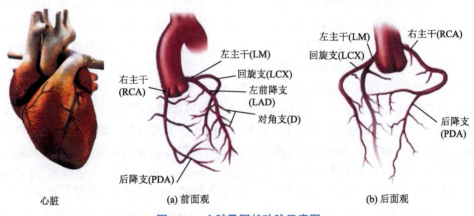

图 19-1 心脏及冠状动脉示意图

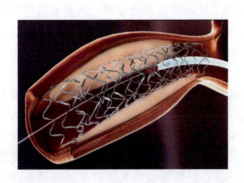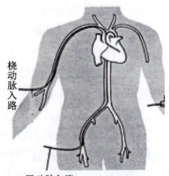

图 19-2 冠脉支架以及支架通过股动脉或桡动脉植入路径示意图

行 PCI 手术对医生操作技术和介入器械要求都非常高，在器械方面除了需要冠脉支架外，还需要穿刺针、扩张器、造影导丝及导管、指引导丝及导管、扩张球囊、导管插入鞘和压力泵等。在今天看似理所当然的 PCI 手术操作技术和器械，都是富有创造力的医生和工程技术者敢于冒险与创新、不断发展和改进逐步实现的。PCI 技术发展与完善先后经历了心导管术可行性探索、经皮血管穿刺技术、冠状动脉造影术、造影导管改进、球囊导管、裸支架、药物洗脱支架、可降解支架等革命性的技术突破。接下来将首先回顾一下冠心病介入治疗技术发展的历史。

早在 1844 年，法国生理学家 Bernard 首次尝试将导管从颈动脉插入动物心脏测量血压。1929 年，德国外科医生 Werner Forssmann 提出可以将一根导管插入心脏，并且通过这根导管可以向心脏注入药物或测量血压[1]。他的言论遭到了当时医学界的讽刺和嘲笑，因为当时认为导管进入心脏会引起猝死。Forssmann 开始尝试在临床进行心导管检查，在尸体上进行了初步试验后，他在助手帮助下，将一根 65 cm 长的导尿管插入自己的肘静脉并送至右心房，为了确认导管的位置，他步行来到不在同一楼层的放射科，向导管内注入了显影剂，记录下了人类历史上第一张心导管 X 射线影像，证实了将导管送入心脏是安全的。不过可惜的是，他的"异想天开的'荒唐'行为"受到当时传统观念的强烈谴责，并导致他转入泌尿科工作。Forssmann 的发现没有得到医学界的重视，直到 1941 年，美国的心脏科医生 Dickinson W. Richards 和 Andre F. Cournand 首次用心导管检查、测定肺动脉压和心排血量，用以诊断先天性和风湿性心脏病，从临床上证实了 Forssmann 医生的设想，并充分肯定了 Forssmann 医生具有里程碑意义的开创性工作。1956 年，由于 Forssmann 前期的开创性研究对心脏介入诊断和治疗的贡献，他被授予诺贝尔生理学或医学奖。在领奖时，Forssmann 先生不无感慨地说，"心导管术是打开未知大门的一把钥匙，但在这之前的 20 多年里，没有人理解我"。成功不仅需要热情，也需要智慧和勇气。《纽约时报》将 Forssmann 誉为超越时代的科学家，是他揭开了人类心脏导管介入治疗的序幕。

1953 年，瑞典的 Seldinger 医生发明了经皮穿刺导管技术，结束了血管造影需要外科医师协助的历史，从此成为内科医师可独立完成的一种简便安全的标准操作。在冠心病的治疗中，冠状动脉造影是介入治疗的最基本技术，它是指用经皮穿刺的方法（经股动脉或桡动脉路径，见图 19-2），将导管送入冠状动脉开口，先注入显影剂，在 X 射线下显示冠状动脉病变的部位、狭窄程度、性质等方面的情况，现在已经成为冠心病诊断的常规方法。但在早期，选择性冠状动脉造影还属于禁区，因为人们普遍认为向冠脉内注射造影剂一定会导致不可逆的心脏停搏，而一次偶然的事件成为打破这一禁区的导火索。1958 年 10 月 30 日，美国克利夫兰医学中心的 Mason Sones 医生在给一名心脏瓣膜病患者进行主动脉造影时，无意中将 30 mL 的造影剂注射入右冠状动脉。虽然引起了患者心脏不适，但很快恢复正常。Sones 医生由此推测冠状动脉可能能够耐受直接注射少量的造影剂，后来的大量基础及临床研究均证实了 Sones 医生的推断。紧接着，选择性冠状动脉造影逐渐开展，成为冠心病诊治历史上的里程碑。1966 年 Amplatz、1967 年 Judkins 分别进一步改进了导管顶端形状、弧度和导管插入技术，使选择性冠状动脉造影术得到广泛应用。

当然，具有探索精神的医生们没有止步于"看清楚"，他们时刻想着如何通过介入的办法"治愈"病变。冠心病主流介入疗法先后经历了四个发展阶段（图 19-3），包括 20 世纪 70～80 年代的单纯球囊扩张（PTCA）阶段（1.0 代）、20 世纪 90 年代裸金属支架（BMS）阶段（2.0 代）和进入 21 世纪的药物洗脱支架（DES）阶段，其中根据 DES 载药方式不同可以细分为支架杆四面载药（3.0 代）、支架杆特定面载药（3.5 代）和靶向药物支架（4.0 代）。

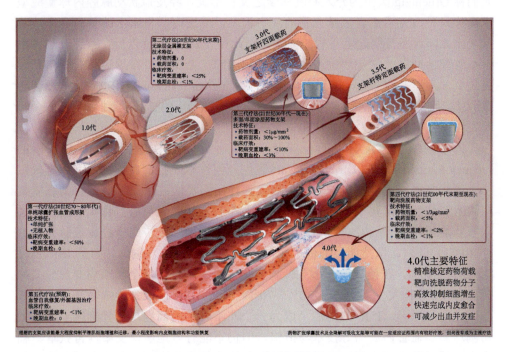

图 19-3　冠心病主流介入疗法演化示意图

1964 年，美国的 Dotter 医生成功地应用自制的球囊导管治疗了一位股动脉严重栓塞的患者。这项球囊技术的成功实践引起了德国 Andreas Gruentzig 医生的注意和兴趣。从 1974 年起，Gruentzig 医生开始研究将球囊技术应用于冠心病治疗，他的设想的科学性随即受到周围同事和老师的质疑和批评。即使在狗冠状动脉的实验取得成功后，仍有不少人嘲笑他精神异常，不过 Gruentzig 并没有气馁，始终坚持自己的研究方向。1977 年 9 月 15 日是冠脉介入历史上最值得纪念的一天，当天上午 Gruentzig 医生利用球囊导管，为一位 38 岁的男性心绞痛患者 Bachmann 先生实施了医学史上首例经皮冠状动脉血管成形术（PTCA）并取得成功，开创了冠心病介入治疗的新纪元。经皮冠状动脉腔内球囊成型术是指将带有球囊的扩张导管插入到冠状动脉狭窄部位，然后通过充气使球囊扩张，对冠状动脉壁上粥样斑块实施机械挤压，扩张狭窄的血管腔，降低血管狭窄的程度，从而增加冠脉血流量，改善局部心肌血液供应，使患者心绞痛、胸闷、心悸等冠心病症状减轻或消失，从而达到治疗的目的。到 1985 年，仅仅 Gruentzig 医生一个人就完成了 2623 例 PTCA，成功率超过 90%，仅有 2 例死亡。之后 30 多年，冠脉介入诊疗技术得到迅速发展和普及，作为开创这一领域的先驱者，人们称 Gruentzig 医生为介入心脏病学之父。不过，经皮冠状动脉腔内球囊成型术治疗只是改善了患者冠脉血管的狭窄程度，并没有从根本上改善患者血液的状况比如高血脂等引起冠心病的因素。因此经 PTCA 治疗以后，有部分患者由于血管弹性回缩、内膜增生或血栓形成等原因，会使被扩张的冠脉血管重新发生狭窄，医学上称之为"支架内再狭窄"（in-stent restenosis，ISR），从而会导致胸痛、胸闷等冠心病症状再次出现。一般来说使用 PTCA 球囊扩张术，6 个月后发生再狭窄的概率为 40%～50%左右。

为了减少 PTCA 术后再狭窄及一些其他并发症的发生，1986 年法国的 Jacques Puel 和瑞士的 Ulrich Sigwart 医生开创性地在狭窄血管被扩张后再放置一个管状金属网来支撑血管，防止血管弹性回缩，实施了第一例冠状动脉支架植入术，使冠脉再狭窄率降到 20%～30%左右，从此人类心血管疾病的诊治进入了新的历程。冠脉内支架植入术自从 1987 年开始广泛应用于经皮冠脉介入治疗（PCI）以来，虽然明显降低了 PTCA 术后再狭窄的发生率，但是 ISR 仍高达 20%～40%，在糖尿病、小血管病变、长病变、慢性完全闭塞病变及分叉病变患者中，ISR 发生率可高达 30%～70%。因此，ISR 已成为影响 PCI 长期疗效的最主要的原因。ISR 的防治又成为一个非常棘手的问题，尽管临床上尝试了切割球囊、血管内旋磨等技术与措施，但仍不能有效地解决支架内再狭窄。临床未解的难题和需求再次促进了冠脉介入治疗技术的突破。导致血管再狭窄的发生除了由于支架弹性回缩外，另外一个重要的因素是血管内膜过度增生。于是人们想到，是否可以通过支架表面的特定载体控制释放某些抗增生的药物（如 Limus 类药物和紫杉醇等）或基因、细胞等，通过与血管壁持续的作用从而抑制支架术后血管内膜的过度增殖，达到降低再狭窄的发生。药物洗脱支架（drug-eluting stent，DES）的出现确实很好地解决了支架内再狭窄问题。DES 在 PCI 术中应用的临床试验和研究均表明，在预防再狭窄中具有独特的应用价值，因为其一方面可以减少球囊扩张后的冠脉弹性回缩，另一方面可对冠脉病变局部提供缓慢和长期高浓度的药物释放，抑制平滑肌细胞过度增生。后续研究发现以雷帕霉素和紫杉醇等为代表的药物可以有效抑制平滑肌细胞的过度增生，从而抑制再狭窄的发生。2002 年世界上第一个药物洗脱支架 Cypher 诞生，该支架的使用并辅以术后口服抗血小板药物，可以大幅地降低支架内再狭窄的发生概率，将支架术后再狭窄发生率控制到 5% 以下。药物洗脱支架的新纪元开始了，DES 的临床应用已成为介入心脏病学领域继球囊成形术和裸支架后的第三个里程碑。DES 的技术也在不断地发展（参见图 19-3），载药方式先后经历了支架杆四周载药、特定面载药和靶向药物支架。支架杆四周载药和特定面载药支架的技术特点是，载药量一般小于 1 μg/mm^2，载药面积占波杆面积的 30%～100%，对应的临床疗效表现为，靶病变重建率一般小于 10%，晚期血栓发生概率小于 3%；而靶向药物支架技术特点为，药物剂量小于 1/3 μg/mm^2，载药面积小于 5%，对应的临床疗效表现为，靶病变重建率一般小于 2%，晚期血栓发生概率小于 1%。

随着经皮冠状动脉血管成形术在冠心病临床治疗中被广泛推广，经股动脉路径行 PTCA 给患者带来的创伤促使医生们进一步思考和尝试新技术。1989 年加拿大的 Campeau 医生首次成功地完成了经桡动脉路径进行冠状动脉造影的尝试，1992 年荷兰的 Kiemeneij 医生报道世界上首例经桡动脉路径行 PTCA 术，降低了股动脉穿刺给患者带来的不便，进一步减少了手术创伤和风险。

2011 年雅培公司推出了世界上第一款可吸收冠脉支架 Absorb BVS。该支架被输送系统送到冠脉病变部位，经球囊扩张狭窄或被堵塞的血管，并在其重塑愈合前提供至少 6 个月以上的支撑，而一旦当血管能够无需外界的支撑而保持血流通畅时，这个可降解支架主体材料会缓慢地发生降解，继而被身体代谢，最后随着时间的推移在体内完全消失。因为没有永久性的植入物留在体内，用完全可降解支架治疗的血管能够像健康的血管一样具有弹性、柔顺性并能自然搏动。这种能够恢复正常血管功能的潜能，或者说能恢复血管功能的治疗，使得这项完全可降解支架技术在心脏病学领域备受瞩目，被认为是引领介入心脏病治疗中的第四次技术突破。

19.2　经典的金属药物洗脱支架

药物洗脱支架（DES）是支架材料、药物载体和药物、支架设计相结合应用的产物，在设计上融合了材料学、工艺学、药理学、药代动力学等诸多学科的先进技术（图 19-4）。理想的冠脉药物支架需要具备以下几个基本功能：①能够有效支撑病变动脉血管壁、防止动脉血管壁的回弹；②良好的轴向柔顺性、能够通过迂曲的血管，并具有良好的流体动力学相容性；③影像学可视性；④良好的扩张性、使支架压握到足够小的尺寸并能够在靶病变部位扩张到预设尺寸，减少输送过程中对血管壁的损伤；⑤良好的生物相容性、不产生炎性和致敏反应，既能实现支架梁快速内皮覆盖，又能够防止内膜过度增生。

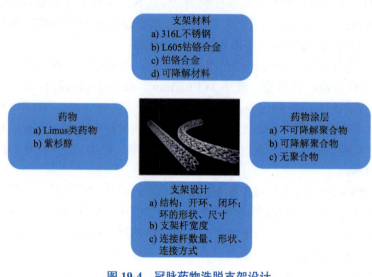

图19-4　冠脉药物洗脱支架设计

在过去的 15 年里，DES 的技术不断发展，大体可以分为三个阶段，出现了几款代表时代的经典 DES 产品（图 19-5），特别值得一提的是，中国上海微创医疗器械（集团）有限公司（以下简称微创医疗）的冠脉支架技术几乎和世界先进水平同步，并最终通过火鹰靶向药物支架成为技术的引领者之一。

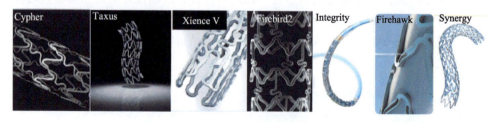

图19-5　部分代表性的金属冠脉支架的外观

第一代的 DES 以强生公司的 Cypher 支架（2003 年获得 FDA 注册证，PEVA 和 PBMA 为聚合物涂层，载雷帕霉素）、波士顿科学的 Taxus 支架（2004 年获得

FDA 注册证；SIBS 涂层/紫杉醇）以及微创医疗 Firebird 支架（2004 年获得 CFDA 注册证；PEVA 和 PBMA 涂层/雷帕霉素）为代表，采用不锈钢支架为平台，具有较好的 X 射线可视性，但是支架梁普遍比较厚，比如 Cypher 支架壁厚达到 140 μm；涂层材料都为不可降解的高分子聚合物，其中 Cypher 支架涂层材料 PBMA 血液相容性不是很好，而 SIBS（苯乙烯-异丁烯-苯乙烯共聚物）在体内则具有很好的长期生物稳定性和血液相容性。聚合物和药物的混合物被均匀地涂覆在支架梁的各个面。Cypher 和 Taxus 在动物实验和临床上表现出支架内皮化缓慢或不完全，导致晚期血栓发生概率比较高。Firebird 支架是中国企业开发和生产的第一款冠脉药物洗脱支架，打破了进口垄断，大幅度降低了支架的价格；之后国产冠脉支架产业获得了快速发展，乐普医疗和吉威医疗等企业相继推出了自己的冠脉支架产品。

第二代 DES 以雅培公司的 Xience V 支架（2008 年获得 FDA 注册证；偏氟乙烯-六氟丙烯共聚物/依维莫司：雷帕霉素的衍生物）、微创医疗的 Firebird2® （2009 年获得 CFDA 注册证；SIBS 涂层/雷帕霉素）和美敦力的 Resolute Integrity （2012 年获得 FDA 注册证；药物涂层为 BioLinx/Zotarolimus）为代表，都采用钴铬合金支架平台和不可降解涂层，相比不锈钢支架平台，支架壁厚降到 80 多微米，在保持较好的可视性的同时支架顺应性获得显著提高。钴铬合金具有更加优异的力学性能以及生物稳定性，它的耐腐蚀性是医用不锈钢的 40 倍，可有效减少支架梁的腐蚀与断裂。Firebird2®支架 SIBS 涂层和 Xience V 支架氟聚合物涂层都具有非常优良的血液相容性，可以显著减少血管的炎性反应，继而两款支架的血栓形成概率都非常低；其中 Firebird2®是目前在中国植入量最多、安全性和有效性获得高度认可的国产药物支架。

美敦力的 Resolute Integrity 也是值得一提的带永久聚合物涂层的冠脉支架，它是将一根金属单丝加工成连续正弦波的螺旋结构支架，并在一些点使用激光融合，使每个支架堪比弹性好的弹簧；支架涂层为多聚物 BioLinx，涂层表面亲水，和血管组织生理相容，从而可以大大减少血管组织由于支架产生的炎症反应；中间层亲脂则使其能兼容并牢牢包裹住亲脂性药物，在 6 个月和更长的时间内少量、均匀释放药物以保证药物支架持久、平稳的疗效，具有较低的炎症反应和致血栓性。2016 年又推出 Resolute Onyx，该支架采用 CoreWire 金属复合丝制备，复合丝的芯材是由高密度的铂铱材料做成，而外层是钴铬合金层，使得支架显影性能更加出色。

第三代 DES 是以微创医疗火鹰支架（2014 年获得 CFDA 注册证；微槽药物包裹靶向释放设计，PDLLA/雷帕霉素）和波士顿科学 Synergy™（2015 年获得 FDA 注册证；PLGA 单面/依维莫司）为代表的、具有可降解涂层的靶向药物支架。和第二代药物支架相比，可降解聚合物和药物只涂覆在面向血管壁的支架梁面上或凹槽里，实现药物靶向精准释放；其中火鹰支架是目前世界上第一款而且至今唯一的微槽药物包裹靶向释放药物支架，PDLLA 和雷帕霉素被精准地灌注在支架外表面几百个微槽里，精准实现药物缓释靶向给药，并且在所有 DES 中载药量最低，仅需同类产品三分之一的载药量（图 19-6），而达到目前最高水平的安全性和有效性。火鹰支架在压握、植入和扩张过程中由于 PDLLA 涂层和药物隐藏在数百个凹槽里，有效避免了涂层和药物脱落和损失，最低药量减少了药物对内皮细胞的抑制作用，支架植入后受到治疗的血管区域能够早期快速内皮化，有效减少急性和晚期血栓发生概率，在不可降解 DES 领域达到了目前的世界顶尖水平。Synergy™ 支架采用了铂铬合金支架平台和单面的可降解聚合物（PLGA）涂层技术，支架梁只有 74 μm，在保证足够的径向支撑力和最低弹性回缩的同时，具有最薄的支架厚度和出色的顺应性。不过和火鹰支架微槽药物包裹技术不同，涂覆在金属支架梁单面的聚合物及药物，在支架压握、输送、扩张过程中由于金属和聚合物之间黏结性不高，存在涂层脱落的可能性。

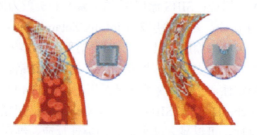

图 19-6 传统药物支架（左）与采用凹槽设计靶向药物释放的火鹰支架（右）原理的对比示意图

19.3 可降解高分子冠脉支架概述

尽管金属药物支架在安全性和有效性上已经表现得非常出色，在完成血管血运重建及释放抑制血管内膜增生的药物的功能后（一般认为 6 个月以后），金属支架在血管内持久存在已无必要，且反而作为异物存在潜在危害，在此背景下，可降解冠脉支架应运而生[5]。生物可降解支架研究的初衷是为了使支架在早期起到药物支架的作用，有效预防血管的弹性回缩、平滑肌增生、预防再狭窄等，然后降解消失。可降解支架的优势在于避免了支架金属网在血管内形成的笼子效应，不会显著改变血管自然的生理弯曲状态，因而对中后期的血液动力学影响不明显。随着支架降解，支撑力慢慢减弱，血管慢慢恢复响应生理信号刺激的能力，包括剪切应力、血管搏动信号和组织适应、结构和功能性、血管恢复自然的舒缩功能。随着药物支架完全被吸收，血管内无残留物，可避免长期的炎性反应和晚期血栓形成。

可降解支架包括可降解高分子支架和可降解金属支架。可降解金属支架目前研究集中在可降解的铁支架、镁合金支架和锌合金支架，其中铁支架和镁合金支架已经进入临床试验阶段。尽管可降解金属在力学性能上优于可降解高分子材料，但作为支架材料也存在一些技术问题，比如铁合金支架降解速度较慢且不均匀，而镁合金支架的降解速率过快（3 个月左右），往往过早地失去支撑作用，易造成血管弹性回缩，导致再狭窄。这些可降解（实际为可腐蚀）的金属支架的技术也在改进之中。本节重点介绍几种主要用于冠心病治疗的可降解高分子支架。

19.3.1　聚乳酸支架

聚乳酸（PLA）及其共聚物作为可吸收缝合线已在临床上使用很久，但是这些可吸收材料在血管中的应用遇到了生物相容性的挑战。在 20 世纪 90 年代，Zidar 等报道将 PLA 支架植入到狗的股动脉中发现血管产生少许的炎性反应和内膜增生[6]。Van der Giessen 等报道将 5 个不同聚合物支架或聚合物植入到猪的冠状动脉里发现了显著的炎性反应[7]。1988 年来自美国杜克大学的 Stack 等报道了基于聚乳酸的血管支架的动物实验初步结果[8]：该支架直径 4 mm，支架降解一个月后破坏压力为 133 kPa，9 个月时支架完全降解，同时伴随少量的炎性反应。直到来自日本的 Igaki 博士（工程师）和心脏病学专家 Tamai 博士发明了聚乳酸冠脉支架（Igaki-Tamai 支架），并在 1998 年 9 月第一次实现了人体冠状动脉植入，并于 2000 年报道了试验的结果[9]，这极大地激发了心脏病学家和工业界的热情，可吸收支架逐渐成为介入心脏病学的研究热点，这项技术更被誉为继 PTCA 球囊、裸支架、金属药物洗脱支架后，介入心脏病学领域的第四次技术突破。

19.3.1.1　Igaki-Tamai 支架

基于聚乳酸材料的 Igaki-Tamai 冠脉支架是第一个植入人体的可吸收支架，其外观如图 19-7 所示，在 1998 年 9 月和 2000 年 4 月间完成了首批人体植入（FIM）临床试验，并于 2012 年在 *Circulation* 期刊上发表了 10 年的临床随访结果[10]。Igaki-Tamai 支架是日本 Kyoto Medical Planning 公司利用高分子量 PLLA 单丝（分子量为 183 000）加工成的具有锯齿形螺旋结构的可降解冠脉裸支架。该支架梁厚度约为 170 μm，长度只有一个规格 12 mm，支架直径包括 3.0 mm、3.5 mm 和 4.0 mm 三个规格，支架两端有金显影点。支架被压握在 5F 的球囊上并通过 8F 的指引导管输送到病变部位。该支架扩张是通过往球囊里打入加热到 80℃的造影剂，加压扩张球囊的同时加热软化支架，并在 30 s 内将球囊压力从 6 个大气压（101.325 kPa）升到 14 个大气压来实现。临床试验共入组 50 名患者、在 63 个病变位置植入了 84 枚 Igaki-Tamai 支架。平均临床随访时间是 121 月±17 个月（最长 138 个月），支架植入 10 年后仍然有 87%的患者存活，50%的患者没有发生主要的心脏病事件，只有 2% 的患者由于发生心脏病而死亡。支架植入处靶病变血运重建率/靶血管血运重建率，在支架植入一年时是 16%/16%，5 年时是 18%/22%，10 年时是 28%/32%。只有 2 例血栓事件发生，一例是亚急性血栓，另外一例是极晚期血栓，其中极晚期血栓的形成和后来在 Igaki-Tamai 支架附近植入了一枚金属药物支架有关，这一切证明了 Igaki-Tamai 支架的长期安全性和有效性。

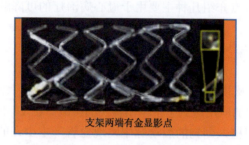

支架两端有金显影点

图 19-7　Igaki-Tamai 支架

聚乳酸支架的体内降解可以利用血管内超声（IVUS）进行定性评估。聚合物降解会导致材料特征的改变，因此 IVUS 可以检测支架波杆的超声信号强度（灰度）随时间的变化进而判断聚乳酸的降解程度。根据血管内超声分析结果，Igaki-Tamai 支架在血管内需要三年时间实现降解完全。一名患者植入 Igaki-Tamai 支架 42 个月后死亡，病理分析显示在增厚的内膜的深层仍然存在聚合物的残骸，残骸里面充满了蛋白聚糖，周围有轻微的炎性反应[10]。

2011 年一名 83 岁患者允许医生在他死亡后解剖查看他在 1999 年 11 月在前降支植入的一枚 Igaki-Tamai 聚乳酸裸支架（支架直径 4 mm，长度 12 mm）。生前，这名患者在支架植入后第 6 个月、第 2 年和第 6 年做过血管造影随访，发现第 6 个月时在支架远端发生狭窄，但在第 2 年和第 6 年支架晚期管腔发生了扩大现象，这可能是由于 PLLA 支架降解被吸收后占位获得释放导致的[10]。患者死亡后解剖结果显示血管内聚乳酸支架完全消失，没有发生炎性细胞渗透和异物反应，也没有观察到血栓。稳定的血管新生内膜覆盖、密封了先前存在的动脉硬化斑块，也没有发现新的动脉硬化，在新生内膜中发现了增殖的结缔组织和平滑肌细胞。

虽然临床试验证明了 Igaki-Tamai 冠脉裸支架的安全性和有效性，但是该支架最终并没有商业化；主要的原因是需要使用加热的显影剂来扩张球囊和支架，这种球囊扩张方式容易引起血管壁的损伤，进而引起内膜增生，或者担心血小板黏附引起血栓，虽然这些顾虑并没有在最初的临床试验中获得证实。Igaki-Tamai 支架虽然没有实现商业化，但其在临床评价中展现的安全性和有效性证明了基于聚乳酸可降解支架的可行性，因此在随后的十几年可降解支架成为心脏病介入领域的研究热点。

19.3.1.2　雅培 Absorb BVS 支架

2006 年初雅培公司从波士顿科学手中接过盖丹特（Guidant）心血管业务，其中包括正在开发中的聚乳酸支架。雅培的可吸收冠脉支架主体材料选用左旋聚乳酸（PLLA），将聚乳酸粒子加工成管材，然后通过飞秒激光切割机切割成锯齿形网状支架。支架表面涂有消旋聚乳酸（PDLLA）和抗增生免疫抑制剂依维莫司构成的药物涂层（Everolimus，药：聚 = 1∶1，8.2 μg/mm），80%的药物将在 30 天内释放。雅培支架的外观如图 19-8 所示。雅培第一代可吸收支架命名为 Absorb BVS1.0，在圆周方向采用异相位锯齿形闭环设计，并通过直型连接杆连接在一起；支架壁厚156 μm，药物涂层厚约 10 μm；支架覆盖率大约为 25%，两端有铂金显影点，支架压握后横截面直径为 1.4 mm。Cohort A Absorb 临床试验在 2006 年 3 月和 7 月间入组了 30 名低风险的单一原发性冠状动脉狭窄患者[11]。临床试验证明了 Absorb BVS支架的安全性，在支架植入后 6 个月只有一名患者发生缺血驱动的不良事件，在随后的 30 个月随访中没有发生主要心血管不良事件（MACE），而且三年随访没有患者发生血栓事件。然而血管造影显示 6 个月时支架管腔丢失为（0.43±0.37）mm；而临床试验对照组金属支架 Xience V 管腔丢失只有 0.11 mm，在随后的 2 年期间Absorb BVS 没有发生进一步显著的晚期管腔丢失（0.48 mm±0.28 mm）[12]。支架在 6 个月的时候管腔丢失可能是由于新生内膜增生以及支架急性和慢性回缩引起的，支架急性回缩可能和结构设计有关而支架慢性回缩则可能是由于支架在降解过程中支撑力下降，导致对血管壁支撑不足造成的。另外 IVUS 显示最小管腔面积（minimum lumen area）显著地减少；最小管腔面积从最初的（5.09±1.02）mm^2 减少到 6 个月时的（3.92±0.98）mm^2 和 12 个月时的（4.34±1.74）mm^2。为此雅培对 Absorb BVS 支架结构进行了重新设计，命名为 Absorb BVS1.1。Absorb BVS1.1和 Absorb BVS1.0 采用相同的材料和涂层技术，只是支架结构改成同相位锯齿形开环设计。这种设计使支架波杆分布更加均匀、贴壁性更好，支架的结构稳定性和对

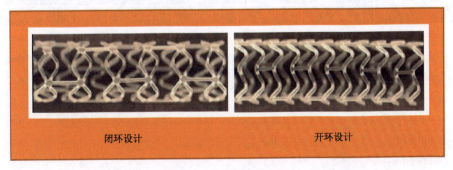

闭环设计　　　　　开环设计

图 19-8　Absorb BVS1.0（左）和 Absorb BVS1.1（右）

血管内壁的支撑作用获得显著提高，具有更大的支撑力，同时支架抗脱载性能也获得提高。Cohort B Absorb BVS1.1 临床试验显示改进后的支架在 6 个月时晚期管腔丢失只有 0.19 mm，和对照组的金属冠脉支架 Xience V 没有显著不同，Absorb BVS 支架的整体性能获得全面提升[11, 12]。

受到 Cohort A 和 B 临床试验的鼓舞，雅培在全球开展了大规模的随机临床试验（表 19-1），患者入选标准也从初期的单发原发性冠状动脉狭窄患者扩张到复杂的钙化和分叉病变患者。一项综合了 Absorb Ⅱ、Absorb Ⅲ、Absorb Japan、Absorb China 一年结果的荟萃分析显示，Absorb BVS 与 Xience 在全因死亡率、支架内血栓、心肌梗死、心血管死亡以及缺血驱动的靶血管血运重建（ID-TLR）等方面相比虽然数值略高，但无统计学差异[13-17]，一年期的荟萃结果显示 Absorb BVS 的安全性和有效性可媲美 DES。然而随访两年的临床结果却出现了统计学意义上的差异。表 19-1 统计了 Absorb BVS 全球 7 个随机临床试验[14-17]，共计有 5583 名患者被随机分配到 Absorb BVS 组（$n = 3261$）和金属冠脉药物洗脱支架 Xience 对照组（$n = 2322$）。从随访 2 年的临床结果可以看到，Absorb BVS 植入 2 年后靶病变失败率是 9.4%，而金属支架 Xience 是 7.4%；主要的不良事件包括全因死亡、心梗、血运重建发生的概率，Absorb BVS 是 16.8%，Xience 是 14.6%；而血栓包括确定性和可疑性血栓发生概率，Absorb BVS 是 2.3%，Xience 是 0.7%。支架血栓的形成是由多种原因造成的，和支架长度、尺寸以及和患者左心室功能的减弱有关，然而在 Absorb BVS 支架患者中早期血栓形成和支架植入操作以及支架本身特性有很大的关联性，支架波杆尺寸和支架贴壁好坏是形成血栓的关键因素。和金属支架相比，Absorb BVS 支架梁很厚，在 150 μm 以上，从金属支架的临床经验已知，支架梁过厚会妨碍内皮化，致使支架杆长期暴露在血流中，厚的支架也会引起血液动力学的改变，进而可能激发凝血机制。

表 19-1　Absorb BVS1.1 多中心随机临床试验结果[13-17]

Absorb 临床试验	靶病变失败/%		MACE/%		血栓发生率/%	
	BVS	Xience	BVS	Xience	BVS	Xience
Absorb China	4.2	4.6	9.3	11.4	0.8	0.0
Absorb Ⅱ	7.9	7.3	11.6	13.4	1.5	0.0
Absorb Ⅲ	10.9	7.7	18.7	14.6	1.9	0.8
Absorb Japan	6.5	3.8	18.4	11.5	3.1	1.5
AIDA	9.8	8.5	17.4	16.2	3.4	0.9
EVERBIO Ⅱ	20.8	16.3	—	—	1.3	0.0
TROFI Ⅱ	3.2	3.2	—	—	2.1	1.0
Overall DL	9.4	7.4	16.8	14.6	2.3	0.7

Absorb BVS 的 2 年临床随访结果,在主要的临床指标上,风险性都略高于 Xience。然而仔细分析各个临床试验数据(表 19-1)可以看出,每个临床中心的数据差别很大,这让人联想到支架植入操作手法对试验结果的影响。结合临床经验,医生发现可吸收支架由于自身的特性不能采用和传统金属支架同样的植入方式,于是总结出 Absorb 支架植入 PSP 原则[18],即 Pre-dilation(充分的预扩张)、Sizing vessel(支架尺寸的选择,≥2.5 mm,2.75 mm 以下建议 IVUS 或者 OCT)、Post-dilation(优化后扩张,非顺应性球囊,≥18 atm,大于支架直径 0.5 mm)。在 Absorb 5 个临床试验中只有 5%完全遵循了 PSP 规范。较好遵循 PSP 规范的 Absorb China[15]结果明显优于其他 Absorb 系列研究,两年中 BVS 组血栓仅 2 例(0.8%)与对照组 Xience(0%)无显著差别。Absorb China 研究中高达 99.6%的病例进行了预扩张,小血管(QCA≤2.25 mm)植入比例远低于其他三个随机临床试验(RCT),所选择的血管参考直径也较其他临床研究大,而且 Absorb BVS 组 63%进行了后扩张。Absorb China 研究证明,优化植入技术可以明显降低支架内血栓形成风险。

尽管如此,基于 Absorb 系列研究 2 年随访的汇总分析,美国 FDA 发表了给医生的信,提醒 Absorb BVS 可能增加支架血栓事件,避免在小血管植入 Absorb BVS,并建议优化后扩张。雅培公司宣布,2017 年 9 月 14 日起,将停止在所有国家销售 Absorb BVS。

Absorb BVS1.1 支架的结构设计和制作工艺都有待进一步改进,尤其是支架梁过厚,早期研究未遵循 PSP 植入原则,导致支架贴壁不良,影响快速内皮化和支架梁内皮覆盖不完全,以上因素均会引起明显的血流动力学改变,导致支架术后血栓发生概率偏高。雅培在 2006 年启动 Absorb BVS 首次人体临床试验,到宣布停止销售共计经历了 11 年时间,全球有近 10 万名冠心病患者入组了多中心的临床试验或选择植入 Absorb BVS 支架。基于左旋聚乳酸(PLLA)的冠脉支架可以在三年左右几乎完全被吸收,被誉为是人类冠状动脉介入手术(PCI)历史上的第四次革命。自 1977 年 Andreas Gruentzig 完成世界上的第一台冠脉球囊扩张术以来,冠脉介入的技术革新从未停歇,虽然雅培宣布停止销售 Absorb BVS 支架,目前全球还有十几家公司或机构在研究 PLLA 冠脉支架,有几款支架已经获得 CE 标志(CE Mark)和中国市场准入,多数处在临床试验阶段,表 19-2 列举了其中主要的研究机构和支架设计特点。

19.3.1.3 Elixir DESolve 支架

DESolve 支架是美国加州 Elixir Medical 公司开发的基于左旋聚乳酸的冠脉药物洗脱支架。这款支架壁厚 150 μm,支架压握后横截面直径为 1.47 mm,在支架一端有 2 个铂金显影点,采用 PLLA 涂层和 Myolimus 为药物,药物剂量为

3 μg/mm。该公司宣称 DESolve 支架吸收时间大约为 1～2 年且能够维持足够的血管支撑，消除了支架慢性回缩，支架可以实现扩张而波杆不断裂，从而减少了支架杆贴壁不良。该支架的外观和扩张能力如图 19-9 所示。

表 19-2 可降解高分子冠脉支架（信息更新于 2020 年 3 月）

医疗公司	支架	材料	涂层/药物	厚度/μm	设计	发展状况	LLL
Kyoto-Medical	Igaki-Tamai	PLLA 纤维	无	170	锯齿形螺旋形	终止	N/A
Abbott Vascular	Absorb BVS1.0	PLLA	PDLA/依维莫斯	156	闭环直杆连接	终止	0.44 mm/6 月
	Absorb BVS1.1	PLLA	PDLA/依维莫斯	156	锯齿形开环	停止销售	0.19 mm/6 月
Elixir Medical	DESolve	PLLA	PLLA/myolimus	150	闭环开环结合	CE Mark	0.19 mm/6 月
	DESolve100	PLLA	PLLA/Novolimus	100	闭环开环结合	CE Mark	0.21mm/6 月
	DESolve®Cx	PLLA	PLLA/Novolimus	120	闭环开环结合	CE Mark	0.19 mm/6 月
Amaranth Medical	Fortitude	PLLA	无	150	锯齿形开环	临床试验	0.93 mm/6 月
	Fortitude	PLLA	PDLLA/雷帕霉素	150	锯齿形开环	临床试验	0.29 mm/9 月
	Aptitude	PLLA	PDLLA/雷帕霉素	115	锯齿形开环	递交 CE 申请	0.33 mm/9 月
	Magnitude	PLLA	PDLLA/雷帕霉素	98	锯齿形开环	临床试验	0.31 mm/9 月
Meril Life	MeRes100	PLLA	PDLLA/雷帕霉素	100	闭环闭环结合	在印度销售	0.15 mm/6 月
Arterius	ArterioSorb	PLLA	PDLLA/雷帕霉素	95 和 120	闭环闭环结合	临床前评估	—
ART	ART Pure	P（L/D）LA	无	170	开环设计	CE Mark	0.3 mm/6 月
Manli Cardio.	MirageBRMS	P（L/D）LA 纤维	PLLA/雷帕霉素	125 和 150	螺旋、加强筋	临床试验	0.37 mm/12 月
山东华安生物	Xinsorb	PLLA	PDLLA/雷帕霉素	160	锯齿形开环	中国获批上市	0.17 mm/6 月
百心安	Bioheart	PLLA	PDLLA/雷帕霉素	未知	锯齿形开环	临床试验	0.15 mm/12 月

续表

医疗公司	支架	材料	涂层/药物	厚度/μm	设计	发展状况	LLL
乐普医疗	NeoVas	PLLA	PDLLA/雷帕霉素	170	锯齿形开环	中国获批上市	0.26 mm/6 月
微创医疗	Firesorb（火鹮）	PLLA	PDLLA/雷帕霉素	100 和 120	锯齿形开环	临床试验	0.15 mm/1 年
REVA Medical	REVA	PTD-PC	无	200	滑锁设计	终止	1.8 mm/6 月
	ReZolve	含碘 PTD-PC	雷帕霉素	115～230	螺旋滑锁	终止	N/A
	ReZolve2	含碘 PTD-PC	雷帕霉素	100	螺旋滑锁	终止	N/A
	Fantom	含碘 PTD-PC	雷帕霉素	125	开环设计	CE Mark	0.25 mm/6 月
	Fantom Encore	含碘 PTD-PC	雷帕霉素	105、115	开环设计	CE Mark	N/A
BTI	Ideal	聚酸酐酯	水杨酸酯/雷帕霉素	200	开环设计	终止	N/A

注：LLL（late lumen loss）—晚期管腔丢失。

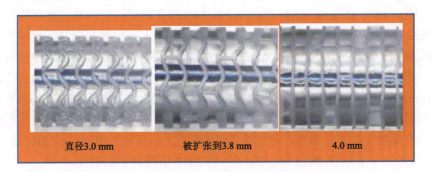

直径3.0 mm　　　被扩张到3.8 mm　　　4.0 mm

图 19-9　展示 DESolve 支架扩张能力的实验照片

规格直径 3.0 mm，从左到右分别扩张到 3.8 mm 和 4.0 mm

2011 年进行了首次人体临床试验[19]，入组了 15 名患者，支架急性回缩 6.4%，植入后 6 个月病变血管晚期管腔丢失 0.19 mm，大于 98% 的波杆被内膜覆盖，内膜厚度 0.12 mm，没有发生血栓事故，但有一例由于支架狭窄引发的 MACE。另外在 6～12 月期间发现植入支架的血管管腔增大，而类似的管腔增大现象在 Absorb Cohort B 临床试验中出现在支架植入 2 年后的时间点上。随后在 DESolve Nx 临床试验中入组 126 名心脏病患者，6 个月随访晚期管腔丢失为（0.20±0.32）mm；IVUS 检查发现管腔面积增大 9%，暗示支架开始降解，光学相干断层成像（OCT）显示支架被均匀的内膜（厚度为 0.1 mm）所覆盖，覆盖率达 99%。

2017 年在 EuroPCR 会议上宣布了 5 年的随访结果，主要不良事件发生率为 9.0%，从第 2 年到第 5 年没有发生具有临床指征的靶病变血管再介入治疗，5 年内没有发生确定性血栓事件。在临床中，OCT 分析确认支架在 3 年的时候已经完全吸收。

Absorb BVS 在临床中安全性的关键指标劣于金属药物洗脱支架 Xience，可能和 Absorb BVS 过厚的支架波杆有关。波杆过厚不仅会影响局部的血液动力学改变，而且会妨碍支架的内皮化，这都可能引起血栓事件的发生，为此开发薄壁可吸收支架已经成为一种共识。Elixir Medical 在 DESolve150 后又推出了波杆厚度仅为 100 μm 的 DESolve100 薄壁支架，并在 2014 年和 2015 年间开展临床试验并利用 OCT 研究 DESolve150（42 名患者）和 DESolve100（17 名患者）的即刻机械性能和中期的临床表现，随访结果于 2017 年发表[20]。OCT 分析显示即刻最小管腔面积分别是（6.1±1.9）mm^2（DESolve150）和（5.2±1.6）mm^2（$P=0.06$），平均残留面积狭窄率（mean residual area stenosis）分别是 15.3% 和 21.3%（$P=0.22$），表明两个支架术后的即刻性能和临床结果都没有明显差别，都具有良好的即刻表现。然而 OCT 发现在 DESolve100 试验组支架波杆的断裂率明显高于 DESolve150，分别是 23.5% 和 12.9%，这和厂家宣称的优异的扩张性能有些不一致。有趣的是，在 DESolve100 试验组几乎所有的患者在支架波杆断裂处附近的横截面出现纤维粥样硬化，而在 DESolve150 试验组只有 20% 患者出现这种现象。支架断裂可能和 DESolve100 的力学性能有关，因此在支架设计上一定要在满足支架结构稳定性和支撑力的前提下，考虑将支架做得越来越薄；另外在近一年的随访中没有发生心脏病事件和血栓事件。可能考虑到 DESolve100 的断裂问题，Elixir 随后推出了 DESolve Cx，壁厚 120 μm，并在 2017 年 EuroPCR 大会上公布了 DESolve Cx 6 个月的随访结果：支架内晚期管腔丢失（LLL）为（0.19±0.25）mm，没有发生血栓事件，没有发生主要不良事件，同时观察到血管增大的现象。DESolve、DESolve100 和 DESolve Cx 分别在 2013 年、2014 年和 2017 年获得 CE Mark。

19.3.1.4　Amaranth 支架

美国 Amaranth Medical 先后设计出四款基于 PLLA 的冠脉支架（图 19-10）。和其他 PLLA 支架加工方式不同，Amaranth 公司采用 PLLA 溶液浇筑的方式制备支架管材，然后激光切割成支架。这种加工方式一方面抑制了 PLLA 结晶过程，使得 PLLA 支架呈现无定形态，韧性提高，断裂伸长率可达 80%；另一方面避免了通常管材挤出过程中 PLLA 降解问题。

Amaranth 第一代支架 Fortitude 壁厚 150 μm，是不带药裸支架，首次人体临床试验结果不理想，6 个月的晚期管腔丢失达到（0.93±0.41）mm。接着推出 Fortitude 带药支架（PDLLA/雷帕霉素），壁厚 150 μm，支架覆盖率 20%，带药量 96 μg/cm^2。支架支撑力可维持 10 个月，由于支架加工方式使 PLLA 呈现无定形

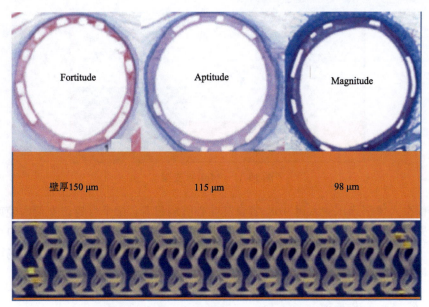

图 19-10　Fortitude、Aptitude 和 Magnitude 支架

态，其降解速率比半结晶 PLLA 快，分子量在 18 个月时下降 95%[21, 22]。Fortitude 带药支架完成了 MEND Ⅱ 和 RENASCENT Ⅰ 两个临床试验，共入组了 63 名患者，完成了 2 年的随访。OCT 分析显示 9 个月时支架波杆覆盖率为 95.6%，LLL 为（0.29±0.43）mm，直径狭窄率为 14.3%±12.0%；2 年时 LLL 为（0.27±0.37）mm，直径狭窄率为 17.5%±12.8%。

接着 Amaranth 又推出薄壁药物支架 Aptitude 和 Magnitude，支架壁厚分别为 115 µm 和 98 µm，支架覆盖率都是 22%。在开展的 RENASCENT 临床试验中[23]，9 个月时 Aptitude 和 Magnitude 支架内 LLL 分别是（0.33±0.36）mm 和（0.31±0.43）mm；支架直径狭窄率分别是 13.4%±9.4% 和 14.1%±14.7%，支架内皮化覆盖率达到 97%。Aptitude 支架植入后 2 年时，支架内 LLL 为（0.34±0.66）mm；在安全性方面，2 年随访期间只发生 2 例（2/59）靶血管缺血性心梗，没有发生血栓事件，更长期的临床安全性还没有披露。

19.3.1.5　Meril Life MeRes 支架

印度 Meril Life 公司开发的药物洗脱支架 MeRes100（外观见图 19-11），材料基于 PLLA，支架的分子量大约在 200 000～220 000，支架壁厚 100 µm；药物涂层是基于 PDLLA 和雷帕霉素，药量为 1.25 µg/mm，在 90 天内释放完毕。支架采用开环和两端闭环相结合的设计，大的开环设计有利于其他器械进入侧枝血管，支架覆盖率为 24%，压握后横截面直径只有 1.2 mm，有利于通过狭窄迂曲病变。

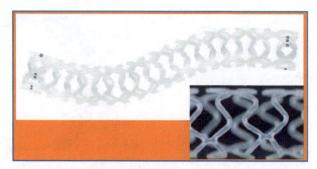

图 19-11　MeRes 支架

　　首次人体临床试验入组 108 名原发性心脏病患者，6 个月随访支架内晚期管腔丢失为（0.15±0.23）mm，没有血栓事件发生，支架梁新生内膜覆盖率为 99.3%；随访一年时有一例主要不良事件发生（0.93%），血管造影显示所有支架通畅，平均面积狭窄率为 11.3%±26.6%[24]。

19.3.1.6　ArterioSorb™

　　ArterioSorb™是英国 Arterius 公司开发的、基于 PLLA 的药物洗脱支架，涂层采用 PDLLA 和雷帕霉素，载药量为 1.0 μg/mm。支架采用闭环和开环相结合的设计，在支架中间段采用小环结构以增强支架的径向支撑力和增加载药量，两端采用大环设计以增强支架的柔顺性，支架有两个铂金显影点。支架厚度共有两个规格，分别为 95 μm 和 120 μm。该支架目前还处于临床前的评价阶段，包括输送性、显影性、扩张性和贴壁性等。

19.3.1.7　ART 支架

　　法国 Arterial Remodeling Technologies Inc（ART）公司开发的可吸收支架 ART Pure 是利用左旋丙交酯（L-LA）和右旋丙交酯（D-LA）共聚物为支架材料，其中 D-LA 占 2%，用来削弱左旋聚乳酸的结晶性，进而加快降解速率。ART Pure 是不带药的裸支架，根据发表的临床前动物实验结果，支架在 3 个月时失去支撑力，在 24 个月时可实现完全吸收[25-27]；临床试验纳入 30 名患者，6 个月时出现 3 例靶血管血运重建。ART 在 2014 年被 Terumo 收购，随后开发了载药的可降解支架，药物涂层是采用 Terumo 的药物涂层技术[28]。

19.3.1.8　Mirage BRMS

　　Mirage BRMS 是新加坡 Manli Cardiology 公司开发的、利用左旋丙交酯（L-LA）和右旋丙交酯（D-LA）共聚物（其中 D-LA 含量＜5%）纤维制备的螺旋型线圈结构支架，顺着长轴方向有三个加强筋确保螺旋结构稳定性。聚乳酸材料本身的拉伸强度在 45～75 MPa 之间，断裂伸长率在 2%～6%左右，而 PLLA 纤维是通过熔融挤出并通过单轴拉伸使聚乳酸分子高度取向，这样 PLLA 纤维的拉伸强度能够达到 300 MPa，断裂伸长率达到 35%。利用 PLLA 共聚物纤维编织的 Mirage BRMS 径向支撑力达到 120 kPa，和传统的金属支架没有差别。小规格的支架（直径<3 mm）采用直径为 125 μm 的 PLLA 共聚物纤维，而大规格的支架（支架直径>3 mm）采用直径为 150 μm 的 PLLA 共聚物纤维。支架的覆盖率很高，达到 40%～47%，而 Absorb BVS 支架覆盖率为 27%，金属 DES 支架覆盖率只有 10%～15%左右。由于 PLLA 共聚物纤维呈现圆形，支架梁更容易嵌入血管壁而不影响血流动力学。支架直径有 2.5 mm、2.75 mm、3.0 mm、3.5 mm 和 4.0 mm 5 个规格；而支架长度有 18 mm、28 mm 和 38 mm 三个规格。最小直径 2.5 mm 的支架的横截面直径为 1.25 mm，而直径 4.0 mm 的支架的横截面直径为 1.47 mm，因此支架有较好的通过性。而螺旋型结构设计赋予支架很好的柔顺性和方便侧支进入。体外降解实验表明一年内聚乳酸分子量降低 90%，动物实验体内降解实验显示支架在 14 个月内完全吸收，而 Absorb BVS 完全吸收则要 3.5 年，这可能和 Mirage BRMS 采用左旋丙交酯（L-LA）和右旋丙交酯（D-LA）共聚物有关。

2014 年开展了首次人体（first-in-man，FIM）临床试验，60 名患者采用 1∶1 随机分配到 Mirage BRMS 和 Absorb BVS 组[28, 29]。一年随访显示，Mirage BRMS 和 Absorb BVS 的支架内晚期官腔丢失分别为 0.37 mm 和 0.23 mm。根据 OCT 分析结果，支架内再狭窄率分别为 31.8%±12.9%和 21.2%±9.9%，而血管造影结果显示支架内再狭窄率分别为28.6%和18.2%，两项指标都明显高于对照组 Absorb BVS。

19.3.1.9　华安 Xinsorb 支架

山东华安生物科技有限公司开发的 Xinsorb 可降解支架是以 PLLA 为主体，支架厚度为 160 μm，PDLLA 和雷帕霉素为药物涂层，载药量 8 μg/mm，体外实验表明 80%药物在 28 天内洗脱，完全降解需 2.5 年[30]。首次人体临床试验显示[31]，6 个月支架内晚期管腔丢失（LLL）为（0.17±0.12）mm。随后开展的随机对照试验按 1∶1 随机至 Xinsorb 或 Tivoli 组，并与纳入 800 名患者的单臂试验进行对比；一年时 LLL 分别为（0.20±0.40）mm 和（0.36±0.53）mm；靶病变失败率（TLF）分别为 5.7%和 9.4%；两组均无全因死亡或心源性死亡；再次血运重建率分别为 5.7%和 9.4%；Xinsorb 组支架内血栓（ST）发生率为 2.9%，对照组未发生 ST。

19.3.1.10　百心安 Bioheart

百心安可降解支架 Bioheart 以 PLLA 为支架主体材料，雷帕霉素为药物以及 PDLLA 为药物涂层聚合物，载药量为 10 μg/mm，药物释放设计在 28 天释放 80%左右。在 2016 年 8 月和 11 月间开展首次临床试验，共入组 54 名患者，以 2∶1

比例分配到队列 1 和队列 2。在 2018 年中国介入心脏病学大会（CIT）上公布了 Bioheart 系统 FIM 的 1 年临床随访结果。血管造影显示，队列 1 和队列 2 两组急性管腔回缩分别为（0.15±0.07）mm 和（0.15±0.09）mm，受试者术后 1 年靶病变失败率（target lesion failure，TLF）、心血管临床复合终点（patient-oriented composite endpoint，PoCE）、心肌梗死（myocardial infarction，MI）以及任何血管再介入治疗的发生率分别为 2.2%、8.7%、2.2%和 8.7%，在随访 8 个月期间，有 1 名患者发生支架内血栓。FIM 一年的随访初步证明了该支架在治疗单支原发、原位冠脉病变的可行性、安全性和有效性。2 年随访期间，OCT 和 IVUS 影像分析表明，支架尚无明显的降解；2 年时晚期管腔丢失较 6 月时有所增加并达到统计学差异（0.44 mm±0.47 mm $vs.$ 0.13 mm±0.09 mm，$P<0.001$），晚期管腔丢失主要由支架内新生内膜增生引起。术后 2 年 TLF、PoCE、MI 以及任何血运重建的发生率分别为 6.5%、10.9%、2.2%和 10.9%。长期结果正在随访中，随机对照试验研究（BIOHEART-Ⅱ）已启动。

19.3.1.11 乐普 NeoVas 支架

乐普医疗的 NeoVas 支架在 2019 年 2 月获批，成为首个在中国上市的完全可吸收冠脉药物洗脱支架。NeoVas 支架也是基于 PLLA 为支架主体材料，PDLLA 和雷帕霉素为药物涂层（载药量为 15.3 μg/mm），体外药物释放实验表明，一个月时药物释放率为 70%~75%，2 个月时药物释放率为 100%。支架梁壁厚为 170 μm，预装在球囊上的直径为 1.4 mm。支架规格包括直径从 2.5 mm 到 3.5 mm，支架长度从 12 mm 到 24 mm。

以猪动物模型进行的体内降解实验表明在猪冠脉内 NeoVas 支架大约在 36 个月内完全吸收。2015 年进行了首次人体临床试验[32]，术后 6 个月心源性死亡发生率为 0%，靶血管血运重建发生率为 3.2%（1/31 患者），支架内血栓发生率为 0%，6 个月晚期管腔丢失 0.20 mm±0.28 mm，支架内膜覆盖率为 95.7%。随后在中国 32 个临床中心开展前瞻性、随机对照 RCT 试验，共有 560 名患者入组，其中 278 名患者使用 NeoVas 支架，282 名患者使用雅培 Xience 金属支架。随机临床试验一年随访结果，靶血管血运重建发生率为 4.3%，对照组为 3.5%；支架内晚期管腔丢失为（0.22±0.33）mm[对照组为（0.16±0.28）mm]，支架段晚期管腔丢失（0.14±0.36）mm[对照组（0.11±0.34）mm]，波杆覆盖率 98.7%，血栓发生率 0.4%（对照组是 0.0%），均无统计学差异，表明 NeoVas 组与 Xience 组在主要临床终点和 1 年临床事件方面具有可比性。与 Absorb 系列临床试验比较，NeoVas 随机对照研究从入选就按照 PSP 原则进行支架植入，按照规范化操作是良好临床效果的最重要原因之一。

NeoVas 支架 RCT 2 年随访结果在 2018 年 CIT 大会上公布。研究结果表明，NeoVas 组和 CoCr-EES 组两年靶病变失败率、心源性死亡、靶血管相关心肌梗死以及缺血驱动的靶病变血运重建发生率分别为 5.4%和 4.3%（$P=0.54$）、0.7%和 0%（$P=0.25$）、1.4%和 1.1%（$P=0.72$）、4.0%和 3.2%（$P=0.64$）；两组支架内血栓发生率分别为 0.7%（2 例）和 0.4%（1 例）（$P=0.62$），两组临床事件、支架内血栓发生率均较低，且无统计学意义。NeoVas 随机对照试验 3 年 OCT 和 FFR 结果于 2018 年美国经导管心血管治疗学术会议（TCT 2018）上公布，结果显示，两组平均支架丝覆盖厚度无显著差异，NeoVas 组为（0.16±0.07）mm，CoCr-EES 组为（0.14±0.06）mm，$P=0.08$。NeoVas 组平均管腔面积、最小管腔面积均更小[平均管腔面积：NeoVas 对 CoCr-EES，（5.70±2.14）mm^2 vs.（6.96±2.60）mm^2，$P=0.008$；最小管腔面积：（4.25±1.89）mm^2 vs.（5.39±2.25）mm^2，$P=0.006$]。血管修复评分两组分别为（NeoVas 组：0.86±3.11）及（CoCr-EES 组：0.23±1.15），$P=0.18$。NeoVas 组显示出更优的趋势。NeoVas 组与 CoCr-EES 组在支架覆盖方面均有较好的表现，支架覆盖率分别为 99.5% vs. 99.9%（$P<0.0001$），NeoVas 组贴壁不良只有 0.1%。两组 FFR 结果亦十分接近（0.89 vs. 0.90，$P=0.13$）。

总结 3 年临床结果，两个亚组患者靶病变失败率、复合终点事件、全因死亡率、心肌梗死发生率、血运重建率、支架内血栓等均相似，无统计学差异。重要的是，本临床研究首次证实完全可吸收支架植入 3 年后，随着支架的降解和对血管约束的消失，其靶血管的弹性（vasomotion）明显好于金属支架。3 年靶血管支架内弹性特征，NeoVas 组和 CoCr-EES 组分别为 3.2%±3.0% vs. 1.9%±2.7%，$P=0.03$；证实了可吸收支架较金属支架为患者靶血管长期修复带来的明显收益。

在 2019 年 CIT 上公布了 NeoVas 单组目标值研究两年结果。NeoVas 单组目标值（OPC）研究共计入选 1103 例患者，旨在探讨 NeoVas 西罗莫司洗脱生物可吸收支架治疗原发冠脉病变的安全性和有效性，研究 1 年结果在 2017 年 CIT 靶病变失败率公布，结果显示 TLF 达到了目标值，且包括患者相关的临床复合终点事件（PoCE）发生率、所有原因的死亡率、心源性死亡等在内的不良事件发生率均相对较低。2 年结果显示，TLF 发生率是 5.0%，PoCE 发生率为 8.3%；全因死亡率为 1.0%；心梗发生率 2.5%；任何原因血运重建比率为 6.3%；缺血驱动的靶病变血管重建（ID-TLR）发生率为 3.3%；缺血驱动的靶血管血运重建（ID-TVR）发生率为 3.8%；确定/可能的支架内血栓发生率为 0.82%。以上结果表明，2 年临床结果包括 PoCE、全因死亡率、心脏性死亡、心梗、靶血管心梗、任何原因血运重建、ID-TLR 和确定/可能的器械血栓等都很低，进一步显示了 NeoVas BRS 的安全性和有效性。

19.3.1.12 微创火鹮（Firesorb®）支架

微创医疗开发的生物可吸收雷帕霉素靶向洗脱冠脉支架——火鹮（Firesorb®）为第二代生物可降解支架。火鹮可吸收支架基于超高分子量聚乳酸（PLLA）为主体材料，支架结构为正弦波+直杆连接，药物涂层为单面靶向药物涂层（PDLLA 和雷帕霉素），药物量仅为雅培 Absorb BVS 载药量的 60%。直径 2.5 mm 和 2.75 mm 规格的支架波杆厚度仅为 100 μm，直径 3.0 mm 和 4.0 mm 规格的支架壁厚为 120 μm。火鹮有望克服第一代可吸收支架的不足，降低血栓形成的风险，并增强病变的通过能力。目前火鹮（Firesorb®）正在开展的系列临床研究，包括：FutureⅠ（首次用于人体试验）、FutureⅡ（随机对照试验）和 FutureⅢ（单组目标值研究）。FUTURE 系列临床试验计划将对入组的所有患者进行长达五年的随访。

FutureⅠ研究是火鹮首次用于人体治疗冠心病安全性和有效性的前瞻性、单组观察临床试验[33,34]。该研究在 2016 年 1～3 月间共纳入 45 名单发原位冠状动脉疾病患者（病变长度≤25 mm，血管直径在 3.0～3.5 mm 之间），按照 2∶1 比例随机分为队列 1（$n=30$）和队列 2（$n=15$）。队列 1 受试者在支架植入后 6 个月及 24 个月进行造影、IVUS 和 OCT 随访；队列 2 受试者在支架植入后 12 个月及 36 个月进行造影、IVUS 和 OCT 随访；所有受试者在支架植入后 1 个月、6 个月、1 年、2 年、3 年、4 年、5 年进行临床随访。一年的术后随访结果显示火鹮药物洗脱支架 6 个月和 1 年的靶血管血运重建发生率为 0%，全因死亡、靶血管心肌梗死（myocardial infarction，MI）和支架内血栓（stent thrombosis，ST）发生率均为 0%。6 个月随访组冠状动脉造影定量分析（QCA）显示血管弹性回缩小，支撑力良好且管腔丢失（lumen loss）与 Xience 相似，支架内晚期管腔丢失仅为（0.15±0.11）mm，支架段晚期管腔丢失仅为（0.09±0.15）mm，支架内再狭窄（ISR）发生率为 0%；术后即刻急性回缩为（0.13±0.10）mm；内皮愈合良好，支架梁覆盖率达 98.4%，通过 OCT 观察内皮覆盖与 Xience 没有显著差别，支架贴壁不良发生率为 0.07%。1 年随访组支架内和节段内 LLL 分别为（0.17±0.13）mm 和（0.10±0.19）mm，ISR 发生率为 0%；术后急性回缩为（0.10±0.07）mm；支架覆盖率达 99.0%，支架贴壁不良发生率仅 0.07%[32]。

2018 年 TCT 大会上宣布了 2 年的临床随访结果[34]。45 名受试者全部完成了 2 年临床随访，术后 2 年靶病变失败（TLF）发生率均为 0%，患者相关的临床复合终点（包括全因死亡、心肌梗死以及再次血液重建）为 2.2%，术后 2 年随访期间无死亡，无靶血管心肌梗死、无支架内血栓事件。队列 1 术后 2 年影像学检查结果显示节段内血管管腔丢失为（0.28±0.28）mm，再狭窄率为 3.8%，支架内膜覆盖率为 99.7%。术后 2 年 OCT 检查可见支架较前有明显降解。FutureⅠ研究 2 年结果证实了火鹮治疗原位冠状动脉病变的安全性和有效性。

在 2019 年 CIT 大会上公布了 3 年随访结果，TLF 发生率为 0%，PoCE 发生率为 2.2%，支架内和节段内 LLL 分别为（0.37±0.26）mm 和（0.28±0.31）mm，界定再狭窄率为 0%。3 年随访 OCT 结果显示，队列 2 支架覆盖率达 99.8%；平均管腔直径为（2.71±0.37）mm，修复指数为 0.34±1.08。Future Ⅰ FIM 研究 3 年临床结果、冠脉造影结果、IVUS 和 OCT 结果均进一步证实了 Firesorb®支架治疗单支原发原位冠状动脉病变的良好可行性和初步安全性及有效性。

19.3.2　酪氨酸聚碳酸酯支架

REVA 冠脉支架是 REVA Medical 基于酪氨酸聚碳酸酯（图 19-12、图 19-13）开发的冠脉支架，支架采用非常特殊的滑锁（slide-and-lock）设计来增加支架径向支撑力和防止急性回缩。支架体外降解实验表明支架降解非常缓慢（图 19-12），5 年的质量丢失大约为 5%。2007 年进行了首次临床试验，发现支架非常脆，导致在 4～6 个月的血管靶病变血运重建率高达 66.7%。随后对支架材料和结构设计进行了改进，先后开发了两款支架，分别为 ReZolve（支架厚度 115～230 μm）和 ReZolve2（支架厚度为 100 μm）。这两款支架都采用螺旋形滑锁设计，而材料方面的改进包括引入了含碘的链段（占质量的 10%）以增加支架显影性，引入 PEG 链段（占质量的 3.25%）以增加材料亲水性进而加快材料的降解（图 19-12）。随后分别开展了临床试验 RESTORE 和 RESTORE Ⅱ，尽管 RESTORE Ⅱ临床试验结果显示 ReZolve2 支架在 6 个月随访时只有 4.5%的主要不良事件发生，但是发现滑锁结构设计非常不利于支架植入。这迫使公司放弃了滑锁结构设计，而采用和雅培 Absorb 类似的正弦波设计，支架命名为 Fantom。Fantom 支架波杆壁厚 125 μm，所载药物是雷帕霉素，自显影，植入后一年多开始降解，支架对血管的笼子效应慢慢消失，支架预计 4 年内完全降解吸收。

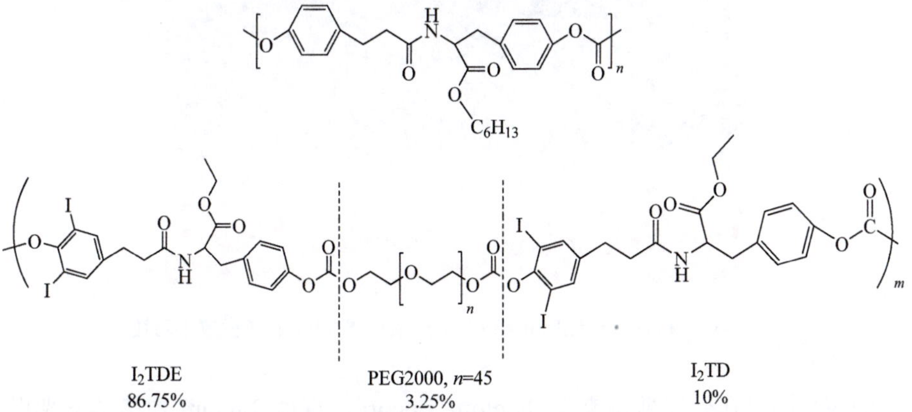

图 19-12　REVA 支架材料分子结构式

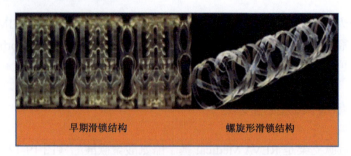

早期滑锁结构　　　　　　螺旋形滑锁结构

图 19-13　REVA 支架滑锁结构设计

　　Fantom 支架是目前唯一本体显影的可降解高分子支架（图 19-14），自显影有利于支架精确定位和释放，很好覆盖病变部位，支架释放后便于评价，不像其他可降解支架那样高度依赖于侵入式的 IVUS 和 OCT。Fantom 支架先后开展了FANTOM Ⅰ 和 FANTOM Ⅱ 两个临床试验[35, 36]。FANTOM Ⅰ 在两个中心入组了 7名患者，目的是验证支架的可行性。FANTOM Ⅱ 在 30 个临床中心入组了 240 名患者，目的是证明支架的安全性和有效性，以便于取得 CE Mark。在 6 个月、12个月和 24 个月时，主要不良事件（MACE）分别为 2.1%、4.2% 和 5.0%；靶病变再次血运重建概率分别为 0.8%、2.5% 和 2.9%；6 个月和 24 个月随访，支架内晚期管腔丢失（LLL）分别为（0.25 ± 0.40）mm 和（0.23 ± 0.49）mm。亚急性血栓发生一例，主要原因是靶病变没有被支架完全覆盖；极晚期血栓发生一例，是由于支架的远端进入 2.0 mm 的小血管，导致异位引起血栓。

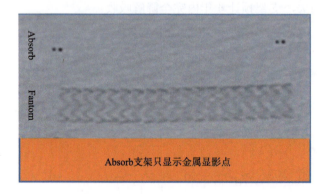

Absorb支架只显示金属显影点

图 19-14　Fantom 支架和 Absorb 支架在 X 射线下显影效果对比

　　REVA 同时在开发薄壁支架 Fantom Encore，直径 2.5 mm 规格的支架壁厚95 μm，直径 3.0 mm 规格的壁厚 105 μm，直径 3.5 mm 规格的壁厚 115 μm。在2018 年 6 月，直径 3.0 mm 和直径 3.5 mm 规格的 Fantom Encore 获得 CE Mark。

19.3.3 聚酸酐酯支架

Bioabsorbable Therapeutics Inc （BTI）开发了基于聚酸酐酯材料的可吸收支架，命名为 Ideal stent[37]。支架材料降解基团除了极易水解的酸酐基团外，还有酯基；材料降解产物为水杨酸和正癸二酸（图 19-15）。水杨酸是一种脂溶性的有机酸，是阿司匹林以及很多止痛药的成分，在临床上用来降低糖尿病患者长期并发心脏病的风险。降解产物以及支架携带的雷帕霉素（8.3 μg/mm）可以起到抑制血管平滑肌细胞增生和抗炎的作用。

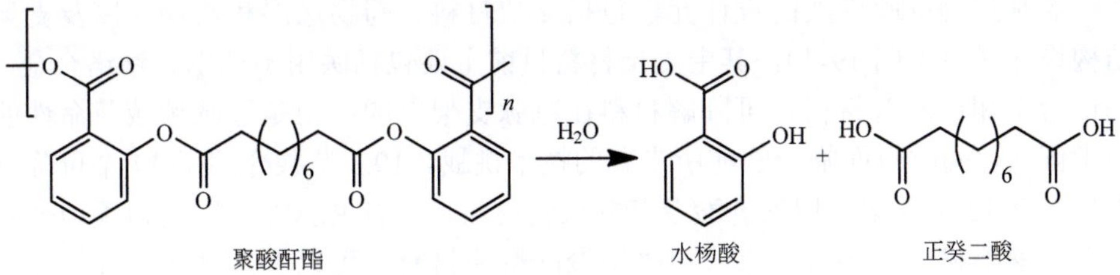

聚酸酐酯   水杨酸   正癸二酸

图 19-15 Ideal 支架材料的分子式及降解产物

可能考虑到材料的力学性能不足，支架设计的壁厚达到 200 μm（图 19-16），支架覆盖率达到 65%，支架的径向强度比 Cypher 支架弱得多。开展的动物试验（猪冠脉）证实了支架良好的生物相容性和功效。药物在 30 天左右完全释放，支架在 9～12 月后完全降解，组织学分析没有发现血栓形成和炎性反应发生。2009 年 7 月开展了首次人体试验（Whisper trial），多中心纳入 11 名患者并随访一年。不幸的是支架发生较严重的狭窄，分别为 33.5%（1 个月）、37.2%（3 个月）、

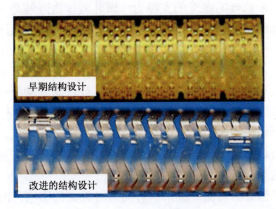

早期结构设计

改进的结构设计

图 19-16 Ideal 支架

30.1%（6 个月）和 28.0%（12 个月）。尽管后来对支架进行了优化，比如降低支架波杆厚度到 175 μm、增加载药量和延长药物释放时间等，可能由于原材料本身的问题这个支架项目被终止。

19.4 可降解高分子支架的结构与性能

19.4.1 支架材料与支架相关性能

19.4.1.1 可降解支架材料

冠脉药物洗脱支架的设计元素包括支架材料、药物涂层和药物，以及支架结构设计（参见图 19-4），其中支架材料目前主要包括医用不锈钢、钴铬合金、铂铬合金和可降解材料。可降解材料在冠脉支架上的应用是冠脉领域革命性的技术创新，同时也面临一些前所未有的技术挑战。19.3 节共介绍了 14 个可降解支架，有 12 个支架采用聚乳酸及其共聚物材料，只有 REVA 一家公司采用酪氨酸聚碳酸酯材料，还有一家公司采用聚酸酐酯材料，可以看出制备可降解支架的材料非常有限。

聚乳酸及其共聚物是在临床上有几十年的安全使用历史，包括左旋聚乳酸（PLLA）、消旋聚乳酸（PDLLA），以及和乙交酯的共聚物（PLGA）。这类材料在可吸收缝合线、可吸收骨损伤修复以及药物释放领域有长期的临床使用历史。PLLA 的玻璃化转变温度是 60℃，抗张强度大约为 50～60 MPa，弹性模量为 2.5 GPa，完全降解要 2～5 年时间。聚乳酸用作可降解支架主体材料，选择高分子量非常重要。早期的研究表明，低分子量聚乳酸在血管内会引起一定的炎性反应[6, 7]。高分子量聚乳酸不仅会提供支架更强的力学性能，而且可以防止支架过早的降解而失去对尚未愈合的血管的支撑力。聚乳酸体内降解是一个水解和酶参与的过程。由于聚乳酸（PLA）是一种半结晶高分子材料，在晶区之间存在无定形的、密度相对较小的非晶区。 PLA 材料植入人体后，接触人体组织或血液，其中的水分子首先渗入、扩散到 PLA 聚合物无定形区域，引发水解反应，导致 PLA 分子链中酯键断裂和分子量降低。随着降解的进行，聚乳酸分子量减小，分子链末端羧基数量或浓度增加，对聚乳酸的降解起到加速作用。在宏观上 PLA 材料降解表现为材料表面出现裂纹、体积变小，逐渐变为碎片和粉末，最后完全溶解并被人体吸收；在微观上，PLA 材料降解表现为酯键断裂、分子量减小、变为水溶性的小分子被细胞吞噬、转化和代谢。

分子量及分子量分布对聚乳酸降解行为有着较大的影响。PLA 分子量越大，需要更长的时间变成水溶性的小分子继而进入转化和代谢过程。对于重均分子量相同的 PLA 聚合物来说，分子量分布越宽，降解速率越快，这是因为分子量较小的 PLA 分子降解速率快，羧基浓度的增加导致自加速现象的发生。这也是可降解支架多选用植入级、高分子量、分子量分布比较窄的聚乳酸的原因。

为了调节降解速率，可以引入少量的右旋丙交酯（D-LA）来破坏 PLLA 的结晶性能。比如法国 ART 公司开发的可吸收支架就是利用左旋丙交酯（L-LA）和右旋丙交酯（D-LA）的共聚物为支架材料，其中 D-LA 占 2%，主要是破坏左旋聚乳酸的结晶性，进而加快降解速率。制备 Mirage BRMS 支架的纤维同样也是 L-LA 和 D-LA 的共聚物，其中 D-LA 含量少于 5%。在动物实验中，Mirage BRMS 支架完全吸收时间大约是 14 个月，而采用纯 PLLA 的雅培 Absorb BVS 完全吸收则要 3 年以上。

消旋聚乳酸（PDLLA）由于甲基处于间同立构或无规立构状态，聚合物呈现无定形状态，便于水分子的吸收和扩散，因此降解比 PLLA 快，完全降解只要 12~16 个月；而且力学性能明显弱于 PLLA。PDLLA 抗张强度只有 40 MPa，杨氏模量 1.0~3.0 GPa，因此通常被选作药物洗脱支架的药物释放载体。同样，丙交酯和乙交酯的共聚物 PLGA 通过引入不同比例的乙交酯可以在广泛的范围内（1~18 个月）调节 PLGA 的降解速率，也经常被用作冠脉支架可降解涂层聚合物。

REVA 公司支架材料是选自 Rutgers University 开发的酪氨酸聚碳酸酯（参见图 19-12）。这个材料降解非常缓慢，体外降解实验表明 5 年的质量丢失只有 5%。为增加降解速率，对材料的设计进行了多次调整，最后在分子结构上引入 3.25% PEG 和 10% 的含碘的单元。降解产物是二氧化碳、乙醇、水和含碘的氨基酸链段。由于是全新的材料，降解产物代谢路径和毒理学对于材料在人体长期植入的安全性至关重要，但尚无披露。

聚酸酐酯（分子式参见图 19-15）也曾被用作开发可降解支架。但这个材料的力学性能不佳，抗张强度大约为 24~27 MPa，因此为了维持支架足够的支撑力，支架壁厚竟然达到了 200 μm；另外聚酸酐对水非常敏感，降解引起力学性能下降过快，导致该项目被终止。

材料是决定支架设计和性能的关键因素。金属 DES 性能的显著提升也是得益于材料科学的进步，从医用不锈钢过渡到力学性能更好、耐腐蚀性更优异的钴铬合金和铂铬合金；同样，可降解支架性能的提升也需要在材料方面的不断创新，包括材料和加工工艺。

19.4.1.2 支架壁厚与通过性

人们在金属药物洗脱支架临床表现上已经有共识：薄壁支架顺应性更好，支架的横截面尺寸更小，支架通过迂曲病变的能力更强；对血液动力学影响小继而血栓形成的概率更低，快速内皮化并减少支架再狭窄的发生。2001 年 ISAR-

STEREO 随机多中心临床试验对比了 50 μm 薄壁金属支架和 140 μm 厚壁金属支架的临床结果，厚壁支架发生支架内再狭窄（狭窄程度≥支架管腔的 50%）的概率是 25.8%，而薄壁支架只有 15%。

薄壁支架虽然在临床上有多种优势，但是受限于支架材料的力学性能，并不能随心所欲将支架做得更薄，这和材料学的进步和新材料的应用密切相关。早期的 Cypher 支架采用医用不锈钢作为支架主体材料，支架壁厚为 140 μm；随着钴铬合金在冠脉支架领域的应用，Xience V 和火鸟 2 支架壁厚降到 80 多微米，Orsiro 钴铬合金支架小规格壁厚甚至降到 60 多微米；波士顿科学 Synergy 支架材料采用铂铬合金，小规格支架壁厚降到 74 μm。随着支架材料从 316 L 不锈钢过渡到钴铬合金和铂铬合金，材料的拉伸强度、屈服强度、耐腐蚀性和显影性能都获得提高，这样可以将支架做得更薄，横截面积尺寸更小，在支架植入过程中对内皮损伤更小，导致内皮化更好，血栓形成概率更低。

可降解支架使用的 PLLA 的杨氏模量在 3.1～3.7 GPa 之间，而 316 L 不锈钢为 193 GPa，钴铬合金为 210～235 GPa，力学性能的不足给可降解支架的设计带来了很大挑战。早期的 PLLA 支架为了维持足够的径向支持力，支架壁厚普遍在 150～200 μm 之间，比如雅培的 Absorb1.1 支架壁厚 150 μm，这导致在和传统金属支架的随机临床试验对比中，多项主要临床终点数据处于下风，尤其是晚期血栓发生的概率是金属支架 Xience 的 3 倍。图 19-17 总结了主要的可降解高分子支

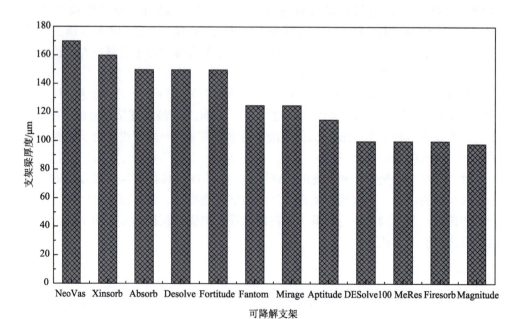

图 **19-17** 可降解高分子支架梁厚度对比

架的壁厚，可以看出 NeoVas、Xinsorb 和 Absorb BVS 支架壁厚都在 150 μm 以上，而正在临床试验中的薄壁支架壁厚都在 100～120 μm 之间，包括 DESolve100、MeRes、Aptitude、Magnitude 和火鹃 Firesorb®等。通过对支架结构的优化来克服 PLLA 材料本身的不足，现在聚乳酸支架壁厚可以做到 100 μm 甚至 100 μm 以下，比如微创医疗的火鹃聚乳酸支架，小规格的支架壁厚达到 100 μm，而 Magnitude 壁厚甚至为 98 μm。当然这和新一代的金属支架相比还有很大距离，比如 Orsiro 支架最小规格的只有 60 μm。在 Bionyx-all comers 临床试验中，Orsiro 和 Resolute Onyx（壁厚 80 μm）进行对比，主要临床终点评价指标都没有显著差别，显示出非劣效性，说明支架壁厚薄到一定程度，更薄并不会显示出更大的优越性。

薄壁支架除了会减少影响血液动力学，降低血栓发生的概率外，对支架的横截面尺寸影响很大，继而影响支架的通过性。图 19-18 列举了主要的可降解高分子支架的横截面尺寸（压握后外径尺寸），对比图 19-17 可以看出壁厚的支架的横截面尺寸普遍比较大，会影响支架对较细的血管以及钙化、迂曲和分叉血管的通过性能。

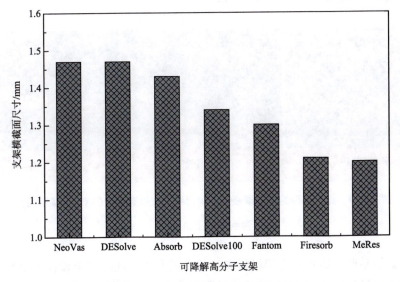

图 19-18　可降解支架横截面尺寸比较

降低可降解高分子支架壁厚已经成为共识，但是前提是支架要有足够的支持力；对可降解支架来说还要考虑降解过程中引起的支撑力的下降，在病变血管完成愈合之前能够支撑住血管回弹。在一个临床试验中比较两个不同壁厚可降解支架的性能[20]，OCT 分析发现在 DESolve100 试验组支架波杆的断裂率明显高于 DESolve150，分别是 23.5% 和 12.9%。支架断裂可能和 Desolve100 的力学性能有关，因此在支架设计上一定要在满足支架结构稳定性和支撑力的前提下，考虑将支架做得更薄。

19.4.1.3 支架贴壁性能

在 DES 设计要素中，在支架材料有限的情况下，支架的结构设计显得尤为重要。支架在经过输送系统运送到病变部位并经球囊扩张释放后都有一定的弹性回缩，通常为 5% 以下。支架弹性回缩程度和支架材料、支架结构设计、支架过扩能力和病变血管局部状况等有关。不锈钢支架弹性回缩率一般为 3% 左右，而钴铬合金或铂铬合金支架弹性回缩通常在 3%～5% 之间。弹性回缩导致支架贴壁不良，影响血流状态，改变血液动力学，是导致管腔丢失、支架再狭窄和血栓形成的重要因素，也会导致支架脱载和移位[38, 39]。支架波杆的贴壁情况可以根据支架梁和血管内膜的距离大体分为三种情况（图 19-19）：嵌入（embedded）、突出（protruding）和异位贴壁不良（malapposed）。当内膜和支架波杆厚度的一半以上融为一体时，可以称为嵌入；突出是植入的支架没有达到嵌入的程度但是和内膜是接触的情况，而异位是支架和内膜没有接触的情况。

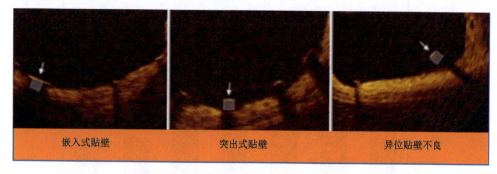

| 嵌入式贴壁 | 突出式贴壁 | 异位贴壁不良 |

图 19-19　显示典型的支架梁嵌入、突出和异位贴壁不良的 OCT 实验图片

图中的箭头指示支架梁

支架的贴壁好坏除与支架材料本身的性能有关，还与支架设计如壁厚和支架的过扩能力息息相关，最终在临床上体现在支架的内膜覆盖程度。Cheng 和 Gasior 等将 Absorb BVS、Aptitude 和 Magnitude 三种不同壁厚支架植入猪动脉 2 周，用 OCT 检测分析得到了支架梁贴壁情况和内皮化的关联性[21, 22]。壁厚为 157 μm 的 Absorb BVS 总体的支架梁内皮覆盖率为 94.0%，其中支架梁嵌入式占 61.9%，接触突出式占 32.1%；壁厚 115 μm 的 Aptitude 总体内皮覆盖率为 96.3%，其中嵌入式为 69.5%，接触突出式为 26.8%；而最薄的 Magnitude 支架的内皮覆盖率达到 99.5%，其中嵌入式达到了 96.6%，表明薄的支架梁会显著提升支架内皮化的覆盖率，特别是嵌入式的接触方式。在临床上也表现出类似的结果，例如 Fortitude 支架壁厚 150 μm，临床试验 9 个月内皮化达到 95.6%；乐普 NeoVas 支架壁厚 170 μm，临床试验 6 个月内皮化为 95.7%，而微创薄壁的 Firesorb®支架植入冠脉后 6 个月时内皮覆盖率达到 98.4%，1 年后达到 99% 以上。

可降解高分子支架由于材料强度比金属小很多，再加上压握过程中的应力松弛现象，可降解高分子支架回弹程度要比金属支架大，一般在 4%～6% 左右。为了减低弹性回缩，可以通过优化支架设计，比如调节波杆间的角度、连接杆的设计以及波数等以增强支架的过扩能力，减少压握和存储过程中的应力松弛现象。例如可降解支架 DESolve 显示出出色的过扩性能，从名义直径 3.0 mm 可以扩展到 4.75 mm，可以和金属支架 Xience 相媲美（参见图 19-9）。优秀的过扩性能可以帮助医生在支架释放后充分地后扩张，使支架梁和血管壁很好地贴合，减少异位贴壁不良和脱载事件的发生。

19.4.1.4　支架支撑力

支架植入病变的冠状动脉后，会持续地受到来自不同方向和不同强度的力的挤压，其中血管收缩是最大的挤压力的源头。抗击血管径向的挤压力是设计冠脉支架最重要的考虑因素之一。国际上有很多标准指导支架的设计，比如 ASTMF2081、ISO25539-2 以及美国 FDA 血管内支架和相关传输系统的非临床性检测和推荐标签都要求血管内支架要有充分的径向支撑力。径向支撑力与支架的主体材料和结构设计有关。根据血管力学测试结果提示，冠脉支架的最小径向支撑力是 40 kPa 左右；而现代钴铬合金支架典型的坍塌压力略大于 100 kPa，老一代的 316 L 不锈钢支架坍塌压力可达到 210 kPa。对于 80 μm 的钴铬合金支架来说，在径向支撑力测试中，当支架直径丢失 10% 和 50% 时，对应的支持力大约是 80 kPa 和 150 kPa。和金属支架相比，可降解高分子支架在压握状态下经过货架期的存放会发生老化现象，导致径向支撑力发生明显的下降。高分子材料在受到外力的作用下分子链会发生重排，导致应力松弛现象；而支架从出厂到临床使用往往要经过 3 个月以上的货架期，在压握状态下，在运输、存储过程中如果受到高温环境影响，会加速高分子支架的老化，这是在设计可降解高分子支架时要考虑的问题。另外和金属支架不同，可降解高分子支架在植入后会发生降解，降解过程进展到一定程度，就会出现宏观上力学性能的变化，支架径向支撑力出现拐点开始下降。理想状况下，希望支架的径向支撑力（最小 40 kPa）至少保持 6 个月或以上以便于病变血管的愈合和重塑。

19.4.1.5　提高可降解支架强度

可降解高分子支架设计涉及的支架壁厚、径向支撑力、弹性回缩等都和支架材料的强度密切相关[40]。增加可降解聚合物支架强度可以选择高分子量聚合物。

多数聚乳酸支架都采用超高分子量聚乳酸作为支架主体材料。另外一个提高聚合物强度的方法是增加半结晶聚合物的结晶度和取向度。提高结晶度和取向度可以提高聚合物的强度、硬度以及耐热性能，因此一些领先的可降解支架技术不仅包括采用超高分子左旋聚乳酸，往往还通过支架加工处理技术来增强支架的性能，比如通过分子链取向在聚乳酸基体里形成规则排列的微纤维来达到聚乳酸材料的自增强效果。左旋聚乳酸（PLLA）通过挤出技术实现双轴取向可以将抗张强度提高 5～10 倍。取向可使材料在断裂过程中纤维化，这样阻止材料产生裂纹继而延缓材料断裂。通过挤出工艺的优化（模具设计、温度控制、牵引速率、冷却介质和速率等）以及热处理（退火或淬火处理），可以将 PLLA 的屈服张力和杨氏模量分别从 60 MPa 和 3.0 GPa 提高到 77 MPa 和 4.1 GPa[40]。

为了提高聚乳酸支架的性能，多种加工成型技术得到了发展，其中将聚乳酸粒子制备成聚乳酸管材是关键的一步。考虑到可降解支架是高风险的长期植入产品，一定要采用医用级的挤出机，而且挤出机要聚乳酸材料专用，避免引入重金属及其他杂质。管材挤出过程中，聚乳酸粒子首先熔融并在螺杆的剪切推送下，经过模具喷嘴形成管状物，再经过冷却牵引过程得到聚乳酸管材，在这个过程中分子链在长轴方向取向排列。管材的表面光滑无缺陷、壁厚均匀、同心度高、降解程度小是评价管材挤出工艺和管材质量的指标。为了进一步提高管材的性能，可以对管材进行吹塑，即在特定的模具中对管材加热并通过气体使管材紧贴模具腔进行膨胀，使分子链在纵向和轴向进一步取向以获得薄壁管材[40]。除了吹塑工艺外，也可以将 PLLA 管材固定在一个芯棒上加热，通过一个锥体模具使管材均匀变形、取向。一旦获得了较理想的管材，可以对管材进行退火处理以消除残留的应力和去除缺陷。

聚乳酸材料本身的拉伸强度在 45～75 MPa 之间，断裂伸长率在 2%～6%左右，而 PLLA 纤维是通过熔融挤出并通过单轴拉伸使聚乳酸分子取向，这样 PLLA 纤维的拉伸强度能够达到 300 MPa，断裂伸长率达到 35%。利用 PLLA 纤维编织的 Mirage BRMS 支架径向支撑力可以达到 120 kPa，和传统的金属支架没有差别。

19.4.1.6 　血管重建和支架吸收时间

可降解支架最重要的功能就是撑开狭窄或堵塞的血管、恢复血运重建，然后逐渐降解被人体吸收。深刻认识降解过程对血管壁的长期影响和作用机理对于开发可降解支架尤为重要。可降解高分子支架在撑开病变血管的情况下能够维持所设计的支撑功能的时间称之为有效支撑时间[40-42]。可降解支架完全降解和完成质量丢失的时间称之为支架消失时间。在有效支撑时间和支架消失时间之间，支架支撑力下降并将支撑功能转移给痊愈的血管，分子量下降明显、质量丢失迅速增加，同时释放降解产物。降解产物的种类、释放速率、化学和毒理学性能都会对血管愈合和局部的炎性反应造成影响。

　　可降解支架的降解过程一般通过跟踪分子量、质量丢失和支撑力变化来进行研究。在支架置入病变血管的时刻，支架的支撑力、载药量、分子量和质量都处于最大值。支架植入后最初的六个月被认为是血管重塑恢复期（图 19-20），需要支架提供有效支撑力；而在最初的 3 个月，药物完成了可控释放，成功阻止平滑肌细胞过度增生和炎性反应，支架完成了内皮化。尽管支架的支撑力没有发生变化，聚合物的分子量却随着时间而下降。降解首先发生在 PLLA 的无定形区，这里分子链堆积松散水分子首先侵入，所以体外降解实验往往观测到半结晶性高分子降解初期支架质量增加的现象。水解首先引起连接着周围结晶区的无定形区的聚乳酸分子链断裂，导致分子量降低，同时体外降解实验也会观察到残余 PLLA 的结晶度会有所增长。在血管重塑恢复的后半段，支架仍维持足够的支撑力，降解扩展到聚乳酸的晶区，导致分子量下降明显，开始出现了质量丢失，支架支撑力开始缓慢下降，支撑的功能慢慢从支架转移到愈合的动脉血管壁上。血管重塑恢复期之后就是漫长的吸收期，期间聚合物的分子量继续下降，形成可溶解的低聚物，质量丢失继续增加直到支架完全消失。

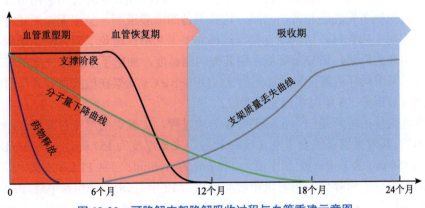

图 19-20　可降解支架降解吸收过程与血管重建示意图

　　关于可降解支架理想的降解时间，还存在很大争议并没有共识。一般认为降解吸收过程和血管伤口愈合以及动脉血管重建时间相匹配最好，对应于 6～12 个月的支架植入时间。血管球囊成形术后，临床证据表明支架再狭窄主要是由于动脉血管收缩性重塑引起的。血管造影分析表明再狭窄主要发生在初期的 1～3 个月内，而使用一些可降解支架时 6 个月至 2 年后血管管腔面积有增大的趋势，这暗示血管重建恢复在 6 个月左右接近完成，因此可降解支架有效的功能支撑时间大约在 6 个月，之后支架对血管的支撑功能慢慢转移到动脉血管壁上，这时支架的存在已经没有意义，希望支架尽快吸收。然而从目前有限的可降解材料来看，同时满足上述要求面临着很大挑战，多个厂家采用不同的策略尽量满足血管重塑恢复和快速吸收的要求。

左旋聚乳酸材料降解吸收时间在 1.5 年到 5 年之间，而聚乳酸支架的降解受到聚乳酸本体材料的初始分子量、分子量分布、残留单体、支架结构设计以及加工和灭菌技术的影响。即使都使用相似的左旋聚乳酸制备支架，各个厂家聚乳酸支架的降解时间也不完全一样。例如雅培 Absorb BVS1.0 发展到 Absorb BVS1.1，由于支架制备工艺的改变，支架吸收时间从 12~24 个月增加到 24~48 个月，远远超过了血管重建恢复所需的时间。

为了加快 PLLA 的降解速率，引入少量的右旋丙交酯，通常 2%~5%就可以显著破坏 PLLA 的结晶性，继而加快可降解支架的降解速率。ART 和 Mirage BRMS 支架都采用左旋丙交酯和右旋丙交酯的共聚物作为支架主体材料，根据发表的临床前动物试验结果，ART 支架在 3 个月时失去支撑力，在 24 个月时可实现完全吸收；Mirage BRMS 支架体外降解试验表明一年内聚乳酸分子量降低 90%，动物体内降解试验显示支架在 14 个月内完全吸收，而基于 PLLA 的 Absorb BVS 完全吸收要 3 年以上。

除了改变聚乳酸的分子结构外，还可以通过加工工艺来改变聚乳酸材料的物理性能。和通常采用熔融挤出制备聚乳酸管材不同，Amaranth 公司采用溶液浇筑的方式首先制备聚乳酸超薄的薄膜，这样制备的薄膜透明，呈现无定形状态，然后将薄膜加工成管材，切割成支架。这种加工工艺不仅避免了聚乳酸在熔融挤出过程中出现的降解，还显著降低了聚乳酸的结晶度，加速了 PLLA 支架的降解吸收过程。采用同样溶液浇筑的加工方法，DESolve Cx 支架在植入血管 6 个月时就观察到降解现象，3 年时实现完全吸收。

聚乳酸体内降解是一个水解和酶参与的过程，支架梁的厚度对降解也产生一定的影响，其效果需要综合考虑。Cheng 比较了支架厚度为 157 μm 的 Absorb BVS、厚度为 150 μm 的 Fortitude 和厚度为 115 μm 的 Aptitude 三种 PLLA 支架[21]，发现聚乳酸重均分子量降到 50%时所用时间分别为 12 个月、8 个月和 6 个月。Fortitude 和 Aptitude 为 Amaranth 公司开发的无定形的 PLLA 支架，薄壁加上无定形的物理状态是降解加快的原因。比较 Fortitude 和 Aptitude 可以看出，115 μm 的 Aptitude 比 150 μm 的 Fortitude 降解快。

REVA 公司开发的 ReZolve 支架采用酪氨酸聚碳酸酯作为支架主体材料，最初的降解时间为 4 年以上，后来在材料中引入 PEG 亲水链段和含碘链段，使得后来的 Fantom 支架的降解时间缩短为 3 年。

19.4.2　支架结构设计

药物洗脱支架的三个核心要素是支架材料、结构设计和药物及涂层。支架的顺应性、推送性和机械性能深受支架结构设计的影响。支架环的波形、尺寸、环间的单元面积，峰的数量，支架杆的宽度，以及连接杆的数量、形状和连接方式恰到好处的融合才能设计出性能优秀的支架产品。图 19-21 展示了几款具有代表性的支架结构设计。开环设计（比如 Firebird2 和 Xience）配合少量的、波形设计的连接杆赋予了支架更高的柔顺性，输送性能好、贴壁性能佳、耐疲劳性能更好；而闭环设计配合较多的连接杆（比如 Cypher）赋予了支架较高的径向支持力，但是支架柔顺性很差、耐疲劳性能差。连接点的斜向错位连接（比如 Integrity）有利于增加支架的柔顺性，而支架的柔顺性可以减少对血管内皮的损伤和提高支架通过迂曲、复杂病变血管的能力。理想的支架设计还包括薄壁、较小的压握后外径、高度显影性、高的径向支撑强度和较小的弹性回缩。

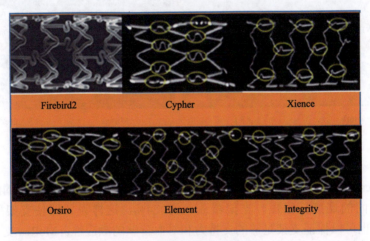

图 19-21　支架的不同结构设计

图中的黄色圈指示连接处

　　图 19-22 列举了部分可降解高分子支架的结构设计。为了克服 PLLA 材料力学性能的不足，雅培公司 Absorb BVS1.0 采用在圆周方向异相位锯齿形闭环设计，并通过直型连接杆连接在一起，支架覆盖率为 25%，而金属支架覆盖率通常为 15% 左右。和金属支架不同，可降解支架一般采用直型连接杆，一方面可以提高支架轴向的抗压力，防止支架沿着长轴方向短缩；另一方面由于 PLLA 材料延展性比金属差，雕刻成 S 型连接杆容易断裂；闭环设计也是出于增强支架支撑强度的考虑。然而临床试验血管造影显示 6 个月时发现支架晚期管腔丢失 0.43 mm±0.37 mm，这可能是支架急性回缩和贴壁不良引起的，和支架这种结构设计密切相关[36,37]。Absorb BVS1.1 主要是将支架结构改成同相位锯齿形开环设计。这种设计使支架波杆分布更加均匀、贴壁性更好，使支架对血管内壁的支撑作用获得显著提高，支架的结构稳定性也获得提高，具有更大的支撑力。Absorb BVS1.1 临床试验显示改进后的支架在

6 个月时晚期管腔丢失只有 0.19 mm，和对照组的金属冠脉支架 Xience V 没有显著不同，Absorb BVS 支架的整体性能获得全面提升，可见支架结构设计的重要性。此后多款 PLLA 支架，比如 DESolve™、Magnitude、Firesorb®、Xinsorb 和 Fantom 都采用类似的结构设计。只是 DESolve™ 支架略有不同，采用闭环和开环设计相结合的方式，而且最小的环在支架中间位置，往两端环的尺寸逐渐增大，其中闭环和连接杆可以增加支架强度，开环设计并减少连接杆数量可以增加支架的柔韧性便于植入。通过这样的设计，可以将支架的壁厚显著降低，而拥有独特的过扩能力。

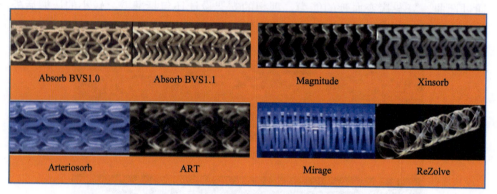

图 19-22　可降解高分子支架的结构设计

MeRes 支架设计也采用闭环和开环相结合的方式，闭环只在支架的两端，开环结构之间的连接杆很短，支架覆盖率为 24%，这样设计即使支架壁厚只有 100 μm，也可以保证支架足够的支持力和对血管壁的顺应性。MeRes 支架（参见图 19-11）有良好的过扩能力，极限扩张可以超过名义直径的 0.75 mm，而且独特的设计便于通过侧支血管进行介入治疗。

ArterioSorb™和 ART 支架都采用闭环设计，优点是有利于增强支架的支撑强度，缺点是支架的柔顺性不好。这两款支架目前还缺少临床数据证明临床上的安全性和有效性。

Igaki-Tamai 和 Mirage BRMS 都是采用 PLLA 单丝制备的支架，都采用螺旋结构。Igaki-Tamai 连接杆采用相邻波峰和波谷相接的方式，而 Mirage 支架在长轴方向设计了三个加强筋以确保支架结构的稳定性，不过为了加强支架支撑强度，Mirage 支架的覆盖率竟然达到 40%。过高的支架覆盖率一方面会影响支架的柔顺性，另一方面也会引入过多的异物，降解产物过多也会引起晚期的炎性反应甚至发生血栓事件。

早期的 REVA 支架采用滑锁（slide-and-lock）这种独特的设计，虽然可以防止支架弹性回缩，但是增加了支架壁厚和降低了支架的柔顺性，不利于植入；最新款的 REVA 支架 Fantom 已经放弃了滑锁设计，而采用和 Absorb BVS1.1 相似的结构设计。

由此可以看出，由于可降解高分子材料的特殊性，为了防止连接杆断裂，支架广泛采用直型连接杆，同时为了加强支架的支撑力，支架的覆盖率（多数在 20%～25%）普遍高于金属支架；有几款支架采用闭环设计，或者采用开环和闭环相结合的方式。材料性能的提高，加工方式的改进，再加以支架结构优化，是未来可降解高分子支架研究的重点方向。

19.4.3 药物及药物涂层设计

目前冠脉药物支架经常使用的抗增生药物包括 Limus 类（雷帕霉素是其中一种）和紫杉醇。Wessley 等[43]针对雷帕霉素和紫杉醇药物支架的疗效进行了随机临床试验，采用的金属支架的结构设计和药物涂层聚合物完全相同，唯一不同的就是所载药物，结果显示雷帕霉素组和紫杉醇组晚期官腔丢失分别是 0.33 mm±0.46 mm 和 0.96 mm±0.75mm，支架再狭窄率分别是 20.1%±15.1%和 42.2%±31.9%，表明雷帕霉素药物支架明显优于紫杉醇药物支架。在所讨论的可降解高分子药物支架中，药物普遍采用雷帕霉素，DESolve 支架采用的 Myolimus 和 Novolimus 也是一类 Limus 药物。Igaki-Tamai 支架，早期的 ART 支架和 REVA 支架是不载药支架，临床效果都不是非常理想，后来 ART 和 REVA 都改成载药支架。

药物涂层涂覆方式有四种（图 19-23），分别是（a）支架梁外周完全涂覆加药物释放控制层，（b）支架梁外周完全涂覆，（c）单面凹槽涂层设计、药物靶向释放，以及（d）单面涂层、药物靶向释放。第一代和第二代金属药物支架，以及绝大多数的可降解支架普遍采用（a）或（b）涂覆方式，这种涂覆方式在工艺上比较简单，容易实现，但是只有面对血管壁的那面药物对抑制过度增生有效，其他三个面的药物会释放到血流中不仅浪费，还可能带来一些负面影响。第三代金属药物支架火鹰采用凹槽设计（c），实现药物靶向精准释放，所载药物只是普通支架的三分之一，却达到了高水平的安全性和有效性[2]。第三代金属药物支架 Synergy 和可降解支架 Firesorb®采用单面可降解涂层（d）技术，实现药物靶向释放。

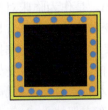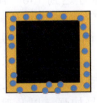

(a) 外周涂层+控制层　　　(b) 外周涂层　　　(c) 单面凹槽涂层　　　(d) 单面涂层

图 19-23　支架药物涂层技术

　　药物涂层的牢固性非常重要。对于金属支架来说，解决金属和涂层聚合物的牢固性问题尤为突出。第一代药物洗脱支架，强生公司的 Cypher 的表面涂覆 3 层，最里层是聚对二甲苯黏结层，中间层是装载雷帕霉素的 PE（聚乙烯）/EVA（醋酸乙烯酯）混合涂层，最上面一层是不装载药物的 PBMA 控释涂层。Taxus 支架表面是单一的苯乙烯/异丁烯/苯乙烯三嵌段共聚物与紫杉醇涂层。尽管这样设计，在支架压握、输送和扩张过程中，如果支架梁受力不均匀，就会发生涂层开裂和脱落的风险，而凹槽设计的火鹰支架很巧妙地避开了涂层脱落的问题，只是在支架生产中对工艺有着非常苛刻的要求。Synergy®支架也是在金属支架梁表面喷涂 PLGA 药物涂层，也会有涂层脱落的风险。对于聚乳酸支架火鹃来讲，由于支架主体材料 PLLA 和涂层聚合物 PDLLA 是性质相似的聚合物，喷涂时支架和涂层完全融为一体，不存在涂层脱落问题，这也是聚乳酸支架在涂层技术上的优势。

19.5　可降解冠脉支架展望

　　冠脉介入治疗技术的发展历史就是一部医生和工程技术工作者不畏险阻，勇于创新的历史。回顾第一代药物支架 Cypher，以现在 DES 标准来看，Cypher 的设计和临床安全性差强人意，然而不要忘了正是 Cypher 为我们带来的药物洗脱支架的概念被沿用至今。如果没有 Cypher，可能我们现在还在苦苦寻找 BMS 术后再狭窄的解决方法。雅培的 Absorb BVS 也是如此，生物可吸收支架为我们带来的并不仅仅是一款新的支架，而是血管修复治疗的理念，我们更希望病变血管在完成修复后能恢复正常的生理功能。

　　理论上，狭窄或堵塞的冠状动脉被支架撑开后完成血运重建，病变血管在支架的辅助下痊愈后，金属支架的支撑作用就转移到痊愈的动脉壁上，金属支架的长期存在已经失去意义。在直径只有 2.0～4.0 mm 的冠状动脉中长期存在的金属网状支架只会影响血管的自然生理脉动，甚至由于金属腐蚀引起慢性炎性反应，由此引发了对可降解支架的探索。雅培的 Absorb BVS 冠脉支架是冠脉技术发展史上一次伟大的创新。由于受到可降解高分子材料力学性能的限制，为了达到和金属支架类似的支撑力，Absorb BVS 壁厚达到 150～160 μm，是作为临床对照品的 Xience V 壁厚的 2 倍，而支架壁厚对血管内皮化和改变血液动力学都有显著影响。另外高分子材料在应力作用下的松弛行为也为支架压握和储存带来挑战，在弹性回缩、过扩能力方面也略逊于金属支架。尽管这样，在 Absorb 支架临床过程中发现了可降解支架的一些可喜优点，比如支架植入后随着支架降解，管腔出现扩大的趋势，血管自然脉动信号加强，以及观察到在支架植入 3 年左右支架消失等。

作为第一代可吸收支架 Absorb 的临床表现并不差。首先它的临床对照品是目前公认的最好的冠脉支架之一，壁厚只有 Absorb 一半左右。尽管如此，Absorb Ⅱ、Absorb Ⅲ、Absorb China 和 Absorb Japan 四项关键性临床研究结果显示 Absorb BVS 支架在术后 1 年内，无论是 PoCE、TLF 还是支架内血栓均与 Xience 支架不相上下。即使是导致 Absorb 停止销售的 Absorb Ⅲ临床结果也不是很差。3 年随访结果显示，BVS 组和 Xience 组主要复合终点 TLF 的发生率分别为 13.4% 和 10.4%（$P = 0.056$），第 1～3 年之间的 TLF 发生率分别为 7.0% 和 6.0%（$P = 0.39$）。只是 BVS 组的靶血管心肌梗死（TVMI）发生率（8.6% *vs.* 5.9%，$P = 0.03$）和支架内血栓的发生率高于 Xience 组（2.3% *vs.* 0.7%，$P = 0.01$）。

面对全新的可降解高分子支架，医生们也慢慢学着如何更好地运用它，比如根据 Absorb 的特点，总结出充分预扩-选择合适支架尺寸-充分后扩（PSP）操作规则和审慎地避免用于小血管病变。正因为如此，Absorb China 研究 3 年随访结果显示 Absorb 支架在 TLF（5.5% *vs.* 4.7%，$P = 0.68$）和支架血栓（0.9% *vs.* 0，$P = 0.5$）两项指标上与 Xience 支架相似；在 2～3 年间，两组支架均未发生支架血栓，证实 Absorb 支架 3 年临床安全性和有效性的长期获益优势。

冠脉介入治疗历史上的第一个可降解支架 Absorb BVS 的设计和临床试验为医生和支架开发者提供了宝贵的经验。目前有十几家公司在开发基于聚乳酸的冠脉支架，大部分处在临床前研究，个别进入临床试验，甚至有产品已经获得了欧盟和中国市场准入。根据 Absorb BVS 的不足，不同厂家在支架材料的选择、支架制备工艺、支架的结构设计和药物涂层的设计上进行了优化探索，力争使可降解支架拥有金属支架的支撑力和抗弹性回弹性能；在平衡支撑力的前提下将支架做得更薄，支架梁已经达到 100 μm 的水平；通过薄壁设计和支架成型工艺的优化，使得聚乳酸降解过程和血管塑性重建过程尽量相吻合；支架结构设计采用闭环和开环设计相结合，渐变的支架环尺寸，不仅有望克服聚乳酸材料天然的力学性能不足，还提高了支架过扩能力；在药物涂层技术方面，Firesorb® 支架采用了第三代金属支架单面涂层技术，实现药物更加精准的靶向释放，在抗过度增生和实现快速内皮化两方面达到较好的平衡。

在金属冠脉支架领域，中国本土冠脉支架企业通过技术的持续创新，实现了从模仿、追赶甚至到赶超的跨越，包括微创医疗、乐普医疗、吉威医疗等本土企业的冠脉药物支架产品在中国市场占到近 80% 的市场份额；同样，虽然生物可吸收支架在中国起步较晚，但已经取得突破性进展，比如乐普医疗的 NeoVas 可吸收支架在 2019 年 2 月，以及华安生物的 Xinsorb 可吸收支架在 2020 年 3 月先后获批在中国上市。微创医疗的 Firesorb®（火鹮）是第二代超薄壁生物可吸收雷帕霉素靶向洗脱支架，支架壁厚只有 100～120 μm，远低于第一代生物可吸收支架的 150～180 μm，薄壁的设计会减少血液湍流的影响，有利于支架植入后血管内膜的迅速内皮化，从而降低术后血栓风险及加速后期的吸收周期，减少晚期生物学风险。Firesorb®支架从 2016 年初开始启动系列临床研究，其中包括：FutureⅠ（首次用于人体试验）、FutureⅡ（随机对照试验）和FutureⅢ（目标值历史对照研究）。在 FutureⅠ试验中，所有 45 名患者均完成了为期四年的临床随访。首次手术后 30 天、6 个月、1 年、2 年、3 年和 4 年随访靶病变失败率均为 0；并且首次手术后 4 年与患者相关的临床复合终点（patient-oriented composite endpoint，PoCE）（包括全因死亡、所有的心肌梗死以及任何血运重建事件）为 4.4%。FutureⅠ试验显示了血管早期愈合，在 6 个月时的平均支架梁内膜覆盖率为 99.0%。节段内晚期丢失在 6 个月时为 0.09 mm，在 12 个月时为 0.10 mm。FutureⅠ的 4 年随访结果进一步证实了 Firesorb®支架在治疗冠状动脉简单原发病变疾病方面的安全性和有效性。2021 年中国国家心血管病中心、中国医学科学院阜外医院徐波教授作为共同首席研究者在欧洲血运重建大会（EuroPCR 2021）上公布了关键性研究 FutureⅡ试验为期一年的主要影像学和临床结果。1 年随访结果显示，Firesorb®支架在主要研究终点即 1 年造影显示的节段内晚期管腔丢失和主要次要终点即光学相干断层成像（OCT）评价的 1 年支架梁覆盖率方面均可与对照组-业界金标准 Xience钴铬合金药物洗脱支架相媲美。此外，1 年临床随访结果显示靶病变失败（TLF）的发生率在两组患者无显著差异；1 年患者相关临床复合终点事件的发生率两组相似，且两组患者均无器械相关血栓事件发生。同时 OCT 研究证实了 Firesorb®支架在采用 PSP 植入规范植入后拥有良好的内皮覆盖与支架梁嵌入血管壁的理想性能，其支架径向支撑力强，没有发现任何晚期支架梁断裂或向管腔塌陷的表现，为薄支架壁可能带来晚期获益的设想提供了临床证据。Firesorb®支架在 FutureⅡ随机对照临床试验中表现出的安全性和可靠性更加坚定了临床医生们对可吸收冠脉支架的信心。

除了聚乳酸高分子可降解支架外，中国本土企业也在研究与开发可降解镁合金、锌合金和铁合金冠脉药物支架。进一步深刻认识和理解可降解支架降解过程对于血管影响的机理至关重要。当国际学术界和产业界探讨可降解高分子和可腐蚀金属的优劣时，中国科研人员独辟蹊径，将原本认为不可降解（人体内腐蚀过慢）、但力学性能良好的铁，在覆盖聚乳酸以后，发现在合适的条件下，铁的腐蚀非但没有减缓，反而被加速。由此获得的由两种截然不同的材料相结合而产生意想不到效果的新型支架被复旦大学丁建东教授称为金属-高分子复合支架，并建议其英文为 metal-polymer composite stent，简称 MPS，于 2018 年首次在国际学术期刊公开这个术语[44]，随后较为详细地探讨了相关机理[45]。基于 MPS 技术制备的适于介入治疗的冠脉支架在大动物体内获得成功，部分结果于 2020 年由复旦大学丁建东课题组、中国医学科学院北京阜外医院高润霖课题组、深圳先健公司及其子公司元心公司的张德元课题组于 2020 年联合发表[46]。该支架在动物体内的内皮化效果的检验以及利用 OCT 技术对 MPS 的降解进行体内非破坏性的半定量检测于 2021 年发表[47]。这些工作部分奠定了金属-高分子复合支架的学术基础。全球首个可降解的金属-高分子复合支架已经在高润霖院士的指导下进入了临床试验阶段。

　　尽管新一代的可降解支架可能还有待进一步改进和需要接受复杂病变的考验，我们要用发展的眼光看待这项新科技，可降解支架不仅仅是一款新支架，更是一种新的治疗理念和技术。如果可降解支架能与现有最好的不可降解的金属支架相媲美，且在一定时间内能完全降解吸收，从而可以让治疗的动脉"重获新生"，这将成为冠脉介入领域又一次颠覆性技术突破。

　　需要说明的是，可降解高分子以及其他可降解材料不仅可以用于冠脉支架，还可以作为其他的高端医疗器械。例如：聚乳酸和 PLGA 等可降解的脂肪族聚酯可作为组织工程和组织再生的支架[48-51]。尤其以心血管领域的介入治疗为例，聚乳酸还可以作为房间隔缺损的封堵等新一代的介入治疗医疗器械。复旦大学丁建东课题组在多年来钻研生物可降解聚酯的降解规律、微加工技术以及细胞与材料相互作用规律的基础上[52-62]，近年来还参与了介入治疗先天性心脏病的封堵器的研究，部分研究结果（含体外实验、体内实验和国际首例临床研究）于 2021 年由复旦大学丁建东课题组、广东省人民医院张智伟-谢育梅-王树水课题组、深圳市儿童医院刘琮-李博宁课题组、先健公司-元心公司的张德元课题组联合发表[63]。以上若干工作表明，可降解材料与介入治疗相结合，有望产生一批新型医疗器械，并造福人类。

　　黑格尔说：没有热情，世界上任何伟大事业都不会成功。冠脉支架、封堵器等介入治疗技术的持续性创新和发展历史表明，成功不仅需要热情，更需要智慧和勇气，我们对可降解支架等新一代生物材料类医疗器械的前景充满期待。

参 考 文 献

[1]　葛均波. 在针尖上跳舞：冠状动脉介入治疗技术的发展史. 糖尿病之友, 2013, (1): 54-55.

[2]　Lansky A, Wijns W, Xu B. Targeted therapy with a localised abluminal groove, low-dose sirolimus-eluting, biodegradable polymer coronary stent (TARGET All Comers): A multicentre, open-label, randomised non-inferiority trial. Lancet, 2018, 392(10153): 1117-1126.

[3]　Xu B, Zhao Y, Yang Y. A randomised comparison of a novel abluminal groove-filled biodegradable polymer sirolimus-eluting stent with a durable polymer Everolimus-eluting stent: Clinical and angiographic follow-up of the TARGET I trial. EuroIntervention, 2013, 9: 75-83.

[4]　Xu B, Zhang R L, Gao R Y. Safety and efficacy of a novel abluminal groove-filled biodegradable polymer sirolimus-eluting stent for the treatment of de novo coronary lesions: 12-Month results from the TARGET II trial. Chinese Medical Journal, 2014, 127: 1027-1032.

[5]　Wayangankar S A, Ellis S G. Bioresorbable stents: Is this where we are headed? Progress in Cardiovascular

Diseases, 2015, 58(3): 342-355.

[6] Zidar J, Lincoff A, Stack R. Biodegradable Stents// Topol E J. Textbook of Interventional Cardiology. 2nd edition. Philadelphia, PA: Saunders: 1994: 787-802.

[7] Van der Giessen W J, Lincoff A M, Schwartz R S. Marked inflammatory sequelae to implantation of biodegradable and nonbiodegradable polymers in porcine coronary arteries. Circulation, 1996, 94: 1690-1697.

[8] Stack R E, Califf R M, Phillips H R. Interventional cardiac catheterization at Duke Medical Center. American Journal of Cardiology 1988, 62: 3F-24F.

[9] Tamai H, Igaki K, Kyo E. Initial and 6-month results of biodegradable poly-L-lactic acid coronary stents in humans. Circulation, 2000, 102: 399-404.

[10] Nishio S, Kosuga K, Igaki K. Long-term (＞10 years) clinical outcomes of first-in-human biodegradable poly-L-lactic acid coronary stents: Igaki-Tamai stents. Circulation, 2012, 125: 2343-2353.

[11] Ormiston J A, Serruys P W, Regar E. A bioabsorbable Everolimus-eluting coronary stent system for patients with single de-novo coronary artery lesions (ABSORB): A prospective open-label trial. Lancet, 2008, 371: 899-907.

[12] Serruys P W, Ormiston J A, Onuma Y. A bioabsorbable Everolimus-eluting coronary stent system (ABSORB): 2-Year outcomes and results from multiple imaging methods. Lancet, 2009, 373: 897-910.

[13] Serruys P W, Chevalier B, Dudek D. A bioresorbable Everolimus-eluting scaffold versus a metallic everolimus-eluting stent for ischaemic heart disease caused by de-novo native coronary artery lesions (ABSORB Ⅱ): An interim 1-year analysis of clinical and procedural secondary outcomes from a randomised controlled trial. Lancet, 2015, 385: 43-54.

[14] Kimura T, Kozuma K, Tanabe K. A randomized trial evaluating Everolimus-eluting Absorb bioresorbable scaffolds vs. Everolimus-eluting metallic stents in patients with coronary artery disease: ABSORB Japan. European Heart Journal, 2015, 36: 3332-3342.

[15] Gao R, Yang Y, Han Y. Randomized comparison of Everolimus-eluting absorb bioresorbable vascular scaffolds vs. Everolimus-eluting metallic stents in patients with coronary artery disease: The ABSORB China trial. Journal of the American College of Cardiology, 2015, 66: 2298-2309.

[16] Ali Z A, Serruys P W, Kimura T. 2-Year outcomes with the Absorb bioresorbable scaffold for treatment of coronary artery disease: A systematic review and meta-analysis of seven randomised trials with an individual patient data sub-study. Lancet, 2017, 390: 760-772.

[17] Cassese S, Byrne R A, Ndrepepa G. Everolimus-eluting bioresorbable vascular scaffolds versus Everolimus-eluting metallic stents: A meta-analysis of randomised controlled trials. Lancet, 2016, 387(10018): 537-544.

[18] Yamaji K, Räber L, Windecker S. What determines long-term outcomes using fully bioresorbable scaffolds - the device, the operator or the lesion？ EuroIntervention, 2017, 12: 1684-1687.

[19] Ormiston J, Webster M, Stewart J. First-in-human evaluation of a bioabsorbable polymer-coated sirolimus-eluting stent: Imaging and clinical results of the DESSOLVE I trial (DES with sirolimus and a bioabsorbable polymer for the treatment of patients with de novo lesion in the native coronary arteries). JACC: Cardiovascular Interventions, 2013, 6(10): 1026-1034.

[20] Boeder N F, Dörr O, Bauer T. Impact of strut thickness on acute mechanical performance: A comparison study using optical coherence tomography between DESolve 150 and DESolve 100. International Journal of Cardiology, 2017, 246: 74-79.

[21] Cheng Y, Gasior P, Shibuya M. Comparative characterization of biomechanical behavior and healing profile of a

novel ultra-high-molecular-weight amorphous poly(L-lactic acid) sirolimus-eluting bioresorbable coronary scaffold. Circulation Cardiovascular Intervention, 2016, 9: e004253.

[22] Vahl T P, Gasior P, Gongora C A. Four-year polymer biocompatibility and vascular healing profile of a novel ultra-high-molecular-weight amorphous poly(L-lactic acid) sirolimus-eluting bioresorbable coronary scaffold: An OCT study in healthy porcine coronary arteries. EuroIntervention, 2016, 12: 1510-1518.

[23] Esposito G. From Fortitude 150 to Aptitude 115: Clinical update. Paris: EuroPCR, 2017.

[24] Seth A, Onuma Y, Costa R. First-in-human evaluation of a novel poly-L-lactide based sirolimus-eluting bioresorbable vascular scaffold for the treatment of de novo native coronary artery lesions: MeRes-1 trial. EuroIntervention, 2017, 13: 415-423.

[25] Durand E, Sharkawi T, Leclerc G. Head to head comparison of a drug-free early programmed dismantling poly(lactic acid) bioresorbable scaffold and a metallic stent in the porcine coronary artery: Six-month angiography and optical coherence tomographic follow-up study. Circulation Cardiovascular Intervention, 2014, 7: 70-79.

[26] Yahagi K, Yang Y, Torii S. Comparison of a drug-free early programmed dismantling PDLLLA bioresorbable scaffold and a metallic stent in a porcine coronary artery model at 3-year follow-up. Journal of the American Heart Association, 2017, 6: e005693.

[27] Fajadet J. Sirolimus-eluting fully bioresorbable scaffold with mixed PLLA/PDLA ART/Terumo. Singapore: AsiaPCR, 2016.

[28] Tenekecioglu E, Farooq V, Bourantas C V. Bioresorbable scaffolds: A new paradigm in percutaneous coronary intervention. BMC Cardiovascular. Disorders, 2016, 16(38): 1-11.

[29] Tenekecioglu E, Serruys P W, Onuma Y. Randomized comparison of absorb bioresorbable vascular scaffold and mirage microfiber sirolimus-eluting scaffold using multimodality imaging. JACC: Cardiovascular Interventions, 2017, 10(11): 1115-1130.

[30] Shen L, Wu Y Z, Ge L. A head to head comparison of XINSORB bioresorbable sirolimus-eluting scaffold versus metallic sirolimus-eluting stent: 180 Days follow-up in a porcine model. The International Journal of Cardiovascular Imaging, 2017, 33(10): 1473-1481.

[31] Wu Y Z, Shen L, Ge L. Six-month outcomes of the XINSORB bioresorbable sirolimus-eluting scaffold in treating single de novo lesions in human coronary artery. Catheterization and Cardiovascular Interventions, 2016, 87(1): 630-637.

[32] Han Y L, Xu B, Fu J S. A randomized trial comparing the NeoVas sirolimus-eluting bioresorbable scaffold and metallic Everolimus-eluting stents. JACC: Cardiovascular Interventions, 2018, 11(3): 260-272.

[33] Xu B, Gao R L. TCT-13 A First-in-man study of the Firesorb sirolimus target eluting bioresorbable vascular scaffold in patients with coronary artery disease (FUTURE-I): One-year clinical and imaging outcomes. Journal of the American College of Cardiology, 2017, 70(18): B6.

[34] Xu B, Guan C D, Gao R L. TCT-428 A First-in-man study of the Firesorb sirolimus target eluting bioresorbable vascular scaffold in patients with coronary artery disease (FUTURE-I): Two-year clinical and imaging. JACC: Cardiovascular Interventions, 2018, 11(3): 260-272.

[35] Bouras G, Abizait A, Lutz M. TCT-432 FANTOM II trial: Safety & performance study of the Fantom sirolimus-eluting bioresorbable coronary scaffold-24-month follow-up clinical outcomes final results. Journal of the American College of Cardiology, 2018, 13: B174.

[36] Abizaid A, Carrie D, Frey N. 6-Month clinical and angiographic outcomes of a novel radiopaque sirolimus-eluting

bioresorbable vascular scaffold: the Fantom Ⅱ study. JACC: Cardiovascular Interventions, 2017, 10: 1832-1838.

[37] Jabara R, Pendyala L, Geva S. Novel fully bioabsorbable salicylate-based sirolimus-eluting stent. EuroIntervention, 2009, 5: F58-64.

[38] Tanimoto S, Serruys P W, Thuesen L. Comparison of *in vivo* acute stent recoil between the bioabsorbable Everolimus-eluting coronary stent and the Everolimus-eluting cobalt chromium coronary stent: Insights from the ABSORB and SPIRIT trials. Catheterization and Cardiovascular Interventions, 2007, 70: 515-523.

[39] Tanimoto S, Bruining N, van Domburg R T. Late stent recoil of the bioabsorbable Everolimus-eluting coronary stent and its relationship with plaque morphology. Journal of the American College of Cardiology, 2008, 52(20): 1616-1620.

[40] McMahon S, Bertollo N, Wang W X. Bioresorbable polymer stents: A review of material progress and prospects. Progress in Polymer Science, 2018, 83: 79-96.

[41] Iqbal J, Onuma Y, Ormiston J. Bioresorbable scaffolds: Rationale, current status, challenges, and future. European Heart Journal, 2014, 35: 765-776.

[42] Tenekecioglu E, Bourantas C, Abdelghani M. From drug eluting stents to bioresorbable scaffolds; to new horizons in PCI. Expert Review of Medical Devices, 2016, 13: 271-286.

[43] Wessely R, Kastrati A, Mehilli J. Randomized trial of rapamycin- and paclitaxel-eluting stents with identical biodegradable polymeric coating and design. European Heart Journal, 2007, 28: 2720-2725.

[44] Qi Y L, Qi H P, He Y, Lin W J, Li P Z, Qin L, Hu Y W, Chen L P, Liu Q S, Sun H T, Liu Q, Zhang G, Cui S Q, Hu J, Yu L, Zhang D Y, Ding J D. Strategy of metal-polymer composite stent to accelerate biodegradation of iron-based biomaterials. ACS Applied Materials &. Interfaces, 2018, 10(1): 182-192.

[45] Qi Y L, Li X, He Y, Zhang D Y, Ding J D. Mechanism of acceleration of iron corrosion by a polylactide coating. ACS Applied Materials & Interfaces, 2019, 11(1): 202-218.

[46] Li X, Zhang W Q, Lin W J, Qiu H, Qi Y L, Ma X, Qi H P, He Y, Zhang H J, Qian J, Zhang G, Gao R L, Zhang D Y, Ding J D. Long-term efficacy of biodegradable metal-polymer composite stents after the first and the second implantations into porcine coronary arteries. ACS Applied Materials & Interfaces, 2020, 12(13): 15703-15715.

[47] Lin W J, Zhang H J, Zhang W Q, Qi H P, Zhang G, Qian J, Li X, Qin L, Li H F, Wang X, Qiu H, Shi X L, Zheng W, Zhang D Y, Gao R L, Ding J D. *In vivo* degradation and endothelialization of an iron bioresorbable scaffold. Bioactive Materials, 2021, 6(4): 1028-1039.

[48] Wu L B, Ding J D. *In vitro* degradation of three dimensional porous poly(D,L-lactide-*co*-glycolide) scaffolds for tissue engineering. Biomaterials, 2004, 25(27): 5821-5830.

[49] Yu L, Ding J D. Injectable hydrogels as unique biomedical materials. Chemical Society Reviews, 2008, 37: 1473-1481.

[50] Pan Z, Ding J D. Poly(lactide-*co*-glycolide) porous scaffolds for tissue engineering and regenerative medicine. Interface Focus, 2012, 2: 366-377.

[51] Liang X Y, Gao J M, Xu W K, Wang X L, Shen Y, Tang J Y, Cui S Q, Yang X W, Liu Q S, Yu L, Ding J D. Structural mechanics of 3D-printed poly(lactic acid) scaffolds with tetragonal, hexagonal and wheel-like designs. Biofabrication, 2019, 11(3): 035009.

[52] Wu L B, Ding J D. Effects of porosity and pore size on *in vitro* degradation of three-dimensional porous poly(D,L-lactide-*co*-glycolide) scaffolds for tissue engineering. Journal of Biomedical Materials. Research Part A, 2005, 75A(4): 767-777.

[53] Huang J H, Gräter S V, Corbellini F, Rinck-Jahnke S, Bock E, Kemkemer R, Kessler H, Ding J D, Spatz J P. Impact of order and disorder in RGD nanopatterns on cell adhesion. Nano Letters, 2009, 9(3): 1111-1116.

[54] Peng R, Yao X, Ding J D. Effect of cell anisotropy on differentiation of stem cells on micropatterned surfaces through the controlled single cell adhesion. Biomaterials, 2011, 32: 8048-8057.

[55] Peng Y M, Liu Q J, He T L, Ye K, Yao X, Ding J D. Degradation rate affords a dynamic cue to regulate stem cells beyond varied matrix stiffness. Biomaterials, 2018, 178: 467-480.

[56] Liu R L, Ding J D. Chromosomal repositioning and gene regulation of cells on a micropillar array. ACS Applied Materials & Interfaces, 2020, 12(32): 35799-35812.

[57] He Y N, Mao T J, Gu Y X, Yang Y Q, Ding J D. A simplified yet enhanced and versatile microfluidic platform for cyclic cell stretching on an elastic polymer. Biofabrication, 2020, 12: 045032.

[58] Liu Q, Zheng S, Ye K, He J H, Shen Y, Cui S Q, Huang J L, Gu Y X, Ding J D. Cell migration regulated by RGD nanospacing and enhanced under moderate cell adhesion on biomaterials. Biomaterials, 2020, 263: 120327.

[59] Gao J M, Ding X Q, Yu X Y, Chen X B, Zhang X Y, Cui S Q, Shi J Y, Chen J, Yu L, Chen S Y, Ding J D. Cell-free bilayered porous scaffolds for osteochondral regeneration fabricated by continuous 3D printing using nascent physical hydrogel as ink. Advanced Healthcare Materials, 2021, 10: 2001404.

[60] Yao X, Wang X L, Ding J D. Exploration of possible cell chirality using material techniques of surface patterning. Acta Biomaterialia, 2021, 126: 92-108.

[61] Wang X L, Lei X, Yu Y, Miao S, Tang J Y, Ye K, Shen Y, Shi J Y, Wu H, Zhu Y, Yu L, Pei G X, Bi L, Ding J D. Biological sealing and integration of fibrinogen-modified titanium alloy with soft and hard tissues in a rat model. Biomaterials Science, 2021, 9: 5192-5208.

[62] Mao T J, He Y N, Gu Y X, Yang Y Q, Yu Y, Wang X L, Ding J D. Critical frequency and critical stretching rate for reorientation of cells on a cyclically stretched polymer in a microfluidic chip. ACS Applied Materials &. Interfaces, 2021, 13(2): 13934-13948.

[63] Li B N, Xie Z F, Wang Q S, Chen X M, Liu Q S, Wang W, Shen Y, Liu X D, Li A N, Li Y F, Zhang G, Liu J X, Zhang D Y, Liu C, Wang S S, Xie Y M, Zhang Z W, Ding J D. Biodegradable polymeric occluder for closure of atrial septal defect with interventional treatment of cardiovascular disease. Biomaterials, 2021, 274: 120851.

（姜洪焱 罗七一 乐承筠 常兆华）

第20章

抗菌高分子材料

摘要：术后细菌感染是导致手术（特别是植入手术）失败的重要原因之一。近年来，由于高分子材料多样性、可控性及多功能性等特点，研究者们已将其应用于多功能性/智能性抗菌材料的研发。高分子材料为解决上述关键问题提供了新的可能途径。本章主要介绍下列两类抗菌高分子材料：①具有抑菌/杀菌功能的高分子材料；②抗菌高分子药物载体材料。第一类抗菌高分子材料包括：抑制细菌黏附的高分子材料（如：聚乙二醇、两性离子聚合物、肝素、牛血清白蛋白等）、杀菌高分子材料（如：壳聚糖、抗菌肽等）及抑菌/杀菌双功能高分子材料。第二类抗菌高分子载体材料又可划分为：一般释放的高分子载体材料[如：聚(乳酸-乙醇酸)、聚己内酯等]和具有刺激响应型的抗菌高分子载体材料（如：pH 响应型和酶响应型抗菌高分子材料）。现有抗菌性高分子通常具有抗菌效果强、毒副作用小等优点，但它们同样表现出生物相容性差、易降解、耐热性差等缺陷。在未来的研究中，应尽力克服抗菌高分子的缺点与不足，深入研究其抗菌机制，为其进一步临床应用奠定理论基础。

Abstract: Postoperative bacterial infection remains one of the main factors leading to the failure of clinic surgery, especially implanting operation. In recent years, polymers have, owing to their diversity, controllability and multiple functionalities, been tried as multi-functional / intelligent antibacterial materials, which provides a new way to solve these bacterial infection problems. In this chapter, the following two kinds of antibacterial polymers are introduced: ① polymeric materials with bacteria-resist/bactericidal function；② antibacterial polymer carrier materials. The first kind of antibacterial polymer materials includes polymer materials that inhibit adhesion of bacteria (such as polyethylene glycol, zwitterionic polymers, heparin, bovine serum albumin, etc.), bactericidal polymer materials (such as chitosan and antibacterial peptide, etc.) and bacteria-resist/bactericidal double functional polymers. The second kind of antibacterial polymer materials can be divided into general polymeric antibacterial materials (such as poly(lactic-*co*-glycolic acid), polycaprolactone, etc.) and antibacterial polymers with stimulating responsive release functions (such as pH and enzyme responsive antibacterial polymers). Antibacterial polymers usually have the advantages of strong antibacterial effect and small side effects, but they also show poor biocompatibility, easy degradation and poor heat resistance. In the future, one should overcome the shortcomings of the antibacterial polymer materials and explore the antibacterial mechanism of those polymers, which lays a theoretical foundation for their further clinical application.

20.1 抗菌高分子材料概述

术后细菌感染是导致手术（特别是植入手术）失败的重要因素之一。近年来，由于高分子材料多样性、可控性及多功能性等特点，为解决细菌感染问题提供了新的途径。抗菌分为抑菌和杀菌两大方面。抗菌的重点和难点是阻止生物膜（biofilm）的形成。这里的生物膜，不是指细胞膜，而是由一群细菌及其分泌物构成的一个相对致密的被膜，可抵抗抗生素等物质的渗透。一方面，通过选择细胞相容性好的高分子抗菌材料，在发挥高效抗菌作用的同时，不会产生明显的细胞/组织毒性。另一方面，将抗菌药物装载到高分子载体中，通过对其表面进行功能化修饰，赋予其靶向性，从而将药物精准递送到病灶部位。选择具有细菌感染的微环境或外界刺激智能响应的高分子载体材料，可实现抗菌药物的可控释放。抗菌高分子材料具有高效抗菌、低毒安全的特点，具有潜在的临床应用前景。

20.2 具有抑菌/杀菌功能的高分子材料

20.2.1 抑制细菌黏附的高分子材料

细菌感染从黏附开始，黏附会触发生物膜的生成，医用器械一旦形成生物膜，即使大量使用抗生素治疗，也于事无补，因此抑制细菌黏附具有重要意义。细菌黏附受到材料表面的化学结构、功能、表面自由能、粗糙度、孔隙率等许多参数的影响。一般认为，亲水性高的表面，强烈吸附水分子，从而产生一种防止细菌附着的水垫。聚乙二醇[poly(ethylene glycol)，PEG]、两性离子聚合物（zwitterionic polymers）、肝素、牛血清白蛋白（bovine serum albumin，BSA）等高分子材料，通过形成水化层阻抗蛋白质吸附，从而抑制细菌黏附。

1）聚乙二醇

PEG 是一种合成高分子材料，已经被美国食品药品监督管理局（FDA）批准用于日常消费和药物输送系统。牙科材料由于口腔环境的特殊性，会经常引起细菌黏附以及细菌生物被膜的形成，导致了相当数量的植入失败，给口腔健康带来了一系列长期而重大的问题。Peng 等通过化学键合将长链聚乙二醇固定于牙科材料上，有效减少了细菌的初始黏附，该技术为解决牙科器械细菌积聚问题提供了新的路径[1]，如图 20-1 所示。Buxadera-Palomero 等通过等离子体聚合技术在钛表面制备了聚乙二醇类似物涂层，该涂层具有良好的低细菌黏附性，减少了植入体感染的可能性，同时能够促进细胞在材料表面的生长，促进植入物与周围组织整合[2]。Ungureanu 等在新型钛合金（TiAlZr）表面通过电沉积制备了聚吡咯和 PEG 的复合膜。在进行涂层的抗菌性能测试时，研究人员发现 2% PEG 浓度的涂层抗细菌黏附效果最好。进一步，对于 2% PEG 浓度的聚吡咯/聚乙二醇复合涂层，进行了电化学测试，结果表明与单独聚吡咯涂层相比，复合涂层的稳定性显著增强[3]。

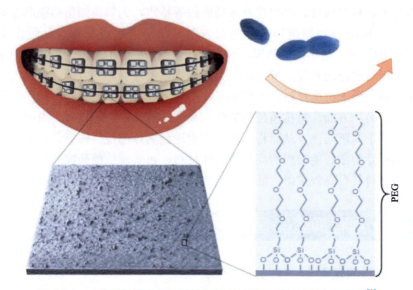

图 20-1　一种用长链聚乙二醇涂层接枝的防黏附材料制备示意图[1]

（图片引用经 American Chemical Society 授权）

　　人类胃肠道是许多耐多药病原体定植的主要场所，这些微生物是引起各种危及生命感染的主要来源。Zaborin 等设计合成了一种磷酸化的 PEG 分子，该聚合物中心的疏水性双芳香环部分对于抗菌功能有重要作用。虽然该分子本身不能杀灭细菌，但能够有效压制微生物的毒力，同时保护肠上皮的完整性，这种聚合物提供了一种干扰病原体生长从而抑制细菌感染的新策略[4]。

　　2）两性离子聚合物

　　两性离子聚合物是一类大分子链上同时含有正负电荷基团且其数目相等的两

性聚合物，是另外一类新的阻抗生物污损的材料。两性离子聚合物固定化，已被证明是一种提高生物材料抗细菌黏附性能的有效方法。不同于 PEG，两性离子聚合物具有更广泛的化学多样性和更大的分子设计自由度，有人认为这是一种能够部分替代广泛使用的 PEG、有效防止蛋白质的非特异性吸附以及减少细菌或哺乳动物细胞黏附的新型高分子材料[5]。

Cheng 等设计合成了聚磺基甜菜碱甲基丙烯酸甲酯（PSBMA），通过原子转移自由基聚合（ATRP）将其固定于材料表面。与未处理的材料相比，固定 PSBMA 后，可有效减少 92%表皮葡萄球菌和 96%绿脓杆菌的短期黏附，同时大幅抑制材料表面细菌生物膜的形成[6]。该课题组又合成了一种两性离子聚合物——聚羧基甜菜碱丙烯酸甲酯（PCBMA），也是通过 ATRP 反应固定于材料表面，PCBMA 涂层能够有效阻止蛋白质吸附，减少 95%铜绿假单胞菌细菌和恶臭假单胞菌细菌生物膜形成。基于其阻抗蛋白质非特异性吸附和显著抑制细菌生物膜形成的作用，PCBMA 有望成为一种非常有前途的生物医用高分子材料[7]。

Liu 等合成了一系列氨基酸基的两性离子聚合物。这类两性离子聚合物主要来源于天然氨基酸，包括丝氨酸、鸟氨酸、赖氨酸、天冬氨酸和谷氨酸等。通过表面光引发聚合将其接枝在金表面，能够高度抑制未稀释的人血清和血浆在材料表面的吸附，减少表皮葡萄球菌（*S. epidermidis*）和绿脓杆菌（*P. aeruginosa*）细菌黏附。在磷酸盐缓冲液培养 4 周后，两性离子聚合物涂层仍然表现出良好的结构稳定性。这类氨基酸基两性离子聚合物具有优异的阻抗细菌黏附和稳定性，有望应用于植入材料表面修饰，从而达到长期抑制细菌生长的目的（图 20-2）[8]。

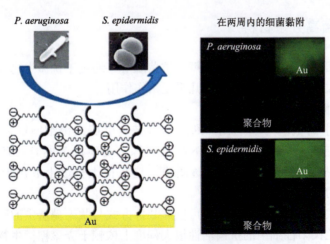

图 20-2　接枝两性离子聚合物金涂层表面抗菌示意图[8]

（图片引用经 American Chemical Society 授权）

Kwon 等合成了酪胺功能化的磺基甜菜碱聚合物,并通过酪氨酸酶介导反应,将其接枝到聚氨酯表面。与未处理的聚氨酯材料相比,两性离子聚合物涂层改性的材料表面可以降低 90%以上的纤维蛋白原、血小板、成纤维细胞以及金黄色葡萄球菌的黏附。这种通过酪氨酸酶介导的反应,能够在温和的水溶液条件下快速地将两性离子聚合物引入生物材料表面,有望为生物材料抗菌界面制备提供新策略[9]。

3）其他抑制细菌黏附的高分子材料

肝素是一种天然存在的线型多糖,它与硫酸乙酰肝素（细胞表面蛋白多糖）具有化学结构相似性。肝素主要存在于细胞内。肝素主要由两种高度硫酸化的糖单体组成,它们作为重复的二糖单元交替出现。作为一种高度硫酸化的糖胺聚糖,肝素具有高效的抗凝和抗黏附性能,广泛应用于制药和生物医学领域。虽然肝素的抗菌活性的确切机制尚未完全阐明,但已提出的一种机制认为这可能和肝素的高度负电荷和亲水性相关,导致排斥蛋白质吸附,因此,阻止细菌黏附和生物膜形成[10, 11]。

牛血清白蛋白由于其对哺乳动物细胞的抗黏附能力,常常被认为是一种优良的抗生物黏附候选物。Liu 等报告了一种基于牛血清蛋白的抗菌表面,对口腔细菌具有优异的抗黏附性能,而非细菌杀灭的抗菌机制。这种基于蛋白质的抗菌策略可以广泛地扩展到不锈钢、陶瓷和树脂等不同材料的口腔支架,可以为发展具有抗菌能力的生物医学材料,如牙科固定器具、修复材料和医用漱口水,提供一个有价值的和实用的线索[12]。

20.2.2　杀菌高分子材料

杀菌性阳离子聚合物（如壳聚糖、抗菌肽等）通过干扰微生物外膜结构诱发微生物的凋亡,但对哺乳动物细胞几乎无杀伤作用。

1）壳聚糖

壳聚糖中的氨基可质子化,通过结合带负电荷细菌细胞壁,从而改变细菌膜结构、渗透性,抑制 DNA/RNA 合成等,实现抗菌性能。壳聚糖在触发上述特定胞内反应前,其必须穿透质膜,这在很大程度上取决于微生物的种类及壳聚糖的分子量[13]。

对于革兰氏阳性细菌,壳聚糖可以非共价方式与肽聚糖层中的磷壁酸结合。壳聚糖对革兰氏阳性细菌的抗菌活性很大程度上依赖于壳聚糖衍生物的种类、分子量、乙酰化程度及细菌种类等。研究表明,制备的4种不同分子量壳聚糖（21 000、27 000、140 000 和 190 000）对金黄色葡萄球菌、枯草芽孢杆菌均有抑制作用,降低壳聚糖的分子量可使抗菌活性略有提高[14]。壳聚糖脱乙酰度的影响与革兰氏阳性菌磷壁酸的静电相互作用有关，因此脱乙酰度越高，抗菌活性越强。壳聚糖对革兰氏阴性细菌也有良好的抗菌潜能。

而对于革兰氏阴性菌，其作用机制可分为以下两类：一种是 pH 高于 pK_a 时，阳离子壳聚糖的螯合作用，会破坏细菌细胞壁的完整性，并干扰重要成分（Ca^{2+}、Mg^{2+}等）的吸收；另一种作用是壳聚糖可通过静电作用与脂多糖阴离子部分在外膜上结合。因此，负电性细菌表面与正电性壳聚糖的静电相互作用是决定壳聚糖抗菌活性的重要因素。另外，脱乙酰度的增加可使壳聚糖抗菌活性显著提高，且壳聚糖（pK_a 6.3～6.5）在低 pH 环境中抗菌性能更好（氨基质子化增强）。这也解释了为何季铵化壳聚糖衍生物通常比壳聚糖拥有更优越的抗菌性能。最新研究表明，壳聚糖能够也可通过非共价连接的方式结合胆固醇，这暗示了非共价相互作用可能也在其抗菌活性中发挥着重要作用[15]。

近年来，人们对壳聚糖纳米粒子的研究越来越多。壳聚糖纳米颗粒对金黄色葡萄球菌有很强的抗菌能力，且与壳聚糖相比仅需要更低的抗菌浓度[16]。此外，壳聚糖纳米颗粒对革兰氏阴性细菌有时也表现出比壳聚糖更加优越的抗菌性能，比如大肠杆菌、鼠伤寒沙门氏菌、斑疹伤寒菌等。

2）抗菌肽

抗菌肽（AMP）在生命的各个阶段都是进化保守的，它们可向血液和淋巴组织等生理组分提供抗菌活性，在天然免疫系统中起着重要的作用。AMP 的免疫调节特性建立于其抗炎和免疫刺激活性的基础上，这使其能够调控免疫系统。类似于多数抗生素药物，AMP 主要针对细菌膜或其他通用靶点，而不是特定的蛋白质；但与传统抗生素相比，它们在治疗耐药菌株方面具有独特的优势。AMP 的一般抗菌机制通常是通过肽类阳离子残基与菌膜外结构的阴离子脂多糖间静电相互作用来实现的，其可导致细菌膜生物合成等相关事件被破坏或扰动，进而引起细菌裂解。此外，AMP 也可以通过跨膜转运影响细菌的某些靶位。因此，AMP 被认为是抗生素的一种有效替代品。最近，Qi 等将抗菌肽接枝于壳聚糖，改性过后的壳聚糖-抗菌肽连接物可自组装为 PEG 壳层纳米颗粒。该颗粒在明胶酶存在时，可响应性降解 PEG 外壳层，造成疏水/亲水失衡，进而使得壳聚糖侧链上接枝的 KLAK 抗菌肽暴露，表现出高效的抗菌能力[17]。

3）其他杀菌高分子材料

Atar-Froyman 等开发了一种季铵化聚乙烯亚胺的聚阳离子纳米颗粒，合成的交联季铵盐聚乙烯亚胺纳米粒子在不影响力学性能和生物相容性的情况下，对多种微生物具有较强的杀菌活性。与传统的释放型抗菌药物相比，其在体内药效和安全性方面展示出独特优势，并可能为非释放抗菌界面的开发提供了一个方便的平台[18]。Chin 等报道了一种可生物降解的胍盐功能化的聚碳酸酯，其可在减少耐药性的同时消除多药耐药细菌感染[19]。在多药耐药的鲍曼氏菌、大肠杆菌、肺炎克雷伯菌、耐甲氧西林金黄色葡萄球菌感染的盲肠结扎的穿孔致多菌性腹膜炎以及铜绿假单胞菌肺部感染小鼠模型中均取得了较好的体内治疗效果。因此，这些可生物降解的合成大分子具有广谱的体内抗菌活性，并且用于抗耐药菌感染治疗。

20.2.3 抑菌/杀菌双功能高分子材料

目前关于抑菌/杀菌双功能高分子材料主要是一些高分子类的抗菌水凝胶，并且这些高分子水凝胶中许多都存在具有抗污/抗细菌黏附的 PEG，常用于伤口愈合、植入体/导管涂层、皮肤感染等。

Zhao 等开发了一系列基于季铵化壳聚糖和 PEG 的可注射的自愈合高分子水凝胶，如聚乙二醇-聚癸二酸甘油酯共聚物（PEGS-FA），对大肠杆菌的抑菌率超过 99%，对金黄色葡萄球菌达到了 100%，其优良的抗菌活性源于水凝胶的接触杀菌和 PEGS-FA 的抗细菌黏附的协同抗菌作用，可用于皮肤创面愈合的抗菌、抗氧化的敷料等[20]。

Wang 等利用辣根过氧化物酶交联原位制备了一种仿生多巴胺修饰的聚赖氨酸接枝聚乙二醇的高分子水凝胶创面敷料，对革兰氏阴性菌和革兰氏阳性菌都具有广谱抗菌活性，水凝胶的抗菌性能表现出多巴胺接枝度的依赖性，为伤口敷料的组织锚定和抗菌水凝胶材料的开发提供了新的启示[21]。

Li 等报道了一种以二甲基十烷基化壳聚糖接枝的聚乙二醇甲基丙烯酸酯和聚乙二醇二丙烯酸酯为原料的抗菌水凝胶，对铜绿假单胞菌、大肠杆菌、金黄色葡萄球菌具有良好的抗菌效果。该聚阳离子水凝胶的抗菌活性机理是将阴离子细菌膜部分吸引到水凝胶的纳米孔中，导致微生物膜破坏，然后导致微生物死亡。同时还开发了一种紫外固定水凝胶贴壁涂层，具有良好生物相容性，并且对上皮细胞无毒性[22]。

Yeo 等开发了由 PEG 和聚乙烯亚胺星型共聚物交联网络形成的水凝胶，大孔尺寸使它的阳离子孔壁对表面带负电的细菌外膜有强的可接触性。此外，在细菌感染情况下，水凝胶会快速降解，释放阳离子 PEI，进而杀死残留细菌。小鼠创口感染模型中，该水凝胶能有效地杀灭耐甲氧西林金黄色葡萄球菌、耐卡巴培南铜绿假单胞菌和鲍曼不动杆菌生物膜，且杀菌率均大于 99.9%[23]。

20.3 抗菌高分子药物载体材料

20.3.1 一般释放的高分子抗菌材料

迄今为止，各种各样的高分子材料已经被大量合成并用于抗菌药物装载与释放，其中有一些可被应用于人们日常生活当中，因此高分子抗菌载体材料在未来的材料发展与应用领域中占极其重要的地位。

1）聚(乳酸-乙醇酸)

(乳酸-乙醇酸)共聚物（PLGA）由乳酸和乙醇酸无规共聚而成，是一种生物可降解的功能高分子化合物，具有良好的生物相容性、无毒、良好的成囊和成膜性能，被广泛应用于制药、医用工程材料和现代化工业领域。Zheng等将负载阿莫西林（AMX）的纳米羟基磷灰石（n-HAp）颗粒分散到 PLGA溶液中以形成电纺混合纳米纤维，复合纳米纤维具有均匀和光滑的形态，并具有良好的机械耐久性，纳米纤维中负载的 AMX 显示出持久的释放特征，显著抑制了金黄色葡萄球菌生长，同时具有良好的细胞相容性，在组织工程和制药科学领域中有潜在应用[24]。

Aslan 等将单壁碳纳米管（SWNT）掺入 PLGA，显著降低了大肠杆菌和表皮葡萄球菌的活力和代谢活性，细菌的每小时死亡率高达 98%，而纯 PLGA 仅为15%～20%。SWNT 越短，毒性越大。该研究预示了 SWNT-PLGA 作为抗菌生物材料的潜在用途[25]。

Qi 等设计了一种四环素盐酸盐（TCH）负载的埃洛石纳米管（HNT）/聚(乳酸-乙醇酸)（PLGA）复合纳米纤维（TCH/HNT/PLGA），TCH 负载的 HNT 能够改善拉伸强度并保持纳米纤维垫的三维结构。该复合纳米纤维能够以持续的方式释放抗菌药物 TCH 42 天，并且具有良好的细胞相容性，有望用作组织工程和药物递送应用的治疗支架材料[26]。

2）聚己内酯

聚己内酯（PCL）无毒，不溶于水，易溶于多种极性有机溶剂，在体内与生物细胞相容性很好，细胞可在其基架上正常生长，被广泛应用于药物载体领域。Teo 等将庆大霉素硫酸盐掺入到三维聚己内酯磷酸盐网络状结构中，能够有效地杀死小鼠伤口中的细菌，并显示出较低细胞毒性。皮肤感染的小鼠 7 天未显示出总体感染迹象，14 天显示出有效的伤口愈合（94.2%伤口面积减少）[27]。Augustine 等制备了氧化锌（ZnO）纳米粒子掺杂的 PCL 纤维，ZnO 纳米颗粒浓度会影响纤维直径和形态，含有 ZnO 纳米颗粒的膜显示出强的机械稳定性和抗菌活性[28]。

20.3.2　具有刺激响应释放功能的抗菌高分子材料

细菌感染过程中，由于多种因素的共同作用使得感染区域往往呈弱酸性环境（通常 pH 5.5～7.0）[29]，如：某些细菌在感染的局部低氧条件下会发生厌氧发酵，产生短链脂肪酸[30]；人体自身免疫系统的炎症反应，促使大量中性粒细胞在感染位置聚集，在激活中性粒细胞的呼吸爆发过程中会出现质子释放等[31, 32]。此外，在细菌进入寄主体内造成感染后，会分泌一系列酶，如磷脂酶、脂肪酶、蛋白酶、溶菌酶等。若能依据细菌感染的弱酸性生理环境及分泌的酶设计高分子抗菌药物释放系统，将有助于增强药物分子释放的靶向性，减少副作用，获得长期有效的药物作用浓度，实现可控释放。针对细菌感染的生理环境，设计细菌自响应型高分子药物载体材料成为局部药物释放研究的新热点。

1）pH 响应型抗菌高分子材料

细菌感染部位的局部酸化这一特性经常被用于治疗细菌感染的特异性药物递送。研究中经常使用的 pH 响应高分子材料，包括：聚丙烯酸（PAA）、聚甲基丙烯酸二乙基氨基乙酯（PDEAMA）、聚 β-氨基酯等。

Ninan 等合成了一种由羧基化琼脂糖、丹宁酸构成水凝胶的主体框架，同时螯合 Zn 离子，所制备的杂化水凝胶能够高度抑制大肠杆菌在凝胶表面的黏附，通过对单宁酸在不同 pH（3.0、5.5 和 7.5）的释放实验，在 pH = 3.0 和 pH = 5.5 时，单宁酸的释放百分比约为 20% 和 13%，而 pH = 7.5 时的单宁酸的释放量仅为 2%，证明制备的水凝胶具备很好的 pH 响应性。细胞实验结果（图 20-3）表明，在经过 24 小时培养之后，该水凝胶系统具备良好的生物相容性，能够满足伤口愈合的要求[33]。

Wei 等首先利用化学腐蚀法在硅片表面制备了硅纳米线，进而通过硅烷修饰以及原子转移自由基聚合（ARTP）制备了负载溶菌酶的 pH 响应型聚甲基丙烯酸甲酯（PMMA）涂层。该涂层可以实现不同 pH 条件下对溶菌酶的吸附/脱离响应，同时溶菌酶的活性几乎保持不变。经历过溶菌酶吸附/脱离三个循环后，材料表面的抗菌能力几乎保持不变，抗菌效果超过 95%，有望为生物材料抗菌界面制备提供新策略[34]。

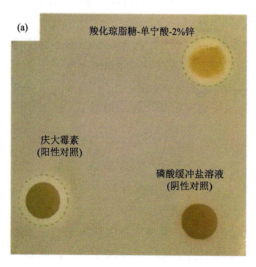

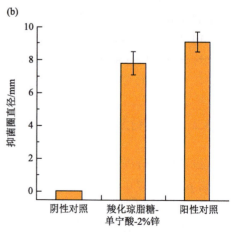

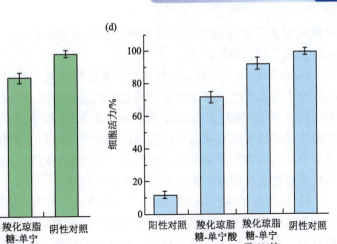

图 20-3　杂化水凝胶的抑菌实验[33]

（a）不同水凝胶材料对大肠杆菌的抑菌圈图；（b）抑菌圈直径统计图；不同组成纤维细胞的细胞活性统计图：
（c）MTT 实验结果，（d）台盼蓝实验结果
（图片引用经 American Chemical Society 授权）

Pichavant 等通过开环共聚的方法合成了以疏水性聚降冰片烯为核-以亲水性聚环氧乙烷为壳的单分散纳米粒子，并通过 pH 敏感的亚胺键将硫酸庆大霉素固定于纳米颗粒上。随着 pH 的控制，基于亚胺 pH 敏感键，可以有效控制药物释放，pH 值越低，药物释放的速度就越快[35]。

Radovic-Moreno 等设计合成了聚(D, L-乳酸-乙醇酸)-聚(L-组氨酸)-聚(乙二醇)（PLGA-PLH-PEG）纳米颗粒。在 pH 7.4 下不会释放药物，但在酸性条件下可以与细菌结合，递送药物并有效降低药物活性的损失。这种 pH 响应性机制，主要是通过组氨酸中咪唑基团质子化，实现了表面电荷切换，有望发展成为具有靶向性的药物载体，用于细菌感染治疗[36]。

2）酶响应型抗菌高分子材料

当发生细菌感染时，细菌会分泌大量的酶，如：透明质酸酶、明胶酶、光氧化氢酶、脂肪酶、谷氨酰内切酶等。针对细菌感染分泌的酶，选择和设计能够被其降解的高分子材料实现刺激响应型抗菌药物释放，能够有效增强药物释放的有效性，减少副作用，获得长期有效的药物浓度。

其中透明质酸酶以及明胶酶尤为常见，透明质酸酶是由多种致病性革兰氏阳性细菌（如链球菌）产生的，能够快速降解透明质酸。明胶酶是由某些特定细菌分泌的（如金黄色葡萄球菌、铜绿假单胞菌等）。通过透明质酸/明胶颗粒包裹抗生素或荧光分子，当细菌感染发生时，透明质酸/明胶会被迅速降解，随后

释放抗生素或荧光物质，可以实时监控细菌感染部位，从而为细菌感染监控和治疗提供了新思路。

Hass 等设计了一种双亲性两嵌段共聚物体系（透明质酸和聚乙内酯），基于共聚物中聚乙内酯的疏水性和透明质酸的亲水作用，自组装形成囊泡结构包载荧光染料分子（5-羧基荧光素）。当存在细菌入侵时，细菌分泌的透明质酸酶会降解胶囊外层的透明质酸从而引起胶囊内部荧光染料分子的释放，精确显示细菌的感染部位，为细菌的探测和监控提供了一种新的思路和方法，并且可以在体系内负载抗菌药物实现精准抗菌，具有一定的应用前景[37]。

Li 等制备了明胶纳米颗粒负载抗菌药物（万古霉素），然后用红细胞膜进行包裹，如图 20-4 所示。该体系对于金黄色葡萄球菌（分泌明胶酶）具有很好的杀菌效果，然而针对表皮葡萄球菌（不分泌明胶酶）几乎无杀菌作用。该体系针对分泌明胶酶的革兰氏阳性细菌具有良好选择性以及杀灭效果，同时具有低的全身毒性，通过改变抗生素和生物响应型材料，可以达到高效、特异杀灭细菌的目的，有望为解决抗生素的滥用提供新的解决思路[38]。

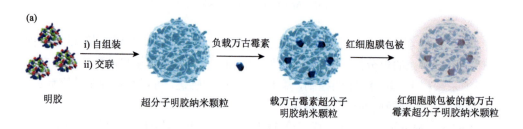

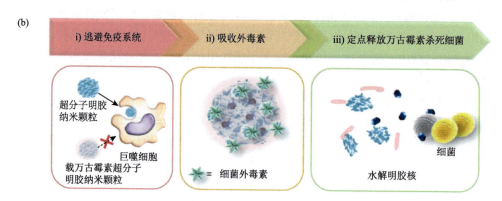

图 20-4　红细胞膜包被的酶响应型抗菌高分子材料[38]

（a）红细胞膜包被的明胶/万古霉素纳米颗粒示意图；（b）细菌感染后，纳米颗粒杀菌机理示意图
（图片引用经 American Chemical Society 授权）

大多数致病性金黄色葡萄球菌感染的伤口液中会出现凝血酶样活性显著增加。这种凝血酶活性增加主要是由于金黄色葡萄球菌产生的葡萄球菌凝固酶，激活凝血酶原产生凝血酶。基于细菌感染引发的凝血酶活性增加，Tanihara 等设计了一种新型的酶响应型肽键将庆大霉素连接到聚乙烯醇上，在金黄色葡萄球菌感染伤口液作用下，肽键被凝血酶特异性裂解，实现庆大霉素在发生细菌感染的特定时间和位置进行释放[39]。

内切酶 V8（谷氨酰内切酶）是来自金黄色葡萄球菌的外生产物，细菌通过分泌 V8，使宿主的组织被降解成低分子量的分子。Craig 等通过乳液聚合制备了聚合物微球，以交联的聚赖氨酸和聚(L-谷氨酸)组成的纳米膜为壳，将抗菌药物装载于微球内。暴露于金黄色葡萄球菌分泌的 V8 酶时，微球被降解、触发药物释放，对金黄色葡萄球菌引起的局部感染具有明显的治疗作用[40]。

脂肪酶由于在致病菌感染过程中发挥作用以及参与细菌脂类代谢，而大量存在。2012 年，Xiong 等制备了以负载万古霉素的聚乙二醇为壳、以聚 ε-己内酯为中间层、以聚磷酸酯为核的三层纳米凝胶，当纳米凝胶到达细菌感染部位后，聚 ε-己内酯会被细菌分泌的脂肪酶所降解，从而实现万古霉素的定点释放。该技术可推广到选择性地递送多种抗生素，用于治疗由分泌脂肪酶细菌引起的各种感染，从而为细胞外和胞内细菌感染的治疗提供了一种安全、有效、通用的新方法[41]。

磷脂酶和磷酸酯酶在巨噬细胞感染过程中由致病菌表达，而且是巨噬细胞中重要的抗菌酶。Xiong 等合成了由 PEG 和聚磷酸形成的纳米凝胶，并对其进行了甘露糖修饰，甘露糖基化赋予了纳米凝胶潜在的靶向功能，由细菌产生的活性磷酸酶或磷脂酶，则可以触发纳米凝胶中聚磷酸酯核心的降解，从而可控释放抗菌药物。这种载药纳米凝胶，可以提供靶向和感染部位激活药物释放特性，有效抑制了细菌生长，有望广泛应用于递送各种其他生物制剂治疗细菌感染性疾病[42]。

目前临床上常用的抗生素，如青霉素与头孢菌素，还有一些新开发的头霉素类、硫霉素类等新型抗生素，都属于 β-内酰胺类抗菌药物。但是，这些抗生素都存在着明显的耐药性问题。细菌对 β-内酰胺类抗菌药物产生耐药的主要原因是细菌产生的 β-内酰胺酶。β-内酰胺酶可借助其分子中的丝氨酸活性位点，与 β-内酰胺环结合并催化水解，导致药物失活。但是，β-内酰胺酶也为刺激响应型高分子抗菌药物载体设计、解决抗生素耐药性提供了一种可能的方案。Li 等设计合成了 β-内酰胺酶响应的嵌段共聚物用于万古霉素等抗菌药物的装载，耐甲氧西林金黄色葡萄球菌（MRSA）能够触发抗生素从 β-内酰胺酶响应的嵌段共聚物中释放，有效抑制小鼠体内 MRSA 的生长和增强伤口愈合[43]。

细菌感染已成为临床医生所面临的最常见和极富挑战性的难题之一。感染可导致住院患者病情加重、住院时间延长，特别是增加了与医院感染相关的死亡，是一个重要的社会健康问题。开发出具有自主知识产权的新型抗菌高分子材料，对于提高我国医疗水平和人民生活质量，具有重要的经济和社会意义。常见的抗菌高分子材料通常具有结构丰富、功能多样、抗菌效果强、毒副作用小等优点，但它们同样表现出生物相容性差、易降解、耐热性差等缺陷。未来的研究中，深刻认识高分子抗菌材料的缺点，克服上述不足，设计/研发具有高效、稳定、广谱、安全的抗菌高分子材料将成为该领域的发展方向。

参 考 文 献

[1] Peng L, Chang L, Liu X, Lin J, Liu H, Han B, Wang S. Antibacterial property of a polyethylene glycol-grafted dental material. ACS Applied Materials & Interfaces, 2017, 9(21): 17688-17692.

[2] Buxadera-Palomero J, Canal C, Torrent-Camarero S, Garrido B, Javier Gil F, Rodríguez D. Antifouling coatings for dental implants: Polyethylene glycol-like coatings on titanium by plasma polymerization. Biointerphases, 2015, 10(2): 029505.

[3] Ungureanu C, Pirvu C, Mindroiu M, Demetrescu I. Antibacterial polymeric coating based on polypyrrole and polyethylene glycol on a new alloy TiAlZr. Progress in Organic Coatings, 2012, 75(4): 349-355.

[4] Zaborin A, Defazio J R, Kade M, Kaiser B L, Belogortseva N, Nd C D, Smith R D, Adkins J N, Kim S M, Alverdy A. Phosphate-containing polyethylene glycol polymers prevent lethal sepsis by multidrug-resistant pathogens. Antimicrobial Agents & Chemotherapy, 2014, 58(2): 966-977.

[5] Mi L, Jiang S. Integrated antimicrobial and nonfouling zwitterionic polymers. Angewandte Chemie International Edition, 2014, 53(7): 1746-1754.

[6] Cheng G, Zhang Z, Chen S, Bryers J D, Jiang S. Inhibition of bacterial adhesion and biofilm formation on zwitterionic surfaces. Biomaterials, 2007, 28(29): 4192-4199.

[7] Cheng G, Li G, Xue H, Chen S, Bryers J D, Jiang S. Zwitterionic carboxybetaine polymer surfaces and their resistance to long-term biofilm formation. Biomaterials, 2009, 30(28): 5234-5240.

[8] Liu Q, Li W, Hua W, Newby B M Z, Fang C, Liu L. Amino acid-based zwitterionic polymer surfaces highly resist long-term bacterial adhesion. Langmuir, 2016, 32(31): 7866-7874.

[9] Kwon H J, Lee Y, Phuong L T, Seon G M, Kim E, Park J C, Yoon H, Park K D. Zwitterionic sulfobetaine polymer-immobilized surface by simple tyrosinase-mediated grafting for enhanced antifouling property. Acta Biomaterialia, 2017, 61: 169-179.

[10] Arciola C R, Bustanji Y, Conti M, Campoccia D, Baldassarri L, Samorì B, Montanaro L. Staphylococcus epidermidis-fibronectin binding and its inhibition by heparin. Biomaterials, 2003, 24(18): 3013-3019.

[11] Rodriguez-Torres M D P, Acosta-Torres L S, Diaz-Torres L A. Heparin-based nanoparticles: An overview of their applications. Journal of Nanomaterials, 2018, 2018(8): 1-8.

[12] Liu X, Peng L, Meng J, Zhu Z, Han B, Wang S. Protein-mediated anti-adhesion surface against oral bacteria. Nanoscale, 2018, 10(6): 2711-2714.

[13] Verlee A, Mincke S, Stevens C V. Recent developments in antibacterial and antifungal chitosan and its

derivatives. Carbohydrate Polymers, 2017, 164: 268-283.

[14] Tayel A A, Moussa S, Opwis K, Knittel D, Schollmeyer E, Nickisch-Hartfiel A. Inhibition of microbial pathogens by fungal chitosan. International Journal of Biological Macromolecules, 2010, 47(1): 10-14.

[15] Goy R C, Britto D D, Assis O B G. A review of the antimicrobial activity of chitosan. Polímeros, 2009, 19(3): 241-247.

[16] Qi L, Xu Z, Jiang X, Hu C, Zou X. Preparation and antibacterial activity of chitosan nanoparticles. Carbohydrate Research, 2004, 339(16): 2693-2700.

[17] Qi G B, Zhang D, Liu F H, Qiao Z Y, Wang H. An "on-site transformation" strategy for treatment of bacterial infection. Advanced Materials, 2017, 29(36): 1703461.

[18] Atar-Froyman L, Sharon A, Weiss E I, Houri-Haddad Y, Kesler-Shvero D, Domb A J, Pilo R, Beyth N. Anti-biofilm properties of wound dressing incorporating nonrelease polycationic antimicrobials. Biomaterials, 2015, 46: 141-148.

[19] Chin W, Zhong G, Pu Q, Yang C, Lou W, De P S, Periaswamy B, Lee A, Liang Z C, Ding X. A macromolecular approach to eradicate multidrug resistant bacterial infections while mitigating drug resistance onset. Nature Communications, 2018, 9(1): 1-14.

[20] Zhao X, Wu H, Guo B, Dong R, Qiu Y, Ma P X. Antibacterial anti-oxidant electroactive injectable hydrogel as self-healing wound dressing with hemostasis and adhesiveness for cutaneous wound healing. Biomaterials, 2017, 122: 34-47.

[21] Wang R, Li J, Chen W, Xu T, Yun S, Xu Z, Xu Z, Sato T, Chi B, Xu H. A biomimetic mussel-inspired ε-poly-L-lysine hydrogel with robust tissue-anchor and anti-infection capacity. Advanced Functional Materials, 2017, 27(8): 1604894.

[22] Li P, Poon Y F, Li W, Zhu H Y, Yeap S H, Cao Y, Qi X, Zhou C, Lamrani M, Beuerman R W. A polycationic antimicrobial and biocompatible hydrogel with microbe membrane suctioning ability. Nature Materials, 2011, 10(2): 149-156.

[23] Yeo C K, Vikhe, Y S, Li P, Guo Z, Greenberg P, Duan H, Tan N S, Chan-Park M.B. Hydrogel effects rapid biofilm debridement with ex situ contact-kill to eliminate multidrug resistant bacteria in vivo. ACS Applied Materials & Interfaces, 2018, 10(24): 20356-20367.

[24] Zheng F, Wang S, Wen S, Shen M, Zhu M, Shi X. Characterization and antibacterial activity of amoxicillin-loaded electrospun nano-hydroxyapatite/poly(lactic-co-glycolic acid) composite nanofibers. Biomaterials, 2013, 34(4): 1402-1412.

[25] Aslan S, Loebick C Z, Kang S, Elimelech M, Pfefferle L D, Van Tassel P R. Antimicrobial biomaterials based on carbon nanotubes dispersed in poly(lactic-co-glycolic acid). Nanoscale, 2010, 2(9): 1789-1794.

[26] Qi R, Guo R, Zheng F, Liu H, Yu J, Shi X. Controlled release and antibacterial activity of antibiotic-loaded electrospun halloysite/poly(lactic-co-glycolic acid) composite nanofibers. Colloids & Surfaces B: Biointerfaces, 2013, 110(10): 148-155.

[27] Teo E Y, Ong S Y, Chong M S, Zhang Z, Lu J, Moochhala S, Ho B, Teoh S H. Polycaprolactone-based fused deposition modeled mesh for delivery of antibacterial agents to infected wounds. Biomaterials, 2011, 32(1): 279-287.

[28] Augustine R, Malik H N, Singhal D K, Mukherjee A, Malakar D, Kalarikkal N, Thomas S. Electrospun polycaprolactone/ZnO nanocomposite membranes as biomaterials with antibacterial and cell adhesion

properties. Journal of Polymer Research, 2014, 21(3): 1-17.

[29] Simmen H P, Battaglia H, Giovanoli P, Blaser J. Analysis of pH, pO_2 and pCO_2 in drainage fluid allows for rapid detection of infectious complications during the follow-up period after abdominal surgery. Infection, 1994, 22(6): 386-389.

[30] Rotstein O D, Nasmith P E, Grinstein S. The bacteroides by-product succinic acid inhibits neutrophil respiratory burst by reducing intracellular pH. Infection & Immunity, 1987, 55(4): 864-870.

[31] Van Z R, Wever R, Hamers M N, Weening R S, Roos D. Extracellular proton release by stimulated neutrophils. Journal of Clinical Investigation, 1981, 68(1): 310-313.

[32] Borregaard N, Schwartz J H, Tauber A I. Proton secretion by stimulated neutrophils. Significance of hexose monophosphate shunt activity as source of electrons and protons for the respiratory burst. Journal of Clinical Investigation, 1984, 74(2): 455-459.

[33] Ninan N, Forget A, Shastri V P, Voelcker N H, Blencowe A. Anti-bacterial and anti-inflammatory pH-responsive tannic acid-carboxylated agarose composite hydrogels for wound healing. ACS Applied Materials & Interfaces, 2016, 8(42): 28511.

[34] Wei T, Yu Q, Zhan W, Chen H. A smart antibacterial surface for the on-demand killing and releasing of bacteria. Advanced Healthcare Materials, 2016, 5(4): 449-456.

[35] Pichavant L, Bourget C, Durrieu M C, Héroguez V. Synthesis of pH-sensitive particles for local delivery of an antibiotic via dispersion ROMP. Macromolecules, 2011, 44(20): 7879-7887.

[36] Radovic-Moreno A F, Lu T K, Puscasu V A, Yoon C J, Langer R, Farokhzad O C. Surface charge-switching polymeric nanoparticles for bacterial cell wall-targeted delivery of antibiotics. ACS Nano, 2012, 6(5): 4279-4287.

[37] Haas S, Hain N, Raoufi M, Handschuhwang S, Tao W, Xin J, Schönherr H. Enzyme degradable polymersomes from hyaluronic acid-block-poly(ε-caprolactone) copolymers for the detection of enzymes of pathogenic bacteria. Biomacromolecules, 2015, 16(3): 832-841.

[38] Li L L, Xu J H, Qi G B, Zhao X Z, Yu F Q, Wang H. Core-shell supramolecular gelatin nanoparticles for adaptive and "on-demand" antibiotic delivery. ACS Nano, 2014, 8(5): 4975-4983.

[39] Tanihara M, Suzuki Y, Nishimura Y, Suzuki K, Kakimaru Y, Fukunishi Y. A novel microbial infection-responsive drug release system. Journal of Pharmaceutical Sciences, 1999, 88(5): 510-514.

[40] Craig M, Amiri M, Holmberg K. Bacterial protease triggered release of biocides from microspheres with an oily core. Colloids & Surfaces B: Biointerfaces, 2015, 127: 200-205.

[41] Xiong M H, Bao Y, Yang X Z, Wang Y C, Sun B, Wang J. Lipase-sensitive polymeric triple-layered nanogel for "on-demand" drug delivery. Journal of the American Chemical Society, 2012, 134(9): 4355-4362.

[42] Xiong M H, Li Y J, Bao Y, Yang X Z, Hu B, Wang J. Bacteria-responsive multifunctional nanogel for targeted antibiotic delivery. Advanced Materials, 2012, 24(46): 6175-6180.

[43] Li Y, Liu G, Wang X, Hu J, Liu S. Enzyme-responsive polymeric vesicles for bacterial-strain-selective delivery of antimicrobial agents. Angewandte Chemie International Edition, 2016, 55(5): 1760-1764.

（刘　鹏　蔡开勇　沈新坤）

第 *21* 章

>>

脱细胞基质材料

摘要：脱细胞基质（acellular matrix，ACM）材料可分为组织脱细胞基质材料、细胞脱细胞基质材料和器官脱细胞基质材料。本章首先介绍了 ACM 的制备方法、评价手段、组成成分以及研究进展。ACM 支架材料的脱细胞处理须同时满足以下两点：①最大程度去除细胞膜物质、可溶性蛋白以及核酸等易引起免疫反应的物质；②尽量减少对细胞外基质成分和超微结构的破坏。脱细胞的方法主要有物理方法、化学方法和生物方法三类。ACM 含有结构蛋白、细胞黏附蛋白、多糖以及生长因子和信号分子等多种成分，作为细胞微环境的重要组成部分之一，其组成、力学性能和微观形貌对细胞的生物学行为都有着重大影响。随着对细胞外基质研究的深入，人们越发认识到它对组织再生的关键作用。接着，本章分别对组织脱细胞基质材料、细胞脱细胞基质材料和器官脱细胞基质材料进行了详细介绍，并对其促进组织损伤修复和重塑的关键因素进行了探讨。ACM 可为细胞提供特定组织的微环境、生物相容性好、具有特殊的生物活性、可生物降解且降解产物无毒副作用、可促进损伤修复和组织再生、作为药物研究体外模型或组织工程支架材料应用于生物医药领域，具有重大的研究价值和临床意义。

Abstract: Acellular matrix（ACM）can be divided into tissue acellular matrix, cell acellular matrix and organ acellular matrix. This chapter first introduces the preparation, evaluation, components and research progress of ACM. The following two requirements should be met for the decellularization process of ACM: ① to maximize the removal of cell membrane, soluble protein, nucleic acid and other substances which may cause immune response; ② to minimize the destruction of the component and ultrastructure of extracellular matrix. There are three kinds of decellularized methods: physical method, chemical method and biological method. ACM contains many components, such as structural protein, cell adhesion protein, polysaccharide, growth factor and signal molecule. As one of the important parts of cell microenvironment, the composition, mechanical properties and micromorphology of ACM have great influence on the biological behavior of cells. With the further study of extracellular matrix, it has been found to play an important role in tissue regeneration. This chapter further introduces the tissue ACM, cell ACM and organ ACM in detail, and in particular, discusses the key factors which promote the repairing and remolding of the injured tissue. These ACM, exhibiting specific tissue microenvironment, good biocompatibility, special bioactivity, biodegradability with no toxic effects, and promoting damage tissue repair and regeneration, can be used as *in vitro* models of drug research or as tissue engineering scaffolds, which are of much importance and clinical significance.

21.1 脱细胞基质材料概述

脱细胞基质（acellular matrix，ACM）材料是细胞、组织或器官进行脱细胞处理后保留的细胞外基质成分，包括组织脱细胞基质材料、细胞脱细胞基质材料和器官脱细胞基质材料，通常根据细胞、组织或器官的来源进行分类和命名。ACM含有结构蛋白（如胶原蛋白和弹性蛋白）、细胞黏附蛋白（如层粘连蛋白和纤维粘连蛋白）、多糖（如糖胺聚糖和蛋白聚糖）以及生长因子和信号分子等多种成分，其组成复杂且因组织来源而异[1, 2]。细胞外基质作为细胞微环境的重要组成成分之一，其组成、力学性能和微观形貌对细胞的生物学行为都有着重大影响。ACM可不受种属和来源部位的限定，通过整合素和细胞表面受体与特定组织细胞外基质中的配体作用实现细胞间的物质传递，进而影响细胞内的信号通路，介导细胞的分化、增殖及迁移[3, 4]。多项研究表明，脂肪来源的细胞外基质可以促进脂肪干细胞向脂肪细胞分化，脑组织来源的细胞外基质可以促进干细胞向神经细胞分化，软骨来源的细胞外基质可促进骨髓间充质干细胞向软骨方向分化[5-9]。此外，细胞的力学微环境可影响干细胞的形态和基因表达，而细胞的微形态则会影响细胞的形态和功能[10]。随着对细胞外基质研究的深入，人们发现它很可能是对组织再生起重要作用的关键因素。

ACM支架材料的脱细胞处理须同时满足以下两点：①最大程度去除细胞膜物质、可溶性蛋白以及核酸等易引起免疫反应的物质；②尽量减少对细胞外基质成分和超微结构的破坏[11]。脱细胞的方法主要有物理方法、化学方法和生物方法三类[12, 13]。化学方法是采用化学试剂如酸碱、去垢剂（如曲拉通 X-100、脱氧胆酸钠、磺基甜菜碱等）以及其他溶剂（如聚乙二醇、丙酮、磷酸三丁酯等）对细胞、组织及器官进行处理的方法，其中最常用的是去垢剂处理法[14]。去垢剂可打断蛋白质与蛋白质、脱氧核糖核酸（deoxyribo nucleic acid，DNA）与蛋白质之间的连接，进而溶解细胞质和细胞核膜，达到脱细胞的目的。在进行脱细胞处理时需要根据具体的细胞、组织或器官的大小、厚度、密度来选择适宜的去垢剂。一般而言，较强的离子去垢剂常用于大动物实质器官的脱细胞处理；而相对温和的去垢剂，如曲拉通 X-100 和氨水等，则一般用于细胞膜片、组织切片及较小器官的脱细胞处理[15-17]。生物方法是采用酶如核酸酶、胰蛋白酶、胶原酶以及脂酶等对细胞、组织及器官进行脱细胞处理的方法。该方法可特异除去细胞及不需要的细胞外基质成分，但不能完全脱除细胞，且残留的酶可能引起免疫反应。物理方法主要包括冻融、高静水压及机械刮除等。冻融可在仅对 ACM 结构产生微小破坏的情况下有效溶解组织内的细胞，且反复地冻融处理不会明显增加 ACM 成分的丢失，但是细胞膜及其他细胞成分需结合其他脱细胞方法进一步去除[18, 19]。高静水压法可通过破坏细胞的脂质双分子层的方式对血管、角膜等组织进行脱细胞处理，将静水压加压到 600 MPa 还可同时对 ACM 进行病毒灭活[20]。机械刮除法常用于刮除羊膜、小肠黏膜下层、膀胱及尿道等含有基底膜结构的组织表面的细胞，该方法会对基底膜完整性及超微结构造成一定的损伤，且常需结合其他脱细胞方法来达到脱细胞的目的[21-23]。上述方法各具优缺点，为达到理想的脱细胞效果，常联合多种方法进行脱细胞处理。值得注意的是，应根据组织器官的具体特点，如细胞外基质密度、细胞密度以及基本形态等选择适宜的脱细胞方案[24, 25]。

进一步，通过对易引起免疫反应的细胞成分残留及 ACM 中生物分子的种类与结构保留的情况进行测定，可实现对制备的 ACM 支架材料的鉴定和评价。常用的方法包括 DNA 含量测定、组织学染色、免疫组织化学染色、酸水解法、酶联免疫吸附测定等。评价材料的细胞脱除情况的公认安全标准包括：①组织学评价（苏木素-伊红染色或 4', 6-二脒基-2-苯基吲哚染色）无可见细胞核；②每毫克干燥标本中的 DNA 含量小于 50 ng；③材料中的 DNA 片段长度小于 200 bp[26]。以上标准是基于疏松组织如小肠黏膜下层、膀胱等的脱细胞处理提出的，因此并不适用于较为致密的组织，如软骨的脱细胞程度的评价[27]。ACM 中细胞外基质成分的保留程度是成功进行再细胞化的先决条件，可通过多种形态学、生物化学以及分子生物学的方法进行评价。例如 ACM 中胶原纤维的鉴定可采用 Masson 三色染色、Russel-Movat pentachrome 染色、Gömöri 三色染色、弹性纤维 Van Gieson 染色、天狼星红染色、银网蛋白染色等方法；中性糖胺聚糖的分布情况可通过阿利新蓝/过碘酸雪夫染色法进行观察；特异蛋白如 I 型胶原、IV 型胶原、纤连蛋白、层粘连蛋白和弹性蛋白可通过免疫组织化学和免疫荧光染色的方法鉴定；而羟脯氨酸、胶原蛋白、糖胺聚糖以及弹性蛋白的含量可通过免疫印迹（Western blot）进行半定量检测。对于器官脱细胞基质材料而言，还须对其三维结构及脉管结构的完整程度等进行评价。对于脉管结构完整程度的评价，可通过门静脉注射荧光素标记的葡聚糖、血管灌注甲苯胺蓝、台盼蓝以及动脉铸型等方法实现[28, 29]。对于窦状小管微观结构，则可通过扫描电镜、透射电子显微镜以及荧光显微镜进行观察和评价[29]。

将 ACM 支架材料应用于组织或器官的修复重建，可有效避免直接进行组织或器官移植过程中存在的供区损伤、供体有限以及免疫排斥反应等问题。该类材料因生物相容性好、具有特殊的生物活性、可促进损伤修复和组织再生、可生物降解且降解产物无毒副作用等优点而成为组织工程的研究热点[30-32]。

21.2 组织脱细胞基质材料

21.2.1 脱细胞羊膜基质

正常羊膜组织薄而透明，由上皮层、基底膜、致密层、纤维母细胞层及海绵层组成[33]。脱细胞羊膜基质（acellular amniotic membrane，AAM）是将纤维细胞层和海绵层剥离后对其余羊膜组织进行脱细胞处理获得的细胞外基质成分，具有抗炎、抗菌、促上皮化和抑制瘢痕形成作用，还能有效减少组织粘连，是极具应用前景的组织修复材料[34-36]。

AAM 由胶原、弹性蛋白、层粘连蛋白、纤维连接蛋白、硫酸肝素、透明质酸和生长因子等多种成分构成。材料中的透明质酸与间 α 胰蛋白酶抑制剂的重链通过共价键连接，形成重链透明质酸，具有免疫调节功能[37, 38]。且 AAM 中富含的白细胞介素（IL）-10 和多种蛋白酶抑制剂，可有效抑制促炎性细胞因子以及蛋白酶如基质金属蛋白酶等的活性，具有较好的抗炎作用[39]。其含有的生长因子主要包括表皮生长因子（epidermal growth factor，EGF）、肝细胞生长因子（hepatocyte growth factor，HGF）、角质化细胞生长因子（keratinocyte growth factor，KGF）、神经生长因子（nerve growth factor，NGF）以及碱性成纤维细胞生长因子（basic fibroblast growth factor，bFGF）等，对细胞的生长与组织再生具有一定的促进作用[40-42]。

然而，AAM 仍存在潜在的传播疾病的风险、组织修复的分子机制尚待明确，且其取材、保存和应用中须遵循的医学标准也有待完善等不足。

21.2.2 脂肪组织来源的脱细胞基质材料

脂肪组织广泛分布于皮下、腹腔、骨髓和心包等部位，其力学性能和变形性不因组织来源而异，是较为稳定且较易获取的组织来源。将脂肪组织进行脱细胞处理后可获得脱细胞脂肪组织基质（decellularized adipose tissue，DAT）。DAT 由Ⅰ、Ⅲ、Ⅳ、Ⅴ和Ⅵ型胶原、层粘连蛋白、纤维连接蛋白、硫酸乙酰肝素蛋白聚糖等多种细胞外基质成分组成[43-45]。因其具有成脂诱导作用，且免疫原性低、成型性和生物相容性好，在美容整形领域具有较好的应用前景[46-48]。

DAT 可在不添加任何生长因子的情况下，诱导脂肪干细胞成脂分化的主要调控因子 PPARγ 和 CEBPα 的表达，进而为脂肪干细胞提供成脂分化的微环境[49]。Poon 等采用酶处理法制备了 DAT，并证实其诱导脂肪干细胞成脂分化效率大于90% 且在皮下植入 8 周后可见大量的脂肪组织生成[46]。

21.2.3 小肠黏膜下层

小肠黏膜下层（small intestinal submucosa，SIS）是猪小肠黏膜下层组织经脱细胞处理后的细胞外基质成分，包含胶原蛋白、纤维蛋白、弹性蛋白、生长因子、氨基葡聚糖以及信号分子等多种天然组织成分，是研究较为广泛的组织工程支架材料[30]。小肠黏膜下层富含的多种生长因子，如转化生长因子 β（transforming growth factor β，TGF-β）、bFGF 以及血管内皮生长因子（vascular endothelial growth factor，VEGF）等，能在特定的浓度及活性状态下能促进细胞生长、刺激血管生长，进而诱导组织再生[30, 50]。而且，SIS 还具有低免疫原性、抗微生物活性、各向异性、组织特异性诱导再生等特点，其安全性和有效性也得到了临床实践验证，已成功应用于皮肤、疝、盆底、食管、心肌、膀胱等软组织的修复，并取得较好的修复效果[4, 22, 51-53]。

SIS 来源丰富、易获取，不仅可避免传统器官移植中存在的供体有限问题，还能降低成本使更多的患者受益[27]。但是由于老年猪来源的 SIS 较薄、失去弹性及某些蛋白聚糖和生长因子，因此老年猪不宜作为 SIS 的组织来源[54]。

21.2.4 脱细胞真皮基质

脱细胞真皮基质（acellular dermal matrix，ADM）是去除了细胞成分后剩余的细胞外基质及真皮层的胶原纤维网状结构[55]。ADM 在创面愈合过程中具有重要作用，如可明显提高创面愈合质量、提高培养表皮膜片的成活率以及减小创面收缩和瘢痕形成等[56, 57]。

美国 LifeCell 公司已开发了人来源的脱细胞真皮产品——Alloderm，并取得了较好的临床效果。但由于其价格昂贵、渗透性能差、来源有限、易传播疾病（尤其是艾滋病）等，使得开发异种 ADM 显得更为重要。Qu 等采用浓度为 0.5% 的十二烷基硫酸钠对新西兰大白兔的背部皮肤进行脱细胞处理，制备了兔来源的ADM[55]。胎牛皮是制备胎牛血清产生的废弃物，其组织结构与人真皮相近，抗原性成分更易除去，基质成分更易被机体组织吸收，其安全性和有效性已被临床证实[58]。此外，Wang 等制备了小鼠来源的 ADM，发现其在复合间充质干细胞后，可有效促进血管以及皮肤附属器的再生[59]。

21.2.5 软骨和骨组织来源的脱细胞基质材料

21.2.5.1 脱细胞软骨基质材料

软骨组织较为致密，是无神经、血管的弹性结缔组织。采用脱细胞方法去除可溶性蛋白和细胞成分后可获得脱细胞软骨基质（acellular cartilage matrix，ACTM），已成功应用于对关节软骨、气管、半月板等组织的修复重建[60, 61]。与其他生物材料相比，ACTM 的结构和成分与软骨组织最为接近，可为细胞提供软骨组织的微环境[62]。ACTM 保留了软骨组织不可溶部分的完整超微结构，其主要成分包括蛋白聚糖、胶原、弹性蛋白、软骨寡聚蛋白以及生长因子等[60, 63]。作为 ACTM 的主要成分之一，蛋白聚糖不仅可通过固定电荷密度的变化吸引水分子的方式获得一定的力学性能，还可作为生长因子在分泌前的储存场所[27]。同时，ACTM 含有的生长因子如骨形成蛋白（bone morphogenetic protein，BMP）、类胰岛素生长因子（insulin-like growth factor，ILGF）、bFGF 以及血小板源性生长因子（platelet-derived growth factor，PDGF）等，具有调节细胞生物学行为的作用[64]。

然而，由于软骨组织结构较为致密，须将其剪碎后使用脱细胞力度较强的试剂、方法制备 ACTM，常导致软骨基质的结构被破坏、失去弹性以及细胞流失。而软骨致密的结构也使得制备的 ACTM 的结构较为致密，不利于细胞的长入[60]。

21.2.5.2 脱细胞骨基质材料

骨基质中含有 20%的有机物、70%～90%的无机物以及 8%～10%的水分，其无机物成分赋予组织一定的力学强度，而其有机物成分则赋予骨组织一定的韧度[60, 65]。脱细胞骨基质（acellular bone matrix，ABM）是由骨基质经脱细胞处理后获得的骨移植材料，主要来源于人或动物的颅骨、胫骨干、腕骨和股骨干等[66]。ABM 具有良好的骨诱导性和生物力学性能，可单独或与其他生物材料联合应用，促进新骨形成、加速骨愈合[60, 67]。

ABM 中 90%的有机成分为 I 型胶原，它不仅可诱导骨髓基质细胞向成骨细胞转化，还能促进成骨细胞的黏附和分化、增强成骨能力[65]。其余的有机成分由百余种蛋白质组成，虽然在 ABM 中的含量远少于胶原，但是它们在骨组织再生过程中的胶原纤维形成、基质矿化、细胞信号转导、生长因子和形态发生物的因子的分离和释放等方面起着重要作用[67]。ABM 富含的生长因子主要包括 ILGF、PDGF、BMP、FGF、TGF-β 等，富含的细胞因子主要包括 IL-1、IL-2、

IL-6 以及集落刺激因子等。其中，BMP 具有促进成骨细胞趋化和诱导的作用；IL-1、IL-2 能促进细胞增殖和蛋白质合成；TGF-β 可促进蛋白质合成并增强碱性磷酸酶活性。

但是 ABM 仍存在一些问题需要解决：①ABM 的制备过程，如冻干操作会导致骨质变脆等，仍需进一步优化；②ABM 作为异体移植材料具有潜在的疾病传播风险。

21.2.6　神经组织来源的脱细胞基质材料

脱细胞神经基质（acellular nerve matrix，ANM）是移除神经组织中的髓鞘、轴突以及细胞成分后，获得的包含施万细胞基底膜管、神经束膜基质和外膜基质的细胞外基质材料。为了保证神经的修复重建效果，除了需要对材料的脱细胞程度进行评价外，还需要评价脱髓鞘程度以及层粘连蛋白活性。

ANM 含有层粘连蛋白、纤维粘连蛋白、胶原蛋白以及生长因子等多种成分，对轴突再生起机械引导作用，可在不使用免疫抑制剂的情况下促进神经组织的再生[68, 69]。其中，层粘连蛋白不仅可促进施万细胞的分化迁移、髓鞘的形成以及轴突再生，还能为再生的轴突提供黏附位点、引导并维持轴突前进[70]。然而，由于脱细胞处理过程易造成神经营养因子及血管生成因子的流失，在对长段神经缺损（>5 cm）进行修复时，ANM 的神经再生效率和功能恢复情况不如自体神经[71-73]。虽可通过在 ANM 支架材料上复合生长因子和细胞的方式弥补该不足，但仍存在效率低下及使用不便等问题[69]。

可应用于组织修复重建的脱细胞基质材料的脱细胞基质还有脱细胞血管基质、脱细胞肌肉、脱细胞肌腱、脱细胞韧带以及脱细胞心肌组织等[41, 74-80]。虽然组织或器官来源的 ACM 在组成成分、微观结构和生物活性等方面具有一定优势，但其在安全性、产品批次稳定性、力学性能及降解性能等方面尚存在不足，故有必要对此进行深入的研究来提高其安全性和有效性[81, 82]。

21.3　细胞来源的脱细胞基质材料

细胞来源的脱细胞基质（cell-derived matrices，CDM）材料是指从培养的细胞中获得的细胞外基质材料，可通过对细胞培养瓶、支架材料以及生物反应器中扩增的细胞进行脱细胞处理的方式获得[26]。目前已成功制备了骨髓间充质干细胞、滑膜来源干细胞、星形胶质细胞、成纤维细胞、软骨细胞等多种细胞来源的 CDM，并已在组织工程骨、软骨、神经、皮肤以及心血管等领域广泛应用[15, 17, 83-85]。

CDM 可在一定程度上影响干细胞的行为。例如，将自体骨髓间充质干细胞接种于骨髓间充质干细胞来源的 CDM 后植入裸鼠体内 3 周，可在不添加任何生长因子的情况下促进软骨基质形成和软骨细胞分化[86]。并且该 CDM 上软骨细胞表型的稳定性也优于聚乙交酯、聚丙交酯等其他合成材料。另有研究证实神经干细胞来源的 CDM 可促进牙囊干细胞早期、中间和晚期神经分化标记物的表达[87]。

根据组成成分，CDM 可分为单纯 CDM 和支架材料-CDM 复合物两类。单纯 CDM 是将细胞体外扩增一段时间后，通过脱细胞处理获得的只含有细胞外基质成分的支架材料。对于细胞膜片或者富集的细胞，可直接进行脱细胞处理获得单纯 CDM；对于接种在支架材料上的细胞，可通过在脱细胞后去除支架材料的方式获得单纯 CDM[88]。Lu 等将骨髓间充质干细胞、关节软骨细胞以及皮肤成纤维细胞分别接种于聚(乳酸-乙醇酸)共聚物网状材料上培养 5～6 d，通过反复冻融结合氨水处理的方式脱细胞后，进一步利用 Na_3PO_4 溶解聚(乳酸-乙醇酸)共聚物获得了单纯 CDM[9]。他们认为该方法有望应用于制备不同类型的单纯 CDM。此外，将细胞接种于可降解的支架材料上，待支架材料完全降解后进行脱细胞处理是另一种获得单纯 CDM 的方法[89]。支架材料-CDM 复合物是指在支架材料上接种细胞并复合培养一段时间后，对其进行脱细胞处理并保留支架材料成分获得的复合材料。该材料既具有基底材料的三维结构和力学性能，为组织的修复重建提供结构和力学支撑，又具有天然的细胞外基质成分，可为细胞的黏附、生长、增殖、分化等生物学行为起积极的促进作用。无机材料、合成材料以及生物衍生材料均可用于沉积细胞外基质。Xue 等将人脐静脉内皮细胞的细胞外基质沉积在钛金属表面，获得了含有纤维连接蛋白、层粘连蛋白以及Ⅳ型胶原等多种细胞外基质成分的钛-CDM 复合材料[90]。经 CDM 修饰后，该材料不仅具有更佳的亲水性能、促进细胞增殖，还能有效抑制血小板黏附和激活。

CDM 具有如下优势：①可使用患者自体细胞制备，有效避免免疫排斥反应及潜在的疾病传播风险；②获取简便、可通过体外扩增培养的方式规模化生产，且可根据需要指定一种或多种细胞类型和培养体系；③可通过药物处理、转基因等方式调控细胞中特定成分的表达，从而获得具有理想细胞外基质成分的 ACM；④细胞膜片或细胞-材料复合物通常薄而疏松，因此易于进行脱细胞处理和再细胞化[9, 91-93]。CDM 使得精确调控细胞外基质的合成、组装以及空间结构等成为可能，具有重要的研究价值和广阔的临床应用前景[94, 95]。

21.4 器官脱细胞基质材料

器官移植是临床上治疗晚期器官衰竭的主要方案，但因供体来源有限、免疫排斥反应以及继发感染等问题限制了其临床应用。组织工程策略有望为功能器官移植物的研发提供新的思路。前面介绍的组织脱细胞基质材料和细胞脱细胞基质材料虽在多种组织的修复重建中取得了较好修复效果，但因其不具有可供气体和营养物质输送的完整血管网络结构而无法完成功能器官的重建。近年来，全器官脱细胞技术取得了一系列突破性的进展，为功能组织工程器官的构建奠定了良好的基础。器官脱细胞基质材料是器官经脱细胞处理后获得的细胞外基质材料，进一步对其进行再细胞化和功能重建效果评价，可获得组织工程功能器官[29]。该材料保留了包括完整的血管系统在内的器官组织结构，且其富含的多种细胞外基质成分可为细胞提供适宜的微环境，在药理学研究、组织再生以及相关的细胞机制研究与毒理学研究等领域具有重要的应用价值[25, 29]。

　　通过器官的脉管系统以顺行或逆行灌注的方式进行脱细胞处理，可在脱除细胞的同时最大程度保证 ACM 的结构及蛋白的理化性质不发生变化，是器官脱细胞处理常用的方法[10, 96]。低浓度的离子型去垢剂如十二烷基硫酸钠以及非离子型去垢剂如曲拉通 X-100 是进行全器官脱细胞处理常用的灌注液[97, 98]。值得注意的是，在使用灌注法制备器官脱细胞基质材料时，灌注液及其灌注速度和压力的选择应根据具体器官组织的致密程度而定。目前，该技术已成功应用于心脏、肝脏、肺、肾脏等器官的脱细胞基质材料的制备。

21.4.1　心脏脱细胞基质材料

　　心脏脱细胞基质材料不仅完整保留了心脏的腔室结构和脉管结构，还具有类似于天然心脏组织的化学成分、力学性能[28, 97]。目前研究人员已通过脱细胞的方法成功获得了鼠、猪和人来源的脱细胞基质材料[10]。例如，Wainwright 等经冠状静脉依次分别逆行灌注 0.02%胰蛋白酶/0.05%乙二胺四乙酸、3%曲拉通 X-100 以及 4%脱氧胆酸，并通过逐步增加灌流压力成功将脱细胞的时间缩短至 10 小时以内；获得的猪心脏脱细胞基质材料的力学性能与天然心肌相近，并能支持心脏细胞的生长增殖[99]。

　　心脏脱细胞基质材料中的细胞外基质成分包括胶原、层粘连蛋白、纤维连接蛋白、糖胺聚糖、生长因子以及细胞因子等[100]。细胞外基质蛋白通过与整合素细胞表面受体结合，进而激活包括细胞铺展、细胞骨架重排、细胞增殖、存活和迁移的一系列信号通路[100]。研究表明，心脏脱细胞基质材料具有诱导包括胚胎干细胞和心脏祖细胞等在内的细胞向心肌细胞方向分化和成熟的能力[101-103]。心脏细胞外基质的生物活性与供体的年龄以及健康状况有关。通过比较胎鼠、新生大鼠和成年大鼠的心脏细胞外基质，人们发现新生大鼠的心脏细胞外基质促进大鼠骨髓间充质干细胞中 NKX2.5 和 GATA4 的表达的能力高于其他两组[104]。将大鼠骨髓间充质干细胞分别接种于梗死心肌的细胞外基质和健康心脏的细胞外基质上，发现梗死组织的细胞外基质可促进骨髓间充质干细胞释放血管生成、抗纤维化和细胞保护因子，且不会诱导间充质干细胞向心肌细胞分化[105]。

为了更好地完成修复重建，通常会对器官细胞外基质进行再细胞化。影响器官脱细胞基质再细胞化的重要参数包括细胞类型、细胞浓度以及接种方法。常用的方法是将血管内皮细胞和其他心脏细胞通过灌注、直接注射或者灌注联合直接注射的方式，将细胞分别接种于血管和心肌组织上[106]。此外，生物反应器可为再细胞化的心脏脱细胞基质提供生物力学刺激，有望促进细胞的增殖、分化和电偶联[107, 108]。

21.4.2 肝脱细胞基质材料

肝脱细胞基质材料可为细胞提供肝细胞的微环境，不仅可被再细胞化后用于肝脏移植，还能作为体外模型用于肝病研究。例如，Bi 等应用猪来源的肝脱细胞基质材料研究了干细胞治疗与肝纤维化逆转相关的途径[109]。啮齿类动物如小鼠、大鼠、雪貂和兔来源的肝脱细胞基质材料在基础研究中广泛应用，而大动物如猪和羊来源的肝脱细胞基质材料则是转化医学研究的首选材料[29]。Mazza 等还研制了健康人肝脏脱细胞基质材料，但由于移植物的长冷缺血时间、肝外恶性肿瘤或其他肝外并发症等原因，导致其在体内移植后发生了排斥反应[110]。同样地，肝脏脱细胞基质也可以通过物理法、化学法、生物法以及多种方法联合应用等途径制备。其中门静脉和肝动脉灌注十二烷基硫酸钠和曲拉通 X-100 是目前最为有效的方法[29]。

肝脱细胞基质材料对原代人肝细胞的功能，特别是其白蛋白分泌、肝脏转运活性和氨代谢功能，具有保护作用[111]。研究发现，实质细胞和非实质细胞在肝细胞外基质材料上与在孔板上的基因表达情况差异显著[112]。此外，肝脱细胞基质影响肝细胞功能，形态学和表型的机制已通过体内外研究阐明[113-115]。Baptista 等通过检测器官支架中 CK-19、CK-18 以及 ALB 的阳性表达情况，证实胎儿肝母细胞可在肝脱细胞基质材料上分化为胆管和肝前体细胞[116]。肝脱细胞基质材料可提高骨髓间充质干细胞的肝细胞相关标志物的表达水平，并增强其代谢功能[117]。类似地，Navarro-Tableros 等也观察到肝脱细胞基质可促进肝干细胞向肝细胞和内皮细胞或上皮细胞的亚型分化[118]。

常采用肝细胞系、内皮细胞系、原代肝细胞、间充质干细胞、胚胎干细胞以及肝干细胞等对肝脱细胞基质材料进行再细胞化[117-121]。其中原代肝细胞常用于肝实质的再细胞化，而内皮细胞则用于血管树的再细胞化[116, 122-125]。接种方式对细胞在肝脱细胞支架材料上的分布有一定影响。与单次注射相比，动态灌注的细胞在支架材料内的分布更为均匀[126]。经腔静脉灌注的细胞分布较为集中，而经门静脉灌注的细胞则沿门静脉分布[116]。虽然目前全肝的再细胞化已取得一定的进展，但肝内胆管分支的再生仍然存在重大挑战。

21.4.3 肺脱细胞基质材料

肺脱细胞基质材料是肺经脱细胞处理后获得的细胞外基质材料。目前研究人员已通过血管灌注、血管灌注结合气管内滴注以及气道室灌注等方式成功获得了包括大鼠、兔、猪、羊以及人等在内的肺脱细胞基质材料[51, 127-131]。例如，Petersen等以低于 20 mmHg 的灌注压经血管和气道室灌注含有 3-[3-(胆酰胺丙基)二甲氨基]丙磺酸内盐的磷酸盐缓冲液 2～3 h，获得了具有完整肺泡间隔超微结构以及肺泡周围微血管的大鼠肺脱细胞基质材料[132]。

肺脱细胞基质材料中的细胞外基质成分包括胶原、弹性蛋白和层粘连蛋白等[133]。其具有诱导包括胚胎干细胞向肺上皮细胞与肺泡细胞方向成熟的能力[134]。肺脱细胞基质的生物活性与供体的年龄以及健康状况有关。研究表明，高龄模型、肺气肿模型以及纤维化模型动物的肺脱细胞基质材料对细胞的生长和分化有负面影响[135, 136]。另一项研究还显示，纤维化人肺基质可促进原代人成纤维细胞向肌纤维母细胞谱系方向生长[128]。此外，研究人员还发现，不同种属来源的肺脱细胞基质材料的组成成分和生物学活性有一定差异。与猪或鼠来源的 ACM 相比，人类和灵长类动物来源的 ACM 具有较高的硬度和弹性蛋白含量，而糖胺聚糖的含量则较低；人类和灵长类动物来源的 ACM 上培养的人内皮细胞血管细胞黏附分子的表达量降低并激活核因子 κB[137]。

可通过肺动脉或静脉输送血管内皮细胞、通过气管输送上皮细胞的方式实现肺脱细胞基质材料的再细胞化。其中，人脐静脉内皮细胞和微血管肺内皮细胞常用于实现肺血管的内皮化；肺上皮细胞则常用于气道的再上皮化[132, 138, 139]。

21.4.4 其他器官脱细胞基质材料

已报道的器官脱细胞基质还包括还有子宫脱细胞基质、肾脏脱细胞基质、喉脱细胞基质、耳蜗脱细胞基质以及膀胱脱细胞基质等。Hellstrom 等将 SD 大鼠的子宫内膜细胞、子宫平滑肌细胞和绿色荧光蛋白标记的骨髓间充质干细胞接种于脱细胞子宫基质上，体外构建组织工程子宫用于修复 SD 大鼠的子宫缺损。结果显示，修复部位呈现子宫样结构，大鼠可正常受孕且胚胎可在修复部位发育[140]。肾脱细胞基质材料保留了肾脏 ECM，保留了肾特异性的生物化学和生物物理学特性，具有调节细胞增殖、分化和成熟的能力，从而促进肾再生[141, 142]。

Ma 等制备了保留软骨组织的脱细胞全喉支架，免疫组化分析未观察到主要组织相容性抗原存在，体内植入 12 周亦无明显免疫排斥反应[143]。Santi 等分别获得了小鼠、大鼠和人耳蜗脱细胞耳蜗支架，证实在成功去除细胞成分的同时，有效保留了耳蜗的超微结构；接种神经细胞或干细胞并经诱导分化后，可用于替代受损的耳蜗[144]。

21.5 脱细胞基质材料的临床转化

ACM 在去除免疫原性物质的同时保留了天然组织或器官的细胞外基质成分、空间结构以及力学性能，有助于维持细胞表型或促进干细胞向特定组织细胞分化，对功能性组织器官的修复重建具有重要的促进作用。多种商品化的 ACM 如 SIS、ADM、AAM、ABM、ANM 等，已在软组织、骨、肌肉骨骼组织、心血管、泌尿道、胃肠道以及中神经系统的修复和重建等领域广泛应用（见表 21-1）[1, 68, 145, 146]。

表 21-1　国内外商品化的脱细胞基质材料举例

材料种类	用途	公司
小肠黏膜下层	疝、盆底、皮肤部分和全层损伤、浅Ⅱ度烧伤、尿失禁、软组织、硬脑膜、肛瘘	Cook 公司、Arthrotek 公司、DePuy 公司、北京大清生物、陕西瑞盛
脱细胞真皮基质	盆底、软组织、骨科应用、疝、腹壁、口腔、各种体壁窦道填充	Mentor 公司、Bard 公司、Tissue Science Laboratories 公司、清源伟业、江苏优创生物
脱细胞羊膜基质	皮肤损伤（如烧伤等）、眼表烧伤、眼表缺损、角膜病变、结膜病变、肌腱	成都青山利康、江西瑞济
脱细胞猪膀胱	软组织、烧伤、妇科	ACell 公司
脱细胞肺动脉瓣	心脏瓣膜	Cryolife 公司
脱细胞神经基质	神经修复重建	AxoGen 公司、广州中大医疗
脱细胞骨基质	骨修复重建	北京大清生物
脱细胞肌腱	肌腱修复重建	北京大清生物
角膜脱细胞基质	角膜病变	深圳艾尼尔

代表性的如 Cook 公司生产的 SIS 产品已进入中国市场，并在疝、盆底、硬脑膜修复等领域广泛应用，但其价格昂贵，市场占有率不高；国内公司主要包括北京大清生物（SIS、ABM、脱细胞肌腱）、陕西瑞盛（SIS）、成都青山利康（AAM）、江西瑞济（AAM）、广州中大医疗（ANM）以及深圳艾尼尔（角膜脱细胞基质）等。

虽然 ACM 作为生物医用材料已取得一系列的进展，并且已有多种商品化

ACM 产品应用于临床，但仍存在动物源性 ACM 可能携带病毒等危险性因子及其外源因子污染及其特殊的免疫毒性风险等问题。因此，有必要事先权衡预期医疗受益和安全风险，并通过必要措施从源头、生产过程以及最终产品等方面进行严格监控，进而有效规避风险。目前对于 ACM 产品的脱细胞程度的评价尚未建立强制的鉴定标准，残留抗原仍是动物源性 ACM 引起慢性免疫排斥反应及免疫毒性的重要因素。而近期出台的"YY/T 1561-2017 组织工程医疗器械产品动物源性支架材料残留 α-gal 抗原检测"目前正在推广，企业接受尚需时间。可注射型水凝胶操作简便，具有重大的临床应用价值，但后期仍需对注射方式等进行进一步优化。再造的组织工程器官的功能性仍然不能满足临床需要，未来需进一步优化材料制备方法、种植细胞类型与植入方式以及再细胞化的接种和培养方法等。目前，通过交联或与高分子合成材料、无机材料进行复合对其进行改性或赋予其新的性能已成为近年来的研究热点。该策略有望解决 ACM 材料在热稳定性、力学性能以及降解性能等方面存在的不足，以制备更符合临床应用需求的产品。

参 考 文 献

[1] Keane T J, Badylak S F. Biomaterials for tissue engineering applications. Seminars in Pediatric Surgery, 2014, 23(3): 112-118.

[2] Porzionato A, Stocco E, Barbon S, Grandi F, Macchi V, De Caro R. Tissue-engineered grafts from human decellularized extracellular matrices: A systematic review and future perspectives. International Journal of Molecular Sciences, 2018, 19(12): 4117.

[3] Sánchez-Palencia D M, D'Amore A, González-Mancera A, Wagner W R, Briceño J C. Effects of fabrication on the mechanics, microstructure and micromechanical environment of small intestinal submucosa scaffolds for vascular tissue engineering. Journal of Biomechanics, 2014, 47(11): 2766-2773.

[4] Da L C, Huang Y Z, Xie H Q. Progress in development of bioderived materials for dermal wound healing. Regenerative Biomaterials, 2017, 4(5): 325-334.

[5] Wu I, Nahas Z, Kimmerling K A, Rosson G D, Elisseeff J H. An injectable adipose matrix for soft-tissue reconstruction. Plastic and Reconstructive Surgery, 2012, 129(6): 1247-1257.

[6] Choi Y C C J, Kim B S, Kim J D, Yoon H I, Cho Y W. Decellularized extracellular matrix derived from porcine adipose tissue as a xenogeneic biomaterial for tissue engineering. Tissue Engineering: Part C, 2012, 18(11): 1-11.

[7] Crapo P M, Tottey S, Slivka P F, Badylak S F. Effects of biologic scaffolds on human stem cells and implications for cns tissue engineering. Tissue Engineering: Part A, 2014, 20(1-2): 313-323.

[8] Baiguera S, Del Gaudio C, Lucatelli E, Kuevda E, Boieri M, Mazzanti B, Bianco A, Macchiarini P. Electrospun gelatin scaffolds incorporating rat decellularized brain extracellular matrix for neural tissue engineering. Biomaterials, 2014, 35(4): 1205-1214.

[9] Lu H, Hoshiba T, Kawazoe N, Chen G. Autologous extracellular matrix scaffolds for tissue engineering. Biomaterials, 2011, 32(10): 2489-2499.

[10] Taylor D A, Sampaio L C, Ferdous Z, Gobin A S, Taite L J. Decellularized matrices in regenerative medicine. Acta Biomaterialia, 2018, 74(1): 74-89.

[11] Park J Y, Lee T G, Kim J Y, Lee M C, Chung Y K, Lee W J. Acellular dermal matrix to treat full thickness skin defects: Follow-up subjective and objective skin quality assessments. Archives of Craniofacial Surgery, 2014, 15(1): 14-21.

[12] Bhurke A S, Bagchi I C, Bagchi M K. Progesterone-regulated endometrial factors controlling implantation. American Journal of Reproductive Immunology, 2016, 75(3): 237-245.

[13] Takagi S, Shimizu T, Kuramoto G, Ishitani K, Matsui H, Yamato M, Okano T. Reconstruction of functional endometrium-like tissue *in vitro* and *in vivo* using cell sheet engineering. Biochemical and Biophysical Research Communications, 2014, 446(1): 335-340.

[14] Fernandez-Perez J, Ahearne M. The impact of decellularization methods on extracellular matrix derived hydrogels. Scientific Reports, 2019, 9(1): 14933.

[15] Oakes R S, Polei M D, Skousen J L, Tresco P A. An astrocyte derived extracellular matrix coating reduces astrogliosis surrounding chronically implanted microelectrode arrays in rat cortex. Biomaterials, 2018, 154: 1-11.

[16] Lee K I, Olmer M, Baek J, D'Lima D D, Lotz M K. Platelet-derived growth factor-coated decellularized meniscus scaffold for integrative healing of meniscus tears. Acta Biomaterialia, 2018, 76: 126-134.

[17] Ng W H, Ramasamy R, Yong Y K, Ngalim S H, Lim V, Shaharuddin B, Tan J J. Extracellular matrix from decellularized mesenchymal stem cells improves cardiac gene expressions and oxidative resistance in cardiac c-kit cells. Regenerative Therapy, 2019, 11: 8-16.

[18] Sutherland A J, Converse G L, Hopkins R A, Detamore M S. The bioactivity of cartilage extracellular matrix in articular cartilage regeneration. Advanced Healthcare Materials, 2015, 4(1): 29-39.

[19] Almeida H V, Eswaramoorthy R, Cunniffe G M, Buckley C T, O'Brien F J, Kelly D J. Fibrin hydrogels functionalized with cartilage extracellular matrix and incorporating freshly isolated stromal cells as an injectable for cartilage regeneration. Acta Biomaterialia, 2016, 36: 55-62.

[20] Funamoto S, Nam K, Kimura T, Murakoshi A, Hashimoto Y, Niwaya K, Kitamura S, Fujisato T, Kishida A. The use of high-hydrostatic pressure treatment to decellularize blood vessels. Biomaterials, 2010, 31(13): 3590-3595.

[21] Luo J C, Chen W, Chen X H, Qin T W, Huang Y C, Xie H Q, Li X Q, Qian Z Y, Yang Z M. A multi-step method for preparation of porcine small intestinal submucosa (SIS). Biomaterials, 2011, 32(3): 706-713.

[22] Basonbul R A, Cohen M S. Use of porcine small intestinal submucosa for pediatric endoscopic tympanic membrane repair. World Journal of Otorhinolaryngology: Head and Neck Surgery, 2017, 3(3): 142-147.

[23] Zhou Z, Long D, Hsu C C, Liu H, Chen L, Slavin B, Lin H, Li X, Tang J, Yiu S, Tuffaha S, Mao H Q. Nanofiber-reinforced decellularized amniotic membrane improves limbal stem cell transplantation in a rabbit model of corneal epithelial defect. Acta Biomaterialia, 2019, 97: 310-320.

[24] Agmon G, Christman K L. Controlling stem cell behavior with decellularized extracellular matrix scaffolds. Current Opinion in Solid State & Materials Science, 2016, 20(4): 193-201.

[25] Steffens D, Braghirolli D I, Maurmann N, Pranke P. Update on the main use of biomaterials and techniques associated with tissue engineering. Drug Discovery Today, 2018, 23(8): 1474-1488.

[26] Crapo P M, Gilbert T W, Badylak S F. An overview of tissue and whole organ decellularization processes. Biomaterials, 2011, 32(12): 3233-3243.

[27] Benders K E, van Weeren P R, Badylak S F, Saris D B, Dhert W J, Malda J. Extracellular matrix scaffolds for cartilage and bone regeneration. Trends in Biotechnology, 2013, 31(3): 169-176.

[28] Wu J, Zeng F, Huang X P, Chung J C, Konecny F, Weisel R D, Li R K. Infarct stabilization and cardiac repair with

a VEGF-conjugated, injectable hydrogel. Biomaterials, 2011, 32(2): 579-586.

[29] Mussbach F, Settmacher U, Dirsch O, Xie C, Dahmen U. Bioengineered livers: A new tool for drug testing and a promising solution to meet the growing demand for donor organs. European surgical research. Europaische chirurgische Forschung. Recherches Chirurgicales Europeennes, 2016, 57(3-4): 224-239.

[30] Andree B, Bar A, Haverich A, Hilfiker A. Small intestinal submucosa segments as matrix for tissue engineering: Review. Tissue Engineering: Part B, Reviews, 2013, 19(4): 279-291.

[31] Wang B, Lv X, Li Z, Zhang M, Yao J, Sheng N, Lu M, Wang H, Chen S. Urethra-inspired biomimetic scaffold: A therapeutic strategy to promote angiogenesis for urethral regeneration in a rabbit model. Acta Biomaterialia, 2020, 102: 247-258.

[32] Zhao C, Wang S, Wang G, Su M, Song L, Chen J, Fan S, Lin X. Preparation of decellularized biphasic hierarchical myotendinous junction extracellular matrix for muscle regeneration. Acta Biomaterialia, 2018, 68: 15-28.

[33] Friel N A, de Girolamo L, Gomoll A H, Mowry K C, Vines J B, Farr J. Amniotic fluid, cells, and membrane application. Operative Techniques in Sports Medicine, 2017, 25(1): 20-24.

[34] Chen Y J, Chung M C, Jane Yao C C, Huang C H, Chang H H, Jeng J H, Young T H. The effects of acellular amniotic membrane matrix on osteogenic differentiation and ERK1/2 signaling in human dental apical papilla cells. Biomaterials, 2012, 33(2): 455-463.

[35] Tehrani F A, Ahmadiani A, Niknejad H. The effects of preservation procedures on antibacterial property of amniotic membrane. Cryobiology, 2013, 67(3): 293-298.

[36] Figueiredo G S, Bojic S, Rooney P, Wilshaw S P, Connon C J, Gouveia R M, Paterson C, Lepert G, Mudhar H S, Figueiredo F C, Lako M. Gamma-irradiated human amniotic membrane decellularised with sodium dodecyl sulfate is a more efficient substrate for the *ex vivo* expansion of limbal stem cells. Acta Biomaterialia, 2017, 61: 124-133.

[37] He H, Zhang S, Tighe S, Son J, Tseng S C. Immobilized heavy chain-hyaluronic acid polarizes lipopolysaccharide-activated macrophages toward M2 phenotype. The Journal of Biological Chemistry, 2013, 288(36): 25792-25803.

[38] Okroj M, Holmquist E, Sjolander J, Corrales L, Saxne T, Wisniewski H G, Blom A M. Heavy chains of inter alpha inhibitor (IαI) inhibit the human complement system at early stages of the cascade. The Journal of Biological Chemistry, 2012, 287(24): 1-13.

[39] Litwiniuk M, Bikowska B, Niderla-Bielinska J, Jozwiak J, Kaminski A, Skopinski P, Grzela T. Potential role of metalloproteinase inhibitors from radiationsterilized amnion dressings in the healing of venous leg ulcers. Molecular Medicine Reports, 2012, 6(4): 723-728.

[40] Song M, Wang W, Ye Q, Bu S, Shen Z, Zhu Y. The repairing of full-thickness skin deficiency and its biological mechanism using decellularized human amniotic membrane as the wound dressing. Materials Science & Engineering C: Materials for Biological Applications, 2017, 77: 739-747.

[41] Mahmoudi-Rad M, Abolhasani E, Moravvej H, Mahmoudi-Rad N, Mirdamadi Y. Acellular amniotic membrane: An appropriate scaffold for fibroblast proliferation. Clinical and Experimental Dermatology, 2013, 38(6): 646-651.

[42] Ji S Z, Xiao S C, Luo P F, Huang G F, Wang G Y, Zhu S H, Wu M J, Xia Z F. An epidermal stem cells niche microenvironment created by engineered human amniotic membrane. Biomaterials, 2011, 32(31): 7801-7811.

[43] Lin M, Ge J, Wang X, Dong Z, Xing M, Lu F, He Y. Biochemical and biomechanical comparisions of decellularized scaffolds derived from porcine subcutaneous and visceral adipose tissue. Journal of Tissue Engineering, 2019, 10: 1-14.

[44] Morissette Martin P, Shridhar A, Yu C, Brown C, Flynn L E. Decellularized adipose tissue scaffolds for soft tissue regeneration and adipose-derived stem/stromal cell delivery. Methods in Molecular Biology, 2018, 1773: 53-71.

[45] Mohiuddin O A, Campbell B, Poche J N, Thomas-Porch C, Hayes D A, Bunnell B A, Gimble J M. Decellularized adipose tissue: Biochemical composition, *in vivo* analysis and potential clinical applications. Advances in Experimental Medicine and Biology, 2020, 1212: 57-70.

[46] Poon C J, Pereira E, Cotta M V, Sinha S, Palmer J A, Woods A A, Morrison W A, Abberton K M. Preparation of an adipogenic hydrogel from subcutaneous adipose tissue. Acta Biomaterialia, 2013, 9(3): 5609-5620.

[47] Omidi E, Fuetterer L, Reza Mousavi S, Armstrong R C, Flynn L E, Samani A. Characterization and assessment of hyperelastic and elastic properties of decellularized human adipose tissues. Journal of Biomechanics, 2014, 47(15): 3657-3663.

[48] Van Nieuwenhove I, Tytgat L, Ryx M, Blondeel P, Stillaert F, Thienpont H, Ottevaere H, Dubruel P, Van Vlierberghe S. Soft tissue fillers for adipose tissue regeneration: From hydrogel development toward clinical applications. Acta Biomaterialia, 2017, 63: 37-49.

[49] Flynn L E. The use of decellularized adipose tissue to provide an inductive microenvironment for the adipogenic differentiation of human adipose-derived stem cells. Biomaterials, 2010, 31(17): 4715-4724.

[50] Wang W, Zhang X, Chao N N, Qin T W, Ding W, Zhang Y, Sang J W, Luo J C. Preparation and characterization of pro-angiogenic gel derived from small intestinal submucosa. Acta Biomaterialia, 2016, 29: 135-148.

[51] Wu S, Liu Y, Bharadwaj S, Atala A, Zhang Y. Human urine-derived stem cells seeded in a modified 3D porous small intestinal submucosa scaffold for urethral tissue engineering. Biomaterials, 2011, 32(5): 1317-1326.

[52] Da L, Gong M, Chen A, Zhang Y, Huang Y, Guo Z, Li S, Li-Ling J, Zhang L, Xie H. Composite elastomeric polyurethane scaffolds incorporating small intestinal submucosa for soft tissue engineering. Acta Biomaterialia, 2017, 59: 45-57.

[53] Parmaksiz M, Elcin A E, Elcin Y M. Decellularization of bovine small intestinal submucosa and its use for the healing of a critical-sized full-thickness skin defect, alone and in combination with stem cells, in a small rodent model. Journal of Tissue Engineering and Regenerative Medicine, 2017, 11(6): 1754-1765.

[54] Tottey S, Johnson S A, Crapo P M, Reing J E, Zhang L, Jiang H, Medberry C J, Reines B, Badylak S F. The effect of source animal age upon extracellular matrix scaffold properties. Biomaterials, 2011, 32(1): 128-136.

[55] Qu S, Yi J, Chen Z, Zhou J. A potential filling material for wound healing and shaping: Acellular dermal matrix combined with autologous dermis. Aesthetic Plastic Surgery, 2021, 45(2): 740-748.

[56] Doornaert M, Depypere B, Creytens D, Declercq H, Taminau J, Lemeire K, Monstrey S, Berx G, Blondeel P. Human decellularized dermal matrix seeded with adipose-derived stem cells enhances wound healing in a murine model: Experimental study. Annals of Medicine & Surgery, 2019, 46: 4-11.

[57] Milan P B, Lotfibakhshaiesh N, Joghataie M T, Ai J, Pazouki A, Kaplan D L, Kargozar S, Amini N, Hamblin M R, Mozafari M, Samadikuchaksaraei A. Accelerated wound healing in a diabetic rat model using decellularized dermal matrix and human umbilical cord perivascular cells. Acta Biomaterialia, 2016, 45: 234-246.

[58] Scheflan M, Grinberg-Rashi H, Hod K. Bovine acellular dermal matrix in immediate breast reconstruction: A retrospective, observational study with surgiMend. Plastic and Reconstructive Surgery, 2018, 141(1): 1e-10e.

[59] Wang Q, Jin Y, Deng X, Liu H, Pang H, Shi P, Zhan Z. Second-harmonic generation microscopy for assessment of mesenchymal stem cell-seeded acellular dermal matrix in wound-healing. Biomaterials, 2015, 53: 659-668.

[60] Cheng C W, Solorio L D, Alsberg E. Decellularized tissue and cell-derived extracellular matrices as scaffolds for

orthopaedic tissue engineering. Biotechnology Advances, 2014, 32(2): 462-484.

[61] Melrose J, Shu C, Whitelock J M, Lord M S. The cartilage extracellular matrix as a transient developmental scaffold for growth plate maturation. Matrix Biology: Journal of The International Society for Matrix Biology, 2016, 52-54: 363-383.

[62] Li X, Guo W, Zha K, Jing X, Wang M, Zhang Y, Hao C, Gao S, Chen M, Yuan Z, Wang Z, Zhang X, Shen S, Li H, Zhang B, Xian H, Zhang Y, Sui X, Qin L, Peng J, Liu S, Lu S, Guo Q. Enrichment of CD146+ adipose-derived stem cells in combination with articular cartilage extracellular matrix scaffold promotes cartilage regeneration. Theranostics, 2019, 9(17): 5105-5121.

[63] Sun Y, Yan L, Chen S, Pei M. Functionality of decellularized matrix in cartilage regeneration: A comparison of tissue versus cell sources. Acta Biomaterialia, 2018, 74: 56-73.

[64] Xue J X, Gong Y Y, Zhou G D, Liu W, Cao Y, Zhang W J. Chondrogenic differentiation of bone marrow-derived mesenchymal stem cells induced by acellular cartilage sheets. Biomaterials, 2012, 33(24): 5832-5840.

[65] Alford A I, Kozloff K M, Hankenson K D. Extracellular matrix networks in bone remodeling. The International Journal of Biochemistry & Cell Biology, 2015, 65: 20-31.

[66] Marcos-Campos I, Marolt D, Petridis P, Bhumiratana S, Schmidt D, Vunjak-Novakovic G. Bone scaffold architecture modulates the development of mineralized bone matrix by human embryonic stem cells. Biomaterials, 2012, 33(33): 8329-8342.

[67] Curry A S, Pensa N W, Barlow A M, Bellis S L. Taking cues from the extracellular matrix to design bone-mimetic regenerative scaffolds. Matrix Biology: Journal of The International Society for Matrix Biology, 2016, 52-54: 397-412.

[68] Carriel V, Alaminos M, Garzon I, Campos A, Cornelissen M. Tissue engineering of the peripheral nervous system. Expert Review of Neurotherapeutics, 2014, 14(3): 301-318.

[69] Lin T, Liu S, Chen S, Qiu S, Rao Z, Liu J, Zhu S, Yan L, Mao H, Zhu Q, Quan D, Liu X. Hydrogel derived from porcine decellularized nerve tissue as a promising biomaterial for repairing peripheral nerve defects. Acta Biomaterialia, 2018, 73: 326-338.

[70] Dodla M C, Bellamkonda R V. Differences between the effect of anisotropic and isotropic laminin and nerve growth factor presenting scaffolds on nerve regeneration across long peripheral nerve gaps. Biomaterials, 2008, 29(1): 33-46.

[71] Farber S J, Hoben G M, Hunter D A, Yan Y, Johnson P J, Mackinnon S E, Wood M D. Vascularization is delayed in long nerve constructs compared with nerve grafts. Muscle & Nerve, 2016, 54(2): 319-321.

[72] Brooks D N, Weber R V, Chao J D, Rinker B D, Zoldos J, Robichaux M R, Ruggeri S B, Anderson K A, Bonatz E E, Wisotsky S M, Cho M S, Wilson C, Cooper E O, Ingari J V, Safa B, Parrett B M, Buncke G M. Processed nerve allografts for peripheral nerve reconstruction: A multicenter study of utilization and outcomes in sensory, mixed, and motor nerve reconstructions. Microsurgery, 2012, 32(1): 1-14.

[73] Moore A M, MacEwan M, Santosa K B, Chenard K E, Ray W Z, Hunter D A, Mackinnon S E, Johnson P J. Acellular nerve allografts in peripheral nerve regeneration: A comparative study. Muscle & Nerve, 2011, 44(2): 221-234.

[74] Diaz-Prado S, Muiños-Lopez E, Fuentes-Boquete I, de Toro F J, Garcia F J B. Human amniotic membrane: A potential tissue and cell source for cell therapy and regenerative medicine. Emerging Trends in Cell and Gene Therapy, 2013, 55-78.

[75] Minjuan W, Jun X, Shiyun S, Sha X, Haitao N, Yue W, Kaihong J. Hair follicle morphogenesis in the treatment of mouse full-thickness skin defects using composite human acellular amniotic membrane and adipose derived mesenchymal stem cells. Stem Cells International, 2016, 2016: 8281235.

[76] Wang S, Wang Y, Song L, Chen J, Ma Y, Chen Y, Fan S, Su M, Lin X. Decellularized tendon as a prospective scaffold for tendon repair. Materials Science & Engineering C: Materials for Biological Applications, 2017, 77: 1290-1301.

[77] Engebretson B, Mussett Z, Williams C, Simmons A, Sikavitsas V. Chapter 12—Tendon tissue engineering: Combined tissue engineering approach for the regeneration of tendons. San Diego, CA: Elsevier Inc, 2015: 321-347.

[78] Wang R M, Christman K L. Decellularized myocardial matrix hydrogels: In basic research and preclinical studies. Advanced Drug Delivery Reviews, 2016, 96: 77-82.

[79] Zhang J, Hu Z Q, Turner N J, Teng S F, Cheng W Y, Zhou H Y, Zhang L, Hu H W, Wang Q, Badylak S F. Perfusion-decellularized skeletal muscle as a three-dimensional scaffold with a vascular network template. Biomaterials, 2016, 89: 114-126.

[80] Shakouri-Motlagh A, Khanabdali R, Heath D E, Kalionis B. The application of decellularized human term fetal membranes in tissue engineering and regenerative medicine (TERM). Placenta, 2017, 59: 124-130.

[81] Hoshiba T, Lu H, Kawazoe N, Chen G P. Decellularized matrices for tissue engineering. Expert Opinion on Biological Therapy, 2010, 10: 1717-1728.

[82] Johnson T D, Dequach J A, Gaetani R, Ungerleider J, Elhag D, Nigam V, Behfar A, Christman K L. Human versus porcine tissue sourcing for an injectable myocardial matrix hydrogel. Biomaterials Science, 2014, 2: 735-744.

[83] Ragelle H, Naba A, Larson B L, Zhou F, Prijic M, Whittaker C A, Del Rosario A, Langer R, Hynes R O, Anderson D G. Comprehensive proteomic characterization of stem cell-derived extracellular matrices. Biomaterials, 2017, 128: 147-159.

[84] Kim I G, Hwang M P, Du P, Ko J, Ha C W, Do S H, Park K. Bioactive cell-derived matrices combined with polymer mesh scaffold for osteogenesis and bone healing. Biomaterials, 2015, 50: 75-86.

[85] Rana D, Zreiqat H, Benkirane-Jessel N, Ramakrishna S, Ramalingam M. Development of decellularized scaffolds for stem cell-driven tissue engineering. Journal of Tissue Engineering Regenerative Medicine, 2017, 11(4): 942-965.

[86] Tang C, Jin C, Xu Y, Wei B, Wang L. Chondrogenic differentiation could be induced by autologous bone marrow mesenchymal stem cell-derived extracellular matrix scaffolds without exogenous growth factor. Tissue Engineering Part A, 2016, 22(3-4): 222-232.

[87] Heng B C, Gong T, Wang S, Lim L W, Wu W, Zhang C. Decellularized matrix derived from neural differentiation of embryonic stem cells enhances the neurogenic potential of dental follicle stem cells. Journal of Endodontics, 2017, 43(3): 409-416.

[88] Morris A H, Stamer D K, Kyriakides T R. The host response to naturally-derived extracellular matrix biomaterials. Seminars in Immunology, 2017, 29: 72-91.

[89] Quint C, Arief M, Muto A, Dardik A, Niklason L E. Allogeneic human tissue-engineered blood vessel. Journal of Vascular Surgery, 2012, 55(3): 790-798.

[90] Xue X, Wang J, Zhu Y, Tu Q, Huang N. Biocompatibility of pure titanium modified by human endothelial cell-derived extracellular matrix. Applied Surface Science, 2010, 256(12): 3866-3873.

[91]　Choudhury D, Tun H W, Wang T, Naing M W. Organ-derived decellularized extracellular matrix: A game changer for bioink manufacturing? Trends in Biotechnology, 2018, 36(8): 787-805.

[92]　Shakouri-Motlagh A, O'Connor A J, Brennecke S P, Kalionis B, Heath D E. Native and solubilized decellularized extracellular matrix: A critical assessment of their potential for improving the expansion of mesenchymal stem cells. Acta Biomaterialia, 2017, 55: 1-12.

[93]　Simmers P, Gishto A, Vyavahare N, Kothapalli C R. Nitric oxide stimulates matrix synthesis and deposition by adult human aortic smooth muscle cells within three-dimensional cocultures. Tissue Engineering Part A, 2015, 21(7-8): 1455-1470.

[94]　Pati F, Song T H, Rijal G, Jang J, Kim S W, Cho D W. Ornamenting 3D printed scaffolds with cell-laid extracellular matrix for bone tissue regeneration. Biomaterials, 2015, 37: 230-241.

[95]　Wu L, Lee L A, Niu Z, Ghoshroy S, Wang Q. Visualizing cell extracellular matrix (ECM) deposited by cells cultured on aligned bacteriophage M13 thin films. Langmuir, 2011, 27(15): 9490-9496.

[96]　Henderson P W, Nagineni V V, Harper A, Bavinck N, Sohn A M, Krijgh D D, Jimenez N, Weinstein A L, Spector J A. Development of an acellular bioengineered matrix with a dominant vascular pedicle. The Journal of Surgical Research, 2010, 164(1): 1-5.

[97]　Robertson M J, Dries-Devlin J L, Kren S M, Burchfield J S, Taylor D A. Optimizing recellularization of whole decellularized heart extracellular matrix. PloS One, 2014, 9(2): e90406.

[98]　Keane T J, Swinehart I T, Badylak S F. Methods of tissue decellularization used for preparation of biologic scaffolds and in vivo relevance. Methods, 2015, 84: 25-34.

[99]　Wainwright M J, Czajka C, B. Patel U, Freytes D, Tobita K, Gilbert T, F. Badylak S. Preparation of cardiac extracellular matrix from an intact porcine heart. Tissue Engineering Part C: Methods, 2010, 16(3): 525-532.

[100]　Valiente-Alandi I, Schafer A E, Blaxall B C. Extracellular matrix-mediated cellular communication in the heart. Journal of Molecular and Cellular Cardiology, 2016, 91: 228-237.

[101]　Ng S L, Narayanan K, Gao S, Wan A C. Lineage restricted progenitors for the repopulation of decellularized heart. Biomaterials, 2011, 32(30): 7571-7580.

[102]　Gaetani R, Yin C, Srikumar N, Braden R, Doevendans P A, Sluijter J P, Christman K L. Cardiac-derived extracellular matrix enhances cardiogenic properties of human cardiac progenitor cells. Cell Transplantation, 2016, 25(9): 1653-1663.

[103]　Duan Y, Liu Z, O'Neill J, Wan L Q, Freytes D O, Vunjak-Novakovic G. Hybrid gel composed of native heart matrix and collagen induces cardiac differentiation of human embryonic stem cells without supplemental growth factors. Journal of Cardiovascular Translational Research, 2011, 4(5): 605-615.

[104]　Gershlak J R, Resnikoff J I, Sullivan K E, Williams C, Wang R M, Black L D, 3rd. Mesenchymal stem cells ability to generate traction stress in response to substrate stiffness is modulated by the changing extracellular matrix composition of the heart during development. Biochemical and Biophysical Research Communications, 2013, 439(2): 161-166.

[105]　Kim S-H, An Y-H, Kim H D, Kim K, Lee S-H, Yim H-G, Kim B-G, Hwang N S. Enzyme-mediated tissue adhesive hydrogels for meniscus repair. International Journal of Biological Macromolecules, 2018, 110: 479-487.

[106]　Guyette J P, Charest J M, Mills R W, Jank B J, Moser P T, Gilpin S E, Gershlak J R, Okamoto T, Gonzalez G, Milan D J, Gaudette G R, Ott H C. Bioengineering human myocardium on native extracellular matrix. Circulation Research, 2016, 118(1): 56-72.

[107] Govoni M, Muscari C, Guarnieri C, Giordano E. Mechanostimulation protocols for cardiac tissue engineering. Biomed Research International, 2013, 2013: 918640.

[108] Tapias L F, Ott H C. Decellularized scaffolds as a platform for bioengineered organs. Current Opinion in Organ Transplantation, 2014, 19(2): 145-152.

[109] Bi H, Ming L, Cheng R, Luo H, Zhang Y, Jin Y. Liver extracellular matrix promotes BM-MSCs hepatic differentiation and reversal of liver fibrosis through activation of integrin pathway. Journal of Tissue Engineering and Regenerative Medicine, 2017, 11(10): 2685-2698.

[110] Mazza G, Rombouts K, Rennie Hall A, Urbani L, Vinh Luong T, Al-Akkad W, Longato L, Brown D, Maghsoudlou P, Dhillon A P, Fuller B, Davidson B, Moore K, Dhar D, De Coppi P, Malago M, Pinzani M. Decellularized human liver as a natural 3D-scaffold for liver bioengineering and transplantation. Scientific Reports, 2015, 5: 13079.

[111] Sellaro T L R A, Faulk D M, McCabe G P, Dorko K, Badylak S F, Strom S C. Maintenance of human hepatocyte function in vitro by liver-derived extracellular matrix gels. Tissue Engineering Part A, 2010, 16(3): 1075-1082.

[112] Mazza G, Al-Akkad W, Telese A, Longato L, Urbani L, Robinson B, Hall A, Kong K, Frenguelli L, Marrone G, Willacy O, Shaeri M, Burns A, Malago M, Gilbertson J, Rendell N, Moore K, Hughes D, Notingher I, Jell G, Del Rio Hernandez A, De Coppi P, Rombouts K, Pinzani M. Rapid production of human liver scaffolds for functional tissue engineering by high shear stress oscillation-decellularization. Scientific Reports, 2017, 7(1): 5534.

[113] Deegan D B, Zimmerman C, Skardal A, Atala A, Shupe T D. Stiffness of hyaluronic acid gels containing liver extracellular matrix supports human hepatocyte function and alters cell morphology. Journal of the Mechanical Behavior of Biomedical Materials, 2015, 55: 87-103.

[114] Lee J S, Shin J, Park H M, Kim Y G, Kim B G, Oh J W, Cho S W. Liver extracellular matrix providing dual functions of two-dimensional substrate coating and three-dimensional injectable hydrogel platform for liver tissue engineering. Biomacromolecules, 2014, 15(1): 206-218.

[115] Loneker A E, Faulk D M, Hussey G S, D'Amore A, Badylak S F. Solubilized liver extracellular matrix maintains primary rat hepatocyte phenotype in-vitro. Journal of Biomedical Materials Research Part A, 2016, 104(4): 957-965.

[116] Baptista P M, Siddiqui M M, Lozier G, Rodriguez S R, Atala A, Soker S. The use of whole organ decellularization for the generation of a vascularized liver organoid. Hepatology, 2011, 53(2): 604-617.

[117] Jiang W-C, Cheng Y-H, Yen M-H, Chang Y, Yang V W, Lee O K. Cryo-chemical decellularization of the whole liver for mesenchymal stem cells-based functional hepatic tissue engineering. Biomaterials, 2014, 35(11): 3607-3617.

[118] Navarro-Tableros V, Herrera Sanchez M B, Figliolini F, Romagnoli R, Tetta C, Camussi G. Recellularization of rat liver scaffolds by human liver stem cells. Tissue Engineering Part A, 2015, 21(11-12): 1929-1939.

[119] Wang Y, Cui C B, Yamauchi M, Miguez P, Roach M, Malavarca R, Costello M J, Cardinale V, Wauthier E, Barbier C, Gerber D A, Alvaro D, Reid L M. Lineage restriction of human hepatic stem cells to mature fates is made efficient by tissue-specific biomatrix scaffolds. Hepatology, 2011, 53(1): 293-305.

[120] Barakat O, Abbasi S, Rodriguez G, Rios J, Wood R P, Ozaki C, Holley L S, Gauthier P K. Use of decellularized porcine liver for engineering humanized liver organ. The Journal of Surgical Research, 2012, 173(1): e11-25.

[121] He H, Liu X, Peng L, Gao Z, Ye Y, Su Y, Zhao Q, Wang K, Gong Y, He F. Promotion of hepatic differentiation of bone marrow mesenchymal stem cells on decellularized cell-deposited extracellular matrix. Biomed Research International, 2013, 2013: 406871.

[122] Shirakigawa N, Ijima H, Takei T. Decellularized liver as a practical scaffold with a vascular network template for liver tissue engineering. Journal of Bioscience and Bioengineering, 2012, 114(5): 546-551.

[123] Pei M, He F. Extracellular matrix deposited by synovium-derived stem cells delays replicative senescent chondrocyte dedifferentiation and enhances redifferentiation. Journal of Cellular Physiology, 2012, 227(5): 2163-2174.

[124] Lang R, Stern M M, Smith L, Liu Y, Bharadwaj S, Liu G, Baptista P M, Bergman C R, Soker S, Yoo J J, Atala A, Zhang Y. Three-dimensional culture of hepatocytes on porcine liver tissue-derived extracellular matrix. Biomaterials, 2011, 32(29): 7042-7052.

[125] Pan M X, Hu P Y, Cheng Y, Cai L Q, Rao X H, Wang Y, Gao Y. An efficient method for decellularization of the rat liver. Journal of the Formosan Medical Association, 2014, 113(10): 680-687.

[126] Uygun B E, Soto-Gutierrez A, Yagi H, Izamis M L, Guzzardi M A, Shulman C, Milwid J, Kobayashi N, Tilles A, Berthiaume F, Hertl M, Nahmias Y, Yarmush M L, Uygun K. Organ reengineering through development of a transplantable recellularized liver graft using decellularized liver matrix. Nature Medicine, 2010, 16(7): 814-820.

[127] Wagner D E, Bonenfant N R, Sokocevic D, DeSarno M J, Borg Z D, Parsons C S, Brooks E M, Platz J J, Khalpey Z I, Hoganson D M, Deng B, Lam Y W, Oldinski R A, Ashikaga T, Weiss D J. Three-dimensional scaffolds of acellular human and porcine lungs for high throughput studies of lung disease and regeneration. Biomaterials, 2014, 35(9): 2664-2679.

[128] Booth A J, Hadley R, Cornett A M, Dreffs A A, Matthes S A, Tsui J L, Weiss K, Horowitz J C, Fiore V F, Barker T H, Moore B B, Martinez F J, Niklason L E, White E S. Acellular normal and fibrotic human lung matrices as a culture system for *in vitro* investigation. American Journal of Respiratory and Critical Care Medicine, 2012, 186(9): 866-876.

[129] Maghsoudlou P, Georgiades F, Tyraskis A, Totonelli G, Loukogeorgakis S P, Orlando G, Shangaris P, Lange P, Delalande J M, Burns A J, Cenedese A, Sebire N J, Turmaine M, Guest B N, Alcorn J F, Atala A, Birchall M A, Elliott M J, Eaton S, Pierro A, Gilbert T W, De Coppi P. Preservation of micro-architecture and angiogenic potential in a pulmonary acellular matrix obtained using intermittent intra-tracheal flow of detergent enzymatic treatment. Biomaterials, 2013, 34(28): 6638-6648.

[130] Price A P, Godin L M, Domek A, Cotter T, D'Cunha J, Taylor D A, Panoskaltsis-Mortari A. Automated decellularization of intact, human-sized lungs for tissue engineering. Tissue Engineering Part C: Methods, 2015, 21(1): 94-103.

[131] He M, Callanan A. Comparison of methods for whole-organ decellularization in tissue engineering of bioartificial organs. Tissue Engineering Part B: Reviews, 2013, 19(3): 194-208.

[132] Petersen T H, Calle E A, Zhao L, Lee E J, Gui L, Raredon M B, Gavrilov K, Yi T, Zhuang Z W, Breuer C, Herzog E, Niklason L E. Tissue-engineered lungs for *in vivo* implantation. Science, 2010, 329(5991): 538-541.

[133] Arenas-Herrera J E, Ko I K, Atala A, Yoo J J. Decellularization for whole organ bioengineering. Biomedical Materials, 2013, 8(1): 014106.

[134] Cortiella J, Niles J, Cantu A, Brettler A, Pham A, Vargas G, Winston S, Wang J, Walls S, Nichols J E. Influence of acellular natural lung matrix on murine embryonic stem cell differentiation and tissue formation. Tissue Engineering Part A, 2010, 16(8): 2565-2580.

[135] Sokocevic D, Bonenfant N R, Wagner D E, Borg Z D, Lathrop M J, Lam Y W, Deng B, Desarno M J, Ashikaga T, Loi R, Hoffman A M, Weiss D J. The effect of age and emphysematous and fibrotic injury on the re-cellularization

of de-cellularized lungs. Biomaterials, 2013, 34(13): 3256-3269.

[136] Wagner D E, Bonenfant N R, Parsons C S, Sokocevic D, Brooks E M, Borg Z D, Lathrop M J, Wallis J D, Daly A B, Lam Y W, Deng B, DeSarno M J, Ashikaga T, Loi R, Weiss D J. Comparative decellularization and recellularization of normal versus emphysematous human lungs. Biomaterials, 2014, 35(10): 3281-3297.

[137] Balestrini J L, Gard A L, Gerhold K A, Wilcox E C, Liu A, Schwan J, Le A V, Baevova P, Dimitrievska S, Zhao L, Sundaram S, Sun H, Rittie L, Dyal R, Broekelmann T J, Mecham R P, Schwartz M A, Niklason L E, White E S. Comparative biology of decellularized lung matrix: Implications of species mismatch in regenerative medicine. Biomaterials, 2016, 102: 220-230.

[138] Ott H C, Clippinger B, Conrad C, Schuetz C, Pomerantseva I, Ikonomou L, Kotton D, Vacanti J P. Regeneration and orthotopic transplantation of a bioartificial lung. Nature Medicine, 2010, 16(8): 927-933.

[139] Song J J, Kim S S, Liu Z, Madsen J C, Mathisen D J, Vacanti J P, Ott H C. Enhanced *in vivo* function of bioartificial lungs in rats. The Annals of Thoracic Surgery, 2011, 92(3): 998-1005.

[140] Hellstrom M, Moreno-Moya J M, Bandstein S, Bom E, Akouri R R, Miyazaki K, Maruyama T, Brannstrom M. Bioengineered uterine tissue supports pregnancy in a rat model. Fertility and Sterility, 2016, 106(2): 487-U318.

[141] Yu Y, Cui H, Chen C, Wen G, Xu J, Zheng B, Zhang J, Wang C, Chai Y, Mei J. Hypoxia-inducible factor-1α directs renal regeneration induced by decellularized scaffolds. Biomaterials, 2018, 165: 48-55.

[142] Xue A, Niu G, Chen Y, Li K, Xiao Z, Luan Y, Sun C, Xie X, Zhang D, Du X, Kong F, Guo Y, Zhang H, Cheng G, Xin Q, Guan Y, Zhao S. Recellularization of well-preserved decellularized kidney scaffold using adipose tissue-derived stem cells. Journal of Biomedical Materials Research Part A, 2018, 106(3): 805-814.

[143] Ma R, Li M, Luo J, Yu H, Sun Y, Cheng S, Cui P. Structural integrity, ECM components and immunogenicity of decellularized laryngeal scaffold with preserved cartilage. Biomaterials, 2013, 34(7): 1790-1798.

[144] Santi P A, Johnson S B. Decellularized ear tissues as scaffolds for stem cell differentiation. Journal of the Association for Research in Otolaryngology: JARO, 2013, 14(1): 3-15.

[145] Brown B N, Badylak S F. Extracellular matrix as an inductive scaffold for functional tissue reconstruction. Translational Research, 2014, 163(4): 268-285.

[146] Stocum D L. Regenerative medicine of neural tissues//Regenerative Biology and Medicine. Second Edition. San Diego, CA: Elsevier Inc, 2012: 285-323.

（解慧琪　笪琳萃）

第22章

脂肪族聚酯高分子在可吸收医疗器械中的应用

摘要： 脂肪族聚酯高分子是一类重要的人工合成的生物可降解高分子材料，以聚乙醇酸（PGA）、聚乳酸（PLA）、聚(ε-己内酯)（PCL）以及它们的共聚物为代表的脂肪族聚酯由于其良好的生物相容性和生物降解性已经被广泛应用于各种生物医学领域。本章主要讨论其在可吸收医疗器械中的应用。首先，简单介绍脂肪族聚酯的合成方法（如开环聚合、缩聚反应、酶及微生物催化聚合）并讨论其理化性能、降解机理、加工特性与生物相容性等性能。其次，对可吸收医疗器械产品现状进行分析并探讨其研发流程，并结合本章作者课题组的研发经历的几个方面——基于脂肪族聚酯高分子的几个可吸收医疗器械（如组织结扎夹、补片、骨修复类可吸收器械产品、止血海绵、手术缝合线等）——进行举例介绍。最后，对脂肪族聚酯高分子在我国可吸收医疗器械的研发与应用进行了前瞻性的展望，希望有助于可吸收医疗器械的发展。

Abstract: Aliphatic polyesters are a kind of important synthetic biodegradable polymer materials. Typical aliphatic polyesters, including polyglycolide (PGA), poly(L-lactide) (PLA), poly(ε-caprolactone)(PCL) and their copolymers have been widely applied in various biomedical applications. In this chapter, their applications in absorbable medical devices are discussed. Firstly, the synthetic methods of aliphatic polyesters (for example, ring opening polymerization, condensation polymerization, and enzyme-and microbe-catalyzed polymerization) and their properties (including physical and chemical properties, biodegradation mechanism, processing behavior, and biocompatibility) are discussed. Secondly, the absorbable medical devices status quo in China and their process of research and development are presented, and we introduce the work of some aliphatic polyester-based absorbable medical devices such as ligature clip, patch, bone-regeneration medical devices, hemostatic sponge, and suture. Finally, we make a prospect of aliphatic polyesters in the application of absorbable medical devices and we wish that our discussion could make a positive guidance to the development of absorbable medical devices.

22.1　脂肪族聚酯生物降解高分子

　　脂肪族聚酯高分子是一类重要的合成生物降解高分子材料，以聚乙醇酸（PGA）、聚乳酸（PLA）、聚(ε-己内酯)（PCL）以及它们的共聚物为代表的脂肪族聚酯由于其良好的生物相容性和生物降解性已经在药物控制释放、再生医学与组织工程以及可吸收医疗器械等生物医学领域获得了广泛应用[1]。生物降解脂肪族聚酯高分子作为载体材料进行药物释放的控制以及作为支架材料在组织工程与再生医学方面的研究已经有大量专著及综述进行报道。PGA、PLA、PCL 的体内降解产物分别为乙醇酸、乳酸和 ε-羟基己酸，这些小分子降解产物能够在体内酶的作用下参与三羧酸循环最终代谢为二氧化碳和水，或经肾脏排出体外[2]，不会在体内累积，因此，脂肪族聚酯生物降解高分子非常适合用作体内可吸收医疗器械产品。本章作者课题组近年来的重要研究方向之一为可吸收医疗器械产品的研发，我们对目前国内市场上脂肪族聚酯类可吸收医疗器械产品进行了广泛调研，本章在此基础上重点介绍脂肪族聚酯生物降解高分子材料在可吸收医疗器械产品中的应用。

22.1.1　脂肪族聚酯生物降解高分子的合成方法

　　可吸收医疗器械产品对脂肪族聚酯生物降解高分子的使用要求不仅仅在于其生物降解性，针对不同器械的不同方面对作为原材料的脂肪族聚酯生物降解高分子的性能有着诸多的要求。体内用到的可吸收医疗器械产品的多样性主要体现在使用部位、降解吸收周期、器械产品形状及大小、使用功能等方面[3]。要满足医疗器械产品的多样化要求不仅需要对产品的结构进行个性化设计，对生物降解高分子材料性能的调控也是满足其作为器械需求的重要方面。对原材料性能调控的关键在于脂肪族聚酯生物降解高分子材料的合成制备方法。

22.1.1.1　开环聚合

　　内酯或交酯的开环聚合是制备脂肪族聚酯类生物降解高分子的常用方法。乙交酯和丙交酯的开环聚合能够得到高分子量的聚酯，根据催化剂的不同，有阴离子、阳离子和配位插入三种聚合机理[4]。其中，以金属烷氧化物和有机金属盐为催化剂的配位插入反应被公认为是最好的方法，也是脂肪族聚酯的工业化生产方法[5,6]。所用的催化剂通常为铝、锌、钛、锆、锑和锡的烷氧化物和有机盐[5]。

辛酸亚锡是最常用的开环聚合催化剂[6]。2020 版《中国药典》以及 2017 版中华人民共和国医药行业标准《外科植入物 半结晶型聚丙交酯聚合物和共聚物树脂》中均认可有机锡盐催化剂可用于制备聚酯类生物降解高分子，但要求将锡的含量控制在一定的浓度范围内。乙交酯与丙交酯以辛酸亚锡为催化剂时，两种单体的活性是不一样的，因此，在制备乙交酯-丙交酯共聚物时，需要通过对催化剂用量、反应时间以及反应温度的调控，获得在分子量、组成比例、共聚物序列结构等方面满足使用要求的共聚物。聚酯的开环聚合中，酯交换反应和降解反应是伴随的副反应，副反应的程度受酯的活性影响[7]。

开环聚合反应中对分子量的调控是调节脂肪族聚酯生物降解高分子材料强度和降解时间的主要方式。以有机锡盐为催化剂的开环聚合反应中，带有羟基的分子如痕量的水或醇为引发剂，因此，可通过羟基的加入调节合成脂肪族聚酯高分子的分子量[8]。聚乙交酯和聚 L-丙交酯均为结晶度高的结晶性生物降解高分子，单体残留量的高低与开环聚合工艺的参数有着重要的联系。在规模化开环聚合反应中，温度、催化剂比例、反应时间之间各参数的平衡是获得低单体残留脂肪族聚酯生物降解高分子的重要参考因素。空气中的水和氧气会降低聚合物的分子量以及使产物颜色因氧化变深，同时，水的存在也会使辛酸亚锡水解，失去催化活性；因此，无水无氧条件下的开环聚合是合成脂肪族聚酯生物降解高分子材料的必备条件。真空条件下的开环聚合通常为实验室制备聚乙交酯或聚丙交酯的常用方法，然而，真空开环聚合在规模化制备的过程中存在局限性，主要原因在于反应容器难以长时间维持稳定的高真空环境，从而使合成的脂肪族聚酯生物降解高分子材料质量稳定性方面出现差异，导致加工成型为制品过程中加工参数须不停地调整。

以烷氧基铝为引发剂的乙交酯或丙交酯的开环聚合中，烷氧基作为端基进入 PGA 或 PLA 大分子链[9, 10]，因此，通过改变烷氧基铝与乙交酯或丙交酯的比例，能够精确地调控高分子的分子量[11]。调节与铝相连的烷氧基的种类，还能得到具有不同功能端基的聚合物[10]。

22.1.1.2　缩聚反应

与开环聚合的环状单体不同，缩聚反应所用单体主要为二官能度的二醇与二酸（AA+BB）或羟基酸（AB，如乳酸、乙醇酸等）等，在催化剂的作用下通过单体之间的酯化反应脱水后生成脂肪族聚酯[4, 5]。PGA、PLA、PCL 及其共聚物由其对应的羟基酸单体（乙醇酸、乳酸、6-羟基己酸）通过缩聚反应制备。例如乳酸可以在多种催化剂（质子酸、金属、金属氧化物、金属卤化物等）作用下，于 130℃条件下反应制备分子量高达 30×10^4 的聚乳酸[12]。对于分子量不高的聚酯，还可通过扩链反应提高聚酯的分子量。如端羟基的聚酯可用二酸酐、二异氰酸酯等，端羧基的聚酯可用氮丙啶衍生物、双环氧化物等通过扩链反应提高聚酯分子量[13]。

该方法的主要缺点是缩聚反应是逐步聚合反应，合成聚酯需要高的单体转化率，对于 AA+BB 型反应还需精确控制两种单体的计量比，并在反应过程中通过移除产生的水控制酯化平衡。因此，缩聚反应通常需要利用温度、压力、气体或分水装置等来移除反应中生成的水[4]。缩聚反应的另一个缺点是无法精确控制聚合物的分子量，因此该法制备的脂肪族聚酯分子量分布宽。除此之外，合成脂肪族聚酯的单体通常热稳定性差，因而缩聚过程中会容易发生大量副反应如脱水或脱羧反应[4]。

22.1.1.3　酶及微生物催化聚合

传统的化学催化剂已成功制备了各种商用脂肪族聚酯，但是聚合反应需在高温下进行（＞130℃）以及需使用有毒及选择性低的金属催化剂[5]。酶及微生物催化可使聚酯反应在更低温度下进行（＜100℃），因此可制备单体热稳定性差的聚酯并保持结构的完整性（structure retention），且可减少高温条件时发生的副反应[14]。酶催化合成脂肪族聚酯的另一个优点是酶生物无毒、具有高选择性和高催化活性[14]。酶催化聚合可在有机溶剂（如二苯醚、甲苯、乙醚等）中反应进行溶液聚合，也可以通过本体聚合制备聚酯。脂肪酶是最早用于合成聚酯的酶，早在 1984 年即被发现可催化二醇与二酸合成寡聚酯。Matsumura 等利用荧光假单胞菌来源的脂肪酶 PS 在 80～130℃条件下反应 7 天可催化聚合 L-、D-以及 D, L-构型的丙交酯制得分子量高达 270 000 的聚乳酸[15, 16]。早期的酶催化聚合将酶与单体直接在高温反应，由于酶是大分子物质，本质上是非均相催化，因此催化效率不够高，聚合所需时间需要数天[17]。为加快反应速度，充分保证酶与单体之间的接触和反应，可将酶固定在多孔树脂上，增加酶的接触面积，并易于分离，可重复使用。值得注意的是，酶的种类及来源繁多，仅脂肪酶就有许多不同来源，且不同来源的脂肪酶的催化活性也各不相同[14]。

微生物也可以催化聚酯的合成，如聚羟基脂肪酸酯（polyhydroxyalkanoate，PHA）是细菌体内的碳源和能源储存物质，可被各种细菌（如富养产碱菌、假单胞菌等）催化制得，其分子量可达 2×10^5 至 3×10^6 [18]。最常见的有聚 3-羟基丁酸酯（PHB）、聚羟基戊酸酯（PHV）及其共聚物 PHBV。由于 PHA 具有生物相容性、生物可降解性等优点使其在细胞组织工程领域（如心脏瓣膜、心血管修补材料）等有巨大的应用潜力[19]。

22.1.2　脂肪族聚酯生物降解高分子的性能

作为植入可吸收医疗器械使用的聚酯类生物降解高分子，对其性能有着严格的要求，其理化性能、降解特性、加工性能以及生物相容性等需要适应可吸收医疗器械产品体内使用的功能和环境要求。即使是同样的材料，在体内不同部位使用，起到功能不一样，则其产品结构、理化性能、加工方式等都会存在显著的差异。只有充分了解脂肪族聚酯类生物降解高分子的性能，才能更好地拓展其在生物医学中的应用范围。

22.1.2.1　脂肪族聚酯生物降解高分子的理化性能

脂肪族聚酯的理化性能主要包括热稳定性、结晶性能、溶解性能以及机械强度（表 22-1），其理化性能取决于手性单元组成比例、加工温度、退火时间（annealing time）以及分子量。以 PLA 为例，其玻璃化转变温度（T_g）为 60℃左右，室温及体温下处于玻璃态因而较脆，熔化温度为 120～170℃。PLA 是一种结晶速度慢的材料，但在适度高温（110～130℃）下结晶速度加快并形成球晶[20]。由于立体同规链微结构，光学纯的 PLLA 和 PDLA 都是半结晶聚合物；PLA 的结晶能力随链立体同规性降低而下降，当光学纯度低于 43% 时，聚乳酸已不能形成结晶[21]。但不论是无定形还是结晶聚乳酸，在常温或体温下都显示出脆性的特点，甚至由 PLLA 与 PDLA 物理混合形成的立构复合物（stereocomplex）也很脆，立构复合物的熔点则提高 40～50℃[20]。PLA 不溶于水、某些醇和烷烃溶剂，能溶于许多中等极性有机溶剂（如 1,4-二氧六环、乙腈、氯仿、二氯甲烷、二氯乙酸等），在低极性溶剂（如丙酮、乙苯、甲苯、四氢呋喃等）中低温时溶解度低，但在溶剂沸点温度下易溶。同时，结晶度也影响其溶解性，结晶度高的 PLA 在丙酮、乙酸乙酯、四氢呋喃中不溶，但能溶于热的含氯溶剂和苯。力学强度方面，PLA 的拉伸屈服强度可达 40～60 MPa，与 PCL 相当，但远小于 PGA（340～390 MPa），因此 PGA 被广泛用于各种手术缝合线。

表 22-1　PGA、PLLA、PDLLA 与 PCL 的理化性质

脂肪族聚酯	T_g/℃	T_m/℃	结晶度	密度 /(g/cm³)	常用溶剂	毒性	降解速率	弹性
聚乙醇酸（PGA）	60	220	>60	1.30	六氟异丙醇 a	可忽略	快	硬
聚 L-乳酸（PLLA）	60	175	>40	1.25	三氯甲烷，二氯甲烷 b	生物相容	慢	硬
聚 DL-乳酸（PDLLA）	55	—	—	1.20	三氯甲烷，二氯甲烷	生物相容	慢于 PGA	弹性
聚(ε-己内酯)（PCL）	−55	65	>50	1.15	三氯甲烷，二氯甲烷	生物相容	很慢	弹性

a. 退火处理后溶于六氟异丙醇；b. 大分子量的 PLLA 不溶于二氯甲烷。

通过不同单体的共聚是调节脂肪族聚酯理化性能的重要方法。比如最常见的 PLGA 即为乙交酯与丙交酯的共聚物，根据两种单体含量的不同，可以调节共聚物的状态由半结晶高分子到无定形高分子，PLGA 较纯 PLA 和 PGA 具有更好的溶解性。PLA 力学性能好但较脆，通过共聚后可调控 LA 与 GA 的组成比例实现 PLGA 的力学性能调节，使其较 PLA 具有更广的生物医学用途[22]。

PGA 几乎不溶于所有有机溶剂，因此，要获得 PGA 材料的黏度、单体残留等相关参数极其困难。淬火处理，消除结晶后的 PGA 可溶于六氟异丙醇，然而淬火过程极难操作，并且淬火过程将导致 PGA 的热降解。溶解在六氟异丙醇中的 PGA 很容易再次结晶。

22.1.2.2　脂肪族聚酯生物降解高分子的降解机理

脂肪族聚酯作为生物降解高分子，其体内降解主要是以水解方式进行，降解机理主要是分子主链中酯键在体内的体液作用下水解导致高分子链断裂、降解，生成无毒的低分子量降解产物，可以被巨噬细胞内吞，或进一步降解为对应的单体（如乳酸、乙醇酸等），参与体内的三羧酸循环或柠檬酸循环被代谢成水和二氧化碳吸收或排出体外。在降解过程中生产的羧基能够催化其他酯键的水解，这种现象叫作自催化[23, 24]（图 22-1）。这种自催化现象导致聚酯材料的非均相降解，其原因是当水解产生可溶性寡聚体时，位于材料表面附近的寡聚体能在其表面彻底降解前逃离材料基质，而材料内部的寡聚体由于难以扩散至材料外围，从而导致材料内部的酸性强于材料外部。此外，材料外围的中性缓冲介质（如 PBS）也可以缓冲由寡聚体带来的酸性环境，因此总的结果导致材料内部酸性更强，水解更快，降解更快，导致材料的非均匀降解。

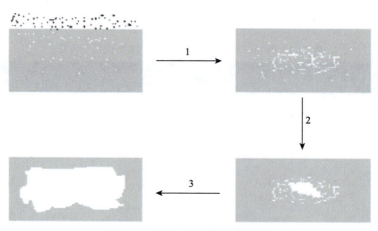

图 22-1　脂肪族聚酯的降解过程

1. 水渗透进入材料；2. 酯键水解；3. 自催化效应

影响脂肪族聚酯降解速率的因素有很多，包括结晶度、链取向、化学组成、构象、活性官能团分布、分子量、残余单体或寡聚体、尺寸、形貌、γ 照射、降解介质等[25]。其中关键因素是高分子中亲水性基团的种类、含量，以及高分子的分子量和凝聚态结构[22]。一般地，结晶度高的脂肪族聚酯分子排列规整、结构紧密，水分子难以扩散进入内部，所以降解速率慢，而无定形和结晶度低的脂肪族聚酯则由于分子排列无规则、结构疏松，水分子容易扩散进入，所以降解速率更快。半晶态脂肪族聚酯在水中的降解主要经历两个阶段：第一个阶段是水分子扩散进入无定形区域进行随机水解断裂酯键，该水解过程快；大多数无定形区域降解完后进入第二个阶段，该阶段水解发生方向为从晶区边缘逐渐向晶区内部进行水解，该水解过程慢。

脂肪族聚酯的降解速率是其作为可降解材料的重要性能参数，决定了其生物医用领域。如降解速率快的脂肪族聚酯可用于手术缝合线与细胞支架材料，而降解速度慢的则可用于骨钉、植入药物载体等。一般可通过调节分子量、单体手性及不同手性单体组成、分子中亲水基团的种类、含量、不同单体间的共聚以及聚集态结构来调节脂肪族聚酯的降解速率。例如(丙交酯-乙交酯)共聚物（PLGA）即为丙交酯与乙交酯的共聚物，PLA 的降解速度慢于 PGA，通过调节两种单体的组成比例来调节 PLGA 的降解速率，可得到具有不同降解性能的 PLGA。

22.1.2.3　脂肪族聚酯生物降解高分子的加工特性

脂肪族聚酯生物降解高分子可吸收医疗器械通常都是通过挤出、注塑等热成型加工成制品。作为半结晶高分子材料，聚 L-乳酸（PLLA）、聚乙醇酸（PGA）和聚(ε-己内酯)（PCL）等在热成型过程中需要加热到熔点以上的黏流态。PLLA 和 PGA 由于热成型加工温度高，会导致热降解，表现为分子量或黏度急剧下降，外观由白色变为浅黄或浅黄变为棕色。分子量的降低将导致制品强度的降低。因此，如何找到材料的强度与加工温度的平衡点是生物降解高分子可吸收医疗器械产品目前面临的普遍加工难题。表 22-2 为 PLLA 在不同注塑温度下的强度和黏度变化。随着加工温度的提高，其弯曲强度和特性黏数都急剧下降，表明 PLLA 对加工温度极其敏感。

表 22-2　不同注塑温度下 PLLA 的强度和黏度变化

注塑温度/℃	弯曲强度/(N·mm)	黏度/(dL/g)
185	162	3.25
195	141	2.67
205	132	2.13

由于可吸收医疗器械产品对材料的纯度和成分要求高，通过加入加工助剂来提高脂肪族聚酯生物降解高分子性能的方式在可吸收医疗器械产品的成型中并不可行，因此，提高脂肪族聚酯类生物降解高分子原料的黏度（分子量）以弥补加工过程中热降解损失的强度是制品热加工成型常采用的策略之一。任何一种高分子材料的黏度（分子量）都无法无限增大，因此，优化加工参数就成为另一种可行的手段。以 PGA 的注塑为例，通常柱塞式注塑机进行 PGA 制品加工的过程中由于原料先在料筒中加热，其受热时间长，容易降解，通常制品的颜色会加深。而螺杆式注塑机螺杆在推进物料的过程中对物料有剪切作用，可增加物料的塑化。可选择略高于 PGA 熔点的温度进行塑化，相对于柱塞式注塑机的加工温度更低，因此，获得的制品外观颜色更优。

对加工成型的可吸收医疗器械产品进行后处理，也是提高其强度的方法之一。对于可吸收疝气补片用 PLLA 单丝，挤出熔融纺丝，经拉伸使分子链取向，可提高纤维的拉伸强度，然而在后续的热处理熔断过程中，取向的纤维会收缩，导致定型困难。因此，可采用纺丝后回火处理单丝，使纤维解取向并形成一定程度的结晶，避免后期熔断过程的收缩。针对聚乳酸骨钉、骨板等注塑件，存在大量的应力集中点，易导致制品的脆性断裂，经回火后处理的制品，可消除部分内应力，提高制品的韧性，形成的部分结晶可同时提高制品的拉伸及抗弯强度。回火后处理时要防止晶粒长大，以避免形成新的应力集中点。

22.1.2.4 脂肪族聚酯生物降解高分子的生物相容性

生物相容性是评价一种植入器件体内应用的主要指标之一。可吸收生物降解高分子医疗器械在体内使用一段时间后，可自行降解，降解单体经体内代谢后最终成为二氧化碳和水排出体外。与长期植入的惰性材料不同，生物降解高分子的生物相容性研究不仅在于其材料本身，还要考察其降解产物对组织、细胞的刺激及是否引发炎症反应。

研究表明，具有一定亲水性（表面水接触角为 50°～60°）的生物降解高分子材料表面才具有良好的细胞亲和性，过于亲水或疏水的材料表面都不利于细胞的贴附、迁移和增殖[26]。聚酯类生物降解高分子中，PLLA、PDLLA 和 PCL 的水接触角均大于 80°，PGA 的亲水性好于上述三种材料。此性质对于多孔细胞支架材料来说尤为重要，合适的亲水性不仅利于细胞的长入，培养基和营养物质的渗透还可维持支架内部细胞正常的生命活动[27]。

合适的亲水性有利于细胞的贴附，然而，随着聚酯类生物降解高分子亲水性的提高，其降解速率也会加快。植入可吸收医疗器械中快速降解产生的酸性降解产物，如不能及时在体内代谢掉，将会由于酸性引起炎症反应。此现象在纯 PLA 骨钉的体内使用时非常见，也正是由于降解产物酸性导致的炎症反应，通常成骨细胞难以完全长满 PLA 骨钉降解形成的空腔，从而在骨内形成空洞，影响骨的愈合和强度。

22.1.3　几类主要的可吸收医疗器械用脂肪族聚酯生物降解高分子材料

目前 CFDA 对生物降解高分子每种产品还没有对应的标准，只给出两个参考标准，分别为《可吸收性外科缝线》行业标准（YY 1116—2020）和《外科植入物　半结晶型丙交酯聚合物和共缩聚树脂》行业标准（YY/T 0661—2017）。对于生物降解高分子原材料产品质量的监控，主要还是使用的医疗器械生产企业负责监控，CFDA 不直接监控生物降解高分子原材料生产企业。目前市场上销售的可吸收医疗器械产品主要用到的脂肪族聚酯原材料为以下几种材料。

22.1.3.1　聚乙交酯（聚乙醇酸，PGA）及其共聚物

PGA 是最早应用于临床医学的合成可降解高分子材料，其结晶度高、难溶于有机溶剂，可以通过挤出、注塑和模压等方式加工成型，最早被开发成可吸收的缝合线材料。PGA 可吸收手术缝线由于强度高、降解性好、生物相容性好等优点在手术中得到了广泛应用。然而，降解快的优点同时也带来了缺点，由于降解快，酸性降解产物乙醇酸在使用部位聚集，可能引发炎症反应。由 PGA 纤维制备的无纺布支架是使用最广泛的组织工程支架材料，已有相关支架用于临床研究。PGA 也被用于内固定系统（Biofix®），同时，PGA 还用于各类吻合器及可吸收止血夹。PGA 的应用非常广泛，但由于其合成和加工难度大，国内极少有提供商品化的医用 PGA 生产厂家，国内纺丝用 PGA 主要来自韩国，注塑用 PGA 主要采购自荷兰普拉克。国内目前仅苏州岸谷纳米技术有限公司可提供医用级注塑用 PGA，可用于可吸收止血夹产品等的研发。

PGA 降解快，可用于体内要求快速降解的医疗器械产品，然而 PGA 脆性大、加工难度大。为了提高 PGA 的韧性和降低加工温度，可在 PGA 中引入柔性生物降解高分子。聚三亚甲基碳酸酯（PTMC）是一种聚碳酸酯弹性体，其力学强度低。GA 和 TMC 的共聚物可降低 PGA 的熔点，提高韧性和加工性能，P(GA-TMC)共聚物已经被研发用于可收血管夹、柔性缝合线（Maxon®）和骨科固定器械（Acufex®）。

22.1.3.2　聚乳酸（聚丙交酯，PLA）

PLLA 和 PDLLA 为两种不同旋光性的聚乳酸，PLLA 为左旋聚乳酸，PDLLA 为外消旋聚乳酸。PLLA 的 T_m 约为 175℃，结晶度的主要影响因素为分子量与加工条件（或参数）。由于 PLLA 比 PGA 具有更弱的亲水性，因此其降解速率较 PGA 更慢。力学性能方面，PLLA 拉伸强度高、断裂伸长率低、拉伸弹性模量高，

是力学性能优异的可吸收医用材料。PLLA 多用于骨固定器械，也可用于韧带修复与重建、药物洗脱支架、靶向药物运输等。医学美容产品中 PLLA 也得到了应用，可注射 PLLA 美容微球（Sculptra®），多用于面部法令纹的填充。由于 PDLLA 为无定形高分子，其强度低于 PLLA，并且体内缺乏将其降解产物中的 D 型乳酸催化代谢为二氧化碳和水的酶，因此 D 型乳酸在体内只能通过肾脏排除。PDLLA 降解速率比 PLLA 快，常用于药物运输载体和组织再生支架以及各类隔离膜产品。

22.1.3.3　乳酸和乙醇酸共聚物（PLGA）

不同单体摩尔比的 PLGA 可吸收缝线已经广泛应用于临床。PLGA10/90 为 L-LA 与 GA 的摩尔比为 10/90 的共聚物，是目前国内使用最广泛的可吸收手术缝线。Purasorb®、Vicryl®、VicrylRapid®、PANACRYL®等商业化的可吸收手术缝线均为不同单体比例的 PLGA 共聚物。PLGA 还广泛地应用于可吸收网片、硬脑膜、颅骨锁等多种可吸收医疗器械。PLGA 也是一种重要的药物载体材料，2020 版《中国药典》已将三种不同比例的 PLGA（85/15，75/25，50/50）作为药用辅料收录进入药典。可根据药物使用的需求将 PLGA 制成多种微纳米制剂（例如微球、纳米球和纳米纤维等），PLGA 性能可决定药物的释放参数。

22.1.3.4　聚己内酯（PCL）及其共聚物

PCL 由单体 ε-己内酯（ε-CL）通过开环聚合制得。PCL 是一种半结晶线性聚酯，T_m（~55℃）和 T_g（~–60℃）较低，易溶于多种有机溶剂（如二氯甲烷、甲苯等），可加工性好。PCL 的拉伸强度低，断裂伸长率高。ε-己内酯与消旋丙交酯的共聚产物 PCLA 具有更快的降解速率。ε-己内酯与 GA 共聚的 PCL-PGA 可用于手术缝合线（如 MONACRYL®），它的硬度比 PGA 小。PCL 和 PEG 的嵌段共聚物可作为药物载体用于药物的可控释放与递送。在 PGA 或 PLLA 中加入 ε-己内酯的成分，有利于提高共聚物的加工性能。PCL 用于在体内的降解时间长，常用于胃肠等强酸或弱碱性部位使用的各类可吸收医疗器械。

22.2　脂肪族聚酯可吸收医疗器械产品

22.2.1　可吸收医疗器械产品的应用范围

生物降解高分子医疗器械产品在手术缝合线、药物控制释放体系、骨科固定（骨钉、骨板等）及组织修复材料（无痕修复等）、心脏支架、血管容器、止血夹、人工血管、神经导管等方面得到了广泛的应用。

可吸收缝合线：脂肪族聚酯生物降解高分子可吸收缝线无须拆线，降解产物可通过新陈代谢排出体外，产品生物相容性良好，降解性能可控，已经大量应用于临床。

可吸收骨科类器械：传统骨修复器械材料为不锈钢或钛合金，这些材料的骨科器械在骨修复后需要进行二次手术取出。生物降解高分子可吸收骨科器械无须二次手术取出，在很大程度降低了患者身体和精神上的创伤。

可降解心脏支架：PLLA 可降解支架在支撑血管的同时还可以恢复血管的功能，解决了上一代载药支架面临的一些问题。PLLA 可降解心脏支架具有可缩短服药周期、防止血管再狭窄、降低二次创伤等优点。

颅骨修补用可吸收器械应用：金属材料目前仍是颅骨修补用主要材料，然而金属的腐蚀、导热性等并不利于颅骨的修复，同时对于未成年人，金属类颅骨修复器械不能随着孩子成长而长大，需要进行数次更换。聚甲基丙烯酸甲酯（PMMA）曾被用于颅骨修复，然而其生物相容性差，皮下积液感染率高，现在已很少使用。聚酯类生物降解高分子生物相容性好、可降解吸收，用作颅骨修复还可诱导骨细胞长入和血管的再生与生长，可再现缺损颅骨的完整性。

各类吻合器：传统吻合器采用钛钉连接，手术后钛钉留在体内，体内的金属残留对患者的生活会产生很大的影响。用聚酯类生物降解高分子替代钛钉制备的"吻合环"，其强度高，在体内 2 周左右可变为碎片，排出体外。在吻合环中加入硫酸钡，还可以在愈合过程中显影，监控愈合效果。生物降解高分子吻合环还可以降低患者的并发症风险。

医学美容产品：以填充胶原蛋白或玻尿酸为主的除皱美容整形需要新的材料予以补充。动物来源的胶原或玻尿酸（透明质酸）不仅存在免疫原性和过敏等风险，这类天然蛋白和多糖类生物降解高分子还存在降解时间短、体内吸收快等问题。聚酯类生物降解高分子不仅能够作为可注射微球消除法令纹，还在面部提拉、鼻梁垫高等方面有着广泛的应用。

22.2.2　我国可吸收医疗器械产品现状

国内近年来对可吸收医疗器械产品的需求旺盛，然而，即使是可吸收缝线这类非常成熟的可吸收医疗器械产品，国内还没有完全实现国产化，无论是树脂还是单丝或多股丝还几乎完全依赖进口。自主知识产权产品种类少，企业技术水平低，对创新产品研发积极性不高，产学研脱节、研究成果转化率低是普遍的问题。我国在可吸收骨修复用医疗器械方面走在了全行业的前列，已有长春圣博玛、天津博硕倍、武汉华威等几家企业取得了 CFDA 产品注册证。只有长春圣博玛具备从单体制备、聚合物合成到产品研发与生产可吸收医疗器械产品研发等全部主要环节的技术力量。

据不完全统计，国内生物降解高分子材料及可吸收医疗器械产品的市场将达到每年数十亿元甚至百亿元级。影响国内植入可吸收医疗器械产品发展的一个重要原因是目前国内几乎没有能够进行医用级生物降解高分子材料规模化生产的厂家。原材料几乎完全依赖进口的现状严重制约了我国可吸收医疗器械产品的发展，同时，全球可供应的医用级生物降解高分子在品种及型号上也很少（以荷兰普拉克、德国赢创为主），远远满足不了可吸收医疗器械在产品结构、用途、强度、性能等方面的多样化需求。

制约国内植入可吸收医疗器械产品发展的第二个因素是产品结构设计的滞后，可吸收医疗器械产品在使用的过程中要保证安全性，每个产品的结构设计都需要结合材料的性能、体内使用环境、使用时间、修复功能等进行长时间的验证和优化。目前国内可吸收医疗器械产品还处于对国外同类产品简单模仿阶段，自主创新能力严重不足，原因是缺乏同时具备材料、化学、生物医学和工程等交叉学科知识的专业技术人员。

制约国内可吸收医疗器械产品发展的第三个因素是加工技术落后。某些可吸收医疗器械产品等对材料的强度和韧性要求很高，目前产品的加工几乎都是通过挤出、注塑等热成型工艺，而生物降解高分子材料在热成型过程中极易降解，导致性能大幅度降低。如何获得保持材料高性能的创新性成型加工是拓宽可吸收医疗器械产品种类和使用范围的关键。

因此，要发展国产的可吸收医疗器械产品，需要从多个环节入手。首先是原材料方面，要从源头入手，设计合成新型医用级生物降解高分子材料，并拓展材料的种类和型号的多样性以满足产品多样化需求，同时发展医用级生物降解高分子原料的规模化制备技术，解决批次间性能差异大等技术难题；在产品方面，要转变产品的研发思路，摒弃单纯模仿国外同类产品的产品研发思路，结合临床使用需求，对产品结构进行改进、优化、重新设计，并结合新型成型加工技术，才可能实现可吸收医疗器械产品的创新性突破。

22.3 可吸收医疗器械产品的研发

任何一个可吸收医疗器械产品的研发都是涉及知识产权、产品结构、材料性能以及加工工艺等全方位的各个环节，任何一个环节存在的问题都会导致产品研发工作的失败。因此，要研发一个具有自主知识产权的可吸收医疗器械产品，需要汇聚从事结构、材料以及加工等方面的多工种研发人员的协同努力才能顺利完成。

22.3.1　可吸收医疗器械的研发流程

本节在我们前期可吸收医疗器械产品研发经验的基础上，以设想研发某个具有自主知识产权的可吸收医疗器械产品为例说明其流程。产品结构及研究方案的确定是研发一个可吸收医疗器械产品需要进行的第一步工作，其包括国内外专利的检索和同类产品结构、性能及应用情况调研。国内外专利的检索可以使研发的创新产品及时受到专利的保护，避免未来上市后的知识产权纠纷。现有上市产品的调研可以使研发人员更了解产品的情况，对其产品结构特点对其体内功能实现的贡献、产品使用情况、用户反馈意见、产品的优势和不足等各方面有全面的了解，为所研发的新产品结构优化、功能提升以及市场推广切入点等提供依据和参考。

一个可吸收医疗器械产品能否实现其功能，主要取决于其生物降解高分子的性能。生物降解高分子材料的性能受制备条件、组成、结构、分子量、分子量分布等多种因素的影响，因此，在材料选择上要综合考虑材料的上述参数。除了性能方面的要求外，原材料及医疗器械产品的可实施性也是重要的考虑因素。如体内使用的产品在满足使用功能的情况下，需要其能尽快降解并被人体吸收代谢，这样就可以缩短未来产品的临床试验观察期，加快产品的上市时间，同时降低研发成本。因此，在满足同等使用性能的条件下，选择哪一类聚酯类生物降解高分子才使产品具有最优的性能是必须要考虑的问题。

由于聚酯类生物降解高分子大部分是通过挤出、注塑等热成型工艺加工，加工工艺的确定也是产品获得成功的一个重要条件。以注塑工艺为例，就涉及注塑模具的设计、注塑机的选择、加工参数的确定等诸多方面。热流道、半热流道、冷流道等设计要充分考虑物料的特性与制品的特点的情况下，对其进行优化后确定。柱塞式、螺杆式、螺杆结合柱塞式等不同注塑机对于原料树脂的降解、物料的流动性、产品的外观等存在不同的影响，这也需要在确定关键参数的情况下选择合适的注塑机。温度、压力、物料受热时间、模具冷却方式、保压时间等加工参数也是产品成型过程中必须结合物料特性和设备特点进行确定。

总之，要获得一个新型的可吸收医疗器械产品，是一个涉及生物降解高分子分子结构设计与制备、产品结构设计与优化、设备选型与加工工艺等各个方面的系统工程，其中任何一个环节的出错就将导致产品研发的失败。

22.3.2　几类代表性可吸收医疗器械产品

本节介绍几种基于脂肪族聚酯材料体系的可吸收医疗器械产品。

22.3.2.1　组织结扎夹

组织结扎夹用来闭合血管或胆管等管状组织，在普外科手术如胆囊切除，胆囊管及胆囊动脉阑尾切除，阑尾系膜胃肠手术，肠系膜、网膜血管肝脏手术，处理肝内小血管、胆管，妇产科手术如子宫切除、子宫动脉卵巢切除、卵巢悬韧带，泌尿外科如肾脏切除、肾动脉、肾静脉及输尿管等手术中大量使用。

目前临床使用的组织结扎夹产品主要有钛合金、不可吸收的聚甲醛（POM）以及可吸收生物降解高分子等三类材料组成。国内目前上市的可吸收组织结扎夹产品只有三种，分别为美国柯惠的 Laproclip（已被美敦力收购）、美国强生的 Absolok 以及杭州圣石的速丰。柯惠 Laproclip 进入国内市场早，推广力度大，在中国可吸收组织结扎夹市场中占有份额最大。可吸收组织结扎夹在国内每年的销量以＞15%的速率增长。对于不可吸收 POM 材料的组织结扎夹，CFDA 已经批了近 12 张产品注册证，生产企业主要集中在浙江和江苏，年销售数量已超过千万枚。可吸收组织结扎夹可完全替代不可吸收的 POM 组织结扎夹，据此估计，可吸收组织结扎夹可拓展的市场高达数千万。

Laproclip 和速丰均采用内外夹的双层结构，Laproclip 的内外夹材料分别为 P(GA-TMC)和 PGA，速丰的外夹为 PGA，内夹为聚对二氧环己酮（PDO）。Laproclip 产品在国内尚未申请专利，尽管外夹 PGA 的材料可以从国外购买，然而内夹的 P(GA-TMC)却难以采购到。国内已有几家公司正在研发 P(GA-TMC)生物降解高分子材料。圣石速丰以 PDO 替代 P(GA-TMC)作为内夹材料，产品已申请专利，圣石速丰的原材料也是从国外厂家采购。强生 Absolok 以 PDO 为原料，采用卡扣式单层结构。在组织夹受力闭合的使用过程中会发出"咔嚓"声，提醒医生组织夹已闭合，临床医生普遍反映 Absolok 使用起来更为方便。强生已为 Absolok 在中国申请了专利保护，因此，仿制 Absolok 的医疗器械公司较少。

为研发改进的双层结构可吸收组织结扎夹，首先分别设计合成了外夹 PGA 和内夹 P(GA-TMC)两类聚酯类生物可降解高分子，然后分别在柱塞式和螺杆式两种微型注塑机上进行实验，进行了内外夹的成型加工。产品在强度、柔韧性、降解时间等各方面达到要求。产品外观与柯惠 Laproclip 如图 22-2 所示。在此基础上，进一步推进了该类产品的研发，已合成性能优异的 PGA 共聚物新型脂肪族聚酯类生物降解高分子，将其应用于单层卡扣式结构可吸收组织结扎夹产品的研发。

22.3.2.2　补片

最常用的为疝修补补片。疝气是人体内脏器离开其正常解剖位置，由周围组织的空隙进入另一部位而形成的，如不及时治疗可能会危及患者生命。疝修补片主要用于腹壁疝的修补，通过网状补片的托举使移位的脏器回到正常的解

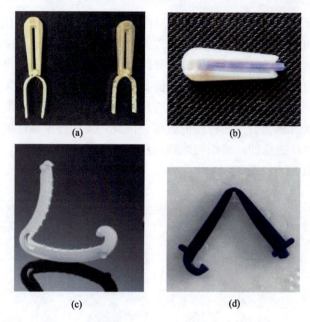

图 22-2　各种组织结扎夹

（a）柯惠 Laproclip（左图）与仿制的样品（右图）；（b）圣石速丰；（c）强生 Absolok；
（d）不可吸收聚甲醛的 HemoLock

剖位置。疝气补片最早是由聚对苯二甲酸乙二醇酯（PET）、膨体聚四氟乙烯（ePTFE）和聚丙烯（PP）等不可吸收的高分子材料单丝和多股丝编织成网片。这类高分子材料的补片在体内不能降解。长期植入的不可吸收补片容易导致纤维化、细菌感染、组织粘连、复发、瘘管形成、长期疼痛等问题，并且患者的舒适度感觉不好。完全可吸收的补片主要使用的生物降解高分子由 PGA、PLGA、P(GA-TMC)、PHB 等生物降解高分子构成，这些可吸收疝气补片可在体内完全降解，降解产物可被体内吸收，不会产生组织粘连等问题。然而完全可吸收疝气补片的复发率高，并且不适用于儿童，会抑制组织的正常生长。

　　复合补片是将生物降解高分子单丝与不降解高分子单丝混合编织成部分可吸收复合网片，利用不可吸收单丝网片起到对疝气的长期托举作用，生物降解高分子单丝在降解被人体吸收后可减轻补片的重量，增加患者的术后舒适度，同时，降解产物的酸性还在一定程度上起到了抑菌的作用。为了防止术后的组织粘连，可在部分可吸收复合网片上涂覆一层可吸收生物降解高分子薄膜，在体内利用薄膜隔离组织，在愈合过程中起到防粘连作用，待伤口愈合后薄膜降解，降解产物被人体吸收代谢。为了增加网片与人体组织的摩擦，防止补片在体内移位，可通过编织工艺的设计，对可吸收生物降解高分子单丝纤维在后期定型处理前进行熔断，得到具有大量单丝断点的复合网片，在植入体内后，增大补片与组织的摩擦，防止移位。

　　要获得生物降解高分子纤维用于疝气补片的编织，需要对合成的生物降解高分子进行熔融挤出纺丝，然后与聚丙烯纤维进行混编，制备部分可吸收复合疝气补片。需熔断的复合补片使用的生物降解高分子通常为 PLLA，由于 PLLA 单丝在卷绕前需经一定程度的拉伸取向才具有较好的强度用于编织强度，然后熔断过程 PLLA 的单丝纤维会有一定程度的收缩。因此，要获得摩擦性能好的部分可吸收复合补片，单丝的拉伸，编织与熔断过程需要相互协调、配合，才能获得性能优良的补片（图 22-3、图 22-4）。

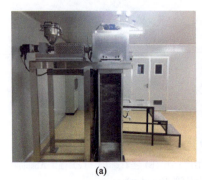
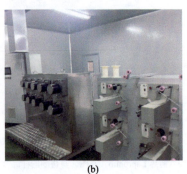

(a)　　　　　　　　　　　　　　　　(b)

图 22-3　PLLA 的纺丝设备

（a）熔融挤出部分；（b）牵引和卷绕部分

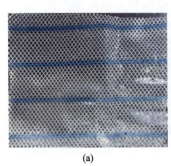
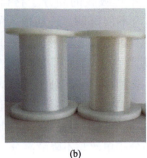
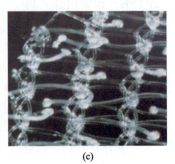

(a)　　　　　　　　　　　(b)　　　　　　　　　　　(c)

图 22-4　部分可吸收复合补片

（a）带隔离膜的补片，蓝色部分为可吸收单丝；（b）纺出的 PLLA 单丝；（c）具有多处 PLLA 断点的部分可吸收复合补片

　　部分可吸收复合补片中用于隔离作用的膜通常由聚乳酸和聚(ε-己内酯)的共聚物（PLCL）组成，可通过调节两者的比例调控隔离膜的强度、硬度和降解时间。膜太硬不利于手术操作，膜太软在体温下会收缩，影响补片的使用效果。

22.3.2.3　骨修复类可吸收器械产品

可吸收骨固定物（骨钉、骨板等）在颅骨、肋骨、关节、韧带等非承力部位的修复过程中使用越来越多。它们无须二次手术，降低了医疗费用，减轻了患者的负担和痛苦，可吸收骨固定物生物相容性好，对组织无刺激，能被人体 100% 完全吸收，在体内缓慢降解，强度逐渐降低，最终降解为二氧化碳和水。传统金属类骨科医疗器械产品生产企业由于成本升高、价格下降、同质化严重、产品竞争激烈等因素面临转型，很多企业将产品锁定在可吸收骨固定产品。CFDA 已经向武汉华威、中科迪康、日本冈子、芬兰百优、日本他喜龙、长春圣博玛、天津博硕贝等发放可吸收骨固定产品注册证。可吸收骨固定产品大多采用左旋聚乳酸（PLLA）材料。

纯聚乳酸类可吸收骨钉使用过程中发现几个问题：①聚乳酸降解后形成的空洞骨组织无法完全长入，会留下部分的空洞，从而降低新骨的强度，使此部位容易再次骨折；②聚乳酸降解产物呈酸性，容易引起因酸性导致的体内炎症反应，进一步阻碍骨的愈合与修复；③聚乳酸对热非常敏感，通常采用的熔融注塑加工的受热过程会使聚乳酸快速热降解，大大降低聚乳酸的分子量，同时聚乳酸结晶慢，在产品冷却过程中无法形成有效的结晶、提高强度，这两方面的因素导致了聚乳酸类产品的低强度。

为了克服上述问题，研究人员在聚乳酸类可吸收骨固定装置中引入钙磷陶瓷，利用钙磷陶瓷与骨组织相近的无机成分促进骨组织的再生和愈合，同时利用钙磷陶瓷的碱性中和聚乳酸降解产物的酸性，在防止骨修复中空洞产生的同时还可以弱化或避免炎症反应。通常这类钙磷陶瓷/聚乳酸复合物可吸收骨固定装置由两种方式制备：一种是将陶瓷粉末与聚乳酸颗粒直接共混，加热将聚乳酸熔融后直接注塑；另一种是以羟基磷灰石钙磷陶瓷表面的羟基引发丙交酯的开环聚合，先制备羟基磷灰石/聚乳酸复合物，然后将复合物与聚乳酸共混后注塑成型。然而无论是直接共混还是聚合后共混，注塑成型的钙磷陶瓷/聚乳酸可吸收骨固定装置中钙磷陶瓷的重量比都很低，复合骨固定装置的强度随着钙磷陶瓷比例的增加而急剧降低，低强度则难以满足器械使用要求。

我们在可吸收骨钉的研发过程中为了增加 PLLA 骨钉的强度，对注塑后的 PLLA 骨固定产品进行了后期的诱导结晶，控制 PLLA 晶粒的大小，从而提高了 PLLA 可吸收骨钉的抗弯强度，但如 PLLA 晶粒成长太大，会导致产品的脆性增加（图 22-5）。提高 PLLA 骨钉强度的另一项措施是提高 PLLA 的黏度（分子量），然而高黏度的 PLLA 在注塑加工过程中流动性差，须升高加工温度增加其流动性，而温度的增加会加速 PLLA 的降解。因此，如何调控 PLLA 的晶粒生长或确定加工温度和 PLLA 热降解的平衡点，是获得高强度 PLLA 骨钉需解决的关键问题。

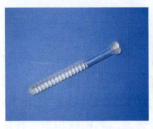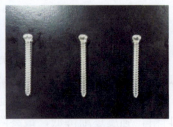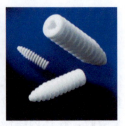

图 22-5　可吸收骨钉

左，百优产品；中，注塑且增强的 PLLA 骨钉；右，HA/PLLA 复合骨钉

22.3.2.4　脂肪族聚酯类止血海绵

可吸收止血产品是使用最广泛和使用量最大的医疗器械产品之一。目前国内外可吸收止血产品主要分为三类：止血粉、止血纱布、止血海绵。止血粉已由明胶、胶原、壳聚糖等动物来源性材料发展为淀粉等植物来源性天然高分子。改性淀粉微球通过破坏淀粉分子内和分子间氢键后，乳化交联，提高吸水性和吸水膨胀率，达到止血目的。改性淀粉止血微球产品有德国 BEG 的 HaemoCer^{TM}、美国 Medafor 的 Arista^{TM}。体内可吸收止血纱布以强生速即纱为代表，其成分为羧甲基纤维素钠，将其纺成纤维后，编织成大孔的纱布，使用时揉成一团，可适用于多种创伤的止血。

合成吸水性脂肪族聚酯类生物降解高分子在止血材料的应用中也取得了重要突破。荷兰保佳力公司的纳吸棉以聚酯类合成生物降解高分子为原料，通过冷冻干燥工艺，制备具有多孔结构、孔隙率高、膨胀性好、压缩比高、吸水性好的止血海绵。这也是全球唯一一款以亲水性合成聚酯类生物降解高分子材料为原料的止血海绵，已在国内应用于耳鼻等管腔微创手术后的止血。此产品的柔顺性好且海绵的多孔结构以及吸水膨胀的特性，可以挤压堵塞血管，提高止血效果，同时产品降解产物为黏性液体，可自动从耳鼻等腔道中流出或被人体吸收。合成亲水性聚酯类生物降解高分子作为止血材料具有的优势为：①合成生物降解高分子材料已被中国国家食品药品监督管理总局（现为国家市场监督管理总局）和美国 FDA 批准用于多种体内可吸收医疗器械产品多年，安全性有足够的保障；②产品柔顺性好，使用方便，对体内受伤的组织和血管无损伤；③吸水率和吸水膨胀性可根据产品的成分进行调节，满足不同的环境使用需求；④由化学合成制备，产品性能和质量的稳定性可保证。

以亲水性脂肪族聚酯为材料的新型合成生物降解高分子可吸收止血海绵如图 22-6 所示。与纳吸棉相比，该产品采用了新的聚合方法，可根据体内使用部位的特点调节产品的降解速率、海绵强度、吸水率和吸水速率。

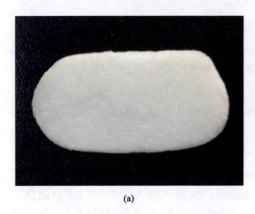
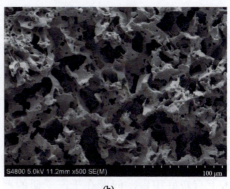

(a) (b)

图 22-6　止血海绵实物照片（a）与扫描电镜照片（b）

22.3.2.5　手术缝合线

可吸收手术缝线用到的材料主要有两类，动物来源性的胶原和合成聚酯类生物降解高分子。动物胶原来源的可吸收缝线在生物相容性、诱导组织修复和再生方面拥有巨大的优势，然而其潜在的免疫原性和过敏性是其使用时面临的主要风险。生物降解性聚酯的酸性降解产物导致的炎症是合成生物降解高分子手术缝线使用中面临的主要问题，最早的以 PGA 为原料的可吸收缝线尤为明显，随着合成生物降解材料的改进，降解产物酸性导致的炎症已经在很大程度上得以避免。不仅限于 PGA 的大量生物降解性脂肪族聚酯共聚物占据了大量的可吸收缝线的市场。PGLA（9/10）为现在最为普遍的合成可吸收缝线材料，其组成中 GA 为 90%，LLA 为 10%。

国内可吸收缝线厂家的供应基本以韩国三洋和梅塔两个厂家为主，要么销售树脂原料给国内厂家自己纺丝，要么售卖纺好的纤维。韩国公司控制了从单体（GA，LA）原料到树脂（PGLA）粒料，直至 PGLA 纤维的整个国内可吸收缝线产品市场的各个环节，其可吸收缝线相关产品仅在国内每年的销量就达到数十吨，已形成规模效应。

国内生物降解高分子可吸收缝线产品的竞争主要是成本的竞争，然而，除去成本竞争以外，新产品的设计与开发也可创造脱颖而出的机会。美国强生公司近几年推出的带有锯齿的可吸收缝线，其销售价格可达普通可吸收缝线价格的十倍，该产品通过锯齿状的新结构设计，避免了缝线在使用过程中的滑移，能够更好地固定缝合的组织。国内已有类似结构设计的不可吸收尼龙缝线产品上市。

22.4　展望

整体看来，国内可吸收医疗器械产品市场的现状为：①需求旺盛、国产产品供应严重不足；②原材料（包括单体和树脂）供应量小，尚未形成规模，几乎完全受制于人；③国内原创性产品很少，技术水平还停留在对国外产品的仿制层面上，缺乏独立的产品设计能力；④产品加工技术水平低，即使是模仿的产品，无论是精度还是外观均有不小的差距。

发展我国的可吸收医疗器械产品市场，首先要从最基础的单体和树脂原料的生产入手，以解决原材料的供应和工艺问题。在这个方面，我国已经建立数千吨级的工业化生物降解高分子（PLA 和 PGA）的生产线，是令人鼓舞的。我国的科研人员每年发表大量与合成生物降解高分子相关的研究论文，说明材料的制备技术上有较好积累，问题在于产学研的严重脱节，大量科研人员关起门来只做自己感兴趣的研究，市场需要什么，如何解决实际生产过程中遇到的问题，这些科研人员往往不够了解。医疗器械企业对产品开发很有兴趣，然而受自身研发水平和技术力量的限制，不易单方面做出创新性的可吸收医疗器械产品。产品发展战略的短视也是企业没有动力开发新产品的重要原因。

除了解决原材料问题以外，医用材料的功能改进也很重要。这方面需要材料科学工作者与生物医学研究人员以及临床医生的合作努力。新产品的结构设计和加工技术的问题可以通过产品结构工程师与临床医生的合作，医疗器械厂家引进新型材料加工技术等方式得到解决。

总之，可吸收医疗器械产品的发展，需要跨学科、跨专业、跨行业的各方面资源的碰撞、交叉、融合，需要进一步加强产、学、研、医的结合，才可能创造出具有竞争力的新型可吸收医疗器械产品。

参 考 文 献

[1] Tian H, Tang Z, Zhuang X, Chen X, Jing X. Biodegradable synthetic polymers: Preparation, functionalization and biomedical application. Progress in Polymer Science, 2012, 37(2): 237-280.

[2] 崔文瑾, 贝建中, 王身国. 聚丙交酯及其共聚物的研究进展. 高分子通报, 2005, 5: 16-23.

[3] Lasprilla A J R, Martinez G A R, Lunelli B H, Jardini A L, Filho R M. Poly-lactic acid synthesis for application in biomedical devices: A review. Biotechnology Advances, 2012, 30(1): 321-328.

[4] Williams C K. Synthesis of functionalized biodegradable polyesters. Chemical Society Reviews, 2007, 36(10): 1573-1580.

[5] Jérôme C, Lecomte P. Recent advances in the synthesis of aliphatic polyesters by ring-opening polymerization. Advanced Drug Delivery Reviews, 2008, 60(9): 1056-1076.

[6] Stjerndahl A, Wistrand A F, Albertsson A C. Industrial utilization of tin-initiated resorbable polymers: Synthesis on a large scale with a low amount of initiator residue. Biomacromolecules, 2007, 8(3): 937-940.

[7] Lou X, Detrembleur C, Jérôme R. Novel aliphatic polyesters based on functional cyclic (Di) esters. Macromolecular Rapid Communications, 2003, 24(2): 161-172.

[8] Zhou S, Deng X, Yang H. Biodegradable poly(ε-caprolactone)-poly(ethylene glycol) block copolymers: Characterization

and their use as drug carriers for a controlled delivery system. Biomaterials, 2003, 24(20): 3563-3570.

[9]　Pang X, Zhuang X, Tang Z, Chen X. Polylactic acid (PLA): Research, development and industrialization. Biotechnology Journal, 2010, 5(11): 1125-1136.

[10]　Dubois P, Jacobs C, Jerome R, Teyssie P. Macromolecular engineering of polylactones and polylactides. 4. Mechanism and kinetics of lactide homopolymerization by aluminum isopropoxide. Macromolecules, 1991, 24(9): 2266-2270.

[11]　Pappalardo D, Annunziata L, Pellecchia C. Living ring-opening homo- and copolymerization of ε-caprolactone and L-and D, L-lactides by dimethyl(salicylaldiminato) aluminum compounds. Macromolecules, 2009, 42(16): 6056-6062.

[12]　Masanobu A, Katashi E, Kazuhiko S, Akihiro Y. Basic properties of polylactic acid produced by the direct condensation polymerization of lactic acid. Bulletin of the Chemical Society of Japan, 1995, 68(8): 2125-2131.

[13]　张昌辉, 赵霞. 脂肪族聚酯可降解材料的研究进展. 塑料科技, 2008, 36(3): 84-87.

[14]　Gross R A, Ganesh M, Lu W. Enzyme-catalysis breathes new life into polyester condensation polymerizations. Trends in Biotechnology, 2010, 28(8): 435-443.

[15]　Matsumura S, Mabuchi K, Toshima K. Lipase-catalyzed ring-opening polymerization of lactide. Macromolecular Rapid Communications, 1997, 18(6): 477-482.

[16]　Matsumura S, Mabuchi K, Toshima K. Novel ring-opening polymerization of lactide by lipase. Macromolecular Symposia, 1998, 130(1): 285-304.

[17]　Patil D R, Rethwisch D G, Dordick J S. Enzymatic synthesis of a sucrose-containing linear polyester in nearly anhydrous organic media. Biotechnology and Bioengineering, 1991, 37(7): 639-646.

[18]　Yup L S. Bacterial polyhydroxyalkanoates. Biotechnology and Bioengineering, 1996, 49(1): 1-14.

[19]　陈国强, 张广, 赵锴, 田格, 陈金春, 吴琼. 聚羟基脂肪酸酯的微生物合成、性质和应用. 无锡轻工大学学报, 2002, 21(2): 197-208.

[20]　Madhavan N K, Nair N R, John R P. An overview of the recent developments in polylactide (PLA) research. Bioresource Technology, 2010, 101(22): 8493-8501.

[21]　Sarasua J R, Prud'homme R E, Wisniewski M, Le Borgne A, Spassky N. Crystallization and Melting Behavior of Polylactides. Macromolecules, 1998, 31(12): 3895-3905.

[22]　王身国. 生物降解高分子: 一类重要的生物材料　1. 脂肪族聚酯的本体改性. 高分子通报, 2011, 10: 1-14.

[23]　Dong Y, Liao S, Ngiam M, Chan C K, Ramakrishna S. Degradation behaviors of electrospun resorbable polyester nanofibers. Tissue Engineering Part B: Reviews, 2009, 15(3): 333-351.

[24]　Zhang K, Yin A, Huang C, Wang C, Mo X, Al-Deyab S S, El-Newehy M. Degradation of electrospun SF/P(LLA-CL) blended nanofibrous scaffolds in vitro. Polymer Degradation and Stability, 2011, 96(12): 2266-2275.

[25]　Suming L. Hydrolytic degradation characteristics of aliphatic polyesters derived from lactic and glycolic acids. Journal of Biomedical Materials Research, 1999, 48(3): 342-353.

[26]　He B, Wan Y, Bei J, Wang S. Synthesis and cell affinity of functionalized poly(L-lactide-co-β-malic acid) with high molecular weight. Biomaterials, 2004, 25(22): 5239-5247.

[27]　Oh S H, Kang S G, Kim E S, Cho S H, Lee J H. Fabrication and characterization of hydrophilic poly(lactic-co-glycolic acid)/poly(vinyl alcohol) blend cell scaffolds by melt-molding particulate-leaching method. Biomaterials, 2003, 24(22): 4011-4021.

（何　斌　蒲雨吉）

第23章

面向产业化的医用材料生物学评价

摘要： 面向产业化的医用材料生物学评价，即生物相容性评价，针对直接和人体接触或体内使用的生物医用材料提供了一套系统完整的生物学评价程序和方法。进行医疗器械的生物学评价，核心是测定和人体接触的医疗器械的材料引起的潜在毒性的程度。构成医疗器械的材料可能直接或通过释放一些物质引起局部或全身生物学反应、引发肿瘤、产生生殖和发育毒性反应。为了确保医疗器械临床使用的安全性，必须进行生物学评价。通过系统的体外试验和体内试验评价生物医用材料对细胞和动物体可能潜在的有害作用，并通过评价预期其在临床使用的安全性，将风险降低到最低程度。

生物学评价是建立在试验基础上并结合医疗器械风险管理过程进行评价和试验。目前，生物医用材料安全性评价主要是采用医疗器械生物学评价系列标准，即国际标准化组织（ISO）制定的 10993 系列标准，国内已经转化为国家标准GB/T 16886 系列标准。医疗器械的生物学评价应选择合适的试验进行评价，在试验选择时应考虑材料的化学特性以及与人体接触的性质、程度、频次和时间。

Abstract: Biological assessment of materials for medical translation, namely, biocompatibility assessment is aimed at providing a systematic and complete procedure and method for biomedical materials directly in contact with body or used *in vivo*. Biological evaluation of biomedical devices is to determine the potential toxicity of the materials contacted with the body. Biomedical materials can cause local or systemic biological reactions, trigger tumors, and lead to reproductive and developmental toxicities by directly in contact with body or by releasing some substances. In order to ensure the safety of clinical use, biological evaluation tests must be carried out. The potential harmful effects of biomedical materials on cells and animals can be evaluated by systematic *in vitro* and *in vivo* tests, and to expect the safety in clinical use to minimize the risk of the biomedical materials.

Biological evaluation is based on experiments and combined with the risk management process of medical devices to evaluate and test the biomedical materials. At present, the safety evaluation methods for biomedical materials are mainly based on a series of standards for biological evaluation of medical devices — the 10993 series standards formulated by the World Organization for Standardization (ISO), which has been translated into the national standard GB/T 16886 series standards in China. Biological evaluation of medical devices should be carried out by choosing appropriate tests, and the chemical properties of materials and the implantation environment should be taken into account in the selection of tests.

23.1　生物医用材料和机体的相互作用

当生物医用材料或器械与机体接触或植入人体后材料会对机体产生作用，同时机体也会对材料产生影响。材料或器械通过机械作用、渗透溶出、降解产物等对宿主产生局部和全身生物学反应，宿主对这种反应的容忍程度称为生物相容性。材料对机体的生物反应性越小表明材料的生物相容性越好，反之则生物相容性越差。同时宿主的体内组织细胞、酶、自由基以及物理作用也会对材料产生影响，引起材料物理性能、化学性质的改变。人们把宿主对材料的影响称为材料的生物稳定性。材料在体内理化性能变化越小，生物稳定性越好。材料在体内理化性能变化越大，则材料的生物稳定性越差。生物医用材料和机体的相互作用如图 23-1 所总结。

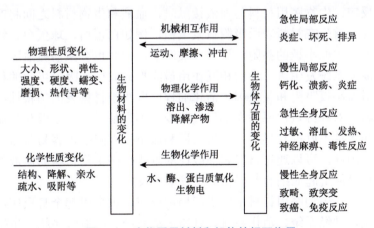

图 23-1　生物医用材料和机体的相互作用

生物医用材料与人体接触或植入人体后的生物学反应是一个非常复杂的过

程，主要有四种生物学反应：组织反应、免疫反应、血液反应和全身反应。以下逐一进行简要介绍。

组织反应：当生物材料与人体组织接触时，局部组织会把材料作为外来异物产生机体防御反应。在早期植入物周围组织中将出现中性白细胞、淋巴细胞、巨噬细胞，发生不同程度的急性炎症反应，如果材料有毒性物质渗出，则会出现严重的炎症反应或组织细胞的坏死。随着是时间的延长，材料被淋巴细胞、成纤维细胞和胶原蛋白纤维包裹，细胞成分逐渐消失，最终形成纤维性包囊，将材料和组织隔离开来。生物相容性不佳的材料会持续刺激周围组织引起慢行炎症反应。组织反应主要表现为炎症和肿瘤。生物材料引起的炎症一般是无菌性炎症，如果材料灭菌不彻底也会引起细菌性炎症。生物材料也会通过物理机械刺激和有毒小分子物质的渗出引起组织细胞的过度增生，逐渐发展成肿瘤。

免疫反应：人体的免疫系统是机体的防御保护机制，功能主要有两种：一是非特异性免疫反应，二是特异性免疫反应。临床已经证实有的生物医用材料会有免疫毒性反应，表现形式有：Ⅰ型速发型超敏反应；Ⅱ型细胞毒性超敏反应；Ⅲ型免疫复合物型超敏反应；Ⅳ型迟发型超敏反应。而医疗器械生物学评价方法中的迟发型超敏反应主要反映了Ⅳ型超敏反应。速发型超敏反应可见于胶乳产品引起的反应，主要是由胶乳中的植物防御蛋白所引起。细胞毒性超敏反应可见于含有活细胞的组织工程产品。免疫复合物超敏反应可见于采用猪或牛血制备的纤维蛋白原和凝血酶双组分止血产品。迟发型超敏反应可见于含有镍的金属材料产品。

血液反应：生物医用材料与血液接触时，血液和生物材料之间将产生一系列生物反应。首先在材料表面吸附血浆蛋白，例如白蛋白、球蛋白、纤维蛋白原等，接着发生血小板的黏附、聚集并被激活，同时也会激活凝血因子，随后血小板和凝血系统发生进一步的相互作用最终形成血栓。吸附蛋白的种类和数量，以及对血小板吸附和凝血因子活化的程度取决于材料表面的特性，血液相容性好的材料对纤维蛋白原和血小板吸附少，不容易激活血小板和凝血因子，反之血液相容性不好的材料对纤维蛋白原和血小板吸附多，容易激活血小板和凝血因子。因此，可以通过材料表面改性的方式提高生物材料的血液相容性。生物材料也可能引起血细胞的损伤而引发溶血反应。

全身反应：生物医用材料不仅引起局部反应，也会引起全身反应，可以累及呼吸系统、神经系统、消化系统、骨骼运动系统、心血管系统、生殖发育系统以及其他人体组织器官。发热反应也是生物材料引起全身反应的表现之一，称之为材料介导的发热反应。

23.2　生物医用材料的生物相容性

材料具备生物相容性是指材料在机体的特定部位不会引起不可接受的负面反应，包含组织相容性和血液相容性两个大的方面。根据国际标准化组织的解释，生物相容性是指生命体组织对非活性材料产生反应的一种性能，一般是指材料与宿主之间的相容性。生物材料植入人体后，对特定的生物组织环境产生影响和作用，生物组织对生物材料也会产生影响和作用。只要植入物未被移除或显著降解，这种相互作用最终可能会达到平衡。

影响生物材料生物相容性的因素有：材料表面的特性，材料和机体接触首先通过材料的界面发生作用，因此材料表面的拓扑结构、化学成分、亲疏水性、电荷特性等都会影响材料的生物相容性；用于医疗器械的聚合物材料中往往还含有稳定剂、滑润剂、抗氧化剂、单体、增塑剂和微量污染物，这些成分可以迁移到周围的环境中，也能影响材料的生物相容性。医用管道的黏合剂如四氢呋喃、1, 2-二氯乙烷和四氯化碳等的残留会有毒性反应；医用生物材料的交联剂如戊二醛、甲醛残留也会引起不良反应；材料的热效应，特别是骨水泥材料在聚合时会产生聚合热，如果温度过高会对局部组织产生热损伤；材料的降解产物，例如聚乳酸类材料在体内降解产物乳酸，当短时间内产物的量很大而人体不能及时代谢时，导致局部酸性环境，一部分人会发生无菌性炎症反应；材料和体内物质的反应产物，例如含镍的金属材料，释放的金属镍离子和体内蛋白结合形成完全抗原引起超敏反应；物理和机械作用，人工关节磨损产生的颗粒物质，会引起局部组织的炎症反应；机械故障，例如心脏瓣膜的卡瓣和瓣膜损伤也会引起严重的生物学反应。

生物相容性评价是针对直接和人体接触或体内使用的生物医用材料，提供一套系统完整的生物学评价程序和方法[1-3]。通过体外试验和体内试验评价生物医用材料对细胞和动物体可能潜在的有害作用，并通过试验综合评价预期在临床使用的安全性，将风险降低到最低程度。

对于器械研制过程中采用的生物材料，为了确保在临床使用的安全性，在物理和化学性能、加工性能和灭菌性能等有效性满足要求后，还必须进行生物学评价。生物学评价是建立在充分的科学试验基础上、结合医疗器械风险管理过程进行的合乎共识和标准的试验。

23.3　生物医用材料生物学评价标准

生物医用材料安全性评价主要是采用医疗器械生物学评价系列标准，即国际标准化组织（ISO）制定的 10993 系列标准，国内已经转化为国家标准 GB/T 16886

系列标准[4-6]。ISO 10993 系列标准由 ISO 194 技术委员会制定，目前 194 技术委员会已经制定了 21 个标准，其目录如下：

GB/T 16886.1（ISO 10993-1，IDT）医疗器械生物学评价　第 1 部分：风险管理过程中的评价与试验

GB/T 16886.2（ISO 10993-2，IDT）医疗器械生物学评价　第 2 部分：动物保护要求

GB/T 16886.3（ISO 10993-3，IDT）医疗器械生物学评价　第 3 部分：遗传毒性、致癌性和生殖毒性试验

GB/T 16886.4（ISO 10993-4，IDT）医疗器械生物学评价　第 4 部分：与血液相互作用试验选择

GB/T 16886.5（ISO 10993-5，IDT）医疗器械生物学评价　第 5 部分：体外细胞毒性试验

GB/T 16886.6（ISO 10993-6，IDT）医疗器械生物学评价　第 6 部分：植入后局部反应试验

GB/T 16886.7（ISO 10993-7，IDT）医疗器械生物学评价　第 7 部分：环氧乙烷灭菌残留量

GB/T 16886.8（ISO10993-8，IDT）医疗器械生物学评价　第 8 部分：生物学试验参照样品的选择和定性指南

GB/T 16886.9（ISO 10993-9，IDT）医疗器械生物学评价　第 9 部分：潜在降解产物的定性与定量框架

GB/T 16886.10（ISO 10993-10，IDT）医疗器械生物学评价　第 10 部分：刺激与迟发型超敏反应试验

GB/T 16886.11（ISO 10993-11，IDT）医疗器械生物学评价　第 11 部分：全身毒性试验

GB/T 16886.12（ISO 10993-12，IDT）医疗器械生物学评价　第 12 部分：样品制备与参照样品

GB/T 16886.13（ISO 10993-13，IDT）医疗器械生物学评价　第 13 部分：聚合物医疗器械降解产物的定性与定量

GB/T 16886.14（ISO 10993-14，IDT）医疗器械生物学评价　第 14 部分：陶瓷降解产物的定性与定量

GB/T 16886.15（ISO 10993-15，IDT）医疗器械生物学评价　第 15 部分：金属与合金降解产物的定性与定量

GB/T 16886.16（ISO 10993-16，IDT）医疗器械生物学评价　第 16 部分：降解产物和可溶出物的毒代动力学研究设计

GB/T 16886.17（ISO 10993-17，IDT）医疗器械生物学评价　第 17 部分：可

沥滤物允许限量的确立

ISO 10993-18　医疗器械生物学评价　第 18 部分：材料化学表征

ISO/TS 10993-19　医疗器械生物学评价　第 19 部分：材料物理化学、形态学和表面特性表征

ISO/TS 10993-20　医疗器械生物学评价　第 20 部分：医疗器械免疫毒理学试验原则与方法

ISO/CD 10993-21　生物医学材料生物学评价标准编写指南

由于 GB/T 16886（ISO 10993）医疗器械生物学评价标准不断在更新，建议在采用这些标准时应使用这些标准的最新版本。

23.4　生物学评价试验选择和评价原则

尽管在本书中使用材料或医用生物材料这样的术语，但因无论国内还是国外政府批准的是以终产品形式提供的医疗器械产品，而不是用于制造医疗器械的每个材料，因此生物学评价按照医疗器械法规的要求是对终产品的评价。最终医疗器械的生物相容性不仅取决于材料，也取决于材料的加工、生产方式（包括灭菌方法）、可能存在于终产品的加工残留物。因此在本书中的材料或医用生物材料指的是医疗器械终产品而不是指每个材料成分。

进行医疗器械生物学评价是测定和人体接触的构成医疗器械的材料引起潜在的毒性。构成医疗器械的材料直接或通过释放一些物质引起局部或全身生物学反应、引发肿瘤、产生生殖和发育毒性反应。因此任何用于人体的医疗器械都需要进行系统的试验以确保潜在的风险降低到可接受的程度。

医疗器械的生物学评价应选择合适的试验进行评价，在试验选择时应考虑材料的化学特性以及人体接触的性质、程度、频次和时间。一般来说这些试验包括：体外细胞毒性；急性、亚慢性和慢性毒性；刺激性；致敏性；血液相容性、植入、遗传毒性、致癌性、生殖发育毒性。然而，根据特殊器械或材料特性、器械的预期用途、目标人群、和人体接触的特性，这些试验可能不足以证明特殊器械的安全性，因此有必要对某些器械针对特殊的目标器官进行附加试验，例如神经毒性和免疫毒性试验。例如，直接和脑组织和脑脊液接触的神经医疗器械需要进行动物植入试验评价对脑组织、癫痫易感性、脉络丛和蛛网膜颗粒分泌和吸收脑脊液的影响。

23.4.1　生物医用材料生物学评价流程

对于生物医用材料医疗器械在进行试验前应进行同类上市产品以及相关生物

学评价文献资料收集和分析。对于和上市产品在材料、加工工艺、与人体接触分类和灭菌方法都完全相同的情况下，可以不必进行生物学试验。图 23-2 总结了生物学评价的流程。

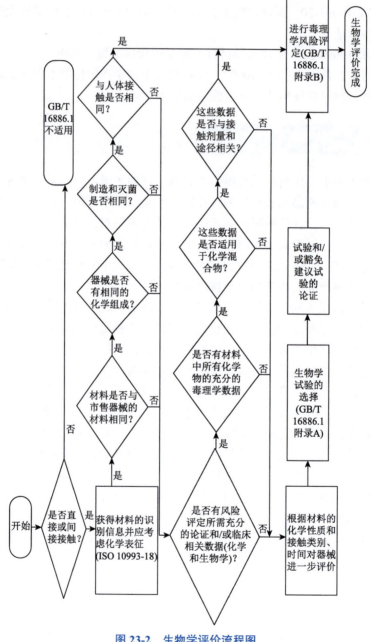

图 23-2　生物学评价流程图

23.4.2　生物医用材料生物学评价分类

23.4.2.1　与人体接触性质分类

1. 表面接触器械

（1）皮肤：仅与皮肤表面接触的器械。例如：固定带、压缩绷带、体外假体、电极和各种类型的监测器。

（2）黏膜：与无损伤黏膜接触的器械。例如：接触镜、导尿管、气管内插管、支气管镜、某些义齿和正畸矫治器、阴道内或消化道器械（胃管、乙状结肠镜、结肠镜、胃镜）。

（3）损伤表面：与伤口或其他损伤体表面接触的器械。例如：用于溃疡、烧伤、肉芽组织敷料以及创可贴、护理器械等。

2. 外部接入器械

（1）间接血路接触：与血路上某一点接触，作为管路向血管系统输入的器械。例如：输液器、输血器、延长器、转移器等。

（2）组织/骨/牙本质：与组织、骨或牙髓/牙本质系统接触的器械。例如：腹腔镜、关节内窥镜、引流系统、牙科水门汀、牙科充填材料和皮肤钉等。

（3）循环血液：与循环血液接触的器械。例如：氧合器、体外氧合器管路及附件、透析器、透析管路及附件、血液吸附剂和免疫吸附剂、血管内导管、临时性起搏电极。

3. 植入器械

（1）组织/骨：主要与骨接触的器械，例如矫形钉、矫形板、人工关节、骨假体、骨水泥和骨内器械；主要与组织和组织液接触的器械，例如，起搏器、植入性给药器械、神经肌肉传感器和刺激器、人工肌腱、人工喉、骨膜下植入物、结扎夹和宫内器械、乳房植入物。

（2）血液：主要与血液接触的器械。例如：人工血管、体内给药导管、人工动静脉瘘管、心脏瓣膜、起搏器电极、心室辅助器械。

23.4.2.2　按接触时间分类

（1）短期接触（A）：在 24 h 以内一次、多次或重复使用或接触的器械；

（2）长期接触（B）：在 24 h 以上 30 d 以内一次、多次或重复长期使用或接触的器械；

（3）持久接触（C）：超过 30 d 以上一次、多次或重复长期使用或接触的器械。

如果一种材料或器械兼具两种以上的时间分类，宜采用较严的试验和/或评价考虑。对于多次接触的器械，对器械分类要考虑潜在的累积作用和这些接触总的跨越时间。比如，一次性接触镜被视为是一个持久接触器械。如果一个器械在使用寿命期间发生原位聚合或生物降解等变化，应分别对器械的不同状态进行评价。例如，预期在原位发生聚合的生物可降解医用胶，该器械的不同状态除了包括原始组分、中间反应产物、完全聚合的材料以外，还应当考察降解产物的生物学效应。

表 23-1 总结了一个评定程序的框架（还不是核查清单）。对一些特殊医疗器械，可能需要不同的试验组，或多于或少于表 23-1 中所包括的试验。除了表中所列的框架外，还宜在风险评定的基础上根据接触性质和接触周期考虑慢性毒性、致癌性、生物降解、毒代动力学、免疫毒性、生殖和发育毒性或其他器官特异性毒性。

表 23-1　需要考虑的评价试验

器械分类		生物学作用							
人体接触性质	接触时间 A-短期（≤24 h）B-长期（>24 h～30 d）C-持久（>30 d）	细胞毒性	致敏	刺激或皮内反应	全身毒性（急性）	亚慢性毒性（亚急性毒性）	遗传毒性	植入	血液相容性
表面器械 — 皮肤	A	×	×	×					
	B	×	×	×					
	C	×	×	×					
表面器械 — 黏膜	A	×	×	×					
	B	×	×	×					
	C	×	×	×		×	×		
表面器械 — 损伤表面	A	×	×	×					
	B	×	×	×					
	C	×	×	×		×	×		
外部接入器械 — 血路，间接	A	×	×	×	×				×
	B	×	×	×	×				×
	C	×	×	×	×	×	×		×
外部接入器械 — 组织/骨/牙本质	A	×	×	×	×				
	B	×	×	×	×	×	×	×	
	C	×	×	×	×	×	×	×	
外部接入器械 — 循环血液	A	×	×	×	×		×		×
	B	×	×	×	×	×	×	×	×
	C	×	×	×	×	×	×	×	×

续表

器械分类			生物学作用							
人体接触性质		接触时间 A-短期（≤24 h）B-长期（>24 h～30 d）C-持久（>30 d）	细胞毒性	致敏	刺激或皮内反应	全身毒性（急性）	亚慢性毒性（亚急性毒性）	遗传毒性	植入	血液相容性
植入器械	组织/骨	A	×	×	×					
		B	×	×	×	×	×	×	×	
		C	×	×	×	×	×	×	×	
	血液	A	×	×	×	×	×		×	×
		B	×	×	×	×	×	×	×	×
		C	×	×	×	×	×	×	×	×

注：×表示基于风险分析之上的生物学安全性评价所必要的数据终点。当已有符合要求的数据时，则不需要再进行试验。

23.4.3 医疗器械生物学评价基本原则

预期用于人体的任何材料或器械的选择和评价应按照 YY/T 0316 开展的风险管理过程中生物学评价程序的组成部分来进行。生物学评价应由掌握理论知识和具有经验的专业人员来策划、实施并形成文件。如何进行现有数据的文献评价见 GB/T 16886.1 附录 C。

风险管理计划需要考虑评定下列方面的优缺点和适宜性：各种材料的物理特性和化学特性；任何临床使用史或人体接触数据；产品和组成材料、裂解产物和代谢物的任何现有的毒理学和其他生物学安全性数据。评价可包括临床前研究、临床经验和临床试验，如果材料与设计中器械在规定的使用途径和物理形态具有可证实的安全使用史，就可以给出不必进行试验的结论。

在选择制造器械所用材料时，应首先考虑材料特性对其用途的适宜性，包括化学、毒理学、物理学、形态学和机械等性能。

器械总体生物学评价应考虑以下方面：制造所用材料；预期的添加剂、工艺污染物和残留物（环氧乙烷残留参见 GB/T 16886.7）；可沥滤物质（参见 GB/T 16886.17）；降解产物（参见 GB/T 16886.9，聚合物、陶瓷和金属降解产物基本原理分别参见 GB/T 16886.13、GB/T 16886.14 和 GB/T 16886.15）；其他组件及其在最终产品中的相互作用；最终产品的性能与特点；最终产品的物理特性，包括但不限于：多孔性、颗粒大小、形状和表面形态学等。

应在进行任何生物学试验之前鉴别材料化学成分并考虑其化学表征（见 ISO 10993-18）。如果器械的物理作用影响生物相容性，应加以考虑（见 ISO/TS 10993-19）。对于植入器械，风险评价时，除了考虑系统作用外，还宜考虑局部作用。

在选择生物学评价所需的试验和数据以及对其进行解释时，应考虑材料的化学成分，包括接触条件和该医疗器械及其组件与人体接触的情况，以便于确定器械的类别并选择适宜的试验。生物学评价的必要性主要由接触性质、程度、时间和频次以及对材料所识别出的危害来确定。

对每种材料和最终产品都应考虑所有潜在的生物学危害，但这并不意味着所有的潜在危害试验都是必需的或可操作的。需要指出的是，试验结果在理论上并不能确保没有一点生物学危害，因此，即便开展了生物学评价，之后还要在器械临床使用中对非预期的人体不良反应或不良事件进行认真的观察和作出合理的评估。

潜在生物学危害可能包括短期作用（如急性毒性，对皮肤、眼和黏膜表面刺激，溶血和血栓形成）和长期或特异性毒性作用[如亚慢性或慢性毒性作用、致敏变化性、遗传毒性、致癌（致肿瘤）性和对生殖的影响，包括致畸性]。

所有体外或体内试验都应根据最终使用来选择。所有试验都应在公认的现行有效的实验室质量管理规范（如 GLP 或 ISO/IEC 17025）下进行，试验数据应由有能力的指定专业人员进行评价。

23.5 生物学评价试验中应注意的问题

进行生物医用材料的生物学评价试验需要注意以下问题：

（1）应采用最终产品或代表性样品。如果最终产品不能作为测试样品，应制作测试样品。如果测试样品和终产品有差异，应进行附加试验证明测试样品的合理性：例如测试样品的可萃取物的成分和量应基本相同，也可以采用极限萃取和表面表征的方法。

（2）原位聚合和生物降解材料：测试样品建议采用代表性的终产物，毒性试验采用终产物以及聚合或降解不同时间点如开始、中间和最终的降解产物。体内试验观察时间的确定，应根据聚合和降解动力学观察到聚合物消失或生物学反应趋于稳定为止。

（3）机械性问题引起的生物学反应：对于涂层或多种材料部件的器械，有潜在机械性损伤引起的生物学反应，例如涂层的脱落。

（4）亚微米或纳米成分：ISO 10993 标准对于这类材料有一定的局限性。生物学评价需要考虑测试样品的表征；浸提条件的选择；确保样品能代表临床适用情况。试验选择在参照文献中验证的试验应尽量采用标准的生物学试验，确保亚微米成分不会干扰试验，考虑附加试验分析材料吸收、分布、蓄积以及代谢和清除。

（5）样品的浸提：采用 ISO 10993-12 规定的方法，首选表面积和浸提介质的比例的方法，如果无法计算表面积时采用重量的方法。采用极性和非极性浸提介质。浸提条件通常采用 37℃ 72 小时、50℃ 72 小时、70℃ 24 小时或 121℃ 1 小时，对于长期接触和永久植入的器械，在 37℃浸提不能充分浸提出材料的可萃取物质，有必要对浸提条件进行研究，确认最佳浸提条件。应注意浸提液状态颜色，有无颗粒等，浸提液是否处理如过滤、离心等。浸提液制备后应尽快使用避免储存。

（6）多部件或材料器械：多部件器械并且接触时间不同应对每个部件单独进行浸提并进行试验。多材料制备器械并且接触面积或接触部位不同，应对新材料单独进行浸提试验。例如球囊导管中的球囊采用新材料，应对球囊和球囊导管分别浸提进行试验。

（7）在进行生物学评价试验时，一般是先进行体外试验、后进行动物试验。从动物伦理角度考虑，如果体外试验都通不过，就不必做动物试验。根据我们多年的经验，一般是先进行溶血试验和细胞毒性试验。

（8）进行生物学试验必须要在认可的专业实验室并由经过培训且具有实践经验的专业人员进行。在对最终产品作出评价结论时，也应考虑到产品的具体用途及有关文献。

（9）当最终产品投放上市后，如果出现以下情况，要对产品重新进行生物学评价：制造产品的材料来源或技术条件发生变化；产品的配方、工艺、灭菌条件改变；储存期内产品发生变化；产品用途发生变化；有情况表明产品用于人体时会产生副作用。

（10）风险管理在生物学评价中的应用。生物学评价是一种风险管理活动，医疗器械的生物学风险也只是诸多风险的一个方面。具有良好生物相容性的材料可能其材料的力学强度不能满足要求，因此在这种情况下需要力学强度更好的材料。材料选择和风险分析是医疗器械设计过程中的重要组成部分。材料的选择在生物学评价中起着决定性的作用。在器械设计之初应该确定可以接受的风险标准。由于初始材料、配方和加工过程的变化可能会影响最终产品的生物相容性，作为风险管理的一个组成部分，应围绕所有的危害的识别和相关风险进行评估。生物学评价作为风险管理活动的一部分，需要制定一个生物学评价计划。该计划包括信息收集、评价的安排、计划的评审和批准、风险评定结果的最终评审和批准等内容。

风险管理包括风险评定、剩余风险可接受的评价和生产后监督。风险评定包括风险分析、风险估计、风险评价和风险控制。风险分析是识别特定危害并对其评定的过程，在生物学评价中要考虑材料组分的潜在毒性和接触途径，对每种材料/组分的每种接触途径和毒性作用的风险进行估计。由于在生产过程中使用添加剂、加工助剂或其他潜在的污染物，以及在加工过程中可能对材料的成分有影响，因此风险分析宜在最终产品上进行。风险估计是除了对已识别材料的毒性考虑外，还应该对预期接触的考虑，如获得可沥滤物或可溶出成分（见 ISO 10993-17）。风险评价是对风险的程度进行确定并识别哪些风险较为严重，需要降低风险，也就是风险控制。对于生物安全性而言，控制风险就是采用改变设计等活动降低不可接受的风险，例如通过改变设计表面有较大危害的接触途径或减少接触时间，通过改变配方或材料来降低毒性，改变生产过程来降低或消除危害残留物或过程添加物。

23.6 生物相容性评价试验方法

23.6.1 细胞毒性试验

利用体外细胞培养来评价生物材料和医疗器械或浸提液潜在的细胞毒性，这是材料生物学评价体系中重要的测定指标之一，也是医疗器械和药品的几乎必测项目。细胞毒性试验能在短期内测试生物材料对细胞代谢功能的影响，可以快速筛选材料是否具有潜在的细胞毒性。细胞毒性试验作为检测生物材料毒性的手段，具有简便、敏感性高、成本低、试验周期短等优点，广泛用于生物材料和医疗器械产品的生物相容性检测和评价手段。

细胞毒性是由材料和（或）其浸提液引起的细胞死亡或细胞活力下降、生长抑制以及在克隆形成和细胞方面的其他不良影响。通过细胞培养技术，测定生物材料和医疗器械或浸提液潜在的细胞毒性作用。采用的细胞一般为 L929 小鼠结缔组织成纤维细胞株，常用琼脂扩散方法、滤过扩散方法、MTT 法、克隆形成等试验方法。一般材料可接受的细胞毒性应不大于 2 级。对于初次用于医疗器械制造全新材料建议采用直接接触法和浸提液两种方法进行检测评价。

23.6.2 刺激试验

刺激试验包括一系列的试验，有皮肤刺激试验、皮内反应试验、眼刺激试验、口腔刺激试验、阴茎刺激试验、直肠刺激试验、阴道刺激试验。在试验选择上一般是皮肤表面外用的材料和器械选择皮肤刺激试验，而体内植入的材料和器械采用皮内反应试验。对于其他试验方法可根据材料和器械的用途选择相应的试验方法，例如眼科用材料和器械可选择眼刺激试验；口腔用材料选择口腔刺激试验，其他相应部位使用的材料选择相应的试验方法。

23.6.3 免疫毒性试验

由于免疫反应包括非特异性免疫反应、特异性免疫反应、补体激活、免疫抑制等复杂的生物学反应，因此免疫毒理包括一系列试验。表 23-2 涵盖了大量测定免疫毒性的包括各种指标的体内和体外试验方法。其中，一个共同的要求就是确保在研究设计中的统计基础使试验组和对照组具有明显的差异，以达到统计的所需水平（$P<0.050$）。另外所有的研究应与临床使用的植入部分、剂量和时间尽可能一致。

表 23-2　免疫反应评价的试验方法指标和模型举例

免疫反应	功能分析	可溶介质	表现型	其他**
组织病理学	NA	NA	细胞表面标志	形态学
体液反应	对抗原加佐剂时抗体反应的免疫分析（如 ELISA）*；斑块形成试验；淋巴细胞增生试验；抗体依赖细胞介导的细胞毒性试验；被动皮肤过敏试验；直接过敏试验	补体（包括 C3a 和 C5a 过敏素）；免疫复合物	细胞表面标志	
T 细胞反应	豚鼠最大化实验*；小鼠局部淋巴结试验*；小鼠耳肿胀试验；淋巴细胞增生试验；混合淋巴细胞反应试验	T 细胞亚群（如 Th1 和 Th2）的细胞因子（细胞活素）	细胞表面（辅助细胞和细胞毒 T 细胞）	
自然杀伤细胞反应	肿瘤细胞毒性试验	NA	细胞表面标志	
巨噬细胞反应	吞噬作用*	细胞活素（IL-1，TNF2，IL-6，TGFβ）	MHC 标志物	
颗粒细胞反应***	脱颗粒抗原表型	化学活素、生物活性胺、炎症细胞活素、酶	NA	细胞化学
宿主抗性	对细菌和肿瘤抗性	NA	NA	
疾病的症状	NA	NA	NA	过敏、皮肤红斑、荨麻疹、水肿、淋巴腺病

注：NA 表示不适用或不重要。*指最常用的试验方法；功能性试验通常比可溶性介质或表型试验更重要。**已有人类自身免疫性疾病的动物模型，然而不推荐通过材料/器械诱导自身免疫性疾病的常规试验。***嗜碱性粒细胞、嗜酸性粒细胞和/或中性粒细胞。

致敏试验有最大剂量法（Magnusson & Kligman method 或 maximization method）和封闭斑贴法，其基本原理是根据Ⅳ型迟发型超敏反应的基本过程，是最常用的免疫学评价检测方法。包括两个阶段：①诱导阶段，进入体内的抗原经抗原呈递细胞

（APC）加工处理，并提交给 T 细胞，使 T 细胞活化，产生效应 T 细胞，部分 T 细胞静止为记忆 T 细胞，该过程为致敏阶段，需 1～2 周；②效应阶段（激发阶段），抗原致敏的 T 细胞或抗原特异性记忆 T 细胞再次接触相同抗原，迅速分化成效应 T 细胞，在 48～72 h 出现炎症反应。诱导阶段与试验过程中的皮内诱导（皮内注射）阶段和局部诱导（局部斑贴）阶段相对应，在皮内诱导阶段后再进行局部诱导是为了加强诱导的效果。效应阶段与试验过程中的激发阶段相对应。

和封闭斑贴法相比，最大剂量法是最敏感和首选的方法，该方法的主要目的是评价医疗器械和生物材料在试验条件下对豚鼠潜在的皮肤致敏反应。适用于固体、液体材料和试验材料浸提液，对所有的医疗器械包括和体表接触的器械以及体内长期植入的器械基本上都应该进行致敏试验评价其是否具有潜在的致敏反应。

23.6.4 全身毒性试验

全身毒性试验将生物材料和医疗器械的浸提液一次或重复通过动物静脉或腹腔或其他给药途径注射到动物体内，观察动物的生物学反应，以判断生物材料和医疗器械在动物体内的潜在的不良作用。这种不良反应可以是生物材料和医疗器械的浸提液直接对机体组织和器官的作用，也可以是通过吸收、分布和代谢所产生的物质对机体组织和器官的间接作用。由于医疗器械产品的范围很广，其用途也各不相同，因此对于每一种具体的生物材料和医疗器械，在进行全身毒性试验时，应和器械材料的特性和临床用途相适应。某些全身毒性试验也可以和其他生物学试验结合进行，例如和长期植入试验结合可以进行慢性毒性和局部反应的评价，也可以对致癌性或生殖毒性进行检测。全身毒性试验包括急性全身毒性、亚急性、亚慢性和慢性全身毒性试验。

急性全身毒性：将试验样品在 24 小时内一次、多次或连续给予后所引起的不良反应。

亚急性全身毒性：在 24 小时到 28 天内多次或连续给予所发生的不良反应。这一概念从语义上讲是不准确的。发生在规定时间范围内的不良反应都可以认为是短期重复给药全身毒性试验，在 14～28 天选择试验周期是符合国际规范原则的，也应该认为是合理的试验方法。应该注意的是亚急性静脉试验通常规定处理时间是大于 24 小时小于 14 天。

亚慢性全身毒性：在动物寿命期的一段时间内（一般啮齿动物是 90 天，但其他种的动物不超过寿命期的 10%)将试验样品重复或连续给药后引起的不良作用。需要注意的是，亚慢性静脉试验通常规定处理时间是 14～28 天。

慢性全身毒性：在动物寿命期的大部分时间内（通常 6～12 个月）将试验样品重复或连续给药后引起的不良作用。

23.6.5　热原试验

直接或间接接触心血管系统、淋巴系统、脑脊髓液、标示无热原的产品需要进行热原试验。热原试验有家兔法和细菌内毒素法。家兔法采用家兔来检测材料或其浸提液中是否含有致热原物质。将材料或其浸提液由静脉注入兔体内（10 mL/kg），通过在一定时间内观察兔的体温变化，判断在材料或浸提液中所含热原量是否符合人体应用的要求。细菌内毒素检查法，则通过考察试样与细菌内毒素是否产生凝集反应，判断材料或其浸提液中细菌内毒素的限量是否达标。美国 FDA 建议热原试验时兔法和内毒素法两种都做。

23.6.6　植入后局部反应试验

植入试验是用外科手术法，将材料或最终产品的样品植入或放入预定植入部位或组织内，在肉眼观察和显微镜检查下，评价对活体组织的局部病理作用。试验建议与接触途径和作用时间相适应。皮下组织和肌肉内的短期试验，一般选择小鼠、大鼠或家兔中的一种。皮下组织、肌肉和骨内的长期试验，一般可选择大鼠、家兔等动物中的一种。试验样品与对照样品应以相同条件植入到同一年龄、性别、同一品系同种动物的相同解剖部位。

23.6.6.1　皮下植入试验

适用于预期通常植入皮下、从而与皮下组织相接触的医疗器械，如整形外科或肿瘤外科中的植入物；或通常与皮下组织、筋膜、肌腱等软组织接触的试验材料，如骨折治疗中胫骨、手部的植入物；也可用于引流管、导线等短期植入物。

对各种金属和聚合物的皮下植入试验表明，相容和不相容的材料引起的反应差异是明显的，可表现为植入后动物组织坏死、炎症、不同的材料组织界面或组织包囊。植入物周围的组织包囊厚度及细胞群组成在不同材料间变化明显。

对照材料选择，依据相应用途，已知具有相容性并被标准化的植入用金属材料（不锈钢、钴铬合金、钛和钛合金）可用作金属对照材料；超高分子量聚乙烯（UHMWPE）可用作聚合物的对照材料。在研究不良反应时，非相容的材料，例如铜可用作阳性对照材料。对照样品的表面可具有与其临床应用时相同的表面条件，或具有与试验样品最相似的表面条件。

背部皮下植入：用钝器解剖法在一皮肤切口部位制备一个和几个皮下囊，囊的底部距皮肤切口应为 10 mm 以上，每个囊内植入一个植入物，植入物间不能相互接触。也可采用套管针将植入物推入囊内。

片状材料制成直径 10～12 mm、厚度 0.3～1 mm 的样品。块状材料制成直径 1.5 mm、长 5 mm 两端为球面的试验样品。

每种材料和每一植入期至少采用 3 只动物，植入 10 个试验样品和 10 个对照样品。一个植入试验中的小鼠或大鼠年龄和性别应匹配相同。

术后动物观察：如果植入部位发生感染或损伤，则该试验结果无效，应替换该只动物以使动物数和样品植入量符合要求。如果动物在预定的时间段内死亡，应进行活检并确定原因。如果死因与植入样品无关，可替换该只动物；如果死因与植入样品有关，则应纳入最后结果。

23.6.6.2 肌肉植入试验

该试验方法适用于评价肌肉组织对植入材料的生物学反应。该方法系将植入物植入试验动物的肌肉组织，对试验材料植入物与准许临床使用的对照材料植入物的生物学反应进行比较。

试验动物可选择兔、大鼠。一般选择健康成年兔，雌雄不限，体重大于 2.5 kg，其脊柱旁肌肉足以容纳植入物。某些试验也选择大鼠的臀肌或兔的大腿肌肉。植入物尺寸根据选用的肌肉群大小来决定，采用兔脊柱旁肌试验时，植入物宽 1～3 mm、长 10 mm，样品应制成圆滑边缘，两端为光滑球面。

对照材料采用临床用途与试验材料相似。例如，某些合金作为金属类对照材料可引起最低程度的组织反应，符合已有材料规格标准的陶瓷或聚乙烯也可作为相应类别的生物材料的对照。如果确定的对照材料引起的组织反应大于合金或聚乙烯等阴性对照材料的反应，那么后者这些阴性对照材料可用作检验外科技术的对照植入物。在植入时，引起大于最低程度组织反应的对照材料植入 2 个，引起最低程度组织反应的阴性对照材料植入 2 个。在评价时，后者阴性对照材料引起的反应应不大于前一种对照材料。

多孔的植入材料与致密植入材料明显不同。目前尚没有多孔的阴性对照材料，因此，需要将多孔试验植入样品的组织反应与类似合适对照材料以及致密阴性对照材料的反应相比。对某些引起超过致密阴性对照材料组织反应的聚合物材料，也可将其与类似的临床使用材料以及阴性对照材料相比。

麻醉应有足够深度，以防止肌肉运动，如抽搐，可用针刺剃毛的皮肤来测试。可行时，推荐采用皮下针或套管针植入。对于较大的植入物，可采用其他使用的植入技术。使用止血钳钝性分离肌肉组织，形成肌肉内植入部位，然后放入植入样品。

采用兔脊柱旁肌时，植入物平行于脊柱，离中线 2.5 cm，各植入物间隔约

2.5 cm，每侧可植入 4 个试验样品或对照样品。每一植入期至少采用 3 只动物，在充足的植入部位植入 8 个试验样品和 8 个对照样品。

23.6.6.3　骨植入试验

该试验方法适用于评价骨组织对植入材料的生物学反应。该方法系将植入物植入实验动物的骨组织内，对试验材料植入物与准许临床使用的对照材料植入物的生物学反应进行比较。

植入物为圆柱形，末端为半球面。多孔的植入样品应具有临床使用的多孔植入材料的孔径、孔隙率、孔连通性等方面的特征性。使用固体核心、表面孔隙层的植入物，还是使用完全多孔结构的植入体，可以由试验者选择。

多孔的试验植入物应考虑使用多孔结构的对照样品，有时也可使用无孔隙的对照样品。

试验样品的尺寸根据所选用的试验动物及其骨组织的大小来决定。骨植入样品的直径应近似等于骨皮质的厚度。植入物的长度应能使其位于一侧骨皮质和骨髓中而不过多突出骨皮质、骨膜。兔子一般使用直径 2 mm、长 6 mm 的圆柱状植入物。

每一植入期至少采用 4 只兔。每只兔最多植入 6 个植入物（3 个试验样品和 3 个对照样品）。

手术在无菌状态下进行。暴露股骨下外侧，切开皮肤、深筋膜后，从肌间隙进入，剥离股骨下段骨膜，在骨上钻孔，每侧股骨外侧面垂直钻 3 孔，每孔穿透一侧骨皮质达骨髓腔，孔径可较植入物直径小约 0.1 mm。其中左侧股骨指压植入对照样品，右侧股骨植入试验样品。样品植入后，在与样品植入孔对应的股骨后缘处以不吸收丝线在骨膜上缝合一针，作为样品植入部位的标记。逐层缝合深筋膜、皮下组织和皮肤。

植入实验将生物材料医疗器械和阴性对照植入动物的合适部位（例皮下、肌肉或骨组织）在观察一定时期后（如短期为 7 天、15 天、30 天、60 天、90 天后，长期为 180 天、360 天后）评价对活体组织的局部毒性作用。主要是通过病理切片，观察组织的变化。对结果的判断标准：材料周围局部组织的炎症反应和纤维包囊程度应不严重于阴性对照材料，包囊或反应区记分之差应不超过 1.0，显微记分之差不超过 2.9，认为材料符合要求。

23.6.7　遗传毒性和致癌试验

遗传毒性试验的目的是通过一系列试验来检测医疗器械/材料或其浸提液对基因突变、染色体的结构和数量改变以及对 DNA 或基因的其他毒性作用，控制和消除具有潜在遗传毒性的医疗器械对人类的危害性。在降低临床试验受品上市后使用人群的用药风险方面发挥重要作用。

遗传毒性物质难以通过单一试验方法得到全面反映。为了减少遗传毒性物质的假阴性，建议将反映不同遗传终点的遗传毒性试验予以组合使用。

建议采用标准试验组合并不意味着其他遗传毒性试验（如 DNA 加合物检测、DNA 链断裂、DNA 修复或重组试验）不合适，这些试验可作为标准试验组合以外的供选试验，以进一步验证或补充标准试验组合得到的遗传毒性试验结果。

细菌突变试验常规应用鼠伤寒沙门氏菌、大肠杆菌进行。鼠伤寒沙门氏菌回复突变试验[埃姆斯（Ames）试验]，其工作原理是利用几种组氨酸营养缺陷型鼠伤寒沙门氏菌突变体菌体作为指示生物，该菌体在缺乏外源组氨酸时不能生长；但是，在诱变剂作用下，可使该菌株回复突变，重新获得组氨酸生物合成能力，能够在缺乏组氨酸条件下生长。此外，也常用色氨酸营养缺陷型埃希氏大肠杆菌 WP2 *uvrA* 或大肠埃希杆菌 WP2 *uvrA*（pKM101）作为指示生物，检测诱变剂使该菌株回复突变的能力。

小鼠淋巴瘤 *L5178TK* 基因正向突变试验，能够检测多种遗传毒性作用终点。小鼠淋巴瘤试验已成为首选哺乳动物细胞突变试验，该系统能用于检测点突变、缺失、移位、重组等，也能够检测诱导染色体结构和数量损伤的化学物；此外，在进一步机制研究中，可用于评价染色体断裂剂和非整倍体诱导引起细胞遗传化学性质的变化。

体外染色体畸变试验是标准组合的一部分。染色体畸变是指染色体结构和数量的改变，染色体畸变试验可分为体外试验及体内试验，包括对体细胞和生殖细胞的分析。体外染色体试验是检测受试物引起染色体损害的能力，最常见被检测的畸变是染色体改变如染色体断裂、染色体裂隙，但更复杂的染色体改变如易位、核内再复制和多倍体也可以作为评价指标，在标本中有丝分裂指数升高及多倍体细胞比例增加，可以提示有可能引起非整倍体改变。试验系统常用的细胞是 CHL、CHO、V79 和人外周血淋巴细胞。

啮齿类骨髓细胞微核试验专门考察不能进入细胞核中的一个或数个小核。这是由于染色体断片或从微管分离的整个染色体或无着丝点环，或纺锤体功能受损，而在有丝分裂时行动滞后。小鼠微核试验用于评价受试物对小鼠嗜多染红细胞染色体断裂作用。微核试验可以作为断裂剂的快速筛选试验，受试物干扰正常有丝分裂细胞的分裂。

为了预防出现假阳性或假阴性，一般要求同时进行埃姆斯试验、微核试验和染色体畸变试验三组试验。根据最新版标准 GB/T 16886.3 的规定也可以进行埃姆斯试验、小鼠淋巴瘤基因突变试验两项试验。

　　致癌试验由单一途径或多种途径,在实验动物整个寿命期(例如大鼠为 2 年),测定生物材料和医疗器械的潜在致癌作用。通常和慢性毒性试验合并进行。

23.6.8　生殖发育毒性试验

　　评价生物材料和医疗器械或其浸提液对生育、生殖功能、胎儿和早期发育的潜在有害作用。试验包括一般生殖毒性试验、致畸胎试验和围产期毒性试验。

23.6.9　血液相容性试验

　　一切与循环血液相接触的医疗器械均应进行血液相容性试验。试验体系分成 5 类(凝血、血小板、血液学、补体系统),不同的医疗器械选择不同的试验体系。
　　在进行血液相容性试验时应采用阴性和阳性对照。体内植入器械尽量进行动物模型体内试验;体外或与体内相连的器械可进行离体试验(体外、半体内);试验所用设备应确保不会对试验发生干扰,试验中尽量不采用抗凝剂。
　　评价血液相容性的试验有:溶血试验;血浆复钙试验、PT、PTT、TT;血液成分指标试验(WBC、RBC、HCT、HGB、PLT);补体活化试验;血栓形成试验;血小板黏附、聚集和释放试验。

23.6.10　可降解材料的降解、吸收、代谢试验

　　可降解生物材料包括天然材料和人工合成材料。这些材料在体内生物环境条件下逐步降解,材料的降解速度应和其产品在体内的用途相适应。影响材料降解的因素有:体液引起水解导致聚合物链断裂、交联或相变,导致材料性能改变;体内自由基引起氧化降解,导致聚合物链断裂或交联;各种酶形成的催化降解,导致材料结构和性能改变;另外,材料的形态等物理因素也会影响其在体内的降解。本书的第 13 章"组织工程和组织再生高分子多孔支架"对影响材料降解的因素进行了系统的总结。
　　评价材料降解的方法有体外降解试验和体内降解试验。体外试验有①体外水解试验:可采用模拟体液、人工唾液、人工血浆等溶液在(37±1)℃下进行,时间可持续 1 个月、3 个月、6 个月或 12 个月。若进行加速降解试验时,温度一般为(70±1)℃,时间为 2 天和 60 天。②体外氧化试验:一般采用 3%过氧化氢水溶液,由于含氧化剂溶液随着温度升高和时间延长,其氧化剂浓度也随之变化,因此要求定期(一般为一周)更换含氧化剂溶液。③体外酶解试验:常用胃蛋白酶,溶菌酶、尿素酶、糜蛋白酶、组织蛋白酶、胰蛋白酶、胶原蛋白酶等酶的溶

液在 37℃下进行体外酶解试验。在试验中或试验结束后应对材料的理化性能进行分析，并且对降解后的产物进行定量和定性分析。体内降解试验是将材料植入动物体内后在不同时间点（1 周、2 周、4 周、12 周、24 周和 48 周）后将材料取出，对材料的理化性能进行分析，对降解产物在体内的吸收、分布和排泄，可采用同位素标记方法进行研究。

23.6.11　生物源材料病毒灭活验证

为了提高动物源性医疗器械的安全性，生产过程中需有特定的灭活和去除病毒和/或传染性病原体工艺。因此，动物源性医疗器械产品需对生产过程中灭活和去除病毒和/或传染性病原体工艺过程的描述及有效性验证数据或相关资料。

对这些工艺的去除/灭活病毒有效性进行验证，必须合理选择指示病毒。第一，需要选择与生产过程中采用的原材料可能含有病毒种类的相关病毒，不能用相关病毒的，要选择与其理化性质尽可能相似的指示病毒；第二，所选择的病毒理化性质应有代表性（病毒大小、核酸类型以及有无包膜），其中至少应包括一种对物理和/或化学处理有明显抗性的病毒；第三，指示病毒滴度需要尽可能高（病毒滴度一般需≥106/mL）。

食药监办械函[2009]519 号《无源植入性和动物源性医疗器械注册申报资料指导原则》中列举了已用于病毒清除研究的病毒。这些病毒根据生产工艺研究情况，对物理和/或化学处理具有不同的耐受性。病毒的耐受性与特定的处理方式有关，只有在了解病毒生物特性和生产工艺特定情况下才能使用这些病毒，而且实际结果会随着处理情况的变化而变化。

病毒灭活验证的目的是为了确定生产工艺去除/灭活病毒的能力，获得生产全过程中估计去除/灭活病毒的总量。为了评估某个灭活工艺对病毒的清除能力，通常将已知滴度的指示病毒加入样品，然后经被该工艺处理后测量样品中残留病毒的滴度，以病毒滴度对数下降值（log reduction value，LRV）作为定量指标进行评价。为方便起见，业内以 log10 或 log 作为下降程度的一个“单位”，实际上反映了滴度降低的数量级。

如果制品的生产工艺中包含了两步或两步以上病毒去除/灭活步骤，应分别进行病毒灭活效果验证。一般降低的总量是各步降低病毒量的总和。但是由于病毒验证的局限性，如分步骤中病毒降低量≤1 log 则不应将其计算在总量中。原则上病毒降低量（log10）≥4 logs 表示该工艺去除/灭活病毒有效。如因检测方法造成病毒降低量<4 logs 时，应盲传三代，如无病毒检出，才可认定是有效的病毒灭活工艺。

23.7　生物学评价进展

23.7.1　细胞毒性试验

对生物材料细胞毒性的评价方法从观察细胞的形态和数量变化，发展到对细胞的黏附、增殖、代谢等方面的评价，以有活力的细胞数和细胞增殖能力作为评价生物材料细胞生物相容性的方法。具体的试验有中性红摄取试验、克隆形成试验、MTT 细胞毒性试验和 XTT 细胞毒性试验等方法。其中，MTT 和 XTT 分别为线粒体中的琥珀酸脱氢酶和线粒体脱氢酶的底物，MTT 和 XTT 试验可以反映细胞的总活力，相比于对照物的总活力的下降反映了细胞毒性。MTT 和 XTT 细胞毒性试验方法由于可以定量测定材料的细胞毒性且相对便捷和便宜，被大家接受且广为应用。ISO 10993.5—2009 中细胞毒性定量评价规定细胞活性下降 30%认为具有细胞毒性反应。ISO 10993.5—2009 附录中给出了 4 个具体的试验方法，其中 MTT 法是国内最常使用的一种方法。在新修订的国际标准中对细胞毒性的评价引入了 IC50 的概念，即细胞活性抑制 50%的浓度，但尚未将其用于生物材料细胞毒性 MTT 法的结果分级评价中。

测量细胞毒性的经典方法是具有可定量化测定细胞增殖度的 MTT 法；作为 MTT 方法的一种改良方式，目前 CCK-8 法也被逐步推广使用。

目前新修订的国际标准没有转化为国家标准，如果转化为国家标准实施后，对生物材料细胞毒性的评价会有所不同。

23.7.2　免疫原试验

免疫毒性的动物试验结果和人体可能发生的潜在免疫反应的相关性不是很高，因此需要进行综合分析确保试验结论的可靠性。具有免疫源性的生物材料主要是同种异体材料和动物源性材料。对于已经明确的抗原物质可以采用定量的方法进行测定。

目前对异种植入物抗原中半乳糖-α-1-3-半乳糖抗原（即α-Gal 抗原）的研究较多。α-Gal 抗原存在于大量非灵长类哺乳动物、新世纪猴体内糖基化合物中，在人类及旧世纪猴体内不表达。但是在人体中存在抗α-Gal 抗体。α-Gal 抗原与抗α-Gal 抗体的结合形成了异种移植的免疫排斥反应。为了保证动物源性医疗器械的使用安全有效，应在原材料选择方面认真把关，并引入有利于减少或去除α-Gal 抗原的原材料处理工艺，同时还应建立灵敏度高、重复性好的 α-Gal 抗原检测方法。常用的检测方法有：①与凝集素联用的免疫印迹法。西非单叶豆凝集素（GS-IB4）可以与末端带有 α-Gal 结构的糖基化合物结合，包括牛、鼠的甲状腺球蛋白以及鼠的黏连蛋白等，将 IB4 进行生物素标记经 DAB 显影后可检测到 α-Gal 抗原在哺乳动物体内的分布情况。但是该方法灵敏度低，而低于 $5×10^4$/每个细胞的 α-Gal 抗原很难被检测到，无法客观地反映组织中 α-Gal 抗原的多少。②放射自显影技术。Vaughan 等用 I 标记的 XNA 和 GS-IB4 与猪动脉血管内皮细胞和淋巴细胞结合，经放射自显影发现细胞表面沉积有 40 多种半乳糖分子，从而从分子水平展示 α-Gal 的结构，确立 α-Gal 是一组而非一种糖蛋白或糖脂，但是这种方法也不能作为定量检测方法。③ELISA 竞争法定量检测。Galili 等建立了 ELISA 竞争法定量检测 α-Gal 抗原的方法。用兔血红细胞免疫小鼠后获得了 M86 IgM 抗体，这种抗体可以识别 α-Gal 抗原[7]。相比于 GS-IB4，M86 对 α-Gal 抗原的亲和力要强。

23.7.3　生物材料的分子生物学评价

迄今为止，对生物材料生物相容性的评价主要通过细胞学和组织学的方法，检测的都还只是生物材料对生物有机体产生作用和影响的最终综合结果，尚未深入到分子水平，就连 ISO/TC194 和 TC106 最近颁布的有关标准文件中也尚未涉及分子水平的生物学检测方法。这显然已经不能满足当前从根本上提高生物材料研究与应用水平的要求，所以必须突破传统的研究方法，用分子生物学的技术从分子水平上研究生物材料对机体基因结构、转录和翻译的影响，在分子水平上建立评价生物材料生物相容性的标准，才能使生物材料领域焕发新的生机，更好地保证生物材料和人工器官的安全有效。

对生物材料进行分子水平生物相容性研究的设想早在 20 世纪 90 年代初就被提出，也就是说对生物材料的生物相容性研究与评价，不仅要从整体水平去观察材料对人体各系统的影响，也不仅从细胞水平观察材料对细胞的数量、形态及分化的影响，还要深入到分子水平去观察材料对细胞 DNA、RNA 及细胞外基质的胶原蛋白和非胶原蛋白 mRNA 基因表达的影响。从整体、细胞和分子生物水平去全方位地评价生物材料的生物相容性，以确保生物材料安全地应用于人体。但迄今为止尚未大规模进入各类标准，这主要是源于相关的基础研究还不够透彻，相关的标准化技术也尚未建立。

生物材料遗传毒性和致癌性评价作为生物材料相容性评价的一个方面，也已进入分子水平。早期生物材料致癌性评价通常采用体内植入和体外转化的方法，这些方法耗时费力，且不能准确地评价生物材料的致癌性，也无法了解其致癌机理。采用分子生物学的方法可以阐明材料的作用机理。

23.7.3.1　致癌性和基因毒性评价

在蛋白质水平的评价：组成细胞间联络通道的缝隙连接（gap junction）是由 6 个连接子蛋白（connexin）蛋白构成的。因此通过该蛋白量的多少和该蛋白在细胞中的分布，可更加清楚确认细胞间联络通道是否被阻断和抑制。采用分子生物学免疫印迹（Western blot）技术和免疫组织化学染色技术，可精确地检测连接子蛋白 43 的量和在细胞中的分布情况。另外，采用抗磷酸化氨基酸抗体免疫沉淀技术，分析蛋白的磷酸化程度，研究生物材料对合成蛋白修饰的影响。

RNA 和 DNA 水平的评价：采用 RNA 印迹法（Northern blot）、原位杂交技术和 RT-PCR 分析 *Connexin 43*、*P21* 和 *P53* 的 mRNA，采用 PCR 技术对材料诱导肿瘤细胞的 *Connexin 43* 基因、癌基因和抑癌基因的易突变片段体外扩增后进行序列测定，研究基因的突变情况。

23.7.3.2　免疫毒性的评价方法

采用分子生物学的方法可以纯化生物材料中的过敏原，特别是天然来源的材料，如天然橡胶材料中所含的蛋白质对某些个体能引起过敏反应。这些过敏原可以通过 ELISA 和免疫印迹法（Western blot）等方法进行测定。金属和金属盐（例如镍、铬、牙科用汞合金）会引起 I 型超敏反应，可采用体外荧光标记核酸法对淋巴细胞转化的影响，检测其免疫毒性。

23.7.3.3　采用基因芯片技术建立细胞基因毒性评价方法

将生物材料或其浸提液与细胞共同培养，设空白对照，在显微镜下染色观察死亡细胞有无凋亡小体，并通过电泳进行 DNA 分析，对细胞凋亡和坏死做出鉴别；分别提取实验组和对照组的总 RNA 或 mRNA，用 Poly T 作引物扩增出 cDNA，并标记成带有荧光的 cDNA，将其作为被检测的组分与基因芯片上的探针杂交，以测定其表达。用荧光扫描仪对杂交结果进行检测，将对照组与实验组检测结果分析比较，找出差异基因。同时用 MTT 法进行细胞毒性实验，对其细胞毒性级作出评价。

23.7.3.4　血液相容性分子生物学评价方法

研究材料对内皮细胞的信号传递评价材料的血液相容性，采用免疫沉淀、免疫印迹法检测 FAK 磷酸化程度；采用免疫印迹法测试 MAPK 激酶（包括 ERK、JNK、P381 激酶）；采用免疫组化方法检测内皮细胞核转录因子 NF-κB 的表达，采用 RT-PCR 检测内皮细胞的细胞因子 mRNA。用 RIFS 传感器研究材料表面对不同蛋白质分子的吸附动力学和蛋白质竞争吸附，并用原子力显微镜和激光共聚显微图像分析仪对材料表面蛋白质分子形貌进行表征，以对该材料的血液相容性做出初步评价。采用分子生物学的方法如 ELISA、免疫印迹以及流式细胞仪测定技术建立血小板活化的评价方法。包括血小板 GMP-140、血栓烷 TXB2 等。

总之，生物材料的相容性评价有多种途径。生物学评价在医疗器械或者药物剂型等进行审批时是必不可少的一个环节，具有法律上的强制性。许多产品的开发由于这个环节通不过而被迫中止。因此，从事生物材料相关的医疗器械和药物研究开发的人员需要提前了解相关的法规和原理，以少走弯路。

同时，医用材料的生物学评价又是一个与时俱进的重要研究方向，伴随着化学和材料科学以及生命科学和医学的需要和发展而共同进步，其中，细胞与材料的相互作用就是一个近乎永恒的重大基础研究话题。

材料的生物相容性研究以及生物学评价技术大有可为，以医用高分子等为代表的生物材料方兴未艾、正逐步成为一个支柱性产业。由于涉及人的生命健康，这个"永远的朝阳产业"需要多个学科的科学研究和工程技术人员的交叉融合。

参 考 文 献

[1] 韩蓉, 刘彦斌, 张同成, 张永红. 生物医用材料的生物相容性评价. 苏州大学学报(医学版), 2010, 30(4): 773-776.

[2] 袁毅君, 王廷璞, 陈学梅, 苟黎明, 姚丹. 生物医用材料生物相容性评价研究进展. 天水师范学院学报, 2014, 34(5): 17-20.

[3] 李瑞, 王青山. 生物材料生物相容性的评价方法和发展趋势. 中国组织工程研究与临床康复, 2011, 15(29): 5471-5474.

[4] 奚廷斐. 医疗器械生物学评价. 北京. 中国标准出版社, 2012.

[5] USFDA. Use of international standard ISO-10993 biological evaluation of medical devices Part 1: Evaluation and testing, 2013.

[6] GB/T 16886.1(ISO 10993-1, IDT)医疗器械生物学评价 第 1 部分: 风险管理过程中的评价与试验, 2011.

[7] Galili U, Latemple D C, Radic M Z. A sensitive assay for measuring α-Gal epitope expression on cells by a monoclonal anti-Gal antibody. Transplantation, 1998, 65: 1129-1132.

（奚廷斐　王　配　王春仁　丁建东）

关键词索引